国家“十一五”重点图书

外科手术精要与并发症系列丛书

口腔颌面外科手术精要与并发症

主　　编　俞光岩

副 主 编　郭传瑸　伊　彪

编写秘书　蔡志刚　单小峰

编写人员　（按姓氏笔画排序）

马　莲　马绪臣　王晓霞　毛　驰　伊　彪　孙勇刚

李自力　张　伟　张　杰　张　益　张　雷　张建国

林　野　柳登高　俞光岩　骆泉丰　郭传瑸　梁　成

彭　歆　蔡志刚　翟新利

北京大学医学出版社

KOUQIANG HEMIAN WAIKE SHOUSHU JINGYAO YU BINGFAZHENG

图书在版编目（CIP）数据

口腔颌面外科手术精要与并发症 / 俞光岩主编.
—北京：北京大学医学出版社，2011.5
ISBN 978-7-5659-0101-0

Ⅰ.①口… Ⅱ.①俞… Ⅲ.①口腔外科手术②口腔疾病-并发症-预防（卫生） Ⅳ.①R78

中国版本图书馆 CIP 数据核字（2010）第 246979 号

口腔颌面外科手术精要与并发症

主　　编：俞光岩
出版发行：北京大学医学出版社（电话：010-82802230）
地　　址：（100191）北京市海淀区学院路38号　北京大学医学部院内
网　　址：http://www.pumpress.com.cn
E-mail：booksale@bjmu.edu.cn
印　　刷：北京画中画印刷有限公司
责任编辑：安　林　**责任校对**：金彤文　**责任印制**：张京生
开　　本：787mm×1092mm　1/16　**印张**：22.5　**字数**：571千字
版　　次：2011年5月第1版　2011年5月第1次印刷　**印数**：1-3000册
书　　号：ISBN 978-7-5659-0101-0
定　　价：198.00元

前言

口腔颌面外科是口腔医学的重要分支学科，是以手术操作为主要治疗手段的学科。我国的口腔颌面外科通过近60年、数代人的奋发努力，取得了显著进步，成为中国口腔医学的特色学科。

随着科学的发展和医学技术的进步，手术治疗疾病的范围在不断扩大，手术操作技巧在不断创新，涌现了不少新的手术方式。即使是传统的经典术式，也有不少的环节进行了改进，从而明显提高了外科治疗的水平。

外科是高风险的学科，在治疗疾病的同时，有可能带来组织或器官的损伤，出现手术意外或各种并发症，影响患者的生活质量。如何恰当地选择手术适应证和手术方式，如何在有效治疗疾病的同时，尽可能保存或重建组织或器官的功能，减少手术的并发症，这是患者和家属所期望的，也是口腔颌面外科医生努力的方向。

参与本书编写的口腔颌面外科专家在长期的临床实践中积累了丰富的经验，形成了各自的特色，有自己的"绝活"。将这些宝贵的经验、体会、"绝活"总结出来，加以推广，无疑可以推动口腔颌面外科学的发展。书中着重讨论手术方法、手术技巧、意外处理及并发症的预防。

全书共13章，基本涵盖口腔颌面外科的各个领域。体材上相对统一，但写作风格不尽相同。

编写过程中，由于我们的水平有限，缺点和谬误之处在所难免，诚挚地欢迎同道们批评指正。

俞光岩

2010年7月

目录

第1章

牙及牙槽外科

牙及牙槽突外科是口腔颌面外科最基础和常用的手术，在熟练掌握基本技术的基础上，不断改进手术器械和操作技术，减小创伤，降低并发症，对于提高口腔颌面外科的整体水平至关重要。

第一节　阻生牙拔除术

一、下颌阻生第三磨牙拔除术

（一）应用解剖

下颌第三磨牙常因牙弓径长度大于颌弓长度而无法正常萌出，出现各种阻生。其位置处于下颌体与下颌支的结合部，此区域由于下颌角的骨质相对疏松，而且是应力传导的中断交汇点，故拔除下颌第三磨牙时如果使用暴力，可能造成下颌骨在这个薄弱区域发生骨折。

下颌第三磨牙因无足够的间隙萌出，导致萌出过程中出现相对于第二磨牙和下颌支前缘的多种位置关系。常见的有垂直阻生、近中阻生和水平阻生。不同的位置关系造成拔牙阻力出现的部位、方向和阻力强度的差别。同时由于下颌第三磨牙牙根变异大，不同的牙根形态和数目也产生不一样的拔牙阻力。在手术前和术中应当认真分析、判断并设法解除这些阻力，拔牙的过程也就是解除阻力的过程。拔牙阻力主要发生于冠部覆盖的软组织阻力、抵于第二磨牙外形高点以下牙冠产生的邻牙阻力与牙冠和牙根周围包裹的骨组织阻力。

下颌第三磨牙颊侧骨板较厚，并有增厚的外斜线，成为骨阻力产生的重要部位，而且去骨困难。然而这也使之成为用挺时的有利支点。在下颌支前下缘与下颌第三磨牙之间有一随外斜线向前下方延伸的骨性凹槽，此区域还有颊肌附丽。拔牙后的渗出物、出血及冠周炎的炎症产物或脓液，会沿这一路径向前下引流至第一、第二磨牙的颊侧，形成肿胀、血肿或脓肿。

下颌第三磨牙的颊侧骨皮质的纹理与下颌体平行，成层状排列，去骨时，凿骨线可能沿纹理向前延伸，导致邻牙颊侧骨板缺损。为避免这一问题的发生，水平凿骨前，应在邻牙的远中凿纵痕，中断骨纹理。用凿去骨时，可利用层状结构，顺纹理凿行，去除板层状骨片，提高去骨效率。

下颌第三磨牙舌侧骨板薄，且牙槽突的舌侧明显突出于下颌体的舌面，一方面其弹让性较大，牙齿多向舌侧脱位；另一方面，容易导致舌侧骨板自牙槽窝的底部骨折，引起出血、肿胀等反应。

下颌阻生第三磨牙是距离下牙槽管最近的牙，牙根可在下牙槽管的上方、侧方甚至直接接触。拔牙取根时，应避免损伤下牙槽神经血管束。舌神经在下颌第三磨牙处常位于黏膜下，有的位置较高。术中切口以及累及舌侧的操作应谨慎。

磨牙后区内可能有一下颌血管分支经过，如远中切口延及升支前缘且较偏舌侧时，可导致术中出血多而影响术野，应予以避开。

颞肌肌腱附丽大多止于磨牙后区的后部，亦有可达智牙远中，剥离难。翼内肌的前缘距下颌第三磨牙牙槽窝近。拔牙和冠周感染激惹颞肌肌腱和翼内肌，是造成开口受限的主要原因。

下颌第三磨牙通常牙冠颊面有 2 个发育沟，近中发育沟距根分歧近，并为牙冠的薄弱部位，常作为劈开牙冠时放置凿子的部位。

（二）影像学检查的指导意义

X 线片应作为下颌第三磨牙拔除术必备的辅助检查资料。通过 X 线片可以判定牙阻生状况，包括倾斜状况、牙冠大小、牙冠与第二磨牙的关系、骨埋伏的程度、牙根数目和形态、周围骨质的密度。X 线片可显示下牙槽管与牙根的关系和距离。同时要关注邻牙情况，主要是第二磨牙远中骨吸收、有无龋坏。还要注意第三磨牙周围是否存在其他病变。

根尖片作为口腔科的必备检查手段获取方便，可以较好反映第三磨牙的相关阻生信息。存在的不足主要是：投照的范围小，当第三磨牙冠周出现较大病变时不能反映全貌，而影响诊断。如出现低密度影像且根尖片上没有显示病变的完整边界，必须加拍其他投照位置以明确诊断，切不可贸然拔牙。由于投照角度造成的解剖影像的重叠，如根与下牙槽管、冠与邻牙、牙与颌骨，可能干扰医生对实际位置关系的判断，而导致拔牙设计的失策。根尖片中出现下牙槽管与牙根重叠时，易误认为根尖已突入管内，此时，应观察牙根的牙周膜和骨硬板是否连续，重叠部分的下牙槽管是否比牙根密度高、有无变窄等，以判断牙根是否已进入管内。

曲面体层片显示范围广，可做两侧对照，能较好提供拔牙所需信息。但在判定下牙槽管与牙根关系方面仍无法提供清晰的信息。而且其放大率也会带来一些判断上的误差。

锥形束 CT 可以准确判断牙根与下牙槽管的三维位置关系和准确距离。对于诊断下颌第三磨牙引起的第二磨牙根吸收有不可替代的作用。

（三）手术的常规步骤

下颌第三磨牙拔除术术前应仔细检查局部和全身情况，拍 X 线片。

依据所获得的临床信息进行阻力分析与拔牙设计。根据临床检查和 X 线检查，对阻生下颌第三磨牙进行拔除时阻力产生的来源和部位加以分析，并预先设想解除这些阻力的方式和途径是顺利完成阻生智牙拔除的必要步骤和基础。制定手术方案的意义在于使手术的每个环节和步骤都具有针对性，提高手术的效率，尽力减小创伤，预防并发症，最终保障手术成功。

一般拔除下颌阻生第三磨牙的阻力产生的部位有冠部阻力、根部阻力和邻牙阻力。阻力的来源有软组织阻力和骨组织阻力。

通过临床检查可以预估冠部软组织阻力的大小。冠部的软组织阻力主要是妨碍牙向𬌗向脱位。覆盖于冠部的软组织有一定的让性，有时比较松软，这种情况只要做好软组织的分离就可拔出智牙。但大多情况下龈片比较坚韧，当软组织覆盖牙冠远中超过 1/2 时，一般要考虑切开龈片解除阻力。

冠部的骨阻力主要在冠的远中和颊侧。远中去骨最少要超过牙颈部，颊侧去骨一般要暴露牙冠的近中颊沟。

邻牙阻力是下颌第二磨牙在拔除智牙时产生的妨碍脱位运动的阻力。邻牙阻力视第二磨牙与阻生智牙的接触程度和阻生的位置而定。Thoma 提出在 X 线片上，以近中阻生牙的根尖为圆心，以根尖到冠部近中牙尖为半径划弧线，如果弧线与邻牙冠部远中面相重叠，可判断会有邻牙阻力。应当指出，这种方法只能做参考，且临床观察十分重要。不能仅靠 X 线片显示的两牙抵触紧密情况来决定，这是因为 X 线片的投照角度、牙位高低、牙根长短对阻力的判断都产生影响。邻牙阻力的解除可采取分冠和去骨的方法。分冠或截冠是临床上常用的方法。

根部的骨阻力来自牙根周围的骨组织。是拔牙需克服的主要阻力。根部阻力的大小取决于牙的阻生情况、牙根的数目和形态、根尖的形态、周围的骨质情况。牙根多、粗长、分叉大；根尖弯曲、肥大；根周骨质致密或与牙根形成粘连，都是增大根部骨阻力的因素。X 线片是分析根部骨阻力的唯一参照，术者的手感对寻找克服阻力突破口具有重要的指导意义。去除根部骨阻力的方法有去骨、分根、挤压骨松质扩大牙周间隙。单纯去骨创伤大，使用微型动力系统时可以选用较细的钻头，沿牙根去骨形成间隙。多根牙采用分根是较好的方法。牙挺是克服根部骨阻力的主要工具，工作原理同一般拔牙术。目前使用较多的锤凿增隙法实际是通过楔入骨凿挤压骨松质制造间隙，优点是操作简便快速，无需投入较高的设备费用，但术中患者的舒适度极差且对颞下颌关节影响较大，应当逐步替代。医生技能的提高就是要结合临床实际综合选择和调整合理的手术方式，不断地在实践中总结积累。

阻力分析的完成就意味着初步手术方案的形成，它包含了手术器械的选择、切口的设计、需解除阻力的部位和方式。但这只是指导性的预案，会出现不符合实际情况的推断，因此拔牙术前设计的方案，不应机械的执行，要根据术中出现的问题及时调整。

完成知情告知并签署手术知情同意书。对于神经损伤的可能性和预后要予以充分说明。

通常选择下颌传导阻滞麻醉，辅以局部浸润麻醉。有条件时可选用镇静术以减轻患者的紧张和焦虑。对于复杂的、需同时拔出多个阻生牙或无法配合的可以采用全身麻醉。

口内和口周消毒，铺无菌巾。

切开、翻瓣。常用的切口为第二磨牙远中角形切口。第二磨牙颊侧后上向前下，远中向后外切开黏骨膜，翻瓣，暴露牙齿及骨面。

去骨，分牙。使用骨凿或钻，根据阻力分析和拔牙设计去除牙冠部覆盖的骨质，通常颊侧应达到外形高点下方，远中应超过牙颈部。双面凿斜劈分开近中冠可解除邻牙阻力，纵劈可在解除邻牙阻力的同时分根减小根部骨阻力。使用动力系统分牙可以采用横截牙冠的方法分牙。

挺松、拔除牙齿。对于斜劈或纵劈开的牙齿可以用直挺插入劈开线以上的牙面颊侧牙周间隙，旋转牙挺向远中偏舌侧方向挺出远中半牙体，至牙体接近直立后，使用牙钳拔除，继而用牙挺挺出近中片。如为横截冠，先用牙挺或三角挺挺出近中的牙冠部分，再挺出牙根。

清理牙槽窝。使用刮匙清理牙槽窝内的碎骨片和牙片，刮除炎性肉芽组织，去除残余牙囊，使用动力系统去骨、磨牙的病例应当使用生理盐水冲洗拔牙创。

牙槽骨复位，缝合，压迫止血。对于扩大的牙槽窝，特别是舌侧骨板应通过压迫复位，如果骨板与骨膜分离则应取出，如骨膜附着超过 2/3 则可予保留。拉拢缝合黏骨膜瓣。棉卷压迫止血。

按照常规拔牙交代术后医嘱。对于创伤大的病例，可给予抗生素。镇痛药物可以作为常规术后用药。对手术时间长、去骨量大、牙根距下牙槽管近的病例术后可以使用短暂皮质激素控制水肿，减轻开口受限，降低渗出物对下牙槽神经的压迫。

（四）术中要点分析及注意事项

切开切口前，最好在第三磨牙的颊侧、磨牙后垫远中角和远中局部注射血管收缩剂（图1-1-1），减少切开翻瓣后的出血。颊侧切口的龈缘起点应位于近、远中颊侧轴角，不能在中段，以保证缝合后牙龈的愈合。方向应为45°角，长度尽量不要超过前庭沟底。远中切口的后段要向颊侧偏，防止切到血管引起出血使术野不清，避免撕裂伤及咽侧壁。要切透骨膜。

翻瓣　翻瓣时，将骨膜分离器插入颊侧切口的骨膜下，全层翻开黏骨膜瓣（图1-1-2）。对于有粘连部分可以锐剥离，避免将黏骨膜瓣的黏膜和骨膜分开，否则术中渗血多，术后肿胀重。

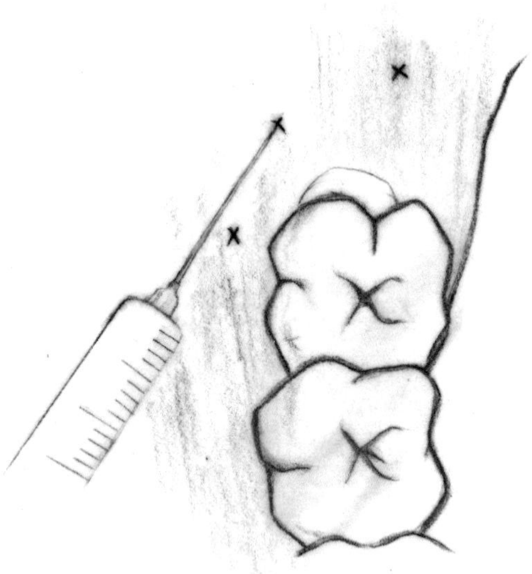

图 1-1-1

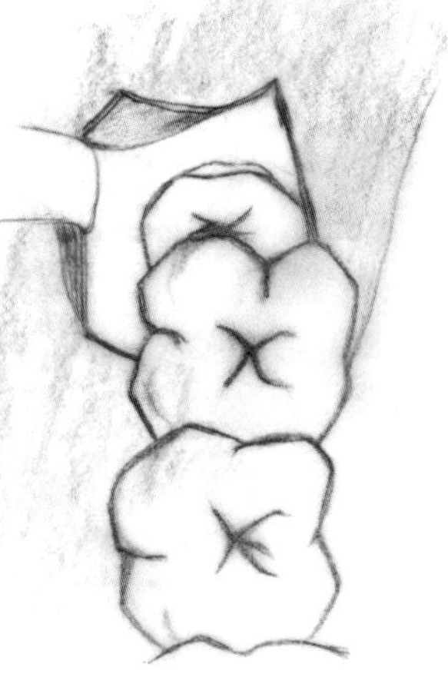

图 1-1-2

去骨　使用蛾眉凿或单面凿去骨，注意先在第二磨牙颊侧远中做纵行应力中断线，后采用分层去骨的方法可提高去骨效率，避免破坏第二磨牙颊侧骨板。使用钻去骨要向牙面多施力，可以达到多磨一些牙齿，少磨一些骨质，制造足够间隙，解除或减少阻力的目的。

分牙　斜劈是最常采用的分牙方法，使用时要选用薄而锋利的双面凿。劈开时要防止将远中冠劈掉，否则不仅不能解除邻牙阻力，还大大增加了拔牙的难度。凿刃放在近中发育沟，将凿的长轴延伸线瞄向分牙线，对劈开法掌握不熟练的医生，可以先将凿的方向比希望分牙线的角度再竖直一些，这样即使是分开的近中冠部分小一些，却可以避免将远中冠劈掉。纵劈开时也一样要注意这点。还要注意对松动牙不能选择劈开法分牙。钻分牙要掌握分牙的部位一定要在骨边缘外，即去除部分牙冠后，剩余的牙组织必须至少在骨边缘外1mm，这样可以在插入牙挺时方便地找到切入点。

挺出，拔除牙齿　分牙后，锤凿法将使用蛾眉凿增隙。增隙主要是远中，为将牙挺起制造空间，颊侧增隙是为插入牙挺准备，舌侧增隙可以分开牙根与舌侧骨板的粘连减少舌侧骨板骨折。挺牙时与常规牙挺使用相同，应将楔力、轮轴力、杠杆力有机结合使用，逐步扩大动作幅度和深度，往复重复，直至牙齿松动立起。尽量不要直接将牙齿挺出牙槽窝，最好采用牙钳夹持后牵引脱位的手法，以减少误吸、误吞的发生。

清理牙槽窝　牙齿拔出后，要拼对确认，避免残留，特别是近中冠部分是容易被遗忘残留的。冠下方的肉芽组织、牙囊要清理干净。

缝合　颊侧切口缝合要从近中侧膜龈联合稍下进针，利用针的弧度，顺形推进拔出，再缝远中。角形瓣的缝合不要过于严密，角部通常可以不缝（图 1-1-3）。

高速涡轮机是口腔科必备设备，转速可达到 30 万转 / 分以上，切割能力强，震动小。阻生牙拔除专用涡轮机手机长度大于标准手机，机头倾角为 120° ～ 135°，比标准牙科手机更适合下颌后部的使用，大风轮使之切削力更大。结合长钻针涡轮机拔牙主要用于切割牙冠、去骨、分开牙根。适用于低位阻生牙或高位阻生牙牙根部有骨阻力而不能用劈开法解除者。本着“少去骨，多分牙”的原则，涡轮机多用在分断牙齿，可与挺凿法结合使用。

目前涡轮机使用也存在一些问题。涡轮机的冷却水传输管道消毒困难，无法达到无菌要求；为避免冷却水对机件的侵蚀，只能使用低渗的蒸馏水，对组织的副作用大，术后渗出多；喷射的冷却水自固定孔成雾状喷出，易受邻牙和软组织的阻碍而未达应冷却区，导致骨灼伤；涡轮机是高压气体推动，喷射的气流可能引发皮下气肿。这些问题正在逐步被设备商解决，综合治疗台可以配备专用的管路消毒系统。多孔喷水减少冷却水被挡的可能。新型涡轮机采用气顶水的喷水方式和新的传动方式避免了机头部分高压气体的排出，杜绝了气肿的产生，同时具有了防回吸功能。

涡轮钻拔除下颌第三磨牙具有切割速度快，磨削准确，震动小，易于掌握控制，大幅缩短手术时间的优点。

涡轮钻拔除下颌第三磨牙的基本步骤与其他方法相同，但具体要点有其特殊性。专用机头和钻针是保证高效的基础。切口方面，由于使用涡轮钻要求暴露更充分，所以远中切口更偏舌侧。去骨可以少降低颊侧骨板高度而多磨牙的颊面，远中要去到牙颈部以后；也可以潜掘式贴牙面或根面去骨制造间隙（图 1-1-4）。分牙先采取横断截冠（图 1-1-5），再采用纵行分冠将冠分块取出。分牙间隙要足以使牙块可以让开阻力点而顺利脱出。三角挺是使用涡轮

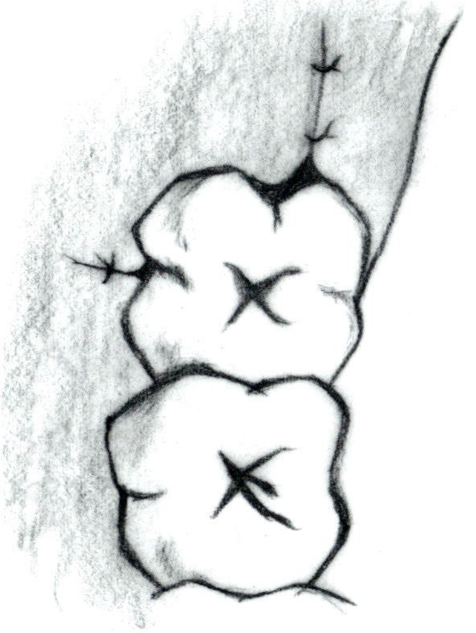

图 1-1-3

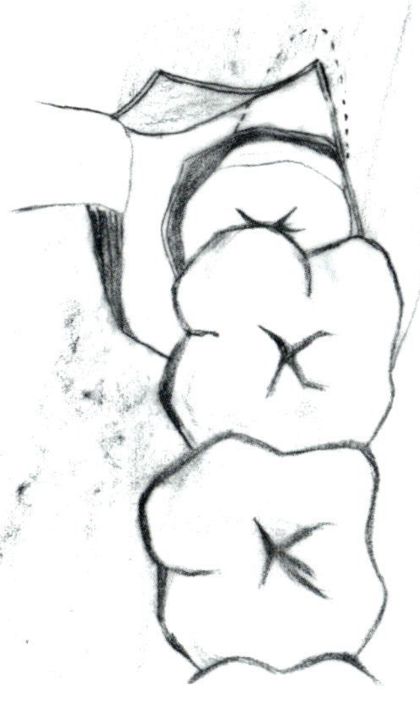

图 1-1-4

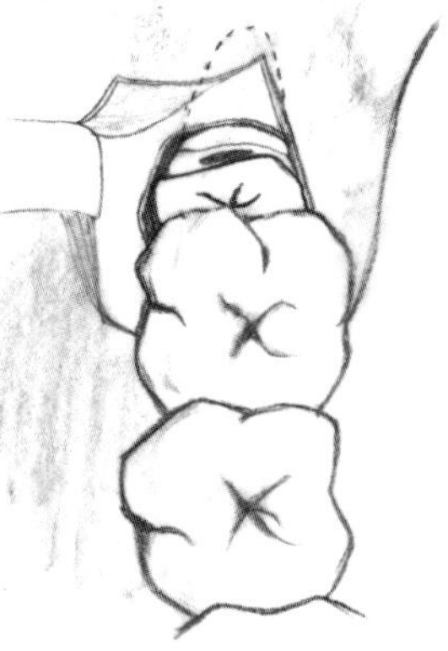

图 1-1-5

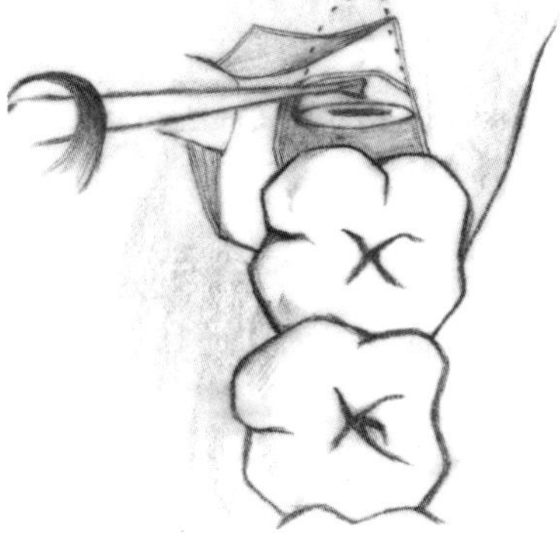

图 1-1-6

钻拔牙的适用器械，可用来分块取出牙冠，在近中、水平和倒置阻生牙取根时，可以使牙根沿其长轴方向的脱位容易实现（图 1-1-6）。而直挺如用楔力易对根尖区产生压力损伤神经，如挺至直立阻力又较大。涡轮钻拔牙产生的碎屑相对较多，术后必须采用生理盐水冲洗牙槽窝。掌握这些要点就可以高效、低创伤地完成第三磨牙拔除术。

（五）并发症预防及处置

1．断根　由于下颌第三磨牙牙根变异大、骨质硬易出现断根，特别是在多根或是根尖弯曲时。对于无明显根尖病变，长度在 5mm 以下的断根，预计取根创伤大的可以不取。取根应保证光照充分、止血良好、术野清晰、最好可直视牙根断面的情况下进行。采用增隙或去骨方法结合根挺、三角挺，禁忌未判断清楚断面的情况下盲目取根，不可用器械顶在断面上向根尖方向施力。错误的方法会造成断根移位。

2．断根移位　下牙槽骨舌侧骨板愈向后愈薄弱，故下颌第三磨牙拔除术中磨牙的断根甚至整个牙会因操作不当被推向舌侧，进入下颌骨舌侧骨膜下或穿破骨膜进入舌下间隙、下颌下间隙乃至咽旁间隙。断根如在黏膜下，一般可触及，用左手手指向上向颊侧推挤，有时可使之退入牙槽窝；也可去除部分舌侧骨板后，左手手指固定牙根，用止血钳或刮匙将其取出。如牙根远离牙槽窝，先要拍 X 线片定位，然后根据牙根所在的位置选择牙槽窝入路、舌侧翻瓣入路、直接黏膜切开入路等方法取出。术中动作要稳准，避免将牙根进一步推向深部。发现牙根后，要夹持牢固后再牵引取出，避免因半途滑脱而再次探找。

3．神经损伤　下颌第三磨牙拔除术所致的下牙槽神经损伤占下后牙拔除术致该神经损伤的 90%。其发生原因与下颌第三磨牙和下牙槽管解剖上邻近密切相关，也与拔牙难易、拔牙方法、拔牙技术有关。根尖距下牙槽管近、拔牙困难、创伤大、使用锤凿劈开、取深部断根，下牙槽神经损伤的发生率高。下牙槽神经损伤后出现同侧下唇及颏部皮肤感觉迟钝、麻木甚至丧失感觉，下牙特别是下前牙有麻木感，进食时可能咬伤下唇。下牙槽神经损伤急性期可以使用激素、神经营养支持，亚急性期可以理疗。大多数下牙槽神经损伤恢复需半年以上的时间，但也有部分病例不能恢复。为预防下牙槽神经的损伤，应术前仔细观察 X 线片，了解牙根与下牙槽管的关系；术中尽量减少对根尖方向的施力；深部取根要避免盲目操作，估计取出困难者可留置不取。

舌神经损伤易发生于舌侧骨板折断，或器械滑脱的情况下。舌神经损伤后的恢复较下牙槽神经慢，故应力求避免。如舌侧骨板折断，分离取出骨片时应仔细；操作注意保护。

4．骨折　下颌第三磨牙拔除术容易发生舌侧骨板骨折。舌侧骨板骨折后可能引起舌侧肿胀、出血、血肿、吞咽疼痛，锐利的断端会刺破黏膜引起术后长时间疼痛。出现舌侧骨板骨折后，一般采取压迫复位。对游离的骨片要取出，这时应当将颊舌侧拉拢缝合。明显的出血要填塞止血。外露的骨断端要修整后封闭创口。

下颌骨骨折是比较罕见的拔牙并发症，大多是暴力引起。故劈开和使用牙挺时切忌使用暴力。

5．颞下颌关节损伤　颞下颌关节可能因开口过大、时间过长而发生脱位，尤其是既往有颞颌关节脱位史的患者。拔下颌牙的摇动、锤凿，会引起颞下颌关节的不适、疼痛甚至张口受限，有颞下颌关节疾病者更为明显。因此，术中固定和托住下颌十分重要。

6．邻牙损伤　下颌第三磨牙拔除术中邻牙的损伤主要是由于拔牙过程中邻牙阻力未完全解除或挺牙时用邻牙作为支点。术中一定要确认抵于邻牙的牙冠已被分开且取出有足够的间隙。挺牙时有一个手指完成保护动作，这个手指的指尖要同时感觉第三磨牙的动度、压住限制保护舌侧骨板、并感受第二磨牙是否有联动。

7．拔牙后反应　拔牙后反应是指拔牙术对组织的创伤所引发的疼痛或肿胀，它是组织正常的应激反应。并发症是与手术直接相关的病症，不加处理可能进一步引发不良后果。而疼痛或肿胀又往往是各类并发症的首发或主要症状之一，应当认真加以鉴别。应避免将患者术后的不适不加鉴别地归为手术正常反应的倾向。

拔牙后反应性疼痛：牙拔除时，骨组织和软组织皆受到不同程度的损伤，创伤造成的代谢分解产物和组织应激反应产生的活化物质刺激神经末梢，引起疼痛。术后反应性疼痛主要与干槽症鉴别。反应性疼痛术后当日即出现，拔牙创多正常，即使拔牙创空虚，也无腐臭，疼痛不严重，3 ~ 5 日内消失。干槽症疼痛为 3 ~ 5 天后剧烈放射痛，拔牙创有腐臭，如不加处理，疼痛可持续达十余日。

术后肿胀反应多在创伤大时，特别是翻瓣术后出现。易发生于下颌阻生牙拔除术后，出现在前颊部，可能是组织渗出物沿外斜线向前扩散所致。此类肿胀个体差异明显；与翻瓣时的创伤、瓣的切口过低或缝合过紧也有关。

术后肿胀：术后肿胀开始于术后 12 ~ 24 小时，3 ~ 5 日内逐渐消退。肿胀松软而有弹性，手指可捏起皮肤，因而可与感染性浸润鉴别。此外要与麻药的局部过敏反应、血肿相鉴别。为防止术后肿胀，黏骨膜瓣的切口尽量不要越过移行沟底；切口缝合不要过紧，以利渗出物的排出；术后冷敷、加压包扎。也可使用肾上腺皮质激素（如地塞米松 5mg）与麻药混合后术区局部注射，其预防、减轻肿胀的效果明显。

术后开口困难：术后的单纯反应性开口困难主要是由于拔除下颌阻生第三磨牙时，颞肌深部肌腱下段和翼内肌前部受创伤及创伤性炎症激惹，产生反射性肌痉挛造成的。应注意与术后感染、手术致颞颌关节病发作鉴别。用去骨法拔牙时，切口及翻瓣大小应适度，尽量减轻磨牙后区的创伤。明显的开口受限可用热含漱或理疗帮助恢复正常开口度。

8．拔牙后出血　拔除下颌阻生第三磨牙后出血主要局部原因有近中切口缝合不紧密、远中软组织撕裂、肉芽组织未彻底清除、舌侧骨板骨折等，如下牙槽神经血管束损伤会出现比较汹涌的出血。对软组织出血可以采用缝合的方法。肉芽组织应当彻底清理。对无法明确出血点和原因的出血可以使用明胶海绵填塞后压迫止血。使用碘条填塞的方法可以控制绝大多数的出血，但存在延长愈合期的问题，碘条填塞止血后不要很快取出，要待 7 ~ 10 天后再取出，牙槽窝大的可换药一次，小的牙槽窝可不必再填塞。

血液如流入邻近组织间隙中，特别是皮下，会出现淤斑，淤斑多出现于前颊部，可向下颌下区甚至颈部蔓延。出血量大时，会在流入组织间隙之低位水平形成血肿，血肿可位于前颊部，也可位于舌侧，特别是咽峡前间隙。血肿和淤斑可不作特殊处理，较大血肿应使用抗生素预防感染。理疗可促进其吸收。

9．拔牙后急性感染　主要发生在下颌阻生第三磨牙拔除后，特别是急性炎症期拔牙选择、处理不当时。拔牙后急性感染会引起颌面部间隙感染，尤其应当注意的是咽峡前间隙感染。

咽峡前间隙位于下颌第三磨牙的舌侧下后方，是疏松的黏膜下间隙。咽峡前间隙感染的主要症状是开口受限和吞咽疼痛。因位置隐蔽，常被当做术后反应而误诊，使病情久拖不愈。对术后开口受限严重伴吞咽痛者，应注意检查。如发生咽峡前间隙感染，下颌角内侧有明显压痛；强行张口后，口内检查第三磨牙的舌侧下后方红肿，有明显压痛，穿刺可有脓。治疗为沿舌神经走行方向切开黏膜，分离达脓腔，引流脓液；结合使用抗生素。

10．干槽症　干槽症的诊断标准为：拔牙 3 ~ 5 日后有剧烈疼痛，并可向耳颞部、下颌区、或头顶部放散，一般镇痛药物不能止痛；拔牙窝内可空虚，或有腐败变性的血凝块，腐臭味。有上述表现者为腐败型干槽症。而有部分患者有剧烈疼痛和拔牙创空虚，但没有明显腐败物存在，按干槽症处理后可以止痛，这类情况归为非腐败型干槽症。干槽症的治疗原则是通过彻底的清创及隔离外界对牙槽窝的刺激，以达到迅速止痛，缓解患者痛苦，促进愈合的目的。通过传导阻滞麻醉，在完全无痛的情况下彻底清创。使用3%过氧化氢溶液（双氧水）棉球反复擦拭，以去除腐败坏死物质，直至牙槽窝清洁，棉球干净无臭味；不要用刮匙反复搔刮牙槽骨壁，只在有大块腐败坏死物时用刮匙。用生理盐水冲洗牙槽窝。将碘仿纱条（可加丁香油和 2% 丁卡因）填入拔牙创，先将纱条的一端填入牙槽窝底部，再依次叠列严密填满牙槽窝，松紧适度，最后将纱条末端塞入牙槽窝深部避免松脱，也可缝合两侧牙龈。经上述处理后，绝大多数可完全或基本止痛。如无明显疼痛，次日可不再换药。10 日后去除碘条，此时牙槽窝虽空虚，但骨壁表面有一层肉芽组织覆盖，不需再放新碘条。牙槽窝待 1 ~ 2 个月后才能长满结缔组织。

干槽症的预防主要是减小创伤，缩小拔牙创，保护血凝块，预防感染。比较简便易行的预防方法是牙槽窝内置入碘仿海绵（明胶海绵浸入 10% 碘仿液，晾干后剪成小块）。

二、上颌阻生第三磨牙拔除术

（一）应用解剖

上颌第三磨牙位于上颌结节区域，常见的阻生位置为高位（上颌第三磨牙的最低点高于第二磨牙的牙颈部）、近中、颊向阻生。部分萌出的上颌第三磨牙常为远中向倾斜。上颌第三磨牙的牙根形态多变，可为三根、二根或结合根、融合根。根尖常弯向远中或远中颊侧。上颌第三磨牙周围骨质比较疏松，可挤压的限度较大，弹性也大，有利于通过牙挺挺出牙齿。上颌结节远中面为游离端，拔牙术中如控制保护不当易造成上颌结节骨折，导致术后出血、肿胀和张口受限。上颌第三磨牙上方接近上颌窦底，拔牙时，特别是取断根时应当注意避免造成上颌窦穿孔。

（二）影像学检查的指导意义

对于上颌第三磨牙拔除术而言，通常根尖片和曲面体层片均可以较好地满足手术的需要。但这两种投照位置都不能很好地显示第三磨牙与第二磨牙的颊腭向关系，只能反映近远中位置和两牙长轴之间的相互关系，可能导致切口设计位置的误判。对于骨质的覆盖情况也不能清晰地显示。因此，在上颌第三磨牙拔除术中，应在切开翻瓣甚至去骨后直视下进一步判明阻生状况。锥形束CT可以较好地反映三维方向的位置关系，并可以明确判断是否出现第二磨牙根吸收。上颌结节区是牙源性囊肿的好发部位，在读片时要注意是否存在颌骨病变。

（三）手术的常规步骤

上颌第三磨牙拔除术可以选用上颌结节和腭大孔传导麻醉，埋伏位置较高的也可选用翼腭管麻醉，但传导阻滞麻醉下如需要切开翻瓣时，应当术区浸润注射含血管收缩剂的局部麻醉药或生理盐水，以减少出血。目前选择局部注射必兰（阿替卡因肾上腺素注射液）可以在获得良好麻醉效果的同时降低局部术区的渗血。

对于部分萌出的上颌第三磨牙，一般只要远中切开解除软组织阻力后，多可挺出或挺松后拔除。埋伏阻生第三磨牙常选择角形切口。颊侧切口一般位于第二磨牙远中轴角，斜向前上，远中切口位于牙槽嵴顶。切开翻瓣后，去除颊侧和覆盖于䆓面的骨质（图1-1-7）。然后将牙齿挺出或拔除，搔刮拔牙窝，缝合伤口，压迫止血。

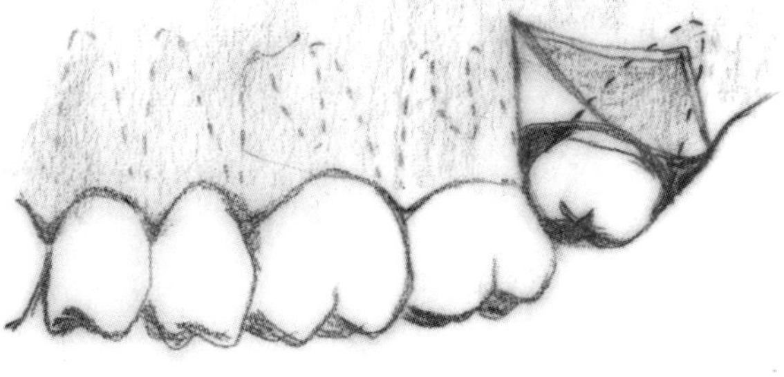

图 1-1-7

（四）术中要点分析及注意事项

拔牙时应半张口，以保持颊侧有稍大的操作间隙。手术过程常难以直视，可借助于口镜反射照明。

做颊侧切口时起点应在轴角部位，向前上的角度可以根据X线片的判读决定。如果第三磨牙与第二磨牙重叠较多，并估计偏颊向可能性大时角度可以大些，原则是保证颊侧去骨后切口线下方仍有骨面支持，以确保伤口愈合。切口末端不要超过前庭沟底。远中切口要根据第三磨牙牙冠位置决定其颊腭向的位置，原则是尽量在翻瓣后就基本解除了软组织阻力。远中切口的末端不宜超过上颌结节。

多数情况下第三磨牙颊侧的骨板较薄容易去除，去骨时应当以暴露外形高点、近中可以插入牙挺为度。䆓面骨质可不用全部去除，远中䆓面有部分骨质可以在挺松过程中被推让开。

拔牙过程中可以采用增隙的方法，主要需要增隙的部位是远中。牙挺自近中插入向远中颊侧挺动牙齿，应注意保护第二磨牙并防止过度向远中脱位造成上颌结节骨折。避免可能将牙齿顶入上颌窦或翼腭窝的暴力。

拔除第三磨牙后要注意刮除残余牙囊。缝合时由于操作空间狭小，应先缝合颊侧切口，并选用小针。

（五）并发症预防及处置

上颌第三磨牙拔除术比较常见的并发症是上颌结节骨折。由于上颌结节后部为上颌骨游离端且骨质相对疏松，而拔牙时所需的脱位方向也是向远中，这就造成易发生上颌结节骨折。上颌结节骨折除导致局部肿胀较重和开口受限外，易出现拔牙后出血。对于发生上颌结节骨折的病例应注意缝合远中拔牙创，并在拔牙窝中填放可吸收的止血药物。

三、上颌阻生尖牙拔除术

（一）应用解剖

阻生上颌尖牙的牙冠可露出于黏膜外、黏膜下，或完全埋伏于骨内。阻生方位不定，常呈近中斜位，亦可呈水平位。牙冠常在原乳尖牙或侧切牙唇、腭侧或根尖部，可压迫邻牙使其移位或牙根吸收。无病变的阻生牙，如果唇腭侧无膨出、未压迫邻牙，而拔除又可能损伤邻牙者，且无正畸需要者可暂不拔除。

（二）影像学检查的指导意义

根尖片可以用来发现上颌尖牙阻生。部分病例阻生尖牙与其他牙齿的牙根没有重叠时，可以作为拔除术的引导和定位片。根尖片的放大率近于0，因此用它来比照邻牙确定去骨窗的位置优于其他X线投照。

曲面体层可以反映阻生上颌尖牙与周围牙齿、上颌窦、梨状孔的位置关系，如冠周有病变可以显示病变的范围。但曲面体层和根尖片在阻生尖牙与其他牙齿重叠时，都无法判断是位于其他牙的唇侧或是腭侧。

锥形束CT可以显示阻生尖牙与邻牙的位置关系，特别是与邻牙牙根之间颊腭向的位置和距离，但其低分辨率的三维重建影像不能很好地提供开窗的部位。

（三）手术的常规步骤

上颌阻生尖牙拔除术首先应当通过影像学检查确定阻生的位置、方向、与邻牙牙根的关系，为选择手术入路和切口做好预案。

麻醉可以选择局部浸润麻醉。对于水平位或是阻生位置较高的病例，选择眶下孔麻醉可以保证手术中的麻醉效果，切牙孔麻醉亦要同时采用。

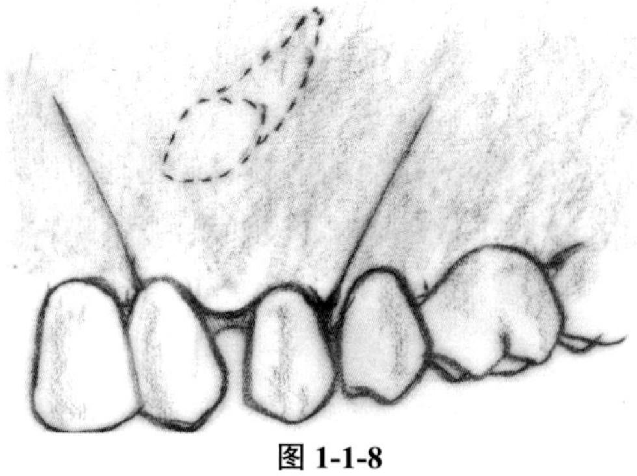

图 1-1-8

如阻生尖牙在唇侧可以扪及隆起或经影像学确定牙冠偏于唇侧，可采用唇侧龈缘梯形切口或弧形切口。如估计去骨窗下缘在膜龈联合上5mm的，可以选择弧形切口；否则最好采用龈缘梯形切口（图1-1-8）。对于牙冠被判断位于偏腭侧，且牙根也偏于腭侧的，腭侧骨覆盖不深的，可以采用腭侧切口。对于牙冠位于腭侧，牙根位于唇侧的病例，有时需要唇、腭侧都切开，分别从腭侧和唇侧取出牙冠、牙根。切开后在骨膜下翻开黏骨膜瓣（图1-1-9）。

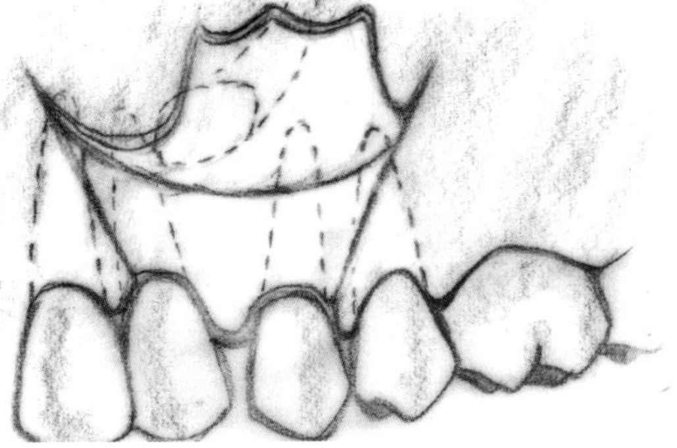

图 1-1-9

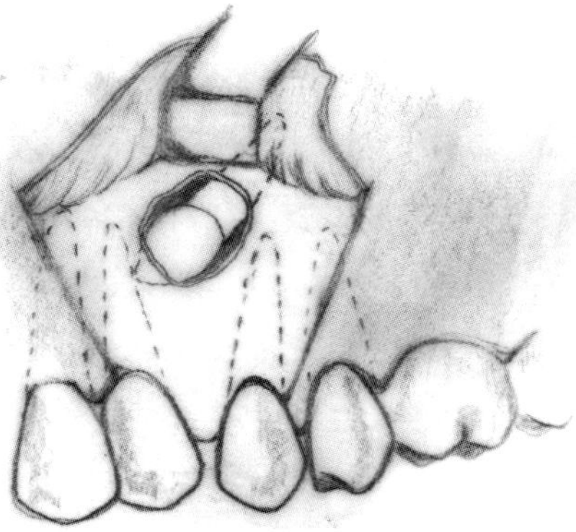

图 1-1-10

翻瓣后，如有骨质膨隆即可在此位置去骨开窗。如骨面平坦，应参照影像学资料判断牙冠的位置，在远离邻牙牙根的地方去骨开窗(图 1-1-10)。开窗找到阻生牙后，逐步扩大骨窗，暴露大部分牙冠，根据情况分牙或挺松拔除阻生牙。刮除牙囊。对位缝合。压迫止血。

（四）术中要点分析及注意事项

对于牙冠处已经有膨出的病例一般比较容易拔除。无膨出的病例首先要试探性的去骨开窗以找到阻生牙。开窗时要选择距邻牙牙根，特别是根尖较远的位置开始。建议使用蛾眉凿或是圆钻去骨。阻生牙与周围骨质间必有纤维包裹，用骨凿去骨可以容易发现骨牙界面而找到阻生牙。用圆钻由于骨质和牙体的硬度不同磨削时的手感不同，也有利于找到牙齿。不建议在去骨开窗的初期使用高速涡轮钻，因为涡轮钻的切削能力过强，可能穿过骨牙界面而没有发现。一旦找到阻生牙面后使用涡轮钻可以高效地扩大骨窗。

扩大骨窗是为了去除骨阻力，对于唇倾的阻生尖牙牙冠唇面和近远中面高点暴露后，可以挺出或牵引拔出。对于横向埋伏于颌骨内的牙，要去除牙冠唇面和近远中边缘嵴骨质，暴露牙根颈 1/3，自颈部横截，截断间隙要至少保证牙冠可以挺出（图 1-1-11），去除牙冠后再取牙根（图 1-1-12）。对于牙冠临近邻牙根尖的，不要将近根尖的骨质去除，可以加大截冠间隙，使牙冠后退再挺出；或横截冠后再纵截冠，分块取出牙冠。

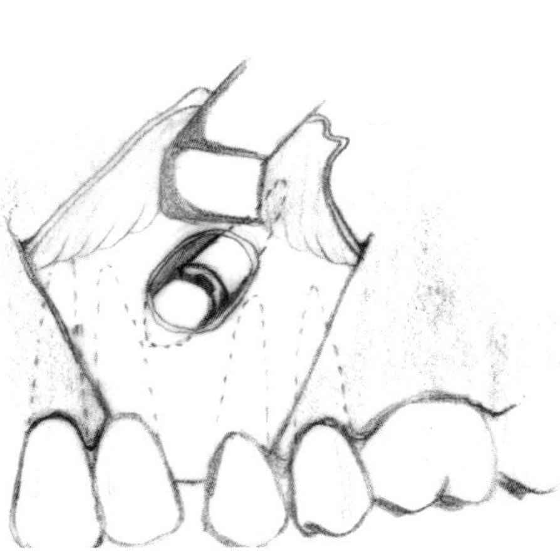

图 1-1-11

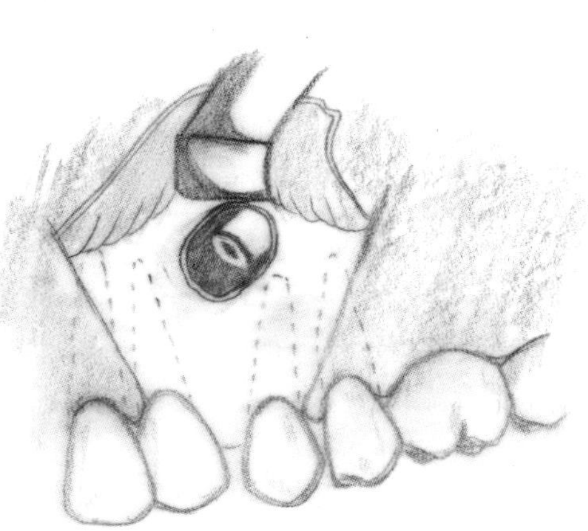

图 1-1-12

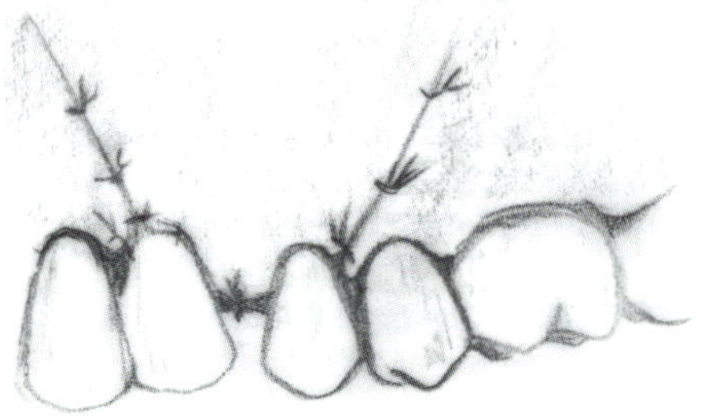

图 1-1-13

缝合时，如为弧形切口要注意不要使创缘内卷；龈缘切口要注意龈缘的对齐，以保证愈合后牙龈的美观（图 1-1-13）。

缝合后应当采用局部加压包扎，以达到止血和减轻术后肿胀的效果。

（五）并发症预防及处置

上颌阻生尖牙拔除术可能造成邻牙损伤。主要应该通过分析影像学资料确定邻牙的位置关系，选择合理的手术入路，恰当的去骨及适宜的手法去避免。

对于拔牙术中可能伤及邻牙根尖区的病例，应当注意随诊复查，重点观察牙冠是否有变色，术后三个月可以做牙髓电活力测试，对死髓牙应当及时行牙髓治疗。

四、上颌前部埋伏多生牙拔除术

（一）应用解剖

上颌前部为多生牙的最好发部位，并集中位于双侧上颌侧切牙之间，且偏腭侧居多。大多数埋伏的上颌前部多生牙牙冠为倒置向上。

由于上颌前部多生牙多偏腭侧通常也接近切牙管，因此术中触及鼻腭神经时可能在麻醉状态下仍有明显疼痛，对于儿童患者可能造成不配合。切牙管血管神经束离断可能引起明显出血造成术野不清，影响进一步操作。腭侧翻瓣时，鼻腭神经可能妨碍黏骨膜瓣的翻开。

上颌前部牙槽突的上部为梨状孔，内部为鼻前庭，此区域血运丰富，对于高位埋伏阻生的多生牙，应当在去骨前骨膜下分离推开鼻前庭软组织，并加以保护防止损伤造成出血。

腭侧黏骨膜血运丰富，腭前动脉的走行与牙列平行，腭侧切开翻瓣可多选择龈缘切口，尽量少做纵向切口，以避免切断血管而造成出血多的局面。

（二）影像学检查的指导意义

上颌前部埋伏多生牙主要是在恒牙迟萌或错位畸形时通过 X 线检查发现。

根尖片可以确定是否有多生牙，与哪个恒牙毗邻。但无法确定与毗连牙齿的颊腭向关系，对指导手术入路帮助不大。可以通过拍照定位根尖片，依据不同投射角度产生的多生牙相对位移量的不同来判读多生牙的颊腭向位置关系，但判读这类 X 线片要有比较丰富的影像学和临床经验。

曲面体层因上颌前部的弧度较大；埋伏牙可能较远地偏离牙列水平，偏离断层域；使断层影像变形大或模糊不清，同时因与颈椎影像有重叠也会影响 X 片的研读。曲面体层也不能判断多生牙与毗邻牙的颊腭向位置关系。因此对上颌前部多生牙不是理想的投照方法。

锥形束 CT 可以较好地反映多生牙的三维位置关系，特别是可以较好地显示骨表面至多生牙的距离，为选择手术入路，预估去骨深度有很好的指导意义。但有时也可能引起误判，当多生牙埋伏位置较高，大部分位于毗邻牙的根尖以上时，会出现自腭侧入路容易取出的假象，此时要根据根尖片进一步判断手术入路。临床上要求医师具有三维想定的能力，因为 CT 平扫得到的影像仍是二维图像，多生牙在颌骨内的三维位置必须由医师确定。

笔者认为根尖片正位投照可以模拟术者眼睛自唇侧手术入路的投影方向，且放大比例较为真实，应当作为拔除上颌前部多生牙的基本影像学资料。锥形束CT作为判读埋伏多生牙周围牙骨位置关系的最佳方法也应选用。即拔除上颌前部多生牙的理想影像学组合为根尖片加锥形束CT。

（三）手术的常规步骤

上颌前部多生牙拔除术多在局部浸润麻醉下完成，腭侧采用切牙乳头麻醉后，还应对拟翻瓣的区域注射含肾上腺素的麻醉药物，以减少术中出血。对于不能配合的儿童患者可采用镇静技术或全身麻醉。

根据埋伏多生牙的位置和高低选择唇侧龈缘角形或梯形切口、唇侧牙槽黏膜弧形切口、腭侧龈缘切口、腭侧龈缘角形或梯形切口。骨膜下翻瓣、去骨，暴露多生牙。扩大骨窗、增隙、挺松、拔除多生牙。刮除牙囊。对位缝合。加压包扎。

（四）术中要点分析及注意事项

单纯采用局部麻醉时，应当一次性注射足量麻药，如术中出现麻醉效果的减退或麻效不好，会使儿童患者丧失对手术的配合，可能导致手术难度的加大甚至无法完成。对于接近中线的埋伏多生牙拔除时，最好进行切牙管麻醉，避免术中因触及鼻腭神经引起疼痛。

手术入路的选择是顺利完成上颌前部多生牙拔除术的关键之一。对于位于毗邻牙腭侧根尖水平以下的多生牙，选择腭侧入路。唇侧埋伏的选择唇侧入路。位于毗邻牙根尖水平以上的多生牙建议选择唇侧入路，如确为距离腭侧骨板很近的病例，选择腭侧入路。位于牙列中央或牙冠和牙根分别位于唇、腭侧的病例有时需要唇、腭侧都翻瓣，从两个方向分别取出牙冠和牙根。

翻瓣大小取决于需要暴露骨面的位置高低和大小。唇侧高位可做弧形切口。角形切口的暴露范围小于梯形切口。腭侧切口如不能暴露适宜的骨面位置可向后延伸至前磨牙。鼻腭神经血管束可以牵拉出一部分来减小对翻瓣的影响，如需要向上较大范围翻瓣，可以切断鼻腭神经血管束。

选择去骨窗位置和暴露多生牙是上颌前部多生牙拔除术的另一关键步骤。主要根据根尖片中与邻牙的牙根水平距离，对照邻牙牙冠长度按相应比例确定自牙槽嵴顶至多生牙的高度。一般情况下选择开窗的部位与拔除阻生上颌尖牙不同，是在多生牙的牙根，但去骨的方法与拔除阻生上颌尖牙相同（图1-1-14）。

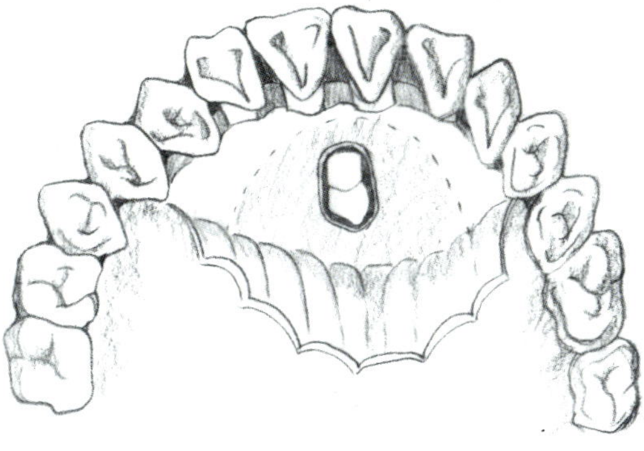

图 1-1-14

开窗暴露多生牙后，扩大骨窗不必太大，多采用增隙和挺拉的手法，一般不用将多生牙牙冠的骨质去除，当牙根被挺出向骨面外倾斜时即可通过牙钳将其牵引拔出。对于弯曲牙根或冠根分别位于唇腭侧的病例，可以选择先截冠再分别取出。

拔除多生牙后，必须刮除牙囊，这是一个防止牙源性囊肿发生的必要步骤。通常沿牙槽窝的牙冠部分可以容易地将牙囊刮除。对于牙冠周围有较大囊腔者，刮出的囊壁样组织应当做病理检查。

对位缝合牙龈时要保持牙龈的外形，避免出现牙龈缘楔形缺损。腭侧纵切口缝合时，可以先从固定侧进针，再缝合黏骨膜瓣侧，需要缝合多针的，可以先穿线不打结，待其他纵切口缝针完成穿线后，再一一打结。缝合后术区局部要采取加压包扎，防止血肿减轻水肿。

（五）并发症预防及处置

上颌前部多生牙拔除术的主要并发症也是邻牙损伤。其注意和预防的要点同上颌阻生尖牙拔除术。

第二节　断根拔除术

造成术中的断根原因有：钳喙安放时位置不正确，或未与牙的长轴平行，或未夹住牙根而仅夹住了牙冠；拔牙钳选择不当，钳喙不能紧密贴于牙面；拔牙时用力不当，或为用力时方向错误（例如向致密坚硬的方向用力过大），或为在不该使用旋转力时而误用之，或为使用突然的暴力等。牙冠有广泛破坏，或有较大的充填物；牙的脆性增加如老年人的牙、死髓牙、皆易折断；牙根外形变异，或有弯曲，或有牙骨质增生，或有额外根；牙根周围骨质因各种原因而过度致密，或与牙根固连，或失去弹性（如老年人）而不能扩大。

牙根拔除前应仔细检查分析，判定牙根的数目、大小、部位、深浅、断端斜面情况、拔除时可能的阻力部位、与周围重要组织的相邻位置关系等。情况不明者必须做X线检查。根据全面的检查结果，制订手术方案，选择合适的手术器械。并应向患者说明情况，以取得患者的理解和配合。

顺利取出断根的前提是清晰辨别断面，特别是牙与骨的交界面，切忌盲目操作。要求光源明、术野清、耐心足。光线必须照入牙槽窝底，可加设辅助光源或利用口镜的反光。术区应止血充分，可使用干棉球或含血管收缩剂（如肾上腺素）的棉球压迫，要压至牙槽窝的底部。换用手术器械时，要保留压迫的棉球，避免反复擦拭延误时间。术中应避免急躁情绪，忌用暴力，防止出现断根的进一步移位。

断根，特别是根周组织有各种病变者，原则上都应拔除。遗留牙根可能妨碍拔牙创的愈合，引起炎症和疼痛，或可成为慢性病灶，造成局部感染，引起疼痛、溢脓、瘘管等症状。

如断根短小（指5mm以下），根周组织无明显病变，继续取根创伤过大，或可能引起神经损伤、上颌窦穿孔等并发症，可考虑不拔除，注意观察即可。对于全身状况不良、耐受性差、手术复杂时间长者，可考虑暂缓拔除断根。

一、牙槽窝入路取根

对断面位置较高的断根可用根钳直接拔出。断面在牙颈部或更高时，可选用根钳或钳喙宽窄与之相适应的牙钳，将牙龈分离后，插钳夹牢牙根，按拔除单根牙的手法多可拔出。临近或略低于牙槽嵴的断根，可去除少量骨质，使根钳能够夹持。

应当注意残根的表面多为龋坏的腐质，钳喙端夹持点要在坚实的牙体组织上，力量要适度，随着拔牙的进展钳喙不断向根尖方向推进，以便多夹住牙根，防止滑脱或夹碎。只有当牙根断面低于牙槽嵴过多，无法钳夹时才配合使用牙挺或采取翻瓣去骨法。

牙挺是牙根拔除术重要的器械之一，根挺的结构和工作原理与一般牙挺相似。根尖挺挺刃更窄、更薄，喙端为尖锐突起，在取根尖时，更有利于楔入。根挺和根尖挺都有直、弯两种，用于不同的部位和深度。

选择挺刃的宽窄要与牙根断面的表面曲度相配伍，挺刃过宽不易插入根周间隙，还会增加创伤；挺刃过窄力量小，不能挺松较大的牙根。最好选用从窄到宽的 2 ～ 3 把系列牙挺或根挺，先用窄挺楔入，扩大根周间隙，再用较宽挺子挺松甚至挺出牙根。高位断根选择直牙挺；低位断根使用根挺；根尖 1/3 折断选用根尖挺。弯挺适用于后牙。

挺牙根时，支点应放在牙槽中隔、牙槽窝壁或腭侧骨板。上下前牙的唇侧骨板较薄，不可作支点，否则会使唇侧骨板折裂，甚至造成牙龈撕裂。

使用根挺拔除断根的关键是将挺刃插入牙根与牙槽骨板之间。

如牙根断面是斜面，根挺应从斜面较高的一侧插入。插挺的最初阶段应试探性用力以找到突破口，不要受限于一点，可多点多方向试探。如插挺确有困难，选用弧度与牙根相配伍的蛾眉凿，利用骨质的可压缩性，沿根面预测的斜度方向凿出间隙；对于位置深在，断根细窄的情况，可用骨凿去除一小块骨壁，形成一骨凹，以利挺的楔入及用力；有时不易找到根与骨的交界面，可用骨凿，在根断面之上，先向牙槽骨壁内凿入少许，再转向根预测的斜度方向凿出间隙。最好不要直接采用以挺代凿的方法，直接锤击挺柄的顶端帮助挺子楔入根周间隙，因为传统挺刃较厚，锤击楔入的创伤大，且易顶于牙根断面造成断根移位。挺插入后，主要使用楔力结合小幅的旋转撬动，在向根尖推进的同时，逐步加大旋转幅度，将牙根挺松并取出。随着挺刃锐薄的系列牙挺产品的出现，应当逐渐摒弃锤凿的拔牙方式，代以更安全、患者感受更舒适的完全手控操作方式。使用锐薄的器械，以可控制的手力，环绕根周，逐渐突破楔入，离断牙周附着，扩大间隙，并最终拔除牙根。

如断根为根尖，可使用根尖挺，方法与上述相同。如根管内无充填物，可试用探针或根管扩大器，插入根管内，逐渐加力摇动，使其松动后取出。在牙周膜已撕裂，根尖松动时，较易成功。

牙根取出后，应仔细检查清理牙槽窝。牙龈缘常会粘连牙碎片，要注意清理。

对于多根牙，为简化手术，可以用牙挺插入根分歧，旋转撬动分开牙根后，按单根分别取出。如根分歧低、连接牙体组织厚，可用双面凿凿开或钻磨开，完成分根。

下颌磨牙如一个牙根已拔除，另一牙根除用牙挺直接挺出外，也可用三角挺（Cryer 挺）。将三角挺伸入已拔出牙根的牙槽窝，挺尖抵住牙槽中隔根部，并与牙槽中隔成垂直，以牙槽嵴作支点，向上旋转用力，将牙槽中隔连带牙根一同挺出。即使未将牙根挺出，牙槽中隔被取出后，牙根阻力减小有利于下一步挺出断根。

二、切开翻瓣侧入路取根

翻瓣术是牙槽外科的基本技术之一。除用于取根外，广泛用于阻生牙、埋伏牙的拔除，牙槽嵴修整、颌骨囊肿刮治等手术中。所谓“瓣”指的是运用外科手法切开、分离掀起部分黏骨膜而形成带蒂、保持自身血液供应的软组织瓣，显露下方骨壁，为后面的手术创造通路，从而显露牙根及病变组织，达到去骨、取根、去除病灶的目的，完成手术后，能够再将其复位缝合于原来的位置。

翻瓣去骨法可用于任何用根钳和牙挺取根法无法拔出的牙根。对牙根粗大或弯曲、根端肥大、牙体组织脆而易碎、牙根与牙槽骨病理性粘连、根尖深在、断根距上颌窦等重要组织过近、或断根已发生移位的情况均可采用。但此方法对组织创伤大，且去除牙槽骨会导致牙槽嵴变窄、变低，不利于义齿的修复，故不应滥用。

1．切口　切口的选择和设计是翻瓣术的关键所在。在切口设计时，首先要考虑好手术需暴露的部位和范围，以决定切口位置和长度，瓣要有足够的大小，才能有效暴露下方的术野，便于器械的进入和使用，避免牵拉张力过大造成软组织的撕裂。为保证瓣能够正常愈合，要注意确保血液供应，瓣的基底必须比游离缘宽大，有学者提出其基底长度与游离长度之比一般不要超过 2 : 1。应事先预测可能的去骨范围，切口的位置要保证瓣复位缝合后下方有骨支持，切口距术后骨创缘至少 6 ～ 8mm，否则伤口可能因塌陷、裂开而延迟愈合。

下颌前磨牙区设计瓣时，应避免伤及颏神经。下颌磨牙后区的切口，也应注意勿太偏舌侧，以免损伤舌神经。上颌者应注意由腭大孔及切牙孔穿行之血管神经束。后者必要时可切断，因出血不多，且神经再生迅速。

常用的切口有梯形、角形。各种瓣的蒂都要放在龈颊沟侧。一般不要超过龈颊沟底，否则易出血，术后肿胀重。梯形切口和角形切口是龈缘连续切口的改型，通过在龈缘切口的末端作附加松弛切口，可扩大瓣翻开暴露的范围，或减小龈缘切开的长度。附加切口应位于相当于牙面的近中或远中轴角，与龈缘约成 45 度角。不应在牙龈乳头作纵切口，避免破坏乳头形态；也不要切在牙面的颊侧，否则可能在颊侧附着龈形成小缺损。在拔取单个需要切开翻瓣的牙根时，多可选用附加近中纵切口的角形瓣，既保证了暴露范围，又可减轻翻瓣过大造成的术后肿胀。

2．翻瓣　牙槽嵴的软组织瓣应为全厚黏骨膜瓣。这是由于骨膜是牙槽骨创区愈合的有利条件；同时口腔内黏膜与骨膜之间连接紧密，强行分离会造成出血和过大创伤。所以切开时必须切透骨膜，从骨膜下，紧贴骨面掀起。

翻瓣要从两切口相交处开始，先剥离附着龈，然后向移行沟推进。骨膜分离器应有良好支点，应贴骨面向前推动，而不可强行揭起黏骨膜瓣。在下颌双尖牙区翻瓣要注意避开颏神经。

3．去骨　去骨可使用骨凿、钻、涡轮机和其他外科动力系统。去骨量不宜过多，以暴露牙根，能插入牙挺或根钳可以夹持为度，去骨宽度应达牙根的整个宽度，切不可暴露或伤及邻牙牙根。

骨凿去骨应有良好支点，防止滑脱。锤击时，应先告知患者。敲击方法为连续两击，第一击轻，是凿刃进入骨内，第二击稍重，反复进行至完成。敲击下颌时，助手必须用手托住下颌骨，减小对颞颌关节的刺激和损伤。使用钻去骨，必须注意充分的局部冷却，防止出现骨烧灼。去骨时，上颌要避免损伤鼻底和上颌窦壁，下颌防止损伤下颌管和颏孔。

4．拔出牙根　暴露牙根后，视具体情况按前述原则，用根钳和牙挺拔出（图 1-2-1）。牙根取出

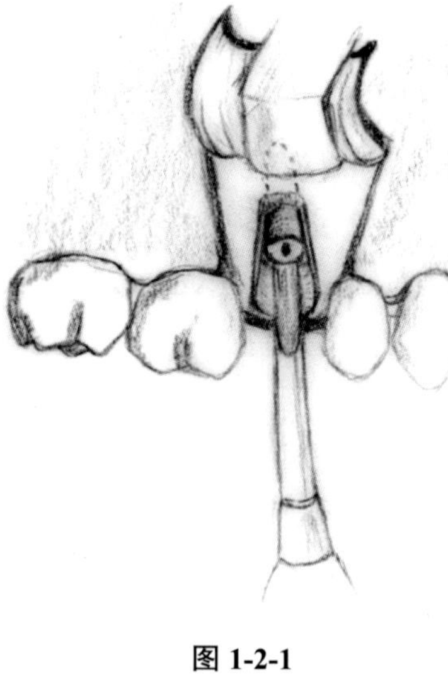

图 1-2-1

后，应去除锐利不规则的骨缘、骨突和过高的牙槽中隔，并使之光滑移行。彻底清理、冲洗创口。

5．缝合　清理后缝合拔牙创，不必严密缝合，只要拉拢缩小即可。

三、进入上颌窦的断根取出

上颌窦处于上颌后牙的上方，其大小的变异很大。当低位上颌窦时，窦底与牙根之间的骨质，可能极薄，甚至仅靠黏膜与窦腔隔开。由此形成了牙根易移位的薄弱点。

牙根进入上颌窦主要是操作失误导致的，多发生在拔牙器械直接顶于牙根断面并向上施力时。多发生于上颌第一、第二磨牙，特别是第一磨牙的腭侧根和第二磨牙的近中颊根。在牢固牙、死髓牙、根尖病变致窦底骨质缺如等情况下容易发生。

牙根进入上颌窦后可能出现三种情况。一种是牙根完全进入上颌窦：表现为阻力突然消失，牙槽窝内不见牙根，窝底出血；根尖位置上方探及大空腔；鼻腔鼓气时，出现牙槽嵴漏气征象；X线检查可见牙根位于窦腔内。再有是窦底已穿破而牙根黏附于窦底黏膜上：一般是有慢性炎症的较小断根，可能出现牙槽嵴漏气现象；X线检查牙根位于窦底穿通处的边缘，未远移。还应鉴别牙根移至窦底黏膜下方，未穿破黏膜的情况：检查时可发现牙根向深方移动，但无牙槽嵴漏气征象；X线检查牙根未超越上颌窦底。

根尖片可以用来筛查牙根是否进入上颌窦，但当牙根进入上颌窦并发生远离穿孔部位的移位时，可能因显示范围小而无法判断。曲面体层显现上颌后部牙槽突及上颌窦比较全面，但断根的影像因位置可能变形较大。锥形束CT可以在显示穿孔部位与移位断根的方位和距离上有优势，投照条件适宜的还可以显示上颌窦黏膜有无肥厚或是否存在黏膜下囊肿。

对于进入上颌窦的牙根常用原位翻瓣去骨法取出：即在拔牙窝的位置去骨开窗达到窦底取出牙根。这种方法适用于进入上颌窦但没有远离穿孔部位的牙根。

上颌结节麻醉加局部浸润麻醉。在颊侧做一较大的梯形瓣，近中切口在邻牙的远中轴角，应考虑到作上颌窦前壁开窗的可能性，而应留有向前上延伸的余地，远中切口的基底部也要宽一些，保证向后去骨开窗的距离。切口时，要将颊、腭侧龈缘的沟内上皮切除，为取根后封闭口腔上颌窦交通做好准备。

翻瓣后，去除颊侧骨板，至窦底水平，如取腭根还应去除牙槽中隔；如牙根未完全进入窦腔内，此时通常可直视下发现并取出。取出牙根时可使用止血钳，直视下保证夹牢后争取一次取出，避免滑脱而造成新的移位。如在窦底水平未找到牙根，可向上去除窦外（前）壁骨板，直至找到牙根，外（前）壁开窗要尽量小。为减小损伤可结合冲洗法：调整体位，使上牙𬌗平面与地面平行；将冲洗器伸入窦腔，用无菌生理盐水向远中方向用力冲向上颌窦上壁，使水流方向从上壁向后，再向前下流动，经扩大的穿孔流入口腔；嘱患者勿乱吐或咽下，吸引器应有过滤装置；检查冲洗物及创口，牙根是否被冲出或已冲至穿孔附近，取出牙根。

取出牙根后，窦底穿孔大者按口腔上颌窦交通处理，穿孔小可与一般拔牙后处理相同。术后应使用抗生素和滴鼻剂防止上颌窦感染。加压包扎可以减轻术后水肿，防止血肿。

对于牙根移位远离穿孔区的病例，采用上颌窦前壁尖牙窝开窗的入路。

采用眶下孔麻醉加局部浸润麻醉。在尖牙根尖上方牙槽黏膜做弧形切口，或将原位翻瓣的近中切口前延到尖牙窝处。翻瓣后，暴露上颌窦前壁的稍微凹陷的尖牙窝，此处骨壁最薄。

去骨开窗约1.5 ~ 2cm。开窗后一般可直视整个上颌窦腔。选择适合的器械夹持取出牙根即可。

目前对于没有明显脓性分泌物的上颌窦黏膜不再采用上颌窦根治的模式刮除上颌窦的黏膜。对于有上颌窦炎的病例也是争取一次封闭口腔上颌窦交通。由耳鼻喉科进一步治疗上颌窦炎。

四、并发症的预防

1．牙龈撕裂　牙龈撕裂在取根过程中易发生，常是术后出血的原因。多数牙龈撕裂是由于牙挺插入牙槽骨与牙龈之间挺动造成的，也可以是牙钳夹持造成。拔牙后对撕裂的牙龈应当缝合。

2．牙槽骨骨折　牙槽骨骨折多是在挺牙或牙根时使用暴力所致。也是拔牙后出血的原因之一。对未分离的骨板可以复位。无骨膜附着的骨板要取出。

3．牙槽窝慢性感染　通常在拔牙 2 周后出现拔牙窝有鲜红色质软或脓性肉芽组织增生，术后 1 个月拔牙创未愈合。这多是由于拔牙创内有残留骨片或牙片，有时也可由残余炎性肉芽组织造成。拔牙后应当仔细清理拔牙创，钻针去骨磨牙的要用生理盐水冲洗。

出现牙槽窝不良肉芽组织生长的，要拍 X 线片检查有无残片。还要注意鉴别是否有肿瘤生长的可能。

对于牙槽窝慢性感染，确定后采用彻底清创处理。局麻下，去除残片，刮净松软的肉芽组织。对质地较为致密的修复性肉芽组织不必刮除。

4．断根移位　在取根过程中，应注意不可将挺、凿等器械顶在根断面上向根尖方向垂直施力，以防断根移位。在取上颌双尖牙及上颌磨牙，尤其是上颌第一磨牙的腭侧根时，要防止将断根推入上颌窦。下颌磨牙，特别是低位的下颌第三磨牙应注意下牙槽管的位置。下颌第三磨牙的舌侧骨板薄，有时根尖骨质几乎缺如，应注意防止将根推入口底和咽旁。

第三节　口腔—上颌窦交通封闭术

一、手术适应证及禁忌证

口腔上颌窦交通是指由于上颌窦底穿孔造成上颌窦与口腔之间的密闭关系被破坏，口腔与上颌窦腔贯通。对于临床上出现的口腔上颌窦交通原则上均应当封闭。长期未愈合的口腔上颌窦交通会形成口腔上颌窦瘘。可能引起上颌窦炎。

如果拔牙术中出现口腔上颌窦交通，应及时发现。较小穿孔（2 ~ 6mm）可以不选择手术封闭，由血凝块自行愈合封闭，应嘱患者避免擤鼻涕动作，并及时复诊观察愈合状况。大的穿孔有必要及时手术封闭。

对于术后发现口腔上颌交通的病例，如穿孔小也可以观察，拔牙后三个月如仍未闭合，再采取手术，其间也可以做瘘道搔刮去除上皮组织帮助愈合。较大的穿孔也不必马上手术，可以制作腭托封闭，穿孔多可缩小，为手术创造有利条件。

已形成慢性口腔上颌窦瘘的病例，如上颌窦无炎症，瘘道无脓性分泌物即可实施手术。

二、手术要点及注意事项

口腔上颌窦交通（瘘）封闭术一般采用局部浸润麻醉。常用的方法是颊侧梯形邻位瓣修复。在发生口腔上颌交通（瘘）的牙位颊侧近中和远中分别做梯形切口的纵切口，长度一般要超过前庭沟底。新鲜拔牙创要切除颊、腭侧牙龈边缘的龈沟内上皮（图 1-3-1）。口腔上颌窦瘘时，梯形瓣的横切口可在瘘管口的颊侧，但要切除瘘管口周围的上皮组织，保证颊侧的黏骨膜瓣滑行覆盖的区域为新鲜创面。新鲜拔牙创的腭侧切口下方最好有骨面支持。口腔上颌窦瘘的病例腭侧切口应在瘘口腭侧 2mm 以上。

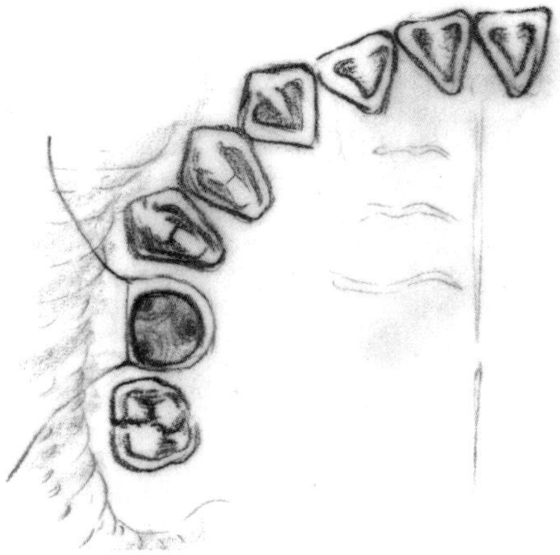

图 1-3-1

骨膜下翻瓣。在黏骨膜瓣的基底部横断骨膜（图 1-3-2），松解黏骨膜瓣的张力，直至将黏骨膜瓣滑行到腭侧切口没有回缩发生。必须做到无张力后才可缝合。腭侧中段缝合可采用水平褥式缝合（图 1-3-3）。

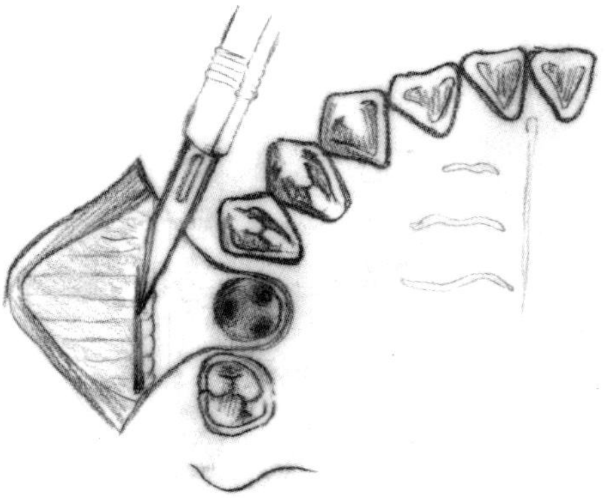

图 1-3-2

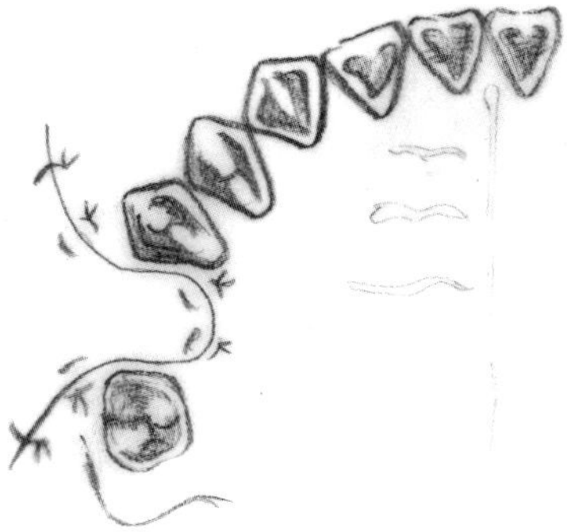

图 1-3-3

术后特别注意保护血凝块，除常规注意事项外，嘱患者切忌鼻腔鼓气、吸食饮料、吸烟，避免强力喷嚏，并预防感染。

（张伟）

参考文献

1. 张震康，俞光岩主编 . 实用口腔科学 . 北京：人民卫生出版社 . 第 3 版 . 2009；707-742
2. 耿温琦，王收年主编 . 下颌阻生智齿 . 北京：人民卫生出版社 . 第 2 版 . 2008；79-128
3. 邱蔚六主编 . 口腔颌面外科学 . 北京：人民卫生出版社 . 第 6 版 . 200852-101

4. Howe LH. Minor oral surgery 3rd ed. Bristol ; John wright and sons Ltd, 1985 ; 22-183, 207-223
5. Laskin DM. Oral and Maxillofacial Surgery, 1st ed. vol, 2. St. Louis ; CV Mosby Co., 1985 ; 3-117, 143-174
6. Waite DE. Textbook of Practical Oral and Maxillofacial Surgery, 3rd ed. Philadelphia ; Lea and Febiger, 1987 ; 81-168, 260-272
7. Pedersen GW. Oral Surgery, 1st ed. Philadelphia ; WB Saunders Co., 1988 ; 15-118
8. Peterson LJ. Contemporary Oral and Maxillofacial Surgery, fourth ed. St. Louis ; CV Mosby CO., 2003 ; 1-201

第2章

口腔种植术

口腔种植学在近20年得到突飞猛进的发展，在很多医疗机构已成为常规手术，种植义齿已成为缺牙修复的首选方法之一。规范地开展种植手术，不断改进手术设计和操作技巧，是保证手术成功和提高治疗水平的重要环节。

一、种植一期手术（种植体植入术）

是指通过埋入式的方式将种植体植入缺牙部位的牙槽骨内、连接愈合帽，关闭软组织的过程。

（一）手术步骤

1．切口：种植外科常根据手术部位及缺牙情况设计切口：

（1）下颌无牙颌切口

a 牙槽嵴顶正中切口

优点：入路短、暴露好。

b 前庭沟切口

优点：软组织关闭可靠、伤口裂开风险小，同时可行前庭沟成形。

（2）下颌后牙区切口

a 正中偏舌侧切口

优点：入路短、暴露好。软组织蒂位于颊侧，必要时可行软组织蒂松懈前滑行术，减张关闭伤口。

b 前庭沟切口：从前庭沟处切开黏膜，黏膜下向牙槽嵴翻起，在牙槽嵴顶颊侧切开骨膜，行种植术。

优点：可同时行前庭沟成形术。

（3）上颌无牙颌切口

a 牙槽嵴顶正中切口

优点：入路短、暴露好。

b 牙槽嵴顶偏腭侧切口

优点：封闭好。

（4）上颌后牙区切口

a 牙槽嵴顶偏腭侧切口

优点：便于形成滑行瓣，关闭伤口。

b 牙槽嵴顶正中切口

优点：入路短、暴露好。

（5）上颌前牙区切口

牙槽嵴顶延长切口　上颌前牙区无论是单牙还是多牙，种植的手术切口一般均行牙槽嵴顶的延长切口，向远中邻牙的根方行延长松弛切口，向上翻起黏骨膜瓣，暴露受植床。切口不能过小，否则植骨或应用 GBR 技术则会受限。

2．翻瓣　用骨膜剥离子紧贴骨面小心翻起黏骨膜瓣，注意避免损伤黏骨膜造成穿孔，充分暴露牙槽嵴顶，注意不要过多暴露牙槽骨，以免因过分剥离黏骨膜而破坏血运。

3．制备种植洞形　使用种植用的高速钻（800 ～ 1600rpm）及大量生理盐水冲洗，先用 2mm 球钻确定种植体的植入点，再用先锋钻确定种植体植入的深度和轴向，然后用系列扩孔钻逐级扩大洞形，必要时使用成形钻或肩台钻制备洞口处肩台。

4．制备螺纹　改用慢速攻丝钻（15 ～ 20rpm）制备螺纹，同样用大量生理盐水冲洗。

5．植入种植体　将种植体缓缓旋转植入，避免用力过度造成骨折或破坏螺纹。使用扭矩扳手将种植体旋转就位后，扭矩应达到 25 ～ 35Ncm 左右。确认种植体就位良好后，可连接愈合帽。二段式种植体一次植入法则可直接连接愈合基台。

6．关闭伤口　种植体植入后，软组织要求无张力关闭，通常采用褥式加间断缝合的方法，严密关闭伤口。必要时在软组织瓣的蒂方切断骨膜，去除张力，严密关闭伤口。

（二）术中注意事项

1．种植体之间要尽量保持相互平行，避免向唇、舌侧偏斜，可用方向指示器置入已备好的种植窝内，做为定向标志杆。

2．根据有关研究，骨组织在 47℃时仅 1 分钟即可造成坏死，因此术中要用大量生理盐水冲洗降温。在制备种植窝时，应使用专用系列钻，不要过度用力下压钻头，以减少骨组织的热损伤。

3．术中要注意保护颏神经血管束，勿穿入上颌窦、鼻底。分离黏骨膜时要适度，以免破坏血运。

（三）术后处理

术后嘱患者咬纱布卷止血半小时左右，使用抗生素 7 ～ 10 天预防感染，给予漱口水含漱 2 周，保持口腔卫生，定期复查。术后两周重新戴入义齿，相应种植骨床部位应做适当磨改缓冲，以免种植体过早负重。

二、种植二期手术（种植体基台连接术）

是指种植体一期手术后 3 ～ 6 个月时通过切开牙龈、暴露种植体，取下愈合帽、连接愈合基台。

不同种植体系统的二期手术略有差异，但其目的基本相同。同时，种植体二期手术要检查评估骨结合的状态以及种植体周围软组织状态，一般来说，缺牙区域因缺乏生理性刺激常见硬组织吸收和软组织萎缩，特别是附着龈宽度不足或缺如，所以尽可能的要在二期手术时保留软组织和附着龈，必要时通过自体组织移植术恢复或重建种植体周围软组织结构。

（一）手术步骤

1．根据第一次手术记录、X 线片及触诊，用探针探得覆盖螺丝帽的部位。

2．切开黏膜，暴露愈合帽，一般种植体二期手术切口多用牙槽嵴正中切口，以便减小创伤，顺利暴露种植体（软组织美学处理及重建例外）；也可用旋转切孔刀（punch）多次旋转，环形切除愈合帽表面的软组织。

3．暴露种植体后，在未旋出愈合帽之前，判断评估骨结合情况，并去除覆盖于愈合帽上方的多余骨质，然后旋出愈合帽，冲洗种植体内腔。在愈合帽与种植体之间常有薄层结缔组织长入，应予以彻底清除，以免影响愈合基台固位。愈合基台的功能是引导软组织袖口形成。愈合基台应高于黏膜，但不能与对颌牙齿有接触，黏膜厚度大于 3mm 时，一般应修薄黏膜厚度，旋入愈合基台，旋紧愈合基台的力量大致为 10 ~ 15Ncm，可用扭矩扳手控制，以防止其松动脱落。

4．严密缝合愈合基台周围的切口。

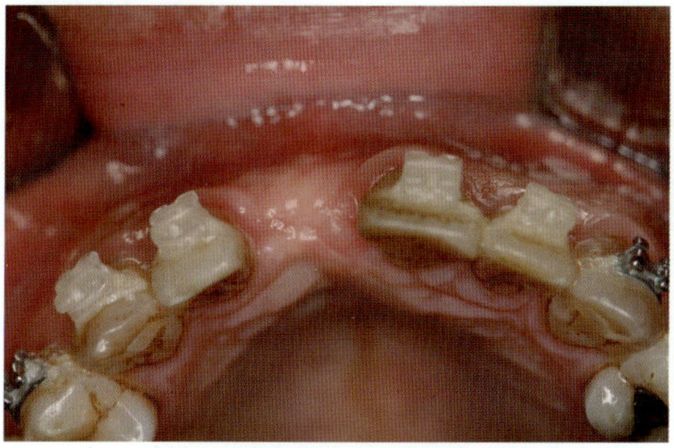

图 2-1　二期术前

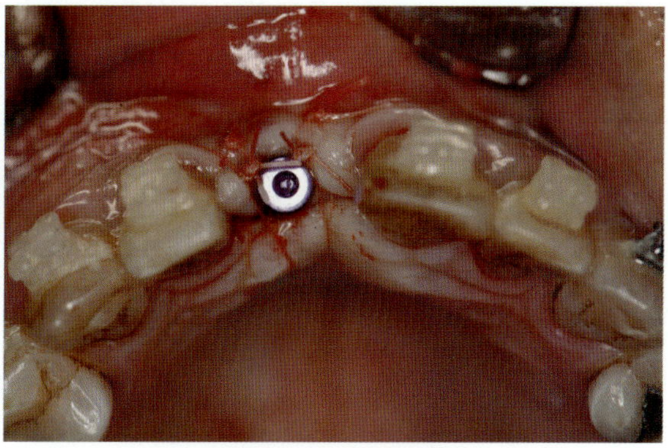

图 2-2　二期术后

（二）术后处理

术后摄 X 线片，定期随诊，加强口腔卫生的指导。一般来说，愈合基台应保持 4 ~ 6 周，方可取修复印模，开始种植修复治疗。

三、种植外科的植骨技术

实际上，在种植临床中，大约 35% 以上的患者伴有不同类型的骨量不足或局部骨缺损，不可能采用常规种植修复，而需首先行骨移植，然后同期或延期行种植手术。根据大量临床研究，对种植骨床的基本要求是；牙槽嵴顶的宽度要大于 5mm，种植体唇腭（舌）侧要保留 1.5mm 以上的骨壁厚度，才能保证种植体长期的成功率。牙槽嵴顶的宽度小于 5mm 时，需采用植骨技术增加牙槽嵴宽度。目前临床中较常用的植骨技术包括引导骨再生术（GBR 植骨术）、Onlay 植骨术、骨劈开术和上颌窦底植骨术等。

（一）引导骨再生术（GBR 植骨术）

是指通过屏障膜维持骨缺损处的空间，将快速增生的上皮细胞和成纤维细胞隔离，使得生长缓慢的骨细胞和血管再生。可以联合使用骨替代材料，支撑屏障膜、并为新生骨提供支架。

1．切口　切口不宜过小，根据植骨量的多少适当延长切口范围，同时做垂直向附加松弛切口，确保创口可以无张力下严密缝合（图 2-3）。

2．翻瓣　完整剥离颊侧黏骨膜瓣，暴露植骨区骨面。可以使用细裂钻在植骨区颊侧骨壁上钻出数个小孔，使骨髓腔内血液渗出，提高成骨效果。

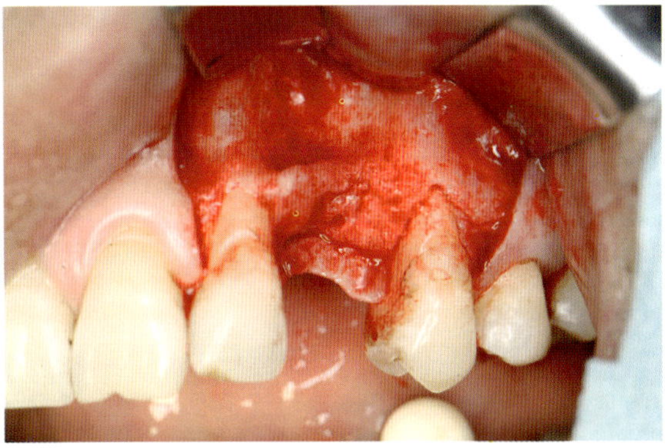

图 2-3　翻瓣暴露骨缺损

3．植骨　可以在术区附近或口内其他部位收集少量自体骨，置于植骨区表面，再将适量的异种植骨材料置于自体骨之上（图 2-4），将机械屏障膜覆盖于植骨材料之上，并越过骨缺损边缘 2 ~ 3mm，以钛金属膜钉固定（图 2-5）。

4．关闭伤口　将颊侧黏骨膜瓣的骨膜、肌肉横行剪断，充分减张，无张力下严密关闭伤口。

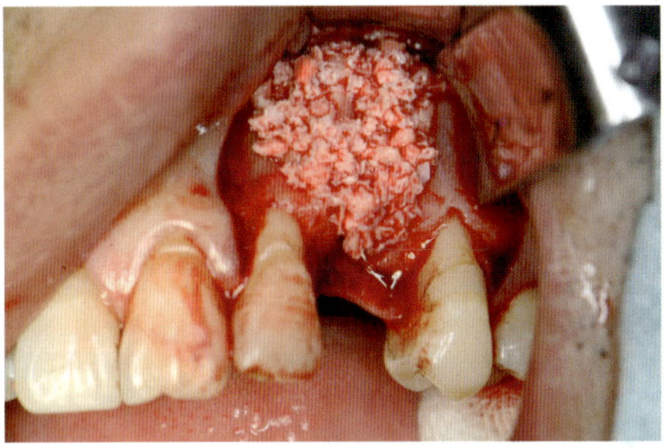

图 2-4　骨缺损区植入松质骨

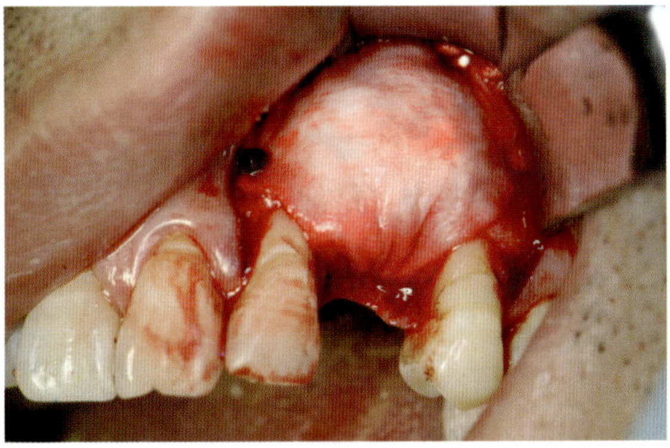

图 2-5　植骨后以生物膜固定

（二）Onlay 植骨术

是指通过螺钉，将块状自体骨或骨替代材料固定于植骨区皮质骨面的植骨方法。

Onlay 植骨术用于较大骨缺损部位，常需切取自体骨作为移植骨块，大多数情况下，下颌骨都可提供足量的供骨，且膜内成骨的下颌骨易成活，不易吸收，骨密度高等都利于种植修复。下颌骨供骨区通常为颏部及外斜线部位。若牙槽骨严重萎缩，所需骨量较大，可选择髂骨区取骨。

1．颏部取骨术

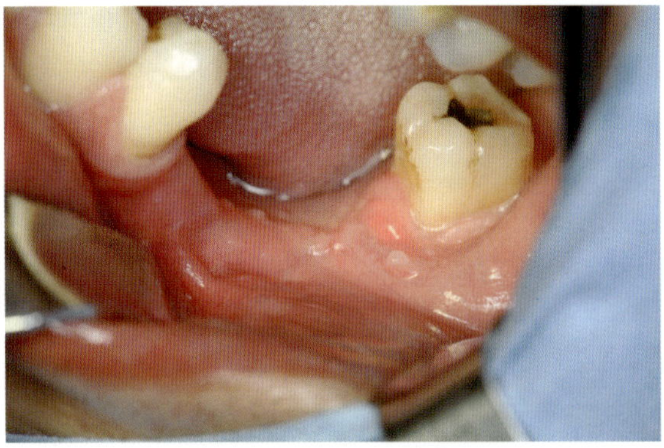

图 2-6　显示下后牙骨缺损

优点　视野好，制备方便。

缺点　术后患者会出现不同程度的下唇麻木和下颌切牙感觉异常，恢复较为困难。

手术步骤：

（1）下颌双侧尖牙牙根下方 5mm 处切开黏膜、肌层、骨膜至骨面。

（2）使用微型骨锯、骨钻或直径 1cm 左右的空心钻切取颏部骨块。一般仅切取骨皮质及部分骨松质。但应注意：①保留正中联合部的完整性不被破坏，否则将影响患者的

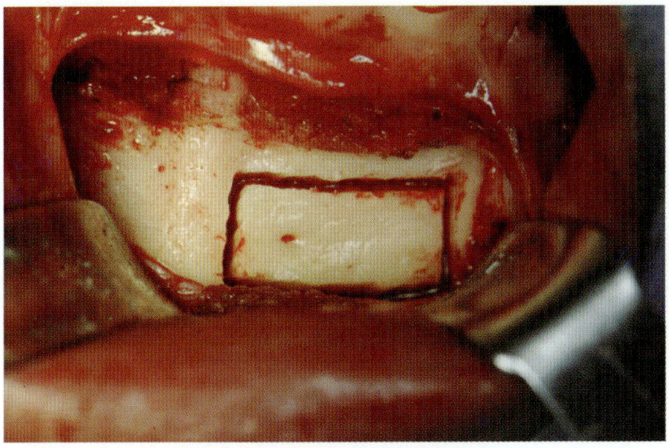
图 2-7　显示颏部取骨

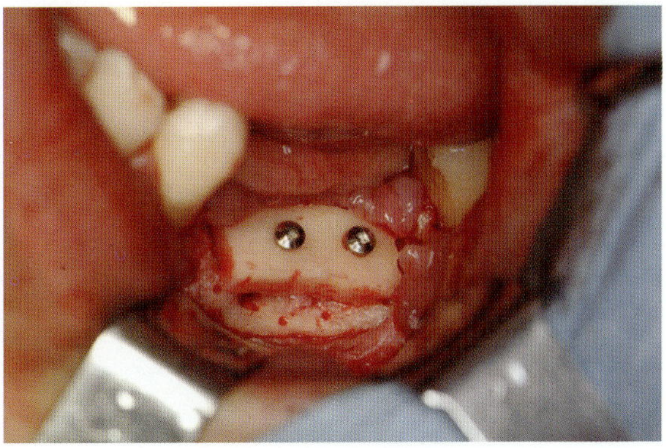
图 2-8　颏部取骨植骨术后

颏部外形。②保证取骨部位位于下前牙区，不损伤颏神经血管。

（3）遗留骨缺损部位可以植入羟基磷灰石粉或其他人工骨，以避免术后愈合过程中粗大的局部瘢痕给患者带来不适的感觉，严密关闭伤口。

2．下颌外斜线取骨术

优点　不会遗留术后下唇麻木等不可逆的并发症。

缺点　手术操作较为困难，术后肿胀较为明显。

手术步骤：

（1）下颌磨牙区颊侧、膜龈联合下方 3 ~ 5mm，切开黏膜、肌层、骨膜至骨面。

（2）剥离黏骨膜显露外斜线处骨面，以细裂钻和骨凿截取块状皮质骨，攫取少量松质骨备用。注意：所取得骨组织应立即置于血液中或以湿纱布保存，尽量减少离体时间，降低植骨术后愈合不良的几率。

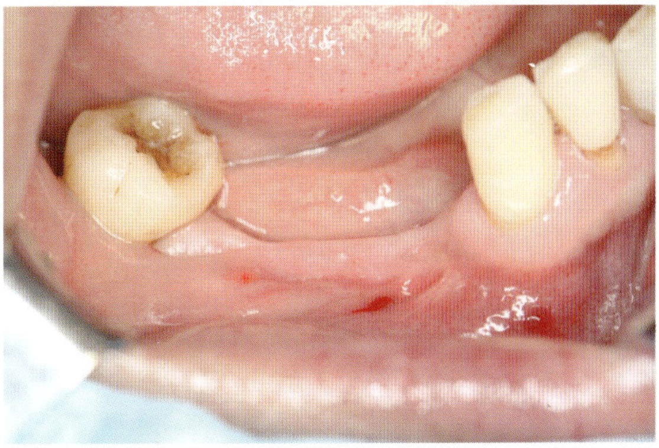
图 2-9　显示下后牙骨质缺损

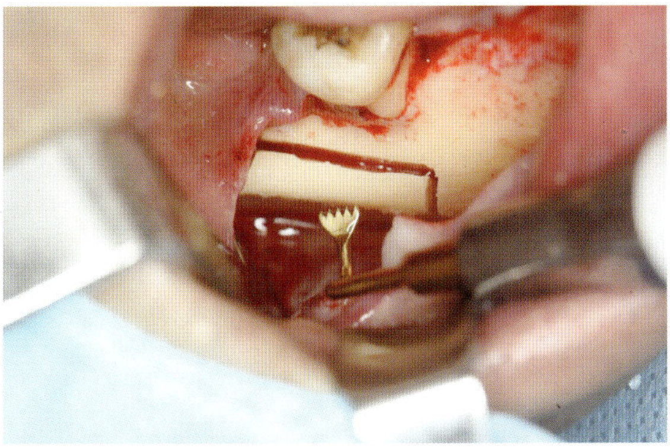
图 2-10　显示于外斜线处取骨

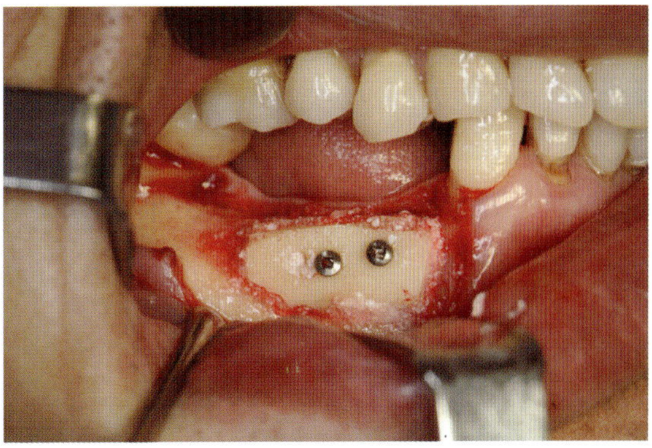
图 2-11　外斜线取骨植骨术后

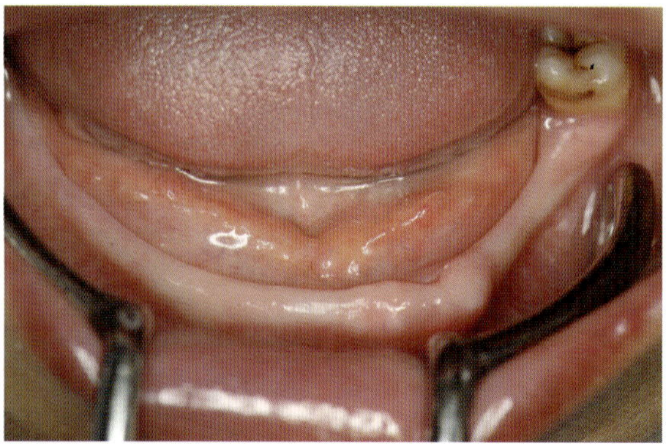

图 2-12　下颌无牙颌

3．髂骨取骨术

优点　取骨区可以获得的骨量较大。

缺点　一般需全麻手术，术后疼痛明显。增加术区，术后遗留皮肤瘢痕。

手术步骤：

（1）切口延皮纹方向或髂嵴方向，长度根据取骨量适当调整。切开皮肤、皮下组织，潜行分离至髂骨嵴顶“H”型切开骨膜，剥离骨膜，显露髂骨嵴以及髂骨内侧面。注意：切口应距髂前上棘 2cm 以上，保证髂骨的外形不受破坏。小心剥离髂骨内侧面骨膜，避免器械穿破骨膜进入腹腔。

（2）以细裂钻或来复锯在髂骨内侧截取适宜大小的骨块，并攫取髓腔内的骨松质备用。

（3）以明胶海绵或骨蜡对骨髓腔内侧创面仔细止血，分层严密关闭伤口。

注意：若术后创口出现血肿，可采用腹带加压包扎压迫创口，并密切注意创口情况，必要时探查出血点，重新缝合。

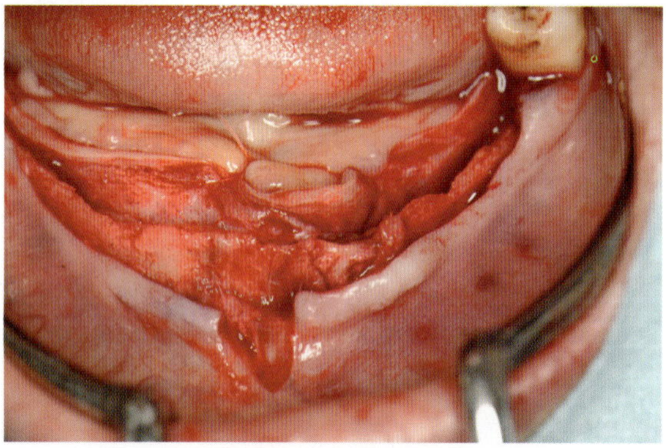

图 2-13　下颌无牙颌翻瓣暴露骨缺损

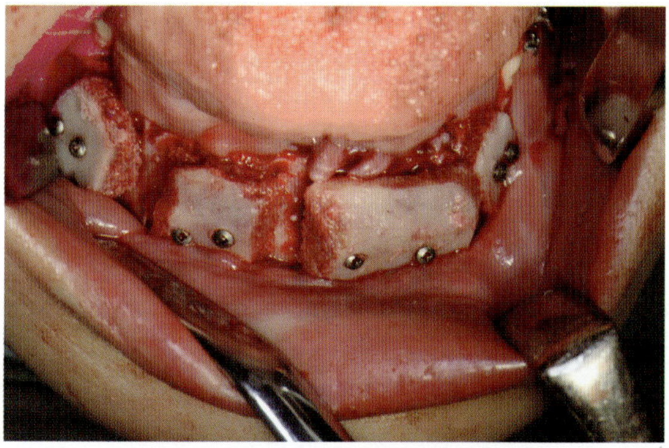

图 2-14　下颌无牙颌髂骨植骨术后

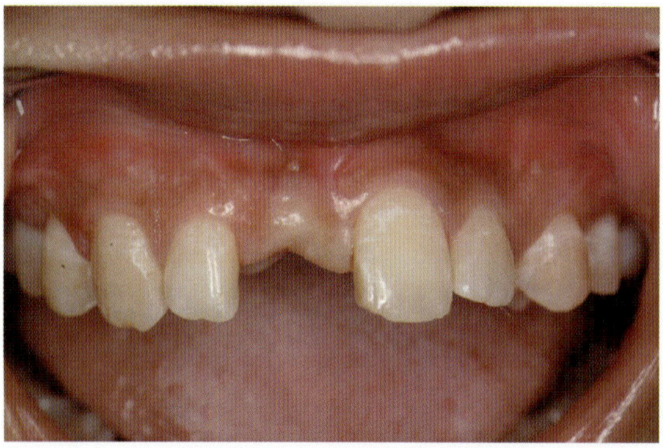

图 2-15　上前牙区骨缺损

4．Onlay 植骨术

手术步骤：

（1）切口　与 GBR 植骨类似，应根据植骨量的多少适当延长切口范围，同时做垂直向附加松弛切口，确保创口可以无张力下严密缝合。

（2）翻瓣　完整剥离颊侧黏骨膜瓣，暴露植骨区骨面。可以使用细裂钻在植骨区颊侧骨壁上钻出数个小孔，使骨髓腔内血液渗出，提高成骨效果。

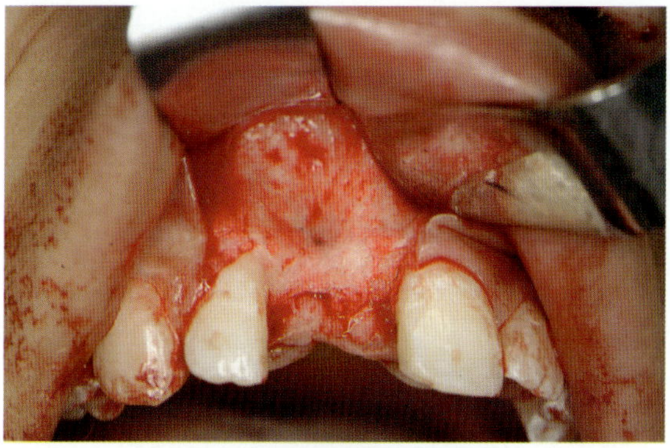

图 2-16　翻瓣暴露骨缺损

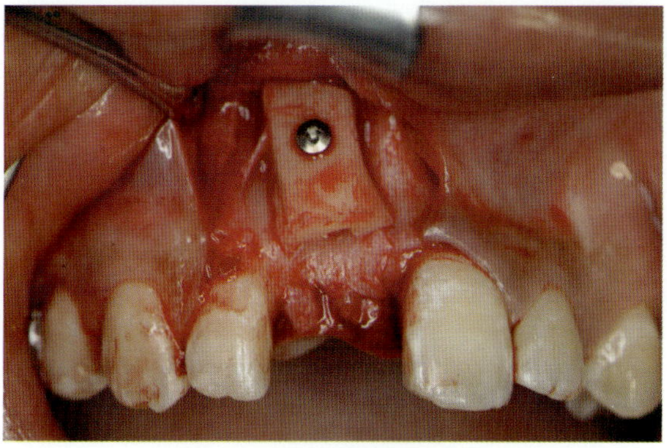

图 2-17　onlay 植骨术后

(3) 移植骨块的固定　将移植骨块进行修整，使之与植骨区骨面尽量贴合。使用钛金属螺钉将移植骨块牢固固定于植骨区。移植骨块与植骨区骨面间的间隙可以使用松质骨或异种植骨材料严密充填。

(4) 关闭伤口　将颊侧黏骨膜瓣的骨膜、肌肉横行剪断，充分减张，无张力下严密关闭伤口。

（三）骨劈开技术

是指通过外科手术将缺牙区牙槽骨劈开，逐级挤压来增加牙槽骨宽度的技术。可以同期植入种植体，并联合应用 GBR 植骨技术。

优点　无需增加其他术区获取自体骨，术后反应相对较轻。

缺点　技术要求高，容易出现局部骨折等并发症。

手术步骤：

1．切开翻瓣　缺牙部位牙槽嵴顶正中切口，向近远中方向适当延长，双侧做垂直向松弛切口。剥离颊侧全厚黏骨膜瓣，暴露缺牙区颊侧骨板。

2．截骨　以细裂钻或超声骨刀沿缺牙区牙槽嵴顶正中做截骨线，在颊侧近远中方向做垂直向的截骨线，仅截开皮质骨。根据缺牙范围大小选用相应的双面骨凿，轻轻敲击，从牙槽嵴顶截骨线处逐渐进入骨内，利用骨凿楔入时的力量将颊侧骨板逐渐撑开。

3．种植　当牙槽骨宽度足够容纳种植体时，将种植体植入。为增加种植体的初期稳定性，可适当增加种植体植入的深度。

4．植骨　种植体与牙槽骨之间的间隙，可以使用自体骨或骨替代材料进行充填，并采用可吸收或不可吸收屏障膜覆盖。

5．关闭伤口　将颊侧黏骨膜瓣的骨膜充分松解，无张力下严密关闭伤口。

四、上颌窦提升技术

上颌后牙区种植时牙槽骨垂直高度不足时需进行的植骨技术。目前常用的两种上颌窦提升技术为侧壁开窗式上颌窦提升法（Caldwell-Luc approach）和冲击式上颌窦提升法（Summers approach）。

在上颌后部牙槽嵴顶与上颌窦底距离小于 7mm 的情况下，需行上颌窦提升手术。当上颌后部缺牙区牙槽骨高度为 8 ～ 10mm 时，可采用冲击法上颌窦提升；当上颌后部缺牙区牙槽骨高度为 4 ~ 6mm 时，可采用侧壁开窗式上颌窦提升，同期种植；当上颌后部缺牙区牙槽骨高度为小于 4mm 时，可采用侧壁开窗式上颌窦提升，延期种植。

（一）侧壁开窗式上颌窦提升（Caldwell-Luc approach）

手术步骤：

1．切开翻瓣　若为上颌窦提升、同期种植，可采用牙槽嵴顶切口，并根据种植部位在尖牙区或双尖牙区做垂直松弛切口；若为上颌窦提升、延期种植，可采用上颌后牙区膜龈联合上方 3 ~ 5mm 水平切口。全层切开黏膜、骨膜，剥离全厚黏骨膜瓣，暴露上颌窦外侧壁骨面。

2．开窗　使用球钻或超声骨刀，在上颌窦外侧壁去骨、磨出椭圆形骨窗，骨窗下缘应高于上颌窦底 2mm，骨窗的高度和宽度应根据拟植入种植体的范围调整。注意：逐层、小心去骨，避免去骨时将上颌窦黏膜撕裂。

3．提升　使用不同曲度的特殊工具，将上颌窦底黏膜连同骨窗上的骨板完整剥离，向上颌窦顶的方向上抬，形成植骨材料的移植空间。注意：上颌窦黏膜有时较薄或与骨壁发生粘连，剥离时要从不同角度小心剥离，避免将上颌窦黏膜穿破。

4．植骨　将植骨材料填入抬起的上颌窦黏膜下腔隙，增加后牙区的牙槽骨高度。

5．关闭伤口　将全厚的黏骨膜瓣复位，严密缝合。

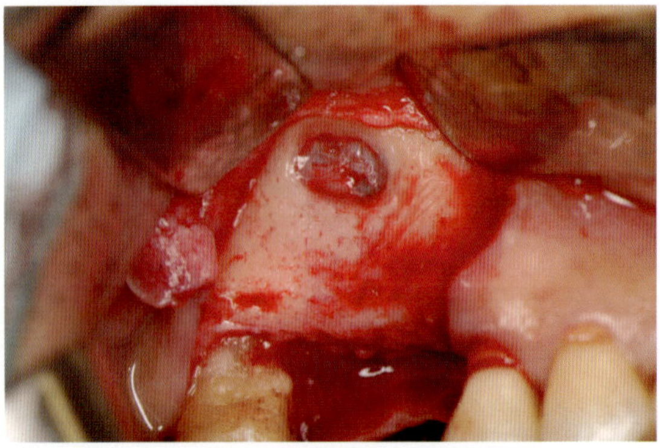

图 2-18　侧壁暴露上颌窦黏膜

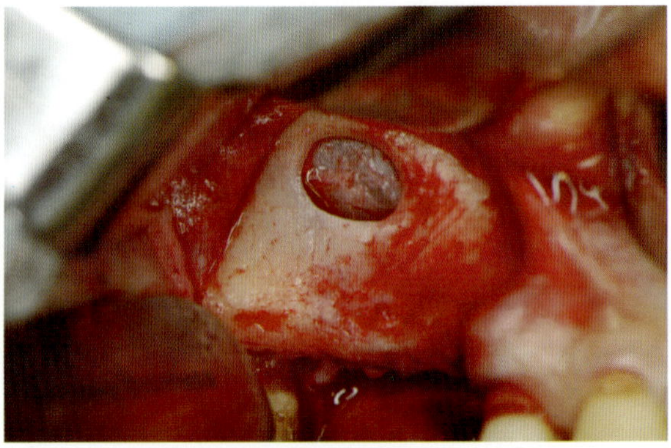

图 2-19　将上颌窦底黏膜完整分离，形成植骨空间

（二）冲击法上颌窦提升：（Summers approach）

手术步骤：

1．切开翻瓣　常规牙槽嵴顶切口，全层切开黏膜、骨膜，剥离全厚黏骨膜瓣，牙槽嵴顶骨面。

2．种植窝洞预备　常规定点、定轴向，使用 2mm 先锋钻预备至距上颌窦底 0. 5 ~ 1mm 的位置。

3．冲击提升　使用专用凹面骨凿，插入种植窝洞，轻轻敲击，使得上颌窦底骨板发生骨折，同时保持上颌窦黏膜完整。逐级增加骨凿直径，扩大种植窝洞。

4．植骨、种植　将自体骨或异种植骨材料置于种植窝洞内，使用凹面骨凿将其送至上颌窦底黏膜之下，将种植体植入种植窝洞。

5．关闭伤口　常规严密缝合伤口。

五、种植并发症及其处理

（一）出血

如果病例选择适当，术前准备充分，切口合理，操作规范，种植术中大出血十分罕见。颌骨骨松质血供丰富，备洞过程中可能出血，但一般植入种植体后出血应停止。较大的出血应考虑较大血管的损伤。常见有：下颌后牙区种植时备洞过深而伤及下牙槽神经管内的血管束造成出血。或备洞钻头穿出了下颌骨舌侧骨皮质而损伤了舌动脉造成出血。

处理　前者可植入较大直径短种植体即可止血；后者则需结扎舌动脉。

预防　术前精确设计种植体的位置，方向与深度。

（二）神经损伤

多见下牙槽神经损伤。常见原因有：备洞时器械损伤神经，和种植体过长压迫了神经。

处理　取出或旋浅压迫神经的种植体，给予维生素B族药物，配合理疗，争取改善症状。

预防　熟悉专用器械及深度刻度，规范操作，术前精确设计种植体的长度。

（三）上颌窦穿孔

多见于上颌后牙区种植时骨量不足，钻头或种植体穿破上颌窦黏膜进入上颌窦腔。临床上表现为患者自述术后鼻腔有少量出血或血块。少数患者可引起上颌窦炎症。

处理　给予抗生素并密切观察。因种植穿破上颌窦黏膜而引起上颌窦炎较为少见，国际上报告其发病率为2%～3%。若无上颌窦炎症表现则无须取出种植体。反之则需取出种植体。

预防　术前精确测量上颌窦底骨量，特别是注意排除X线片放大率，计算种植体长度，术中精细操作，避免器械或种植体穿入上颌窦。必要时可应用冲击法上颌窦提升技术。

（四）邻牙损伤

多见于缺牙间隙过小，牙根向间隙倾斜；或间隙正常但术中备洞钻头伤及邻牙牙根。临床多见术后患者自述邻牙出现不适或疼痛。X线牙片可确诊。

处理　必要时行根管治疗。

预防　如缺牙间隙过小，应通过正畸恢复正常间隙。术中细心操作，必要时在外科引导模板下备洞。

（五）下颌骨骨折

多见于老年下颌无牙颌患者，多年缺牙后骨质疏松，颌骨重度骨吸收，特别是颏孔区唇舌向重度骨吸收，若种植体过长或直径过大损伤了唇舌侧及下缘过多骨皮质则会导致颌骨受力时从种植体处骨折。

处理　取出骨折处种植体，按无牙颌骨折处理原则进行处理。

预防　术前精确测量评估种植区域骨量，选择适当直径和长度种植体，避免损伤过多唇舌侧骨皮质和下颌下缘骨皮质。

（六）器械误吞

多见于术中器械从手中或弯机头上滑脱落入口腔，患者因紧张而误吞。

处理　严密观察患者症状，按口腔科小器械误吞原则处理。

预防　种植外科多为各种小器械，应熟悉掌握各种器械的应用技巧，必要时在器械上拴安全线。

（七）软组织裂开

术后软组织裂开多见于植骨或行骨再生引导术后一周以后，原因主要为软组织张力较大，缝合前减张不够所致或过渡义齿压迫所致。

处理　若在术后近期裂开，且伤口无明显感染，可以在局麻下减张重新关闭伤口。若再次裂开则要考虑感染的可能，并按感染的原则处理。过渡义齿重新缓冲，软衬。

预防　缝合前减张，务必使软组织无张力缝合。过渡义齿务必足够缓冲和软衬。

（八）术后血肿

术中止血不彻底，术区未行短暂压迫止血。

处理　密切观察，给予抗生素，一般 7 ~ 10 天可消退。

预防　注意术中止血，术后伤口短暂压迫止血，冰袋冷敷。

（九）术后感染

术后近期感染，多为术中污染所致。

处理　拆去 1 ~ 2 针缝线，冲洗种植区域，更换愈合基台，有利于控制感染。并给予抗生素。若感染未能控制，则松动的种植体应尽早取出。

预防　严格按照无菌手术原则进行种植外科手术，包括手术室消毒准备，器械消毒，术区消毒，着手术衣，规范操作。如果有植骨内容，更要严格无菌操作。

（十）种植体松动

术后近期种植体松动多系感染所致。

处理　种植体一旦松动，则需取出种植体，关闭伤口，愈合后可考虑再次种植。

预防　术中严格无菌操作，术后短期预防性应用抗生素。

（林野）

参考文献

1. 林野．当代口腔种植学的进展及其临床意义．口腔颌面外科杂志，2006,16(4):285-290.
2. 林野，李健慧，邱立新，邸萍，胡秀莲，王兴．口腔种植修复临床效果十年回顾研究．中华口腔医学杂志，2006,41(3):131-135.
3. 林野，王兴，邱立新，张伟．上颌窦提升植骨及同期种植体植入术．中华口腔医学杂志，1998,33(6):326-328.
4. Berglundh T, Persson L, Klinge B.: A systematic review of the incidence of biological and technical complications in implant dentistry reported in prospective longitudinal studies of at least 5 years. J Clin Periodontol. 2002, 29 Suppl 3:197-212; discussion 232-3.
5. Berman CL. Osseointegration. Complications. Prevention, recognition, treatment. Dent Clin North Am. 1989, 33(4): 635-63.
6. d'Hoedt,-B; Schulte,-W: A comparative study of results with various endosseous implant systems. J Oral Maxillofac Implants. 1989, 4(2): 95-105
7. Gothberg C, Bergendal T, Magnusson T: Complications after treatment with implant-supported fixed prostheses: a retrospective study. Int J Prosthodont. 2003, 16(2): 201-7.
8. Mason ME, Triplett RG, Alfonso WF: Life-threatening hemorrhage from placement of a dental implant. J Oral Maxillofac Surg. 1990, 48(2): 201-4.

9. Perry G, Lewis S, Beumer III, J.,Avera, S., Nunokawa, G.: Single-tooth implants. J Calif Dent Ass. 1989,17: 30.

10. Sones AD. Complications with osseointegrated implants. J Prosthet Dent. 1989, 62(5): 581-5.

11. Theisen FC, Shultz RE, Elledge DA. Displacement of a root form implant into the mandibular canal. Oral Surg Oral Med Oral Pathol. 1990, 70(1): 24-8.

12. Zitzmann NU, Marinello CP: A review of clinical and technical considerations for fixed and removable implants prostheses in the edentulous mandible. Int J Prosthodont 2002, 15: 65-72.

第3章

口腔颌面部间隙感染切开引流术

口腔颌面部间隙感染是口腔颌面外科的常见疾病，严重感染的扩散可威胁患者生命。在注重全身治疗的同时，及时准确地进行脓肿切开引流是控制感染的主要手段。不同间隙感染因其解剖结构不同，临床特点和引流方式各有区别。

一、颌面部间隙感染脓肿切开引流的作用

脓肿切开引流术是治疗口腔颌面部间隙感染的重要手段之一，对已形成脓肿的间隙感染实施切开引流，可起到排除毒性物质、减轻组织压力、增加局部血供和增强感染区氧化的作用。对尚未形成脓肿的急性蜂窝织炎也可实施早期切开引流，因为肿胀组织压力大，局部血供减少，从而影响了抗菌药物及其他有效物质在局部的作用。因此对快速进展或中重度组织蜂窝织炎的早期切开引流，能起到缓解局部组织压力，增强血供，消除病灶的作用。

切开引流术的应用可追溯到 18、19 世纪，其方法在外科手术操作技巧上看似简单容易，但真正做到适时、准确、有效的切开引流也并非易事。炎症自身的特点、患者的疾病状态、颌面部间隙之间复杂的交通及其所含有诸多重要的血管、神经组织等因素都会影响操作，使其复杂化。因此要求医生应具备扎实的临床和应用解剖知识，判断准确、操作适时、合理，只有这样，才能保证手术的安全和有效。以往认为只有在脓肿形成后才能切开引流的观点已被重新认识，临床实践证明，当临床上出现蜂窝织炎症状且已有间隙受累时即可切开引流，并无证据表明早期切开引流会加重症状及感染扩散，反而适时的切开引流会达到炎症及早控制的效果。

颌面部诸间隙感染切开引流的操作方法大致相同，在遵循切口设计、切开、组织分离、建立引流等操作规程一般原则的基础上，分别处理因各间隙解剖特点不同而具体到操作上的差异性，做到有的放矢，心中有数。

二、脓肿切开引流术一般原则

1．选在健康皮肤或黏膜组织上切开，而非在波动感最明显处，因为此处组织易有坏死或行将破溃，切开后会形成褶皱，瘢痕不美观（图 3-1）。

2．切口部位应选择在隐蔽、美观可以接受的位置如下颌下、颏下、发际内等部位，或在皮纹皱折处，同时还要兼顾考虑是否在脓肿最低处，尽可能靠重力引流。

3．掌握血管钳正确分离操作方法，插入组织时血管钳尖应闭合，而后再打开钳尖各方向分离，充分扩腔。

4．依脓腔大小或引流物多少来修剪合适的引流条（管），平展置于腔内，并予以固定。多间隙合并感染时应考虑贯通引流。

5．橡胶类引流装置的置留时间不宜过长，当引流物少时即要取出。此类物质也会导

致组织渗出，还可成为细菌二次进入的通道。

6．引流初期要保证在无菌状态下每日换药，生理盐水冲洗脓腔。深部间隙还应用过氧化氢液和生理盐水交替冲洗，根据引流量多少来调整换药时间，及时清除脓液。

7．CT 引导下经皮穿刺导管引流也是一种切开引流法。其定位准确、免去广泛的分离、创伤面小、瘢痕小，可用于一些特殊部位引流。

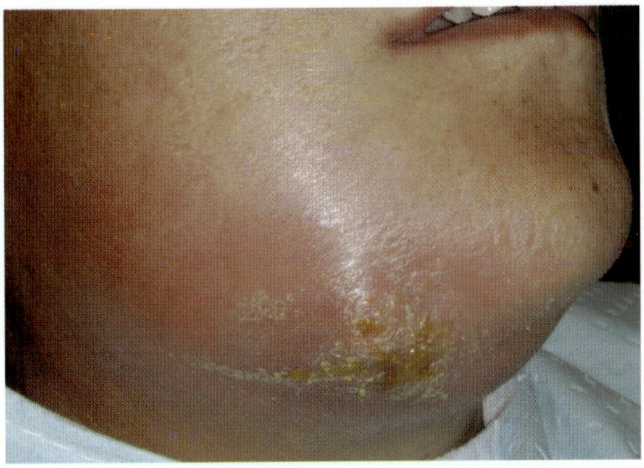

图 3-1　脓肿切口的选择应避开波动感明显或行将破溃处

三、颌面部各间隙感染脓肿切开引流术

（一）眶下间隙感染脓肿切开引流术

1．眶下间隙感染特点

感染一般来源于上颌尖牙或上颌切牙根尖周炎扩散；也可源于上唇前庭感染；或由颊间隙感染扩散而来。感染程度一般较轻，但须提防眶下间隙感染坏死物质通过面静脉进入海绵窦，形成海绵窦血栓静脉炎的可能。眶下间隙内有内眦动脉、内眦静脉和眶下神经通过。

2．操作要点及注意事项

眶下间隙感染形成的脓肿位置低且表浅，通常位于上颌尖牙至双尖牙根尖上方前庭沟底处，故在此处切开即可（图 3-2）。选脓肿最低点顺前庭沟走行切开，最好用 11 号尖刀片，挑开黏膜为宜。切口长度不超过脓肿最大径，呈一定角度朝骨面方向切，而不要径直切向上唇方向，以免出血的可能。选小弯血管钳自切口内向上方钝分离，穿过口角提肌即到达眶下间隙。分离要仔细，动作要轻柔，分离不宜过深，一是要避免损伤眶下血管神经束及其分支；二是当眶下间隙感染波及眶周引起眼睑周围组织肿胀时，过深分离还有损伤眼球的可能。上唇明显肿

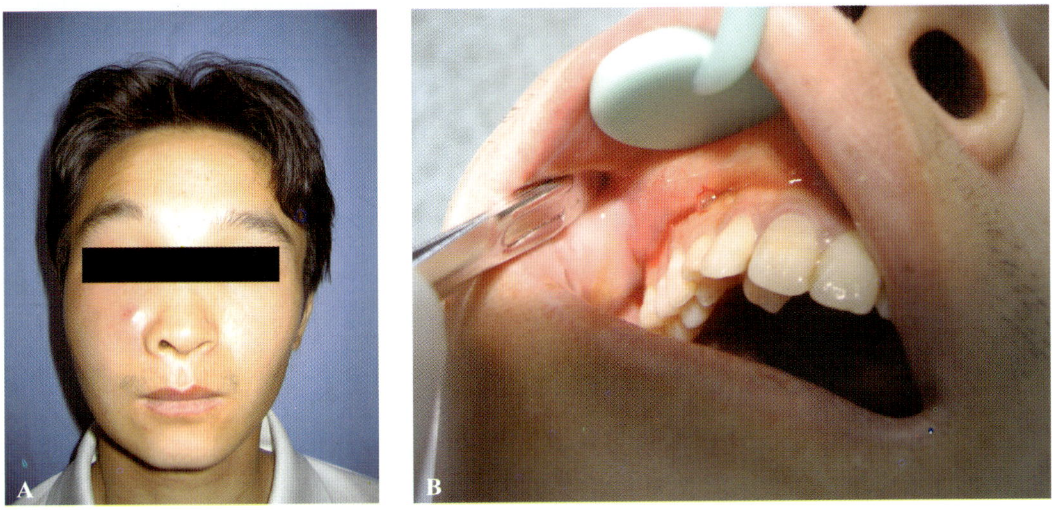

图 3-2　A 右侧眶下间隙感染　B 选择口内前庭沟切口

胀时，还要注意潜行分离范围不宜过大，防止炎症物质沿危险三角区扩散至颅内。

唇部黏膜光滑，易于活动，橡皮引流条易脱落。应修剪合适，不要卷曲放置，留在切口外部分要剪倒刺或用线固定，以防滑脱。

（二）颊间隙感染脓肿切开引流术

1．颊间隙感染特点

上、下颌双尖牙及磨牙区的炎症向其外侧扩散即可形成颊间隙感染。感染的部位与颊肌附丽水平的高低关系决定着脓肿出现在口内还是口外。颊肌上颌附丽下或颊肌下颌附丽以上的感染形成口腔颊前庭脓肿。而颊肌上颌附丽上或颊肌下颌附丽以下的感染则形成颊部皮下脓肿。

颊间隙内主要有颊脂体、颌外动脉、面前静脉、面横动静脉、腮腺导管、面神经颊支、颊长神经等穿行。

颊间隙感染通过交通可扩散至翼下颌间隙和咬肌间隙；波及颊脂体的感染还可扩散到颞浅间隙或颞下间隙；而波及面横静脉和翼静脉丛的感染可入静脉窦，形成颅内海绵窦血栓性静脉炎；颊间隙感染还能通过皮下组织扩散到眶下间隙及下颌下间隙的浅面形成脓肿。

2．操作要点及注意事项

口内入路选上、下颌前庭沟切口，在脓肿最低处平行于前庭沟切开，注意避开腮腺导管口位置。用 11 号尖刀挑开黏膜层，沿上颌骨向上或沿下颌骨向下钝分离、通过颊肌附丽进入颊间隙。沿上颌分离时要注意避免损伤腮腺导管。口内切开的不足之处在于难以保证体位引流。

颊间隙感染形成皮下脓肿时，范围局限者可采用局部皮肤切口，在脓肿最低处沿皮纹方向切开，长度视波动范围大小而定。范围广泛者则采用下颌下缘入路，在下颌下缘下 1.5cm 处做平行于下颌下缘切口，切开皮肤、皮下组织后，用弯血管钳向外上方向钝分离进入到颊间隙（图 3-3）。切开和分离时需注意避免损伤面神经下颌缘支、颌外动脉和面前静脉。

因美观原因，口内入路易被患者接受，但通过黏膜、黏膜下、颊肌路径经口内引流的效果常常不佳，故应尽可能选用口外入路。

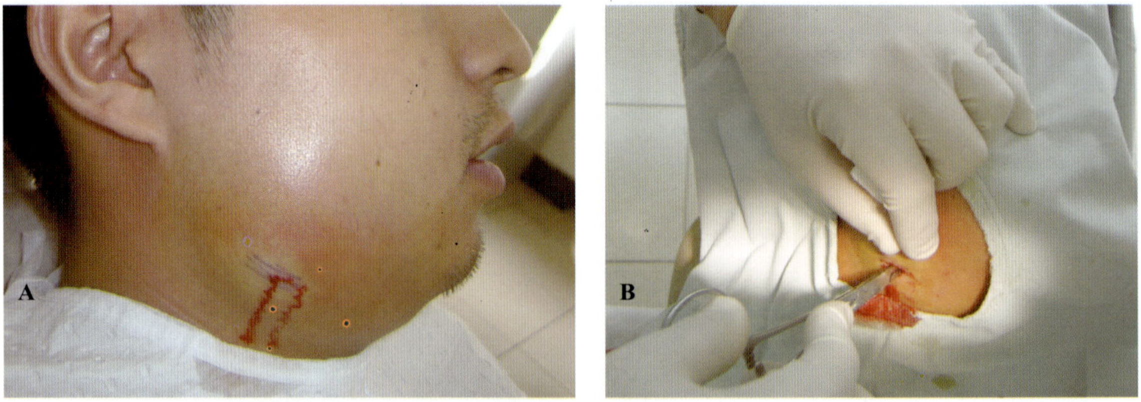

图 3-3　A 右侧颊间隙感染脓肿形成侧面观，切口画线　B 选脓肿最低点位置切开引流

（三）咬肌间隙感染脓肿切开引流术

1．咬肌间隙感染特点

颌面部间隙感染分类将咬肌间隙、翼下颌间隙、颞间隙和颞下间隙统称为咀嚼肌间隙。

各间隙构成独立，又分别与颊间隙，下颌下间隙及咽旁间隙交通。多数情况下感染是发生在单个间隙内，严重或持续的感染可波及其他间隙，形成多间隙感染。

咬肌间隙实际很小，几乎全被肌纤维所占，内连翼下颌间隙，外接颊间隙，上内与颞间隙和颞下间隙相通。感染主要来源于下颌智牙冠周炎和冠周脓肿，也可是其他间隙感染扩散所致。

2．操作要点及注意事项

口内切口适用于开口受限较轻者，操作时首先应确定好切口的位置，要在翼下颌皱襞外侧做纵形切口。若因肿胀不好确定，可将手指伸入到下颌体及升支前缘处辅助定位。切开方向以下颌骨升支前缘外侧面为准，深达黏骨膜。切口不能过于偏外，以免损伤颊长神经，偏内若在翼下颌韧带内侧切开，可能会伤及邻近的舌神经。用弯血管钳沿下颌升支前缘进入咬肌间隙，钝分离排脓。口内切口缺点在于适用范围有限，体位引流不畅，持续流脓还会影响呼吸道通畅。

口外切口通常是在下颌角下方1.5～2.0cm处，作与之平行的切口。皮肤肿胀使下颌角轮廓不清难以定位时，可参照对侧下颌角勾画出相对位置来辅助定位。切入方向垂直于皮肤或稍偏向下方，切开皮肤、皮下组织后，钝分离颈阔肌，到达下颌下缘后再切开咬肌附丽和骨膜，这样可避免面神经下颌缘支的损伤。以下颌角为中心、沿下颌升支外侧面前后伸延分离进入咬肌间隙，扩腔排脓。分离前界不超过咬肌前缘，后界止于升支后缘，以免损伤颌外动脉、面前静脉、颌下腺和腮腺。分离时需探查骨面是否粗糙或破坏，根据脓液量多少选择放置橡皮条或橡皮管（图3-4）。

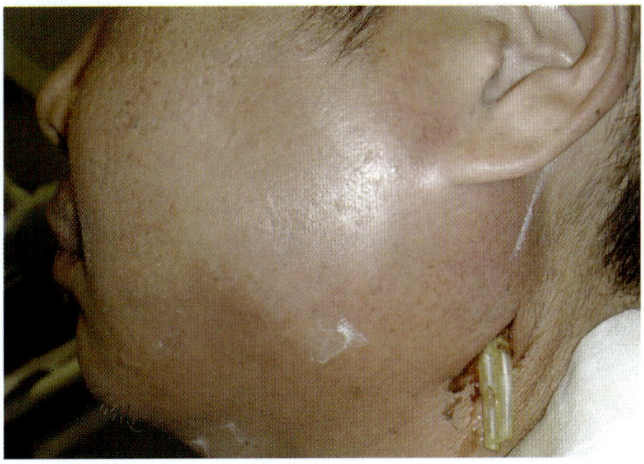

图3-4　左侧咬肌间隙感染脓肿形成，下颌下缘切口，橡皮管引流

（四）翼下颌间隙感染脓肿切开引流术

1．翼下颌间隙感染特点

翼下颌间隙感染主要是下颌智牙冠周炎所致；其他还包括下颌磨牙根尖周炎；下牙槽神经阻滞麻醉注射感染或由邻近间隙感染扩散而来。翼下颌间隙内有三叉神经下颌支、舌神经、下牙槽动、静脉等穿行其中。

2．操作要点及注意事项

口内切口适用于开口受限较轻者，与咬肌间隙感染口内切口相同。选择翼下颌皱襞外侧纵行切开黏膜，角度及深度以切开下颌骨升支前缘外侧面到达黏骨膜为准，偏外或偏内会损伤颊长神经或舌神经。用弯血管钳钝分离颊肌，贴下颌升支内侧进入翼下颌间隙，扩腔排脓。

口外切口选择下颌下切口，同咬肌间隙感染脓肿切口。切开皮肤、皮下组织、颈阔肌，钝分离暴露下颌角下缘后，将其内侧的部分翼内肌附丽及骨膜切开，用弯血管钳沿下颌骨内侧进入翼下颌间隙。分离的关键是要紧贴下颌升支内侧面，以避免损伤下牙槽血管神经、舌神经等，分离过深还有伤及下颌骨深面的颈外动脉和颈内动、静脉的可能。

（五）颞间隙感染脓肿切开引流术

1．颞间隙感染特点

颞肌将颞间隙分隔成颞浅和颞深两个间隙。颞浅间隙感染位置较浅，颞深间隙感染深在，容易累积颞骨组织。颞间隙与其他咀嚼肌间隙和颊间隙相通，其感染一般来源于周围间隙感染扩散。其他也有耳源性感染和损伤等所致。

2．操作要点及注意事项

颞间隙感染有多种手术切口选择，依脓肿的深浅和大小而定。浅部脓肿选用颞部发际内皮肤单个直切口，操作时注意切口的方向要与颞肌纤维走行一致，切开皮肤、皮下组织及颞筋膜即可分离至脓腔，建立引流。深部脓肿可选用多个与颞肌纤维平行的皮肤放射状直切口，切开颞筋膜后，再沿肌纤维走行切开、分离骨膜才能到达颞深间隙。脓肿范围广泛且疑有骨髓炎者，可沿颞肌附着做皮肤弧形切口，沿颞骨表面翻起颞肌瓣，建立引流、探查骨面。切不可横断颞肌，以免损伤营养颞肌的血管和神经，影响颞肌的功能。

另外还有口外颧弓上入路和口内上颌结节入路可供选择。前者在颧弓上方切开皮肤及皮下组织，钝分离颞浅和颞深筋膜后进入到颞浅间隙，再继续分离颞肌即可到达颞深间隙。切开和分离时要仔细，避免损伤面神经颞支。口内入路选择在上颌颊前庭后部切口，切开黏膜，骨膜上钝分离到达颧弓水平，沿颞肌外侧分离进入颞浅间隙，穿透颞肌即到达颞深间隙。应用何种切口，要视感染的范围、脓肿的部位等具体情况而定。

（六）颞下间隙感染脓肿切开引流术

1．颞下间隙感染特点

颞下间隙位于上颌骨后方，其与咬肌间隙、颊间隙和咽旁间隙相通。颞下间隙内有翼静脉丛、颌内动脉及其分支、三叉神经上下颌神经支、面神经鼓索支穿行。其感染主要来源于上颌第三磨牙根尖炎症，还可能是上颌窦感染、相邻间隙感染波及所致。颞下间隙感染另一特点是翼静脉丛内形成的血栓会进入到海绵窦，形成血栓性静脉炎（图 3-5）。

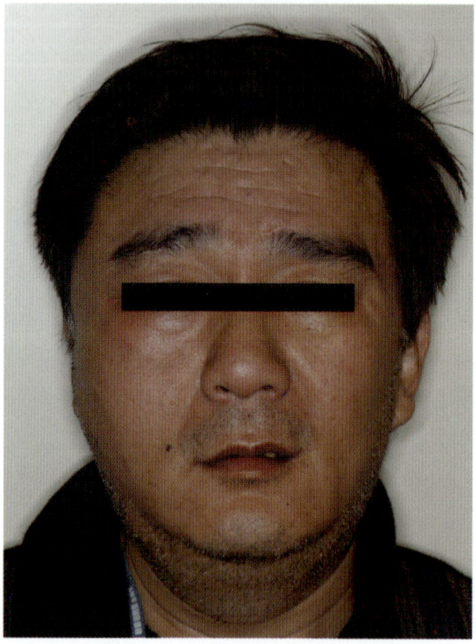

图 3-5　颞下间隙感染正面观

2．操作要点及注意事项

颞下间隙上接颞深间隙，下连翼下颌间隙，可有三种入路选择进入颞下间隙。一是翼下颌入路，优点是引流效果好，术式同于翼下颌间隙切开法，先进入翼下颌间隙，再直接向上、内、前沿乙状切迹方向钝分离，即可到达颞下间隙，两间隙之间无筋膜分隔。细心、轻柔的分离可避免其内血管、神经损伤的可能。二是颞深间隙入路，同颞深间隙感染切开法。切开颞深间隙后，直接向下钝分离也可进入颞下间隙，两间隙之间也不存在解剖分界。三是口内入路，自上颌结节外侧前庭沟切开黏骨膜，自上颌结节后部穿过颊肌、在下颌升支喙突内侧向后上方向钝分离，到达间隙。分离时动作要轻柔，避免损伤间隙内的血管神经，尤其是翼静脉丛。

（七）舌下间隙感染脓肿切开引流术

1．舌下间隙感染特点

舌下间隙感染表现在下颌舌骨肌以上的口底黏膜下间隙，位置表浅。间隙内有舌下腺及下颌下腺延长部，下颌下腺导管，舌神经，舌深动、静脉，舌下动、静脉及舌下神经。感染来源较多，包括下颌双尖牙、磨牙炎症，黏膜创伤、舌下腺导管或腺体炎症、下颌下腺导管结石等。

2．操作要点及注意事项

口内切口选在下颌骨内侧缘与颌舌沟脓肿波动感明显处，做平行于下颌下腺导管切口，切开黏膜，钝分离至舌下间隙。口底黏膜肿胀可使舌下肉阜及皱襞变样，应在其外侧切开，偏内可能会损伤下颌下腺导管及其开口。勿沿舌腹方向分离过深，以免损伤舌动、静脉，向下颌骨内侧面方向分离过深也会损伤舌神经。

（八）下颌下间隙感染脓肿切开引流术

1．下颌下间隙感染特点

下颌下间隙感染多源于下颌磨牙根尖周炎，也可因下颌下腺感染所致。下颌下腺与舌下间隙的毗邻关系，使感染容易相互波及。下颌下间隙内含下颌下腺、下颌下淋巴结，并有颌外动脉，面前静脉、舌神经，舌下神经等通过。

2．操作要点及注意事项

下颌下间隙感染切口位置应在下颌骨下缘以下 1.5 ～ 2cm 处，做平行于下颌下缘弧形切口。当肿胀明显，判断切口位置有困难时，可依据对侧下颌下缘位置来比对出相应的位置，也可用舌骨大角作为参照，沿其水平上做后上方向平行于下颌下缘切口。切开皮肤，皮下组织及颈阔肌，在颈阔肌深面钝分离，以防损伤面神经下颌缘支，到达下颌下间隙后，沿各方向探查扩腔时还要注意避免损伤下颌下腺、颌外动脉和舌神经（图 3-6）。

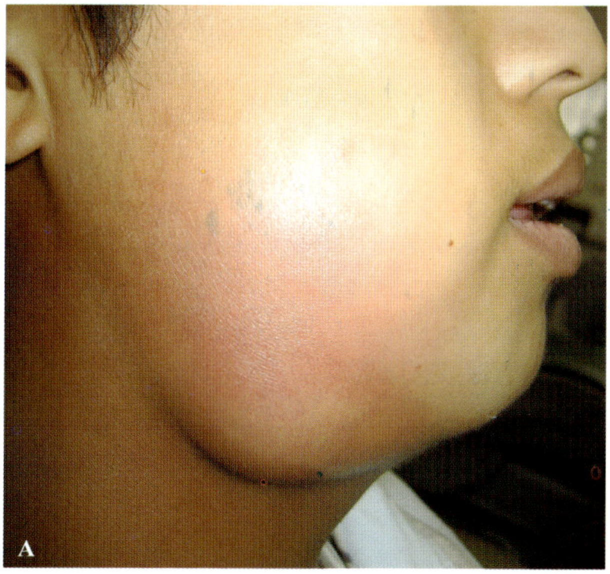

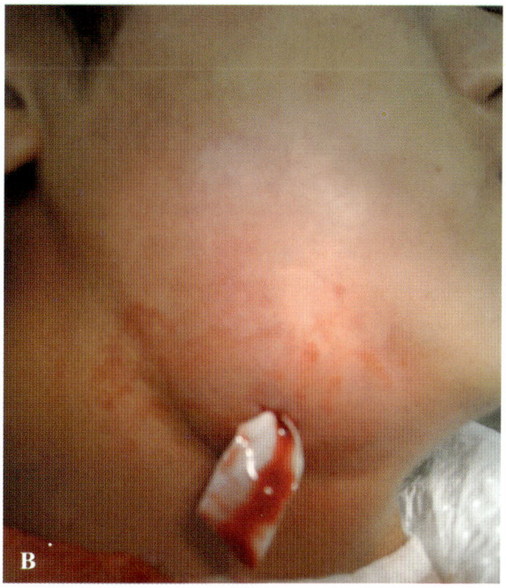

图 3-6　A 下颌下间隙感染脓肿形成　B 下颌下切口切开引流

（九）颏下间隙感染脓肿切开引流术

1．颏下间隙感染特点

颏下间隙位于由两侧二腹肌前腹和舌骨体组成的三角区内。内含颏下淋巴结，并无其他重要组织。为牙源性、腺源性感染或相邻间隙感染累及所致。

2．操作要点及注意事项

切开引流方法相对简单，需注意的是切口应在颏下 1.5cm 处，作与皮纹方向一致的平行切口。切开皮肤、皮下组织后钝分离排脓即可。颏下切口相对位置隐蔽，美观上容易接受，体位引流效果好（图 3-7）。

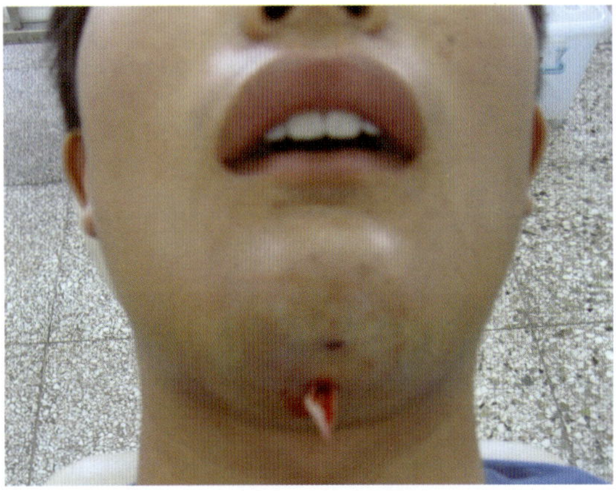

图 3-7　颏下间隙感染切开引流口

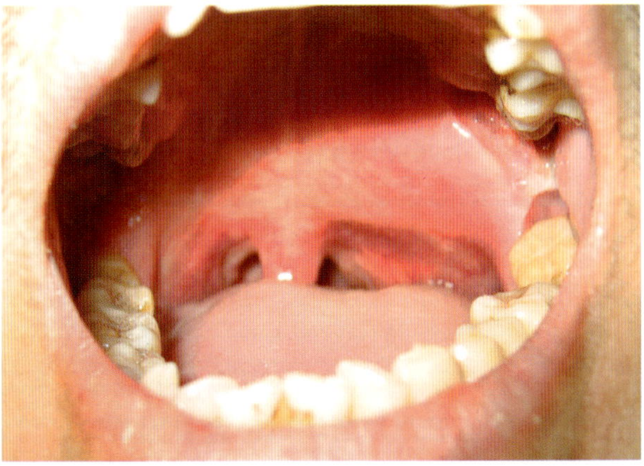

图 3-8　咽旁间隙感染，咽旁组织明显肿胀，脓肿形成

（十）咽旁间隙感染脓肿切开引流术

1．咽旁间隙感染特点

咽旁间隙的特点是位置深，与颞下、翼下颌、舌下、下颌下、咽后等间隙交通。其又分为咽前间隙和咽后间隙。咽前间隙内有咽升动、静脉和颌外动脉扁桃体支，咽后间隙内有颈内动、静脉及舌咽神经、迷走神经、副神经和舌下神经等。感染源自下颌智牙炎症扩散、下颌磨牙拔除后、下颌下淋巴结炎、咽扁桃体炎症等。

2．操作要点及注意事项

咽旁间隙感染以早期切开引流为宜，一旦能够确认有脓肿早期成熟的表现，即可切开。口内切口适用于张口受限不明显者。注意应先穿刺确诊，而后再切。切口位置一般选择翼下颌皱襞内侧或咽外侧壁肿胀最明显处作黏膜纵行切口。注意不能切得过深，以免损伤间隙内血管、神经。在黏膜下用血管钳沿翼内肌内侧钝分离进入间隙，扩腔引流（图 3-8）。

口外切口同下颌下间隙感染切口，切开皮肤、皮下组织及颈阔肌后，钝分离到达下颌下缘，在下颌角内侧贴翼内肌内侧上、内方向分离进入咽旁间隙。还可拉开胸锁乳突肌，在舌骨角处暴露颈鞘，沿二腹肌后界钝分离进入间隙。口外切口距脓肿距离远，操作相对复杂，除牙关紧闭患者外，一般少用。

（十一）口底多间隙感染脓肿切开引流术

1．口底多间隙感染的特点

口底多间隙由包含于口底黏膜、口底肌肉和皮肤之间的下颌下间隙、舌下间隙和颏下间隙组成，其特点是各间隙之间彼此相互交通，任何一个间隙的感染很容易扩散到其他间隙中，而形成多间隙感染。同时累及双侧下颌下间隙、舌下间隙和颏下间隙的感染统称口底蜂窝织炎，绝大多数的病例是由牙源性感染所致。当出现化脓性或腐败坏死性（路德维希咽峡炎）口底蜂窝织炎表现时，在大剂量有效抗生素的支持下，及早进行切开引流是病程能否转归的重要因素之一。

2．操作要点及注意事项

根据肿胀的范围和部位确定口外切口位置，选择局部有波动感的部位切开，而对局部弥漫性肿胀或有副性水肿者，应先行穿刺确定位置，再切开。选择下颌下、颏下和舌下切口时，要遵循各自间隙感染切开引流的操作要点和注意事项，避免损伤其内重要的组织结构。对波及范围广泛的肿胀或副性水肿，应行双下颌下、颏下平行于下颌骨的“衣领形”或“倒 T 形”切口。切开颈阔肌、舌骨上筋膜和下颌下腺鞘膜，充分分离口底肌肉，并分开下颌舌骨肌进入到舌下间隙，以此保证各间隙内的脓液得以充分引流。若腐败坏死性口底蜂窝织炎波及颈部及胸前区，出现皮下捻发音，应在局部按皮纹方向多处切开，充分引流。对腐败坏死性口底蜂窝织炎应用3%过氧化氢冲洗脓腔，并采用橡皮管行贯通式引流。对“衣领形”或“倒T形”切口的设计也值得商榷，过长的穿通切口并非必要，也不美观，可用两侧下颌下切口，分别贯通至颏下形成三段式引流即可达到效果。

（王恩博）

参考文献

1．张震康，邱蔚六，皮昕主编．口腔颌面外科临床解剖学．第一版．济南：山东科学技术出版社，2001. 36-45, 114-118
2．张震康，俞光岩主编．口腔颌面外科学．第一版．北京：北京大学医学出版社，2007. 190-202
3．魏奉才，孙善珍主编．口腔颌面外科手术规范及典型病例分析．第一版．济南：山东科学技术出版社，2005. 21-41
4．张震康，樊明文，傅民魁主编．现代口腔医学．第一版．北京：科学出版社，2003. 971-979
5．王美青，胡开进主编．实用口腔解剖学图谱．第一版．西安：世界图书出版公司，2002. 100-106
6．王大章主编．口腔颌面外科手术学．第一版．北京：人民卫生出版社，2003. 78-86
7．Flynn TR: Odontogenic infections. Oral Maxillofac Clin North Am 1991;3:311-329
8．Fonseca RJ. Oral and maxillofacial surgery. Vol.5 1st ed. W.B. Saunders Company, 2000. 89-103
9．Topazian RG, Goldberg MH, Hupp JR. Oral and maxillofacial infections. 4th ed. W.B. Saunders Company, 2002. 169-182
10．Hupp JR Contemporary oral and maxillofacial infections. 5th ed. Mosby Elsevier Company, 2008. 317-335
11．Zulian MA, Chisum JW, Mosby EL, et al. Extubation criteria for oral and maxillofacial surgery patients. J Oral Maxillofac Surg 1989;47:616-620
12．de vicente-rodríguez jc. Maxillofacial cellulitis. Med Oral Patol Oral Cir Bucal 2004;9 suppl:126-38.

第4章

颌骨骨髓炎刮治术

颌骨骨髓炎是口腔颌面部感染的一部分，因其发生于骨组织，与软组织感染有所区别。颌骨骨髓炎的真正含义是包括骨膜、骨密质和骨髓以及骨髓腔内血管、神经等整个骨组织成分发生的炎症过程。多种因素可以导致颌骨骨髓炎，应根据病因区别等待。急性期和慢性期的处理原则和方式也有所不同。

第一节　急性颌骨骨髓炎切开引流术

一、手术适应证及禁忌证

（一）适应证

1．局部剧烈跳痛，口腔黏膜及面颊部软组织肿胀、充血，或继发颌周急性蜂窝织炎。

2．病变区牙齿疼痛，松动，牙槽溢脓，或者脓液自破溃的黏膜或皮肤流出。

3．全身发热、寒战，白细胞计数增高，中性多核粒细胞增多，全身机体中毒症状严重，甚至引起败血症。

（二）禁忌证

全身衰竭状况未纠正者不宜进行切开引流。

二、手术要点及注意事项

1．麻醉　根据病变范围大小选择局部麻醉或全身麻醉。

2．体位　坐位或仰卧位。

3．拔除病灶牙及相邻的松动牙，使脓液从牙槽窝内排出，这样既可防止脓液向骨髓腔内扩散，又能通过减压而减轻剧烈疼痛。

4．如病灶牙拔除后，未能达到引流目的，症状也不减轻时，则可凿去部分骨外板，以敞开骨髓腔充分排脓，迅速缓解疼痛。

5．如颌骨内炎症已穿破骨板，形成骨膜下脓肿或颌周间隙蜂窝织炎，可根据脓肿的部位从低位切开引流。

三、术后处置

1．根据细菌培养及药物敏感试验结果，积极应用足量、有效抗生素。

2．全身支持疗法。

3．术后定时用生理盐水冲洗脓腔，更换引流物。

4．如术后局部疼痛加重，体温不降或下降后又升高，白细胞计数增高，应考虑脓肿引流不充分，宜扩创引流，直至引流通畅。

5．急性颌骨骨髓炎进入慢性期后有死骨形成时，应行死骨摘除及病灶清除术。

第二节　慢性颌骨骨髓炎死骨摘除及病灶清除术

一、手术适应证及禁忌证

（一）适应证

1．经过药物治疗，拔牙或切开引流后，仍遗留久治不愈的瘘管，长期流脓；或从瘘管探得骨面粗糙，甚至发现已有活动的死骨。或虽无瘘管，但炎症仍反复发作者。

2．X线片发现有颌骨骨质破坏，或死骨形成，并与周围正常骨有明显分界。

3．慢性中央性颌骨骨髓炎局限型一般在发病后3～4周，弥散型在发病后5～6周，慢性边缘性骨髓炎在病程2～4周，死骨与周围骨质分离，可施行手术。

4．患者全身条件能耐受手术。

（二）禁忌证

1．颌骨骨髓炎急性期。

2．患者全身条件差，不能耐受手术。

二、手术要点及注意事项

1．麻醉　根据病变范围大小选择局部麻醉或全身麻醉。

2．体位　上颌骨手术选用仰卧位，垫肩；下颌骨手术选用仰卧位，患侧垫肩，头偏健侧。

3．手术切口　根据死骨所在部位、死骨大小、瘘孔在口腔黏膜和面部皮肤的位置选择口内切口和面部切口。

①口内切口　上、下颌牙槽突、局限性上颌骨或下颌骨体部的死骨摘除术，可采用口内切口，在病变区牙龈前庭沟作梯形或角形切口。如患者张口度正常，下颌支前缘与冠突部位的死骨，也可在口内正对下颌支前缘处作黏膜切口。

②面部切口　上颌骨接近眶缘及颧骨的死骨摘除术可在眼眶下缘或外侧缘做皮肤切口；下颌骨体下份及下颌骨升支部位的死骨，可选择下颌下及下颌后皮肤切口；面部瘘管应作皮肤梭形切口。

4．显露　沿口内切口翻起黏骨膜瓣，显露骨病变区；眼眶下缘或外侧缘做皮肤切口，切开皮肤、皮下组织及肌层，逐层分离直达骨面；下颌下切口在切开皮肤、皮下组织及颈阔肌后，保护面神经下颌缘支，分离、切断和结扎颌外动脉及面前静脉，切断咬肌附丽及骨膜，如病变位于下颌升支内侧，需切断翼内肌的下颌骨附丽及骨膜，沿骨面剥离，显露病变区。

5．摘除死骨　充分显露病变后，摘除游离的死骨或用刮匙刮除死骨及脓性肉芽组织，直到骨面光滑为止，用咬骨钳、骨锉或骨钻等修整锐利骨缘。上颌骨骨髓炎波及上颌窦，可在摘除死骨的同时行上颌窦根治术，彻底清除上颌窦内炎性组织，冲洗后填塞碘仿纱条经下鼻道开窗建立引流。中央性骨髓炎死骨未穿破颌骨外板或穿孔很小时，应去除病变区骨密质，充分暴露手术野，将死骨清除干净。边缘性骨髓炎病变主要在骨密质，要仔细反复刮除，勿有遗留，防止炎症复发。儿童患者术中注意保护牙胚，如牙胚已感染，应同时摘除。牙源性骨髓炎应同时拔除病灶牙。

6．创口处理　生理盐水反复冲洗伤口，留置引流物，缝合口内切口及面部切口。口内切口不能严密缝合时，应填塞碘仿纱条，直至肉芽组织生长，创口愈合为止。

7．术后处理　配合应用有效抗生素；术后 48 小时去除引流物，也可根据病情需要定期更换引流物；上颌窦内填塞有碘仿纱条，可一次或分期抽出；为促进创口愈合，减轻局部肿胀，改善开口度，术后可配合理疗；若因颌骨体缺失而引起舌后坠，出现呼吸困难，可能发生窒息，应行气管切开术。

8．新生儿颌骨骨髓炎的手术特点　新生儿颌骨骨髓炎主要发生在上颌骨。由于上颌骨质松软，骨密质菲薄而富有营养孔，化脓性炎症容易突破骨板向外发展。急性期主要是全身支持和抗感染治疗，脓肿形成时予以切开引流。慢性期虽有死骨形成，应不急于进行死骨清除术，其死骨片较小，可随脓液从瘘孔排出而自愈。对于较大的死骨，手术也应尽量保守，仅摘除已分离的死骨。感染坏死的牙胚，可略扩大创口而取出。扩大的根治性手术会加重颌骨破坏，影响颌骨发育，导致牙颌面畸形。

9．放射性颌骨骨髓炎的手术特点　放射性颌骨骨髓炎表现为慢性进行性发展，死骨分离非常缓慢，多数死骨与正常骨质之间无明显界限，为手术切除死骨边界带来困难。手术可摘除已分离的死骨，但必须将健康侧骨端残留病灶彻底清除干净。放射性颌骨骨髓炎可不必等死骨完全分离，在健康骨质范围内施行死骨切除术，可预防病变扩大。手术遗留的颌骨及软组织缺损可同期或二期行复合组织瓣整复。

三、手术并发症及处置

1．神经损伤　做下颌下切口时容易损伤面神经下颌缘支，死骨摘除及病灶清除时可能损伤下牙槽神经和眶下神经等，术后出现口角歪斜、下唇麻木和眶下区皮肤麻木等症状。手术时应掌握术区重要解剖结构走行，避免损伤。因牵拉分离导致的神经损伤，只要是未切断神经，一般能在 3 ～ 6 个月内恢复，期间可辅以理疗，肌注维生素 B_1 和 B_{12} 等，并配合表情肌功能训练。

2．病理性骨折　大块死骨去除后，余留正常下颌骨过于菲薄，可导致颌骨病理性骨折，咬合关系紊乱。手术在保证去除死骨的情况下，应尽量保留正常骨质，以防止病理性骨折发生；术后患者应进软食，并注意自我保护，勿让术区受外力撞击。对于可能发生病理性骨折的高危患者，术中可用钛板行预防性固定。如术后发生下颌骨病理性骨折，应立即切开复位，钛板固定。

3．炎症复发　由于病变范围广泛多发，或手术遗留死骨或脓性肉芽组织，可出现炎症复发。术中应尽量彻底清除死骨及肉芽组织，勿有遗留，以降低复发机会。如出现炎症复发，应择期再次手术。

4．面部畸形　大块死骨摘除后，形成大型颌骨缺损，以及面部瘘管切除后的手术瘢痕，会导致明显的面部畸形。儿童骨髓炎患者由于手术影响颌骨发育，也会导致面部畸形。颌骨缺损可考虑应用血管化骨瓣或非血管化骨进行植骨修复，并通过种植义齿或传统义齿恢复咀嚼功能。软组织瘢痕也可通过各种整复成形手术进行矫正。

（彭歆）

参考文献

1. 邱蔚六主编．口腔颌面外科学．第6版．北京：人民卫生出版社，2008,155-166.
2. 魏奉才，孙善珍主编．口腔颌面外科手术规范及典型病例点评．济南：山东科学技术出版社，2005,41-49.
3. 王大章主编．口腔颌面外科手术学．北京：人民卫生出版社，2003, 85-88.
4. Marc M. Baltensperger and Gerold K.H. Eyrich. Osteomyelitis of the jaws. Berlin: Springer, 2009,145-178.
5. Michael Miloro. Peterson's principles of oral and maxillofacial surgery. Second Edition. Hamilton; London: BC Decker Inc., 2004,313-323.

第5章

口腔颌面部肿瘤手术

肿瘤和瘤样病变是口腔颌面外科最常见的疾病之一，外科切除是主要的治疗手段。口腔颌面部解剖结构复杂，不同部位的肿瘤的临床特点各异；肿瘤有良恶性之分，其大小和临床分期不同，手术方案也就需要酌情制订。但总的原则是首先争取做到根治性切除肿瘤，在此基础上，尽可能保留组织或器官的完整性，在提高患者生存率的基础上，减少手术并发症，提高患者的生存质量。需要指出的是，手术不是万能的，它是肿瘤综合治疗的一部分。对于某些肿瘤，特别是较晚期的恶性肿瘤，需要配合其他治疗手段，以提高肿瘤的控制率。本章介绍了放射性粒子组织间植入术和脉管瘤和脉管畸形的介入治疗。

第一节　软组织囊肿切除术

一、皮脂腺囊肿切除术

（一）手术适应证及禁忌证

皮脂腺囊肿原则上应手术切除。如合并有局部急性炎症，应待局部感染控制后再行手术。

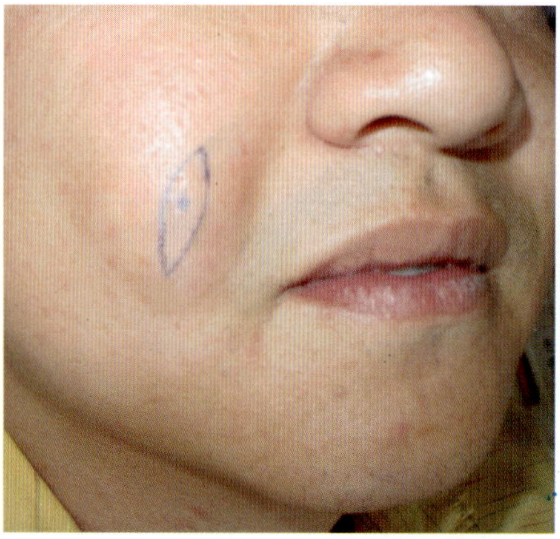

图 5-1-1　沿皮纹方向的梭形手术切口

（二）手术要点及注意事项

1．麻醉　局部浸润麻醉。

2．体位　坐位或仰卧位。

3．切口　于囊肿表面沿皮纹方向作梭形切口，切口包括与囊肿粘连的皮肤。

4．囊肿摘除　切开皮肤后，暴露囊肿，用止血钳或组织钳夹持囊肿表面粘连的皮肤，提起囊肿，用手术刀或组织剪沿囊壁锐性分离，尽可能勿戳破囊壁，将囊肿及其表面粘连皮肤一并切除。

5．缝合创口　生理盐水冲洗创腔，细针细线分层缝合皮下和皮肤。

（三）手术并发症及处置

1．感染　口腔颌面部皮肤血运丰富，很少发生感染。当囊肿较大时容易形成死腔并有积液，或有活跃的出血点形成血肿，或囊肿合并感染时手术，均可能发生创口感染。感染发生后应拆除几针缝线，引流出积液或脓液，并适当局部加压，全身适量应用抗生素。

2．复发　手术时囊壁破裂没有完全摘除，残留的囊壁上皮细胞增生可形成新的囊肿，导致复发。手术时囊壁务必完整摘除，若术中囊壁破裂可用组织剪将囊壁连同相邻的正常组织一并切除。如有复发，应再次手术切除。

二、皮样或表皮样囊肿切除术

（一）手术适应证及禁忌证

皮样或表皮样囊肿原则上应手术切除。如合并有局部急性炎症，应待局部感染控制后再行手术。

（二）手术要点及注意事项

1．麻醉　根据囊肿大小及患者年龄选择局部麻醉或全身麻醉。

2．体位　坐位或仰卧位。

3．口底的皮样或表皮样囊肿，如在下颌舌骨肌、颏舌骨肌或颏舌肌之上，应选择口内入路；如在下颌舌骨肌之下，则应选择口外入路，在颏下区做皮肤切口。

口内入路　在下颌牙弓与舌体之间的口底黏膜上作弧形切口，切开口底黏膜，即可显露囊肿，注意勿损伤颌下腺导管。沿囊肿表面钝性分离即可摘除囊肿。剥离过程中，应避免损伤舌下腺、颌下腺导管、舌神经及舌深动、静脉等口底重要解剖结构。囊肿摘除后，冲洗创腔，彻底止血，留置引流条，缝合口底黏膜。

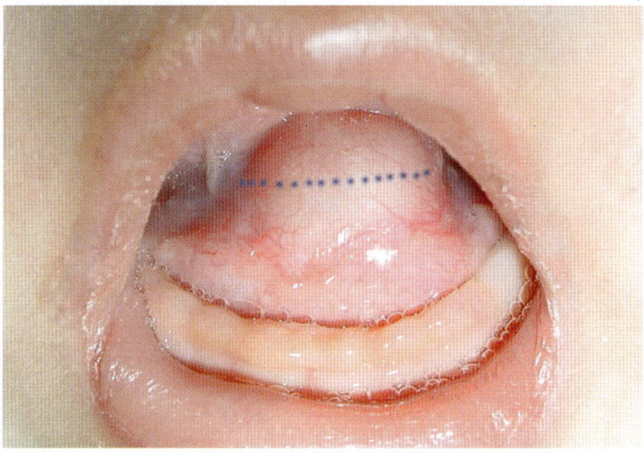

图 5-1-2　口底表皮样囊肿，于口底黏膜作弧形切口

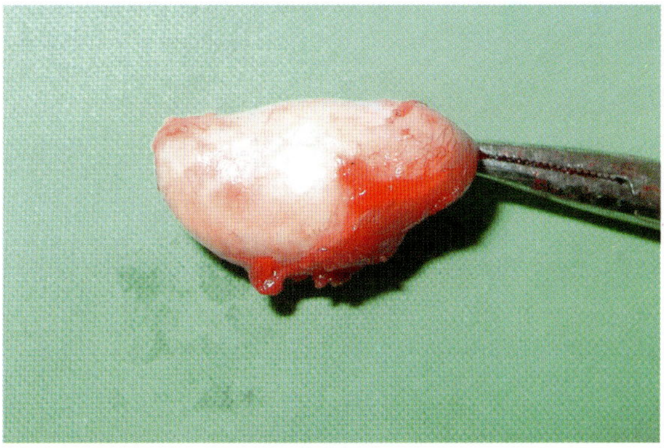

图 5-1-3　完整摘除的表皮样囊肿标本

口外入路　在颏下部距下颌骨下缘2cm处作与下颌骨下缘平行的皮肤切口，切开皮肤、皮下组织及颈阔肌，分离两侧二腹肌前腹，即可显露囊肿。位于下颌舌骨肌以下的囊肿，沿囊壁作钝性分离即可摘除囊肿。如果囊肿贯通下颌舌骨肌，伸向口底或位于下颌舌骨肌与颏舌肌之间，则切断口底肌肉，向口底深面剥离摘除囊肿。冲洗创腔，彻底止血，缝合创腔周围的肌肉层消除死腔，留置引流条，分层缝合颏下皮肤切口，加压包扎。

（三）手术并发症及处置

1．损伤邻近解剖结构　术中可能损伤舌下腺、颌下腺导管、舌神经及舌深动、静脉，紧贴囊壁作钝分离可以预防损伤。

2．出血　术中止血不彻底，可出现术后出血，口底血肿可导致上呼吸道梗阻甚至危及患者生命。术中应减少创伤，彻底止血，术后严密观察。一旦出现血肿，应拆除缝线，进行引流，如有活跃出血点，应手术探查，彻底止血。

3．感染　局部积血或积液引流不畅，均可导致感染发生。术后应注意保持引流通畅。感染发生后应拆除几针缝线，引流出积液或脓液，并全身适量应用抗生素。

4．复发　多因囊壁破裂残留所致。术中如囊壁破裂，应仔细检查，务必切除干净。如有复发，应再次手术切除。

三、甲状舌管囊肿（瘘）切除术

（一）手术适应证及禁忌证

甲状舌管囊肿或甲状舌管瘘原则上应手术切除。如合并有局部急性炎症，形成脓肿，应切开引流，待急性炎症消除后再行手术。儿童患者应在 2 岁以后手术。

（二）手术要点及注意事项

1．麻醉　手术宜在全身麻醉下进行。

2．体位　仰卧位，垫肩，头后仰。

3．术前可用 1% 亚甲蓝（美蓝）注入囊腔或瘘管内，然后生理盐水冲洗，使其蓝染，显示囊肿的范围与瘘管走行方向，以便于术中识别。术中也可自瘘口插入钝头探针，指示瘘管走行方向。

4．沿颈部皮纹于囊肿表面作横形切口，甲状舌管瘘则围绕瘘口作一横形梭形切口，将瘘口周围粘连的皮肤一并切除。若瘘口位置较低，一个切口难以暴露舌骨上方组织，可先在瘘口位置作第一个切口，手术剥离至舌骨平面时，可沿舌骨平面做第二个切口，以便充分显露病变。

5．切开皮肤、皮下组织和颈阔肌，显露囊肿或瘘管。沿瘘管或囊肿表面向上分离直达舌骨体，在囊肿或瘘管与舌骨体粘连的两侧切开舌骨膜及其肌肉附丽，用骨剪剪断舌骨，使囊肿或瘘管与切除的舌骨中段一并游离，切除的舌骨体一般长约 1cm。

6．柱状切除是彻底切除甲状舌管囊肿（瘘）和防止复发的关键手术步骤。甲状舌管囊肿（瘘）在舌骨体后上方常有管道通向舌根部的舌盲孔，术前亚甲蓝（美蓝）注入囊腔或瘘管内有助于观察其走行方向及有无分支。将切断的舌骨体与其相连的囊肿或瘘管向上提起，助手用手指从口内将舌盲孔推向前方，缩短舌盲孔至舌骨的距离，将瘘管连同其周围 2 ~ 3mm 肌肉组织一起作柱状切除，直达舌盲孔。甲状舌管在舌内的方向与舌骨平面几成 45° 角，舌骨中点距舌盲孔 2 ~ 4cm，该段瘘管在反复感染患者比较明显，而无反复感染者则不易发现，可以用套管针按此角度插入以指导柱状切除。若无内口，在基底部结扎后切断。若有内口，则将整个管道连同内口一并切除。柱状切除时，要注意瘘管逐渐变细，有时可有分支管道，注意轻柔牵拉，以免瘘管断裂，残端回缩而残留，导致复发。

7．冲洗创腔，彻底止血，缝合口内舌盲孔处创口，缝合口底肌层，留置引流，分层缝合皮肤切口。

（三）手术并发症及处置

1．出血　术中止血不彻底，术后血肿可导致上呼吸道梗阻甚至危及患者生命。术后需严密观察，出现活跃性出血应手术探查止血，必要时作气管切开，以防窒息。

2．复发　甲状舌管囊肿（瘘）术后复发主要与术中囊肿、瘘管或分支瘘管残留有关。术前染液注射，有助于了解囊肿及瘘管走行及是否存在细小的分支瘘管。手术应常规切除与囊肿或瘘管粘连的舌骨，并将舌骨上至舌盲孔的窦道及其周围组织作柱状切除。术中轻柔操作，避免瘘管断裂以致残留。术后伤口如有黏性分泌物流出，提示手术未能彻底

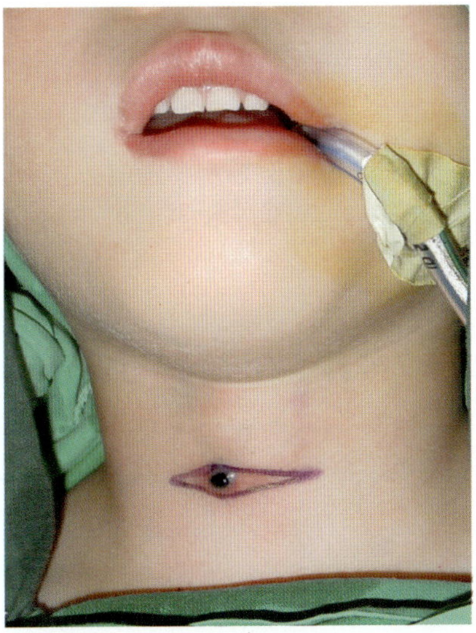

图 5-1-4　术前将美蓝瘘管内，围绕瘘口作横形梭形切口

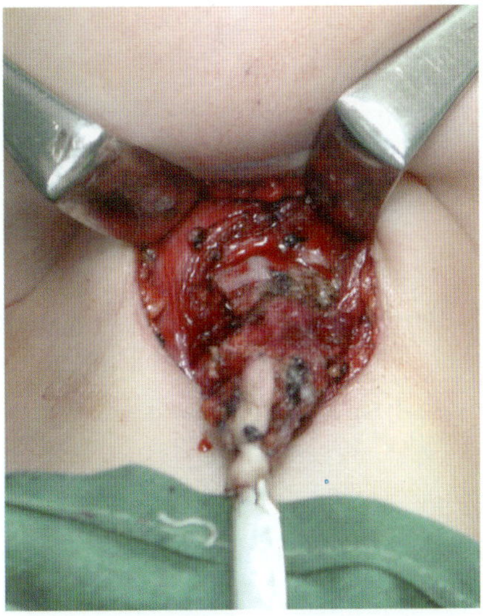

图 5-1-5　显露舌骨，切断与瘘管相连的舌骨中段

切除病变组织，术后复发可能性大，需再次手术。

3．感染　术后引流不畅，局部积血或积液均可导致感染发生。术后需确保引流通畅，应用抗生素预防感染。

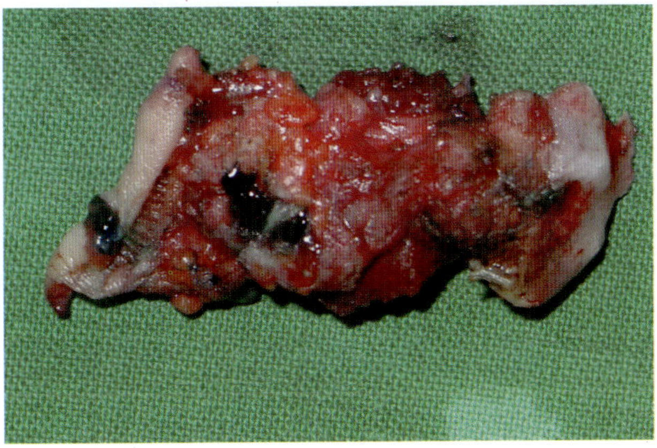

图 5-1-6　柱状切除后的手术标本

四、鳃裂囊肿（瘘）切除术

（一）手术适应证及禁忌证

鳃裂囊肿（瘘）原则上应手术切除。如合并有局部急性炎症，应在感染控制后施行手术。儿童患者应在 2 岁以后手术。

（二）手术要点及注意事项

1．麻醉　手术宜在全身麻醉下进行。

2．体位　仰卧位，垫肩，头偏向健侧。

3．临床上以第二鳃裂囊肿最为常见。手术切口可在下颌角下方、囊肿表面作横向的弧形切口，或沿胸锁乳突肌前缘作纵形切口，切口长度与囊肿大小相当或稍长。切开皮肤、皮下组织和颈阔肌，结扎切断颈外静脉，分离位于囊肿浅面的胸锁乳突肌，将其向后牵开，即可显露囊肿。沿囊壁向四周作钝性分离，结扎囊肿周围小静脉，必要时结扎切断与囊壁紧密粘连的面总静脉。剥离至二腹肌深面时，如囊肿过大可抽出部分囊液后继续剥离，直至完整摘除囊肿。如囊肿有管道与咽部相连，需切除管道，咽部黏膜作荷包缝合。在剥离囊肿深面时，应仔细分离和保护颈内静脉、颈总动脉、颈内动脉、颈外动脉、迷走神经、舌下神经和副神经等重要解剖结构。冲洗创腔，彻底止血后分层缝合，并留置引流。

4．鳃裂囊肿穿破后，长期不愈形成鳃裂瘘，常为不完全瘘，即只有外口，没有内口。先天鳃裂未闭合者，为原发性鳃裂瘘。原发性第二鳃裂瘘的外口多位于颈中上 1/3 胸锁乳突肌前缘，内口通向咽侧壁。鳃裂瘘切除术前应从瘘口注入 1% 亚甲蓝（美蓝），然后生理盐水冲洗，使其蓝染，显示瘘管的范围与走行方向，以便于术中识别。术中也可自瘘口插入钝头探针，指示瘘管走行方向。

5．第二鳃裂瘘瘘口位置高者，可沿瘘口作横形切口。瘘口位于颈下 1/3 时，可采用两个水平切口，沿瘘口周围作一横向的梭形切口，在颈动脉分叉处再作第二个较大的横行切口。切开皮肤、皮下组织和颈阔肌，提起瘘口周围皮肤，沿瘘管作锐性分离。从下往上逐步分离至颈总动脉分叉处，在此平面做第二个横形切口，将已分离的条索状瘘管组织从此横切口拉出。瘘管常从颈内、外动脉之间穿过，需小心将瘘管与颈内、外动脉分离，牵开二腹肌后腹，分离至咽侧壁时，助手用手指将咽侧壁向外推压，使瘘管变浅，有助于分离。瘘管完整剥离切除咽侧壁内口后，咽部黏膜作荷包缝合。术中分离瘘管时需注意保护颈内静脉、颈内动脉、颈外动脉、迷走神经、舌下神经和副神经等重要解剖结构。冲洗创腔，彻底止血后分层缝合，留置引流。

6．第一鳃裂瘘的外口可在耳垂至下颌角的任何部位，内口可有可无，可通向外耳道。选择腮腺手术切口，瘘口周围作梭形切口。瘘管通常与面神经关系密切，需解剖面神经。反复感染的瘘管与腮腺粘连严重，需切除腮腺浅叶。瘘管上端可至外耳道软骨，需切除部分相关联软骨。有时外耳道皮肤有瘘口，也需作梭形切除，碘仿纱条填塞。

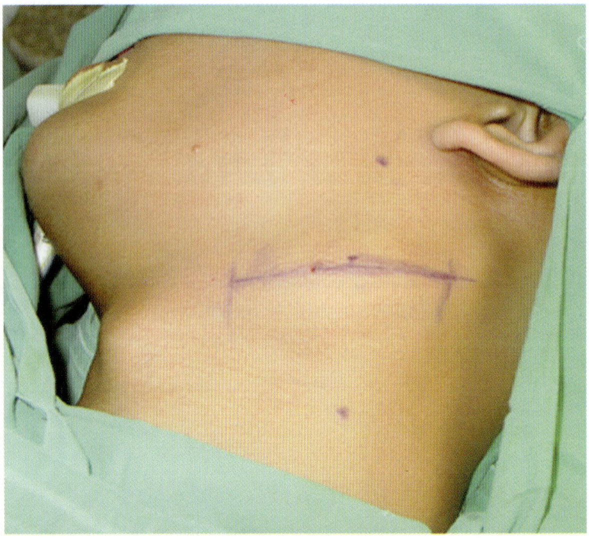

图 5-1-7　第二鳃裂囊肿，囊肿表面横向弧形切口

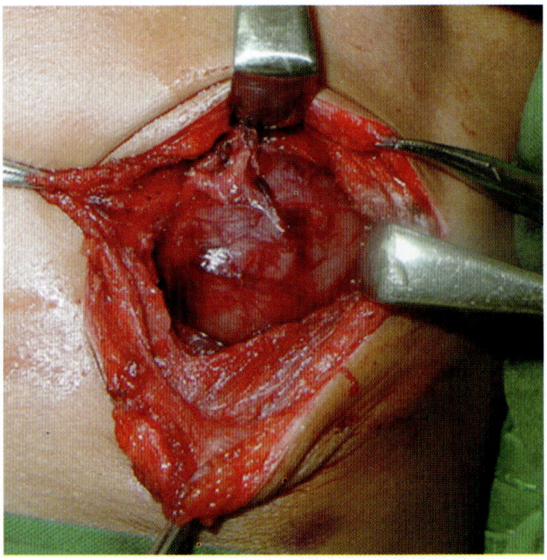

图 5-1-8　显露位于胸锁乳突肌深面的囊肿

（三）手术并发症及处置

1．出血　损伤颈部大血管导致的大出血有时是致命的，术者必须熟悉颈部解剖，术中操作务必轻柔仔细，避免粗暴剥离。术后血肿需行手术探查止血。

2．咽侧壁水肿、血肿　多因术中止血不彻底所致，咽侧间隙组织疏松，易形成水肿和血肿，引起呼吸困难甚至窒息。术中应操作温柔，彻底止血，术后严密观察，发现问题及时处理，必要时需行气管切开。

3．神经损伤　术中可能损伤迷走神经、舌下神经、副神经和面神经，出现声音嘶哑、饮水呛咳、舌运动受限、抬肩困难及眼睑闭合不全、鼓腮漏气、口角歪斜等神经损伤症状。手术时应掌握术区重要神经走行，避免损伤。因牵拉分离导致的神经损伤，只要是未切断神经，一般能在 3 ~ 6 个月内恢复，期间可辅以理疗，应用神经营养药物，并配合功能训练。

4．复发　鳃裂囊肿（瘘）术后复发主要与术中囊肿、瘘管或分支瘘管残留有关。囊肿或瘘管如有管道通达咽部，术中未发现而未能彻底切除，导致残留咽侧壁囊肿或瘘管残端，最终引起复发。术前染液注射，有助于了解囊肿及瘘管走行及是否存在细小的分支瘘管。术中轻柔操作，避免瘘管断裂以致残留。如有复发，应再次手术切除。

5．感染　术后引流不畅，局部积血或积液均可导致感染发生。术后需确保引流通畅，应用抗生素预防感染。

（彭歆）

第二节　颌骨囊肿手术

颌骨囊肿是口腔颌面部常见疾病，以牙源性囊肿为主，其他还包括面裂囊肿、血外渗性囊肿和动脉瘤样骨囊肿等。这类病变生长缓慢，早期常无自觉症状，随病变生长，骨质膨隆加重，会出现面部畸形，牙齿松动、移位，可能引起病理性骨折。根据囊肿的类型、病变部位、范围，结合患者的年龄及身体状况，可以选择不同的手术方法，主要包括囊肿刮除术、袋形术或减压术以及颌骨切除术。

一、囊肿刮除术

刮除术是治疗颌骨囊肿的最常用术式。

（一）手术适应证

X 线片显示去除囊肿病变后仍有足够骨组织支持时，均可采用刮除术治疗。

（二）手术目的

沿囊肿与邻近骨壁之间剥离，完整去除病变。必要时还要去除囊肿周围少量骨质。

（三）麻醉

视囊肿大小与部位选择局麻或全麻。

（四）手术切口与入路

颌骨囊肿刮除术中，切口的选择以充分显露术野，便于手术彻底清除病变为原则。有口内入路的黏膜切口和口外入路的颌下切口两种选择。

1．口内入路的黏膜切口　包括黏膜弧形切口和龈沟内切口。

(1) 弧形切口位于唇颊侧牙龈黏膜，底部朝向前庭沟，主要适用于病变范围较小，患区牙齿可以保留的颌骨前部根尖周囊肿。

(2) 龈沟内切口是沿囊肿附近的龈沟切开，在颌骨前部，多选择梯形切口，在颌骨后部，多选择角形切口。适用于病变范围较大的颌骨囊肿。

囊肿刮除术后，如果术区牙齿不能保留，应将唇颊侧牙龈与舌腭侧牙龈缝合；如果术区牙齿能够保留，应将唇颊侧牙龈通过邻间隙固定于舌腭侧牙龈或牙齿上。

注意：

（1）不管选择哪种切口，都应注意切口设计在囊肿以外的正常骨质处。应距囊肿边缘0.5cm以上，以保证缝合后，切口深面有骨壁支持，有助于术后伤口一期愈合。

（2）不管是哪种切口，黏骨膜瓣的蒂应设计在口腔前庭黏膜移行皱襞处，黏骨膜的基底部比游离缘更宽，保证充分的血供。

（3）弧形切口中点距龈缘0.5cm以上。

（4）如果腭侧骨质破坏多，也可以做腭侧切口，可沿腭侧龈缘切口。但应慎重选择。

2．口外入路的颌下切口

应用于一部分病变范围较大的下颌体后部或下颌角、升支区囊肿。

目前在手术器械合适的情况下，大多数颌骨囊肿均可经口内切口刮除。

（五）主要手术步骤

1．口内法

（1）切口：见上。

（2）翻瓣　用骨膜剥离器，自骨面上、骨膜下翻黏骨膜。应避免骨膜上翻瓣，出血多。如果囊肿表面无骨质覆盖，囊肿与黏骨膜瓣粘连，应用手术刀进行仔细锐剥离，防止囊壁残留，术后复发。

（3）开窗　如果囊肿表面骨质较厚，可用骨凿或涡轮机开小窗，再用咬骨钳扩大开口。如果囊肿骨壁很薄，可直接用咬骨钳去除表面骨壁。去骨范围以能够显露囊肿，便于刮除为准。去骨时应避免损伤需保留的牙齿，避免弄破囊壁。

（4）剥离囊肿　沿囊壁与骨壁之间小心剥离，尽量避免囊壁破裂，尽可能完整剥出。应注意避免损伤邻近解剖结构。囊肿剥出后，仔细检查有无囊壁残留，特别是牙根周围。必要时，刮除手术后用苯酚烧灼骨腔。

如果上颌骨囊肿范围较大，手术时与上颌窦穿通，而上颌窦又有慢性炎症时，应同时进行上颌窦根治，下鼻道或鼻前庭开窗。

（5）牙齿处理　如果牙根暴露在囊腔内而又可保留牙齿者，应作根尖切除术，但术前应作根管治疗。含牙囊肿内的牙齿，应与囊肿一并摘除。

（6）创口处理　修整不整齐的骨腔边缘，清除骨残渣，冲洗骨腔，严密缝合创口。如骨腔较大，可考虑植入骨松质和骨髓。

骨腔与上颌窦相通时，或同时行上颌窦根治术时，应在骨腔内填塞碘条，经鼻前庭开窗引出，严密缝合口内创口。

如拔牙后创口较大，无法严密缝合时，可以去除部分牙槽骨，再作间断加褥式缝合。

术后面部加压包扎。

2．口外法

（1）切口　绕过下颌角，下颌下缘下2cm，平行于下颌骨下缘。

（2）翻瓣　切开皮肤、皮下、颈阔肌。结扎颌外动脉与面前静脉。向上分离至下颌下缘水平，切开咬肌附丽与骨膜。自骨膜下向上剥离，显露下颌角及升支骨面。

(3) 开窗　同上。

(4) 剥离囊肿　沿囊壁与骨壁之间小心剥离，避免损伤下牙槽神经管。

(5) 牙齿处理　同上。

(6) 创口处理　修整骨创缘，清除骨碎屑，冲洗骨腔，分层缝合，留置引流。大型囊肿如果颊侧骨板缺失者可以面部加压包扎，尽量缩小创腔。

（六）常见并发症

1．颌下切口损伤面神经下颌缘支。

2．囊肿导致下颌升支内侧骨板破坏时，避免损伤深部神经血管。

3．如穿通口腔时，应严密缝合口腔黏膜，否则出瘘。

（七）术前及术中注意事项

1．术前详细临床和X线检查，明确诊断、囊肿所在部位，病变范围，与重要解剖结构的关系（牙齿、上颌窦、鼻腔、下颌管）。注意排除颌骨中心性血管瘤可能。

2．囊肿累及的牙齿，术前行根管治疗，术中再行根尖切除术；也可术后行根管治疗。术中尤其应注意细心去除术区牙齿牙根周围的病变组织。

3．对于合并急性炎症者，应在控制炎症后手术。

4．局部注射局麻药或肾上腺素盐水，不仅利于创面止血，还利于黏骨膜瓣的游离。

5．术中应在彻底去除囊壁的同时避免损伤邻近重要结构。

6．囊腔处理要点　止血：填塞骨蜡止血、电凝止血或填明胶海绵止血。较大骨腔，可采用自体骨、异体骨、羟基磷灰石等充填囊腔，囊腔内可以填塞碘条，经口内其他位置或口外伤口引出。上颌骨囊肿刮除后，如果与上颌窦相通，碘条填塞后经下鼻道或鼻前庭开窗引出。

7．囊肿刮除后，大量生理盐水冲洗骨腔，石炭酸处理骨创面。必要时可以用电刀烧灼创面止血，骨钻打磨骨面，进一步去除病变。

8．下颌升支受侵范围较大，升支前部仅留喙突尖时，应将喙突切除，以免残留的囊壁随着断离的喙突尖进入颞下凹，引起颞下凹处囊肿复发。

（八）手术并发症

1．伤口感染与裂开：术中伤口设计合理（切口下方有骨壁支持），严密缝合口内伤口，防止伤口裂开，瘘管形成。术后抗感染治疗。

2．下唇麻木：术中注意保护下牙槽神经。

3．邻牙松动，牙齿变色：术前对可能涉及的牙齿进行根管治疗。

4．病理性骨折：合理选择术式，如果骨壁太薄，可考虑先行开窗减压，待骨壁有一定恢复后再行刮除术，或在术中用钛板加固。

二、袋形术或减压术

袋形术（marsupialization）或减压术（decompression）指在囊肿与口腔之间造成开口，并长时间保持，让囊液外流，消除囊肿内的压力，为邻近骨质的修复和改建创造条件，使囊腔逐渐缩小或完全消失。

（一）手术适应证

1．囊内所含的牙齿正在发育或萌出，牙根尚未发育完成的含牙囊肿。

2．囊肿累及范围较大，刮除术可能造成病理性骨折或邻近结构损伤。

3．全身状况很差，无法耐受全麻或囊肿刮除术；精神障碍，拒绝刮除手术。

年轻患者的大型颌骨囊性病变，可采用两期治疗法，一期行袋形术，待囊肿缩小，骨壁增厚以后，再行二期刮除术。

（二）麻醉

多在局麻下进行。

（三）手术切口与入路

切口选择应考虑保持开窗引流通畅。切口的设计因是否保留患牙而有所不同。需要拔牙的患者，开口一般设计在牙槽嵴顶，多选用龈沟内切口；不需要拔牙的患者，开口多设计在口腔前庭沟，可选用前庭沟切口。

（四）主要手术步骤

1．切口　同囊肿刮除术。

2．翻瓣　根据设计开口位置，骨膜下适当翻瓣，显露骨面。

3．去除部分骨板　根据设计开口位置及大小，去除部分骨壁；多选择骨壁膨隆较明显处去骨。

4．取少量囊壁送病理活检，并通过囊壁开口，尽可能清除囊肿内容物。对于有大量角化物者，尤其应注意通过生理盐水反复冲洗，将角化物最大程度的清理干净，否则可能会影响袋形术的治疗效果。

5．缝合　将切口边缘的黏膜与骨膜对缝，更有利于开口的维持。

（五）术中术后注意事项

1.术中注意去除可能影响引流的因素，如埋伏牙等。如存在多个囊腔，术中应将其打通，使其成为一个囊腔。

2．术后在开口处戴入囊肿阻塞器，以保持引流通畅，避免开窗口愈合。必要时可配合使用负压吸引，有利于囊肿缩小。

3．有些情况下可在囊腔内留置碘条，定期换药，亦可促进囊肿恢复。

4．因袋形术治疗疗程较长，术前需与患者充分沟通，取得患者的理解与配合。

5．囊肿如无明显缩小：应检查引流是否通畅，去除可能的阻塞因素。如引流通畅情况下，疗效仍不理想，应及时调整治疗方案。

（六）手术并发症

引流过程中，口内有异味：嘱患者多漱口，保持口腔卫生。必要时对囊腔进行定期冲洗，有助于减轻口腔异味。

（张雷）

第三节　口腔颌面部良性肿瘤手术

一、唇、颊部小肿物切除术

（一）手术适应证

各种良性肿瘤、囊肿或脉管性疾病。

（二）手术要点

1．麻醉　对于较小的肿瘤、囊肿或脉管性疾病切除，可采用局部麻醉，较大的病变或婴幼儿可采用全身麻醉。

2．应用美蓝将病变及切口线标记，病变已与唇部皮肤或黏膜粘连者，标记需要去除的部分皮肤或黏膜。

3．按照切口设计，切开表面组织，仔细暴露病变。有包膜的病变沿包膜外应用解剖剪细心分离，直至将病变完整切除。无包膜的病变要在正常周界外 0.5cm 将其完整切除。

4．分层缝合肌肉、皮下、黏膜或皮肤。

（三）注意事项

1．从美观的角度出发，切除病变时应尽量选择黏膜切口，除非病变已经与皮肤粘连。轻轻将病变表面皮肤提起，可以判断病变是否和皮肤粘连。

2．涉及上唇皮肤切口，尽量避免破坏人中等明显的面形标志。

3．颊部黏膜切口设计要注意腮腺导管口的位置，切除病变时，注意不要损伤腮腺导管，必需切除粘连的腮腺导管和导管口时，要进行腮腺导管改道，或将导管双线结扎。

4．缝合时要注意唇红缘对位准确。颊部注意避免将腮腺导管缝扎，缝合伤口应平整。

二、舌部小肿物切除术

（一）手术适应证

各种良性肿瘤或脉管性疾病。

（二）手术要点

1．麻醉　除位于舌根部位的病变及婴幼儿患者，一般可采用局部麻醉。

2．将舌用缝线或纱布牵出，沿病变周围 0.5cm 梭形切开舌黏膜作为切除范围标记，然后切开梭形一端，用血管钳或组织钳提起，暴露病变基底，沿标记将病变切除。

3．检查创口，确认病变切除干净。止血，肌肉、黏膜分层缝合。

（三）注意事项

1．舌为肌性器官，血运丰富，应选择使用电刀切除肿瘤，既可以完善止血，又可以保证创面干净，切除周界明确。

2．切口设计尽量沿舌长轴切开，缝合后可以恢复舌外形和长度。

3．位于舌腹的病变，切除时要避免损伤邻近口底的颌下腺导管。

4．缝合时应将肌肉组织对位缝合，避免形成有肌间隙死腔，黏膜缝合进针要离切口稍远一点，以免撕脱。

三、腭部小肿物切除术

（一）手术适应证

发生于软、硬腭处的各种增生物和良性肿瘤。

（二）手术要点

1．麻醉　一般均可以采用局部麻醉，靠近咽部的软腭部位的病变，可以加以丁卡因咽部表面麻醉以减少术中咽部反射；对于婴幼儿及咽部反射强烈的，或病变范围较大较深的患者可以采用全身麻醉。

2．发生于硬腭的病变，沿病变周围切开黏膜，有包膜的病变，应用解剖剪沿病变包膜将病变完整剥离，无包膜的病变，可以应用骨膜剥离器沿骨膜将病变完整剥离。创面碘纱覆盖，缝线反包扎或用腭护板加压固定（图 5-3-1）。

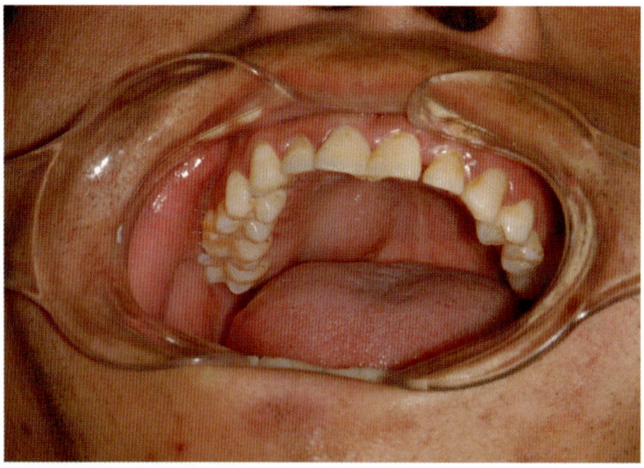

图 5-3-1a　腭部肿物

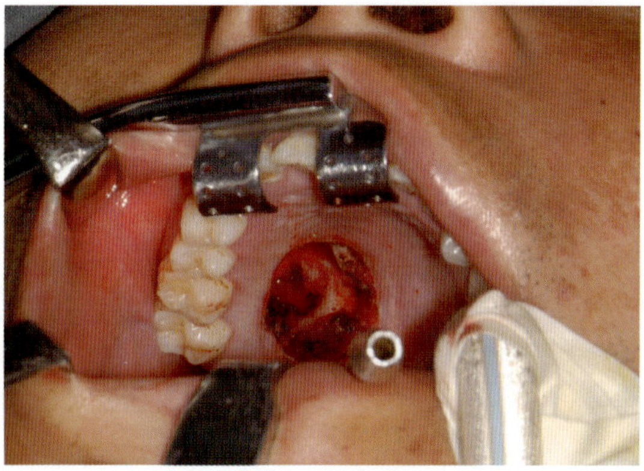

图 5-3-1b　腭部肿物切除后

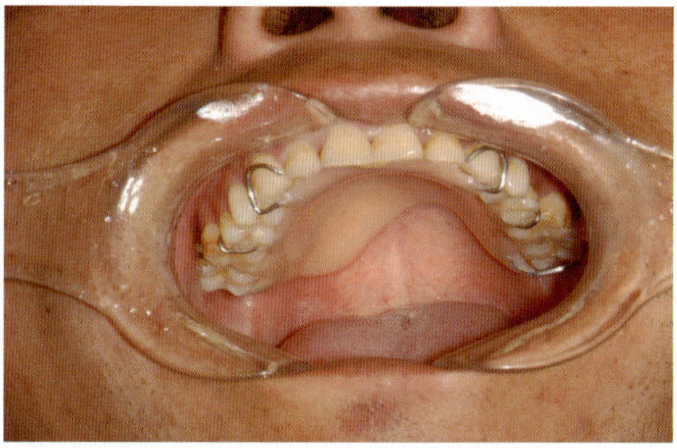

图 5-3-1c　碘纱覆盖创面，腭护板加压固定

3．发生于软腭的病变，切开黏膜后，沿病变周缘将其完整切除，将鼻腔面黏膜，肌肉组织，口腔黏膜分层缝合。

（三）注意事项

发生于硬腭部肿物以腺源性肿物居多，部分病变为恶性。术中需作冰冻活检，以决定是否需要扩大手术范围，或行石蜡切片诊断明确后，决定下一步处理方案。

四、颜面部小肿物切除术

（一）手术适应证

发生于面部的各种良性肿物、痣以及皮脂腺囊肿。

（二）手术要点

1．除婴幼儿患者，一般采用局部麻醉。

2．切口设计按照面部皮纹走向，切开皮肤、皮下，沿病变边缘逐步解剖，直至完整切除病变。

3．分层对位缝合。

（三）注意事项

1．颜面部手术要考虑美观效果，切口设计非常重要。

2．皮脂腺囊肿常继发感染，应在感染控制后再进行手术。

（张杰）

第四节　上颌骨切除术

（一）手术适应证

1．牙槽突切除　适用于范围局限、病变表浅的早期龈癌。

2．低位上颌骨切除　相当于梨状孔水平的上颌骨切除，适用于病变局限于牙槽骨、硬腭，或仅波及上颌窦底的良性肿瘤及牙龈癌、腭癌等恶性肿瘤。

3．上颌骨次全切除　相当于眶下孔水平的上颌骨切除，保留眶下缘和眶底骨板。适用于侵犯上颌窦底的恶性肿瘤以及突入上颌窦下部的良性肿瘤。

4．上颌骨全切除　包括眶下缘和眶底骨板在内的全部上颌骨切除，适用于充满上颌窦的恶性肿瘤以及波及眶下缘的良性肿瘤。

5．上颌骨扩大切除　手术范围除包括全上颌骨外，视肿瘤破坏范围，扩大切除眶内容物、翼突和皮肤组织。适用于上颌窦上壁、后壁受侵的恶性肿瘤。

（二）手术入路选择

1．牙槽突切除　可不做皮肤切口，口内入路即可完成手术；但磨牙区恶性肿瘤行牙槽突切除时，应以是否能充分暴露手术切除范围为前提选择口内入路或切开皮肤入路。

2．低位上颌骨切除　行口内入路适用于上颌骨良性肿瘤，以及上述适应证恶性肿瘤病变范围相对局限者。恶性肿瘤选择口内入路低位上颌骨扩大切除时，手术视野必须能够充分显露软组织扩大切除及骨切除范围。

3．上颌骨切除，包括次全、扩大切除均需采用切开皮肤入路。

上颌骨切除术手术入路的选择，需要兼顾美观和切除范围的视野显露，但对上颌骨恶性肿瘤的手术切除时，应强调以充分显露手术切除的周界为原则。

（三）手术要点及注意事项

1．切口　行皮肤切口应注意鼻小柱基底、鼻翼旁、内眦下转折外出呈圆钝形，以有利于美观与切口愈合。低位或次全上颌骨切除，皮肤切口向上延伸至鼻背外侧即可，不必行内眦下与睑缘下切口。需行睑下缘切口者，应沿皮纹方向向外下方延伸。

2．翻瓣　视肿瘤性质与病变范围决定翻瓣的解剖层次。骨膜下翻瓣宜钝性分离，骨膜、肌组织得以保留者，术后容貌与功能效果好。肌层与皮下翻瓣时，因血运丰富宜使用电刀。

3．分离上颌骨眶面时，如骨膜破损，应在上颌骨切除术后关闭切口时对位缝合，勿使眶内容物之脂肪组织外露下移，否则将致术后下睑水肿。

4．截断上颌骨连接　截断中线时，视肿瘤破坏范围决定梨状孔处骨膜是否保留。可保留者，原则上尽量避免骨膜损伤所致口鼻腔直接相通，以利较好保存术后功能。凿断翼突前，应将附着的翼内肌、翼外肌离断。凿断的方向应尽量呈水平并向前，以避免损伤颅底处解剖结构。为减少上颌骨离体时的出血，术者可与麻醉师共同配合，将血压暂时调节到较低水平，并应在其他骨连接均已充分离断后，最后离断翼颌的骨连接。上颌骨离体方向应为向外、前、下，避免用力粗暴。标本离体后应迅速用纱布填塞创腔，之后检查结扎活泼出血点。通过上述处理，可有效控制出血量。

5．薄中厚皮片游离移植于口内创面，填塞碘纱后，腭护板就位。

（四）手术并发症及处置

1．术中出血　断离骨体标本时，可发生较多出血。除前述减少出血措施外，术者应做到尽快而又稳妥将骨体标本离体，之后迅速用纱布填塞手术创面，在术野及周围清晰条件下，有序逐层取出填塞纱布后处理活泼性出血。

2．术后出血　多见于软腭处创面及鼻腔出血渗血，一般经碘纱填塞可解决。对于出血多者，应视情况打开创口探查止血。

3．开口受限　多因翼颌区及眶颊区瘢痕挛缩所致，影响日后义颌修复。手术后指导患者开口运动训练可以预防。

第五节　下颌骨切除术

（一）手术适应证

1．下颌骨部分切除　适用于早期牙龈癌、良性肿瘤未波及下颌骨下缘或升支后缘者，以及发生于下颌骨边缘的良性肿瘤。

2．下颌骨节段切除　波及下颌骨某一段的良性肿瘤、侵及或发生于下颌骨的恶性肿瘤行节段切除后可保证其具有足够正常周界者。

3．半侧或全下颌骨切除　适用于肿瘤范围广泛、波及半侧或全下颌骨者。

（二）手术入路选择

常规在下颌骨下缘下方设计切口，视手术范围决定是否行下唇正中切口。切开颈阔肌和翻瓣时，避免损伤面神经下颌缘支。

（三）手术要点及注意事项

1．视肿瘤性质决定骨膜保留与否，如系恶性肿瘤或良性肿瘤穿破骨膜，宜在骨膜外软组织剥离。

2．根据恶性肿瘤对颌骨破坏范围决定骨截断位置，但必须保证对软组织的扩大切除范围。恶性肿瘤已侵犯下牙槽血管神经束者，也应扩大切除孔外血管神经束，以避免肿瘤沿血管神经束扩散。

3．下颌骨喙突、升支前上缘与乙状切迹区膨隆性病变者，在离断下颌骨前应先离断颞肌附着并充分剥离其周界，以避免切除下颌骨离体时，因牵拉、破碎而致病变残留，颞肌和颌骨周围组织收缩而使肿物切除不彻底导致的术后复发。

4．应钝性剥离升支后缘、髁状突周围及升支前缘内上，避免损伤翼静脉丛与髁状突内后静脉。出血者可填塞明胶海绵并作周围环形缝合。

5．下颌骨切除后经检查无活泼性出血，以褥式加间断缝合黏膜切口，并缝合黏膜下组织。

（四）手术并发症及处置

1．出血　术中出血常发生在骨体标本离体时及离体后，一般由翼静脉丛、上颌动脉及其分支下牙槽动脉损伤所致。处置出血可参照上颌骨切除术并发症的处置。

2．呼吸困难　多由创面出血血肿所致阻塞性呼吸困难。术后如发现血肿进行性加重，应行手术探查并对出血点进行相应处置。如发生窒息，应立即解除包扎敷料，行气管导管插入或气管切开术。

3．感染　常由手术后死腔继发感染引起。手术后良好加压包扎及对创口引流可减少感染发生。术后发生化脓性感染后，常规全身应用抗生素及切开引流。

4．涎瘘　由于腮腺组织创伤引起，通过加压包扎可解决。

（张建国）

第六节　颜面皮肤恶性肿瘤切除及缺损整复术

颜面部皮肤是全身皮肤的暴露部分，是皮肤肿瘤的好发部位，其中部分肿瘤是恶性的。颜面部也是人体外貌最为重要的部分，面部皮肤肿瘤的处理有其特点，特别是在肿瘤切除后的缺损整复方面，显得更为突出。

一、常见恶性肿瘤的组织学类型

颜面皮肤的恶性肿瘤以鳞状细胞癌和基底细胞癌为常见，其次为恶性黑色素瘤，其他尚有腺上皮及间叶组织来源的恶性肿瘤。

1．鳞状细胞癌　多见于60岁以上老年人。肿瘤有两种生长方式：多数为外突性生长，呈菜花状，到一定程度方溃破形成溃疡。少数为浸润性生长，较早表现为溃疡，浸润范围常大于溃疡面，多累及深方肌肉、骨等组织。

2．基底细胞癌　病变多位于面中1/3部，如眶周、鼻、颊及耳前等。根据临床特点可分为四种类型：①结节型：最常见，为半球状隆起的结节，表面有蜡样光泽，中央常有溃疡、结痂；②色素型：皮肤与结节型相似，但表面常为黑褐色；③浅表型：病变为淡红色或黄褐色斑块，境界清楚，不规则，表面可附有鳞屑。部分皮损边缘呈线状或堤状隆起；④硬斑样型：少见，表现为淡红色或黄色斑块，质较硬，边缘不清，后期可出现溃疡。

3．汗腺癌　发病年龄较轻，多发生于40～60岁。表现为单个或多个无痛结节，圆形或不规则分叶状，可突起皮肤，潮红或紫红色，质硬，与皮肤粘连，偶可溃破。

4．恶性黑色素瘤　中老年多见，40～50岁为发病高峰，多为单发，偶可多发。根据肿瘤的扩展方式，临床上可分为三型：①恶性雀斑型：常由恶性雀斑痣发展而来，在原有病损之上出现蓝黑色结节，生长缓慢，病变边缘不规则，有的呈卷绕状、凹陷、切迹。②浅表扩散型：初起为不规则斑或斑块，黄褐色或黑褐色。恶变后色素加深，扁平，呈花边状，表面不规则，微突起，部分呈结节状，也可出现溃疡。③结节型：表现为黑色结节性斑块，生长较快，一开始即为垂直向生长，浸润性强。小部分病例可因肿瘤生长速度快而来不及代谢产生色素而形成所谓无色素性黑色素瘤。

二、恶性肿瘤手术切除的原则

皮肤鳞状细胞癌切除的范围可因是否原发性癌而不同，一开始即表现为鳞癌者多数浸润性较强，切除范围应包括其周边 0.5 ～ 1cm 的正常皮肤，深度应达皮下脂肪层或筋膜层。如基底邻近肌肉、骨骼，应一并切除部分肌肉及骨膜。如骨膜受累，尚需包括部分骨板切除。如系在日光性角化病等癌前病变的基础上发生鳞状细胞癌，浸润一般较轻，切除范围可相应缩小，一般情况下切除皮下脂肪即可。切除的范围也可因癌瘤所在的部位不同而异。眼睑和睑缘肿瘤距瘤缘 0.3 ～ 0.5cm 以外正常皮肤切除即可，面颊部者则可扩展至肿瘤周边以外 1cm 的正常皮肤。

基底细胞癌的切除范围与鳞状细胞癌大致相同，一般包括肿瘤边缘外 0.5cm 大小的正常皮肤，深度达皮下脂肪层。

恶性黑色素瘤的切除范围应大于鳞状细胞癌，距瘤缘外的正常组织不少于 1cm，深度要包括皮下脂肪层，肌膜，必要时包括肌肉或相邻骨组织。

三、肿瘤切除术后缺损的修复原则

颜面恶性肿瘤切除后缺损的常用修复方法包括直接缝合，游离植皮，局部皮瓣和远位皮瓣转移。

如果条件允许，直接缝合作为首选的修复方法，因其可达到最佳的修复效果。较深的缺损或肿瘤切除后需进行放射治疗的受区宜用皮瓣修复。皮片较薄，若术后有肿瘤复发，常易早期发现，适用于鳞状细胞癌等复发倾向较明显的肿瘤切除后缺损的修复。

1．直接缝合　能否采用直接缝合以及采用何种修复方法取决于缺损的大小、局部皮肤的可利用性以及是否可能引起局部明显畸形。

缺损的大小则取决于肿瘤的大小以及肿瘤的恶性程度，较小的缺损易于直接拉拢缝合，或在通过适当减张处理后拉拢缝合。

皮肤的可利用性因人而异，年龄是重要因素之一。老年人面部皮肤较松弛，可利用余地大，出现较明显的皮肤皱纹是皮肤具有可利用性的标志。

皮肤纹理，特别是表情性皮肤纹理常可作为存在着与纹理垂直向可利用的皮肤余量的判断指征。如果皮肤可利用量能满足肿瘤术后缺损修复的要求，可形成长轴与皮肤纹理一致的梭形创面直接缝合关闭，术后瘢痕较为隐蔽。

在利用邻近皮肤直接关闭创面时，要注意防止唇、眼睑、眉毛、发际以及外鼻、外耳的错位畸形。下睑区的缺损还要考虑到重力因素，如果直接缝合时皮肤与眶周骨膜的连接强度不能抵消重力牵拉，有可能出现睑外翻。颊部皮肤基本与鼻唇沟方向一致，鼻唇沟牵引即可提供一定的皮肤量且不造成局部畸形，因此鼻唇沟是常用的切口部位。颞部皱纹呈水平向、平行颞部的横切口多不遗留明显瘢痕。如果切口与额纹相延续，有时斜行或纵向切口瘢痕也不造成明显的外观缺陷，且可有效避免对眉毛位置的影响。外耳解剖位置稳定，一般不因周围组织切除、直接缝合而发生移位。

2．游离植皮　面部游离植皮要求使用颜色及质地相近、收缩程度小的皮片。耳后和锁骨上窝为符合以上要求的最理想的供区，其他供区的皮片均难以达到较好的修复效果。全厚皮片只能用于小范围的组织缺损。较大范围的皮肤缺损可应用断层皮片移植修复。虽然厚度均匀，但其与耳后、锁骨上窝全厚皮片相比，修复后局部硬板、色泽差，限制表情肌的功能运动，因此仅应用于颞部较大范围的皮肤缺损。

3．局部皮瓣转移　局部皮瓣是修复颜面皮肤缺损的最常用方法之一，其种类较多，包括推进皮瓣、旋转皮瓣、双叶皮瓣、换位皮瓣、Z成形术、菱形皮瓣、鼻唇沟皮瓣、额部皮瓣、鼻背皮瓣等，根据缺损的部位（眼睑、外耳、鼻、额部皮肤、面部皮肤、头皮等）由术者灵活选择。

各类局部皮瓣均有其优点和不足，在设计时，应注意检查邻近组织的质地、颜色和毛发分布情况。各类皮瓣有其自身的特点及相应的“最佳”适应证。

眼睑、外耳、鼻、颧部皮肤的缺损因其解剖和组织结构、器官功能很不相同，整复的要求和原则也不相同，各部位缺损修复可有其各自的“最佳”局部皮瓣。

术者选择时，可根据缺损部位的特点、最常用的局部皮瓣类型及自身经验综合考虑。

值得注意的是，除皮瓣设计外，缝合技术、方式与修复后外观效果有直接关系。术后的护理也至为重要。

4．远位皮瓣　颜面皮肤缺损较少采用远位皮瓣修复，可选用的远位皮瓣有颈部皮瓣和胸三角皮瓣，可用于较大面积缺损的修复，由于受到皮瓣长度的限制，一般用于颜面下部皮肤缺损的修复。

较大范围的颜面皮肤缺损，需要时也可选用游离前臂皮瓣修复。

（俞光岩）

第七节　口腔癌切除及缺损整复术

一、唇癌切除及整复术

（一）肿瘤切除的原则

根据肿瘤的侵犯范围，采取三种不同的手术方式。

1．唇红区的浅表性病变　多为癌前病变，为了预防其恶变而将其切除。多采取“唇红剃除术（lip-shave）”，即手术时仅切除唇红黏膜（图5-7-1）。但一般切除的范围超过唇红区到达皮肤，倘在边缘留下一窄条唇红组织，有可能在保留下来的唇组织中出现病变的复发。

2．鳞癌但无邻近区域癌前病变　可作局部扩大切除。切除足够的唇组织以彻底清除肿瘤。肿瘤生长速度快、分化程度低、浸润明显的肿瘤，特别是年轻患者，应作广泛切除并密切随访。

3．浸润性鳞癌伴邻近区域癌前病变　可采用肿瘤扩大切除加唇红剃除术相结合的手术方式。鳞癌作根治性切除，邻近癌前病变采用唇红剃除术，并将两种病变连接在同一标本上。

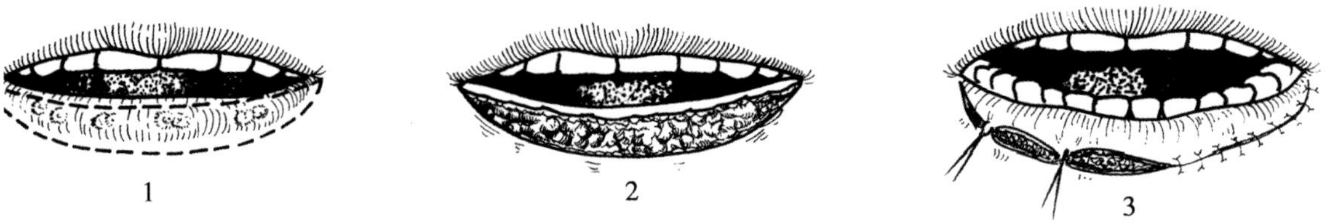

图 5-7-1 唇红剃除术示意图

1. 切口；2. 切除病变后遗留创面；3. 下唇黏膜推进关闭创面

（二）唇红缺损的修复

1. 唇红缺损的种类 可分两类：

（1）唇红剃除术后的条状缺损，可以是单纯黏膜缺损，也可以是包括黏膜深面一定量口轮匝肌的复合性缺损。

（2）节段性全厚唇组织缺损，包括唇黏膜、口轮匝肌及皮肤缺损，口轮匝肌的连续性中断。

2. 唇红组织缺损修复的手术设计

无论是单纯唇红部黏膜缺损，还是全厚唇组织缺损，均涉及唇红组织缺损的重建，可用于重建的组织来源主要为唇内侧黏膜及舌黏膜。

（1）唇内侧黏膜 唇红剃除术后遗留的单纯唇红黏膜缺损，可用唇内侧黏膜向外推进，与皮肤侧切缘直接拉拢缝合后，形成新的唇红区加以修复，修复的效果较为理想。

但当唇红黏膜深面的口轮匝肌也被部分切除，下唇的缺损成为四方形。此时，采用唇内侧黏膜推进法则显组织量不足，而需采用舌黏膜修复。

（2）舌黏膜 采用有舌肌支持的舌黏膜瓣推进法，可较满意地修复下唇全长甚至包括口角的唇黏膜和口轮匝肌复合缺损。舌瓣的设计应与唇缺损的外形和长度相适应，由于舌组织缺乏真皮层，经受不起缝合时的张力。因此，舌瓣应包括黏膜和一定厚度的舌肌，后者的厚度及形态应与唇部组织缺损相匹配，形成弧形的唇红缘。

3. 舌瓣修复唇红缺损的注意事项

（1）在切开组织、掀起舌瓣以前，应在舌部画线作标志。舌黏膜切口的深度应达舌肌，厚约 1.5cm。沿舌边缘，即舌背与舌腹之间两侧，其长度与缺损长度相对应。如果缺损在下唇，切口上方的乳头状舌瓣向唇部推进以修复下唇缺损。如果缺损在上唇，则以同样方法，利用切口下方的光滑舌黏膜瓣修复缺损。

（2）舌瓣掀起后将其缝到唇部的皮肤时，由于舌组织缺乏真皮层，韧性较差。因而，缝合时不可能像皮肤那样达到精确对合，穿过的舌组织应多一些，针距宽一些，以免撕裂。拆线的时间也要适当延长。

（3）患者的下前牙切缘较锐利时，应适当调磨，使切缘光滑。如能制作殆垫，置放于上下颌之间，使患者维持开口状态，可预防舌瓣咬伤。

（4）术后 2 周，需行舌瓣断蒂术。

（5）重建的下唇唇红区可出现鳞屑，其原因是舌组织原来处于口内湿润的环境，转到唇部后转变为干燥的外环境，应注意勿将其误认为病变复发。可用润肤油膏涂抹，使鳞屑软化，随着时间延长，鳞屑可以减轻。这一点应向患者解释清楚，使其消除顾虑。

（三）下唇缺损的修复

1．癌前病变及早期浸润癌切除后修复　这些病变常采用唇红剃除术，从口轮匝肌表面切去唇红组织，用唇内侧黏膜推进法或舌瓣修复。

即使是部分唇红的病变，亦应作从一侧口角至另一侧口角的全唇的唇红剃除，全层唇红修复不但操作简便，而且美观效果亦佳。

标准的唇红剃除术后，采用唇内侧黏膜瓣修复可达到预期效果。但当采用深层唇红剃除术时，唇红区缺损呈方形。如采用黏膜推进法修复，唇红区变窄，缺乏正常唇丰满的外形特征，效果不佳。而采用舌瓣修复，唇红区的丰满度可得到较满意的修复。

2．浸润性癌　侵犯唇肌的癌瘤需作唇组织全层切除，包括癌周足够的正常唇组织，以彻底清除肿瘤。

下唇组织较为松弛，唇宽的 1/3 切除后，可直接拉拢缝合，一般不影响功能。但当超过 1/3 时，需要进行修复重建。

(1) 类 V 形切除，直接缝合。所谓类 V 形，是指唇红部基本上为矩形切除，以保证四周组织充分切除，皮肤部分为 V 形切除(图 5-7-2)。如切除范围不超过 1/3，可直接拉拢缝合。V 形的两臂应等长。

仅达到前庭沟水平的小的类 V 形切除时，两臂的直接拉拢缝合不成问题。但当 V 形两臂扩展到唇颏沟时，消灭唇颊沟区的黏膜和肌肉缺损会有一定困难。在前庭沟底，下唇黏膜反折到下牙槽，移行为黏骨膜，后者坚实地附着于下颌骨，使V形两臂难以拉拢缝合。此时，应沿前庭沟作松弛切口，使唇黏膜具有可移动性，以便向中线推进。

近中线部位的 V 形切除，切缘两侧有宽度大致相等的残唇，缝合不成问题。若切除部位偏向一侧，外形不易达到对称。V 形切除的一条臂波及一侧的口角时，则需采用别的方法整复缺损，如最常用的 Abbe-Estlander 法修复。

为了保证切除周界有足够的正常组织，有时可在可疑肿瘤残存处将 V 形的两条臂垂直向下到达前庭沟水平，继续向下部分则用传统的 V 形切除术。W 形切除也是 V 形切除的改良方法之一（图 5-7-3）。

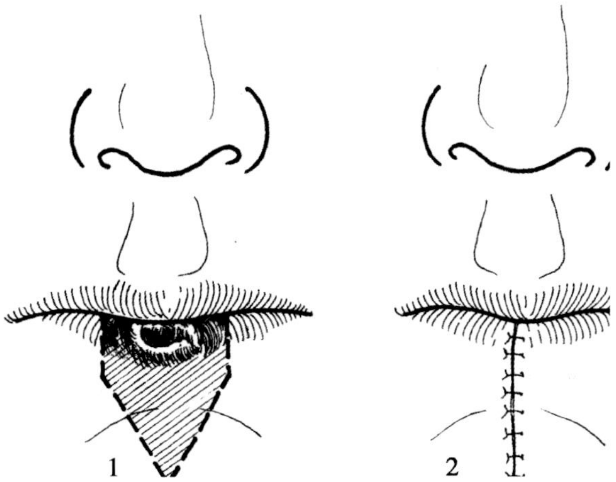

图 5-7-2　下唇癌类 V 形切除

1．切口设计；2．创面关闭后

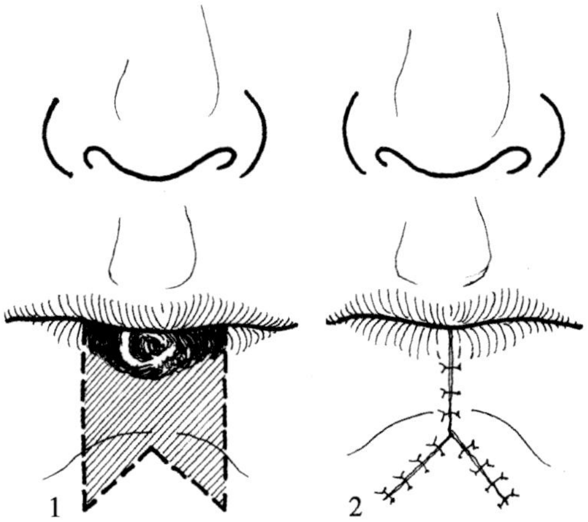

图 5-7-3　下唇癌 W 形切除

1．切口设计；2．创面关闭后

如果V形切除后，残留唇红组织尚有癌前病变，则可行V形切除合并唇红剃除术。V形切除后遗留的缺损可将两臂拉拢缝合，唇红剃除术后的缺损可用黏膜推进法或舌瓣修复。采用黏膜推进法时，应在V形缺损关闭前进行。如果先作V形缺损关闭，在不作黏膜推进的部位，黏膜肌肉组织臃肿，唇红的缺损难以关闭修复。

（2）下唇缺损重建：下唇癌切除后的缺损有很多重建方法，其基本原则是：①利用口角外侧颊部组织的旋转瓣，即扇形瓣修复。②扩大的V形切除后，V形缺损两侧组织向中线推进。两种术式的共同特点是，利用口角外侧皮肤的松弛性及这些松弛组织向鼻唇区靠拢，既可以单侧应用，也可以用于双侧。

重建下唇缺损的方法较多，如经典的扇形瓣，神经血管化扇形瓣，McGregor改良扇形瓣，滑行推进瓣等。可根据缺损的情况以及术者的经验和习惯加以选用。在此，重点介绍神经血管化扇形瓣。

神经血管化扇形瓣是由Karapandzic（1974）首先提出的改良扇形瓣，分布于此瓣的神经（包括运动神经和感觉神经）以及血管大部分保持完整，一般在两侧各设计一个瓣，同时向中央部推进。

在下唇缺损的一侧，皮肤切口的设计类似于经典扇形瓣，围绕口角作切口，其宽度相当于唇缺损的高度，切开皮肤皮下组织后，分离从口轮匝肌放射状发出的肌纤维。分离肌肉时，保留可能遇及的神经血管，除部分颊肌外，将其余全部肌肉离断，但大部分黏膜保持完整。将两瓣向中央推进、缝合，以重建下唇（图5-7-4）。

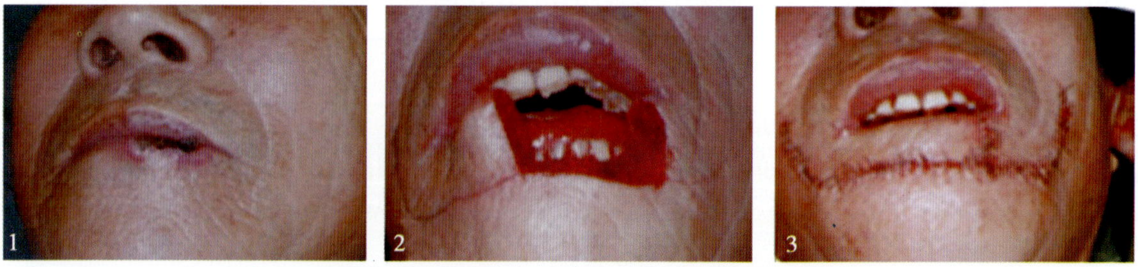

图5-7-4　下唇癌，神经血管化扇形瓣修复

1．左下唇癌 2．切除肿瘤，设计扇形瓣 3．下唇缺损修复后

此术式将口轮匝肌和下唇唇红组织进行再分配，其优点是保留了完整的括约肌，维持了下唇的感觉和运动功能。由于该术式缩小了口唇，因而可切除的唇组织量受到限制，一般限于下唇2/3以内的缺损。当下唇癌未及口角，在缺损两侧尚留1指宽度的正常唇组织时，分离和保留神经血管在技术上相对容易一些。

神经血管化扇形瓣不能同时行唇红剃除术，主要病变附近的唇红区伴有明显非典型增生时，不宜应用此术式。

（四）上唇缺损的修复

如前所述，下唇在全层切除1/3后遗留的缺损，直接拉拢缝合后不致产生明显的小口症，加之下唇组织，包括皮肤、肌肉及黏膜均与上唇组织非常相似，因此，选择下唇组织转移来修复上唇缺损是较常用和较理想的方法。唇红缘附近有唇动脉，只要带唇动脉细窄的蒂，即可既容易又安全地将下唇瓣旋转转移到上唇，来修复上唇组织的缺损，临床上最常用的 Abbe 瓣就是基于这一特点而设计的。

Abbe 瓣的最大允许宽度是下唇宽度的 1/3，因为切除下唇组织后直接拉拢，而不致引起口裂明显缩小的组织量是 1/3。在将下唇动脉完整地保留在组织瓣内的前提下，蒂越窄，瓣的转移越容易。

手术操作时，组织瓣在唇红缘水平掀起，保留含红唇的蒂，皮肤切口进入唇红区 0.5cm，蒂内的肌肉部分断离，部分保留以保证肌肉与黏膜之间的唇动脉完好无损（图 5-7-5）。

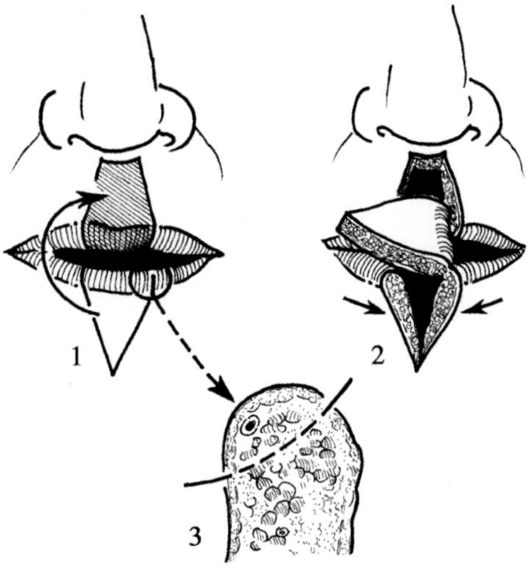

图 5-7-5　上唇缺损，Abbe 瓣修复

1．切口设计　2．下唇带蒂瓣转移到上唇、下唇直接拉拢缝合　3．显示唇动脉所在位置

上唇缺损常呈倒置的 V 形，缺损位于上唇中部时，涉及人中，可形成倒置的 W 形，在下唇设计相应的 W 形瓣。将瓣旋转 180°，缝合于上唇缺损部，唇红缘的对合要精确。蒂端与上、下唇创缘缝合时，不可缝合过深，以免将蒂部血管损伤或绞窄，影响血运。

2 周内，Abbe 瓣可安全地断蒂，完成重建，并可将唇缘进行适当修整。如果效果不太理想，需作二次修整，应在经过一段时间观察，确定无肿瘤复发的条件下进行。

（五）涉及口角的上、下唇缺损的修复

涉及口角的上、下唇缺损可以是口角肿瘤切除后遗留包括上、下唇的口角缺损，也可以是上、下唇肿瘤切除后遗留的缺损涉及口角。

涉及口角的上、下唇缺损常采用 Abbe-Estlander 法修复。其设计与 Abbe 法相似，但将位于中间的蒂设计在唇外侧近口角处，V 形的外臂与口角的红唇相贴，内臂在作蒂的唇红缘（图 5-7-6）。将瓣掀起后，旋转 180°，充填对侧唇的缺损，蒂形成新的口角，遗留缺损直接拉拢缝合。

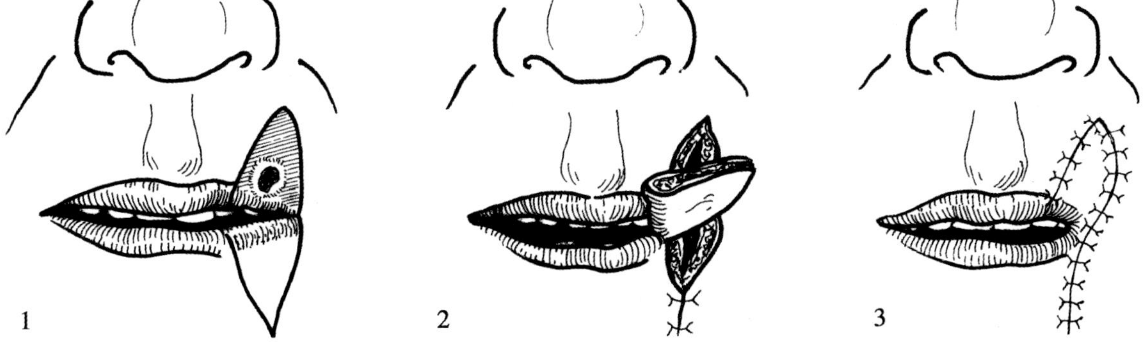

图 5-7-6　上下唇缺损，Abbe-Estlander 法修复

1．切口设计 2．组织瓣形成 3．创面关闭后

（六）常见并发症及其处理

1. 小口畸形　上下唇组织缺损范围较大，采用邻近组织转移修复后，常可造成小口畸形。一般可通过二期口角开大术加以修整。

2. 口裂不对称　涉及口角的上下唇缺损，采用 Abbe-Estlander 等邻近组织转移修复后，可出现口裂的不对称畸形，亦可通过二期口角开大术加以调整。

3. 唇红缘不对称　多由于缝合时，两侧唇组织定位不当所致。V 形切除前，在其正常侧唇红缘作出标记，对位缝合时注意精确对位，大多可以避免。

4. 重建唇红组织感觉及运动功能低下　唇组织缺损较大，采用扇形瓣等唇颊组织重建时，如将血管神经切断，则重建唇组织发硬，感觉迟钝，随着时间延长，这些症状可适当减轻。局部按摩，牵拉唇组织，可加速其感觉和运动功能的恢复。采用神经血管化扇形瓣，可避免或减轻这些症状。

5. 舌瓣撕裂　舌瓣组织较脆，韧性较差。缝合不当、前牙咬伤或舌过度运动可能造成舌瓣撕裂。按照前述的“舌瓣修复唇红缺损的注意事项”，一般可以避免舌瓣撕裂的发生。

二、颊癌切除及整复术

颊黏膜癌除表浅的早期癌变（T_1）可考虑采用放射治疗外，对中、晚期癌瘤大多需要采用手术或以手术为主的综合治疗。切除术后遗留的缺损，原则上应同期立即整复。直接缝合必然造成瘢痕挛缩，致张口受限，不但影响进食，严重者可影响术区复查及随访。

（一）肿瘤切除的原则

根据癌瘤的范围及浸润深度来确定手术方案

1. 对于局限于颊部的较表浅的黏膜及黏膜下病变，可在口内进行切除手术，其深度应包括颊肌在内。当仅有上颊沟被扩展累及时，也可利用口内切口，先掀起肿瘤的前部、下部及后部边缘，仅留下上颊沟至最后切除。但当癌瘤累及磨牙后区及翼下颌韧带区时，口内切口常感术野暴露不足，需作下唇正中切开，翻开颊瓣，在直视下切除肿瘤。

2. 当癌瘤累及磨牙后区及翼下颌韧带区时，切除范围应包括下颌升支前份及上颌结节部，并清除咽侧前份及翼区受累组织。邻近龈颊沟时，应包括邻接的牙槽突一并切除。

3. 颊黏膜癌常在黏膜病的基础上发生癌变而成，多发性癌瘤及癌周黏膜病变颇为常见，切除时需将多发性病变以及癌周的黏膜病变一并切除。

4. 颊黏膜癌切除时需注意腮腺导管，如邻近肿瘤切除边缘应注意保护导管，以免损伤。如腮腺导管进入切除范围需将其牺牲，则应将残留导管端结扎，以免形成腮腺导管瘘。

5. 当癌瘤侵及皮下或皮肤时，需作全层颊组织切除，造成洞穿性缺损。皮肤与黏膜之间的组织厚度，自后向前逐渐变薄，口角处皮肤与黏膜融合一起，故近口角颊黏膜癌常黏膜与皮肤同时受侵，切除后形成口角缺损。

（二）肿瘤切除术后缺损的整复原则

颊黏膜癌切除术后缺损的整复方法根据缺损的大小及深度进行选择。

1. 颊部缺损较表浅，限于黏膜且面积较小者，可采用游离皮片移植。由于颊部开口肌很薄弱，不足以抵御皮片的收缩力，因此要严格掌握适应证。植皮时可用印模膏反包法，以保证皮片成活。缺损面积较大，涉及龈颊沟或侵及肌层的缺损，不宜采用游离植皮。

2．较为表浅且面积不大的颊黏膜缺损，也可用邻近的黏膜瓣转移进行整复。如位于后颊部，可用颊脂体转移修复（图 5-7-7）。

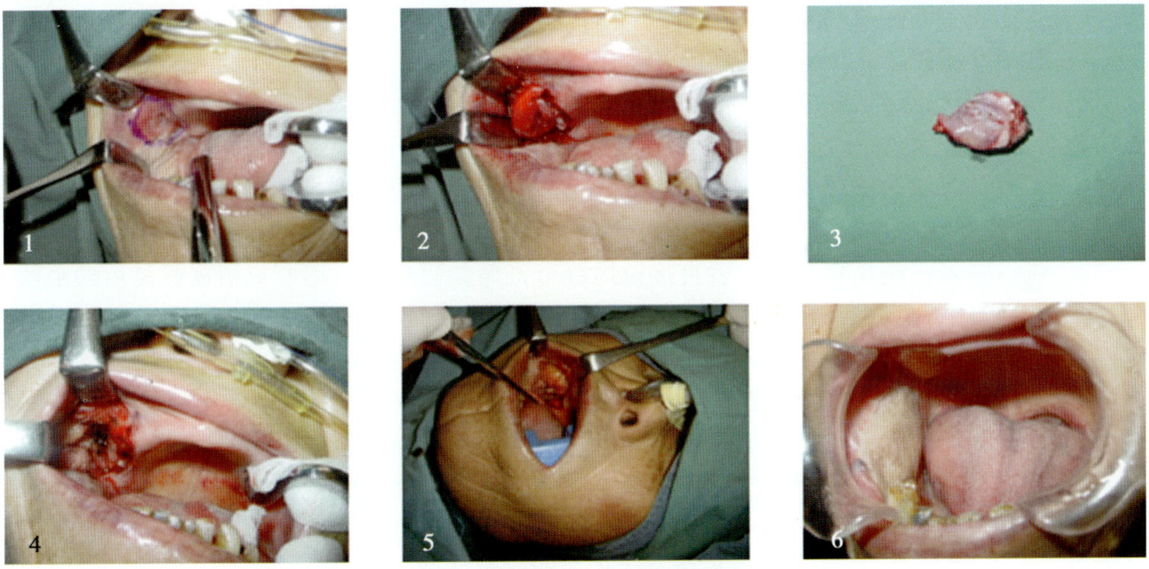

图 5-7-7　颊部缺损，颊脂体转移修复

1．右颊皮瓣后上方癌性溃疡 2．切除肿瘤 3．手术标本

4．肿瘤切除后遗留创面 5．颊脂体转移充填缺损 6．皮瓣后上方创面愈合良好

3．颊黏膜缺损面积大，并深达肌层，但未累及口角者，可选用游离皮瓣修复，最常用的是前臂皮瓣。也可选用颈阔肌皮瓣、颞肌筋膜瓣等修复。

4．邻近口角的前颊部小型缺损，可选择蒂在下的鼻唇沟瓣修复。

5．单纯洞穿性缺损，应同时修复口内外两层组织，可选用两块组织瓣的瓦合式整复，如用前臂皮瓣修复黏膜衬里，胸大肌皮瓣或另一块游离皮瓣修复皮肤缺损。也可选用一块组织瓣折叠式整复，如前臂皮瓣，将皮瓣折叠，一端充作黏膜，另一端充作皮肤。在此二瓣之间，去除一条表皮，形成创面，使其与前端口角部的黏膜和皮肤缝合，封闭洞穿性缺损（图 5-7-8）。为使折叠后远端皮瓣血供不受影响，需注意两点：一是由于皮瓣较薄，折叠处只能去除表层，以免损伤真皮层的血管网。二是折叠部创缘应呈钝圆形而非尖角形，表皮去除范围一般在 1.5cm 或更宽一些。

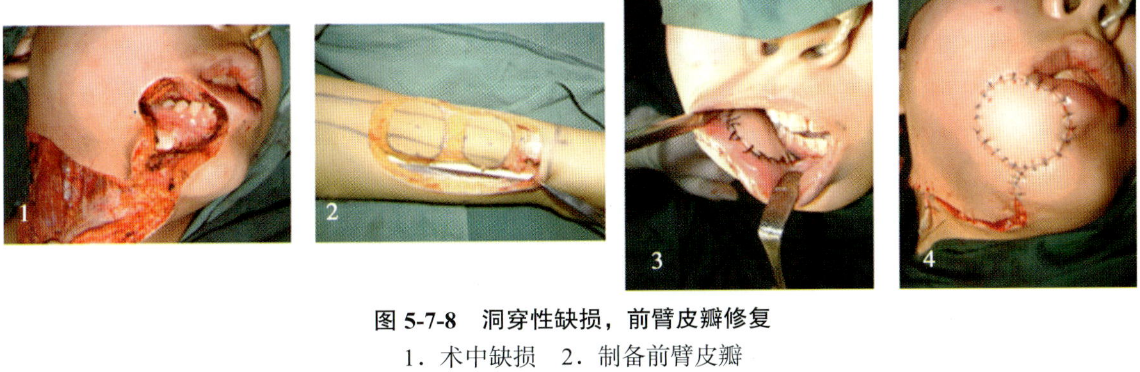

图 5-7-8　洞穿性缺损，前臂皮瓣修复

1．术中缺损　2．制备前臂皮瓣

3．修复洞穿性缺损黏膜侧　4．修复洞穿性缺损皮肤侧

6．包括口角及部分唇一并切除的复合性洞穿性缺损，可采用折叠式前臂皮瓣、胸大肌肌皮瓣等进行修复。唇红黏膜可用舌瓣修复，小口畸形可行二期口角开大成形术。

（三）常见并发症及其处理

1．腮腺导管瘘　系颊黏膜癌切除过程中，腮腺导管被切断，但未予结扎，导管处于开放状态。唾液进入颊部创口内，局部肿胀，影响创口愈合。如需行术后放疗，经放疗后，腮腺功能明显降低，腮腺导管瘘可自行消失。如不作放疗，导管瘘持续不愈，需行腮腺浅叶切除术。颊癌切除术中，如需将部分导管连同肿瘤一并切除，应仔细分离并结扎近腺体端导管，则可避免腮腺导管瘘的发生。

2．张口受限　颊黏膜癌切除后直接拉拢缝合，颊黏膜缺损采用游离植皮修复后瘢痕收缩，采用血管化游离皮瓣修复因血管栓塞而致皮瓣坏死，采用带蒂皮瓣时皮瓣坏死或感染，颊部接受术后放疗等多种原因均可导致颊部黏膜瘢痕化，引起程度不等的张口受限。术后或放疗后进行张口训练，可预防或减轻张口受限。

3．皮瓣坏死　用于修复颊黏膜癌切除后缺损的游离皮瓣、带蒂皮瓣或肌皮瓣，因血栓形成而致游离皮瓣出现血管危象，或因组织瓣蒂部受压或折叠扭曲而致组织缺血，均可导致皮瓣坏死。及时处理血管危象，缓解血供障碍，有可能挽救组织瓣，使组织瓣成活。已坏死的皮瓣则需进行清创。创面待其自行愈合或作二期修复处理。

三、舌癌切除及整复术

舌癌是口腔癌中最常见者，舌癌切除后对语言、咀嚼、味觉和吞咽等功能造成明显影响，随着整复外科水平的提高，舌缺损的修复技术不断改进，患者的生存质量明显提高。

（一）肿瘤切除的原则

根据肿瘤大小及浸润深度，决定手术方式。

1．早期的 T_1 病例，当其位于舌侧缘时，可作距瘤外 1cm 以上的楔形切除，直接缝合。肿瘤越是小，部位越靠前，手术越简单，术后功能影响越小。切除时采取边切边缝的方法以减少创口出血。

2．T_2、T_3 病例以及深部浸润的肿瘤，需作患侧半舌或舌大部切除。但切除术不一定能在口内直接进行，而需行下唇或下颌中线切开，使手术野有良好的暴露，以保证手术的彻底性。

3．T_4 病例需行舌大部甚至全舌切除，舌缺损应行同期舌再造术。

4．舌根部肿瘤的切除，因其位置深在，常需作下颌骨劈开。截骨的部位宜设计在颏孔前方、下尖牙与第一前磨牙之间，或第一、二前磨牙之间，其优点是肿瘤暴露良好，可保持下牙槽神经、颏神经的完整性。如行术后放疗，截骨部位可避开放射野。具体操作方法可参考“腮腺深叶肿瘤切除术”。

5．舌癌侵犯口底时，应连口底一并切除。下颌骨切除应根据舌癌是否侵犯口底以及下颌骨舌侧黏骨膜而定。如果肿瘤未侵犯口底，一般应保存下颌骨。已侵犯口底但未侵犯下颌骨舌侧黏骨膜时，可行下颌骨矩形切除，以保留下颌骨的连续性。已侵犯下颌骨舌侧黏骨膜者，下颌骨不应保留，应作中线或颏孔至下颌角部的下颌体切除术。

6．下唇切开时切口的设计，下唇均在正中切开，颏部的切口有两种方式：传统的方式是下唇和颏部均在中线切开，其缺点是下唇及颏部遗留直线型切口，瘢痕较明显。改良切口是在颏部沿颏突行弧形切开，弧形可在患侧，也可在健侧。改良切口的术后瘢痕不明显，特别是颏突明显者，术后的美观效果较好。西方人颏突明显，因此，改良切口应用较多。而中国人颏突大多不明显，改良切口的优点不很明显。

7．舌癌的颈淋巴结转移率很高，除 T_1 病例外，即使临床颈淋巴结阴性，也应作选择性颈淋巴清扫。临床颈淋巴结阳性者，应作根治性颈淋巴清扫。对 N_0 病例，可选用改良的颈淋巴清扫术。

（二）舌缺损的修复原则

舌是口腔颌面部最重要的功能器官，舌缺损到一定程度时，必须进行缺损整复，以最大限度地恢复舌的功能。舌缺损的修复根据缺损的大小、部位以及是否伴有骨缺损等情况，选用不同的修复方法。

1．舌体缺损 1/3 以内者，由于舌的代偿能力很强，经训练后可以较好地恢复正常功能。因此，一般不必行舌缺损修复，可以直接拉拢缝合（图 5-7-9）。缝合时应将舌缘与舌缘或舌缘与口底缝合，而不应将舌缘与颊黏膜或颊侧牙龈缝合，以免影响舌的运动以及义齿的装戴。因此，行下颌骨矩形切除时，一般应行缺损修复。

2．舌体缺损 1/3 ～ 2/3 者，一般采用皮瓣或薄的肌皮瓣修复。最常用的为前臂皮瓣（图 5-7-10）。薄的肌皮瓣可选用股薄肌皮瓣等。

3．舌体缺损 2/3 以上者，因组织缺损多，需要提供足够的组织量才能恢复舌的外形和组织量，故宜选用厚的肌皮瓣移植。首选胸大肌皮瓣，采用带蒂转移方式，当与颈淋巴清扫术联合应用时，不需要断蒂，可一期完成修复。也可选用腹直肌皮瓣，采用吻合血管的游离移植。

4．舌根部缺损，也可分为部分缺损和全部缺损。部分舌根缺损，可采用前臂皮瓣修复。如为全舌缺失，以腹直肌或背阔肌等厚肌皮瓣为首选。

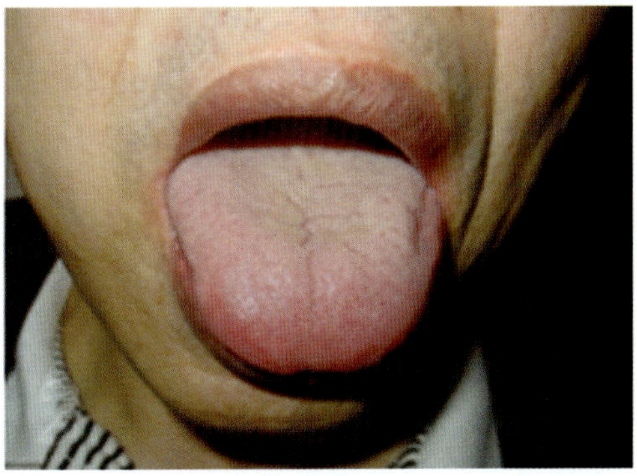

图 5-7-9　舌癌切除后缺损，直接拉拢缝合术后 4 年，形态和功能恢复正常

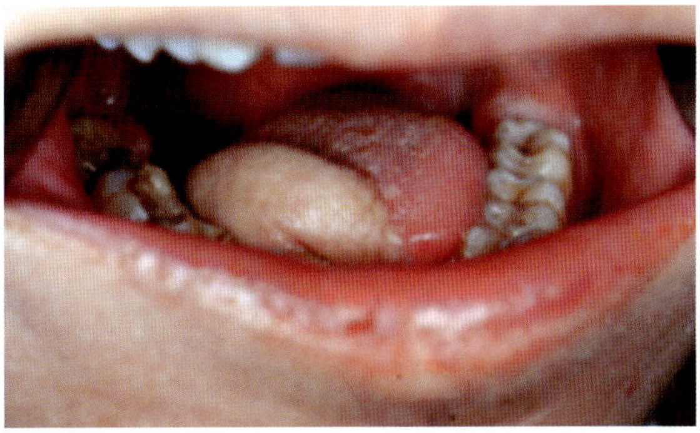

图 5-7-10　舌体鳞癌，前臂皮瓣修复术后

5．舌缺损的功能性修复。舌的复杂运动，借助于运动神经及舌内外肌群的协调运动。舌体缺损常伴舌下神经缺损，目前对再造舌的运动功能恢复尚无理想方法，只有靠余留舌组织来带动再造舌运动。不到舌体一半的失神经支配，对运动功能影响很小。舌体一半或大部分舌的失神经支配，因舌根正常，并有部分健侧舌体存在，可借助正常舌根和健侧舌体，行使正常运动。如果伴有舌根缺损，则术后舌运动功能较差。有的学者采用伴舌下神经降支的舌骨下肌皮瓣，可获得较好的恢复。张志勇等报告，用带闭孔神经前支的股薄肌皮瓣行动力性舌再造，经术后 18 个月至 5 年的随访，组织瓣无明显萎缩，再造舌形态丰满，经肌电检测，术后半年有肌电活动表现。而且随着时间的延长，肌电活动有增强迹象，形态和功能均明显优于前臂皮瓣。

（三）常见并发症及其处理

1．伤口出血：系止血和缝合不当所致，对出血较多者，应重新打开伤口进行止血并正确缝合。

2．伤口裂开：多因缝合进针点与切口距离过近，术后组织水肿，致使缝线切剖组织所致。较大范围的裂开应重新缝合，小范围的裂开可换药，使其二期愈合。

3．皮瓣坏死：用于修复舌癌切除后缺损的游离皮瓣因血栓形成出现血管危象，多见于静脉血栓形成，皮瓣淤血继而缺血，导致皮瓣坏死。及时发现并处理血管危象，缓解血液循环障碍，常可挽救皮瓣。已坏死的皮瓣需进行清创，创面待其自行愈合或作二期处理。

4．呼吸障碍：切除组织范围大而广者，特别是涉及舌根部者；止血不彻底；术后发生舌体肿胀、水肿均可影响呼吸。肿瘤部位靠近咽侧，特别是进行皮瓣修复者，应充分考虑到窒息和呼吸障碍的可能性，酌情作预防性气管切开。术后应用地塞米松等激素类药物可预防和减轻组织水肿。如发现有窒息现象，应作紧急气管切开。

5．吞咽障碍：舌根部癌瘤切除后行游离组织瓣修复，特别是全舌再造着，常有进食咳嗽，吞咽障碍，甚至发生误吸。对于此类患者，术后吞咽功能训练至为重要，应循序渐进，坚持较长时间。

四、口底癌切除及整复术

口底癌，特别是前部口底癌，当其体积达到一定程度时，根治性切除口底、部分舌体以及下颌骨正中部，如不作整复而仅作拉拢缝合，可能造成颏部缺失、流涎、吞咽及语言困难、咀嚼功能丧失，称为“Andy Gump”，是最严重的面容及功能毁损，患者的生活质量极为低下。因此，在彻底根治肿瘤的基础上，有效地修复口底癌术后的缺损是非常重要的。

（一）肿瘤切除的原则

根据口底癌的大小决定手术方式：

1．早期口底癌　T_1 的口底癌，一般可在口内切除。前部口底癌者，包括舌下腺切除，如离肿瘤有一定距离，舌神经可考虑保留，颌下腺导管可在正常部位形成新的开口。后部口底癌，常需同时切除舌下腺和颌下腺，因颌下腺导管的口内段常连同肿瘤一并切除。T_2 的口底癌，可能累及舌腹和舌侧缘，应作相应软组织的扩大切除。颌骨的处理根据舌侧黏骨膜以及骨组织是否受累和下颌是否有牙来确定。无牙𬌗患者，当舌侧黏骨膜受侵时，需作颌骨方块切除术。下牙列整齐且牙无松动者，如癌瘤紧邻舌侧黏骨膜，可将黏骨膜连同癌瘤切除，观察舌侧骨板是否完整，同时将黏骨膜送冰冻切片病检。如果骨板完整，病检无肿瘤细胞浸润，可用来复锯将舌侧皮质骨板切除，保持牙列完整。但因口底较深，操作较困难，如无适当器械，可将相关牙拔除，去除牙槽突，再将舌侧骨板切除。如果骨板有虫蚀状侵蚀性改变，或黏骨膜有癌细胞浸润，则需作颌骨方块切除术。

2．中晚期口底癌　原发癌切除时常需作口外切口，切开下唇，翻起唇颊瓣，以便充分暴露术野。但对年轻的前部口底癌患者，亦可作衣领状颌下切口，向上翻瓣，充分暴露唇颊面，避免下唇及颏部切口。

根据软组织受累情况，在有足够正常周界内彻底切除软组织肿瘤。颌骨体已有明显破坏者，应作颌骨的节段性切除。舌侧黏骨膜有瘤细胞浸润以及舌侧骨板有点状侵蚀现象者，可在颌骨方块切除的基础上，再去除舌侧骨板，保留颌骨下部唇颊侧骨板，以维持颌骨的连续性。无牙殆，特别是牙槽突严重吸收的患者，保留下颌骨下缘常有困难，常需作颌骨节段性切除。

3．颈部淋巴结的处理原则　口底癌的颈部淋巴结转移率高，原发癌超过 T_1、即使是 N_0 病例，也应行选择性颈淋巴清扫术，术式可采用肩胛舌骨上清扫术。临床颈部淋巴结阳性者，行治疗性颈淋巴清扫术，术式采用根治性切除术。接近中线或抵达对侧口底者，应行双侧颈淋巴清扫术。如果对侧颈部淋巴结临床检查阳性，可同期或分期行双侧颈淋巴清扫术，保留一侧颈内静脉。如果对侧颈部淋巴结阴性，可同期或分期行双侧颈淋巴清扫术。对侧颈部的术式可采用肩胛舌骨上淋巴清扫术。

（二）肿瘤切除术后缺损的整复原则

口底缺损后行直接拉拢缝合或植皮，可因瘢痕收缩，限制舌的运动。除了老年人、无牙或拟作颌骨方块切除、病灶很小，可以切除后将舌侧缘与龈颊黏膜直接缝合外，均应采用组织移植以修复口底缺损。

1．软组织缺损修复　软组织缺损的修复方法根据缺损的大小和部位、颌骨及牙列是否完整等因素来考虑。

（1）小型缺损：缺损限于前部口底时，如果牙列完整，可选用前臂皮瓣修复，也可采用颈阔肌皮瓣。术后不但牙列完整，而且舌体保持正常运动功能。如系无牙殆或拟作颌骨方块切除，可选用蒂在前的颊黏膜瓣或鼻唇沟瓣转移修复。位于侧方口底的小型缺损，除用前臂皮瓣修复外，也可选用鼻唇沟瓣、颈阔肌瓣等。

（2）大型缺损：较晚期口底癌切除术后形成的较大型缺损，常包括舌腹部的缺损，常选择前臂皮瓣等血管化游离皮瓣修复（图 5-7-11）。当切除肌性口底，即颏舌肌、颏舌骨肌以及下颌舌骨肌时，宜选择容量较大的肌皮瓣修复。广泛累及口底、颌骨及皮肤的晚期病例，切除后可造成口内外相通的洞穿性缺损，可选用腓骨肌皮瓣等复合组织瓣修复口内软组织及颌骨缺损，再用前臂皮瓣修复皮肤缺损。

2．骨组织缺损的修复　根据颌骨缺损的范围、软组织缺损以及患者的年龄、体质、工作性质等情况，采用不同的修复方法。

（1）游离骨肌皮瓣移植：一般选择血管化的腓骨肌皮瓣或髂骨肌皮瓣。下颌正中部缺损以腓骨肌皮瓣为首选，因其易于塑形，将移植骨舌侧骨板分段切断，进行塑形以适合下颌弓形态，两端用钛板固定。侧方颌骨缺损，特别是节段性缺损，首选髂骨肌皮瓣。髂骨可移植

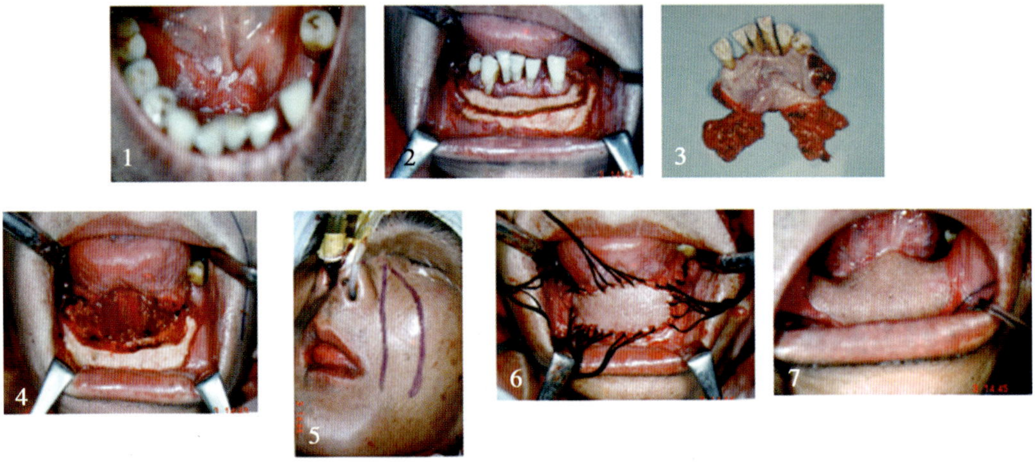

图 5-7-11a　口底癌切除后缺损鼻唇沟瓣修复

1．口底前部鳞癌　2．下颌骨方块切除　3．癌瘤标本　4．口底缺损　5．鼻唇沟瓣设计
6．鼻唇沟瓣转移，修复口底缺损　7．术后 1 年口底情况

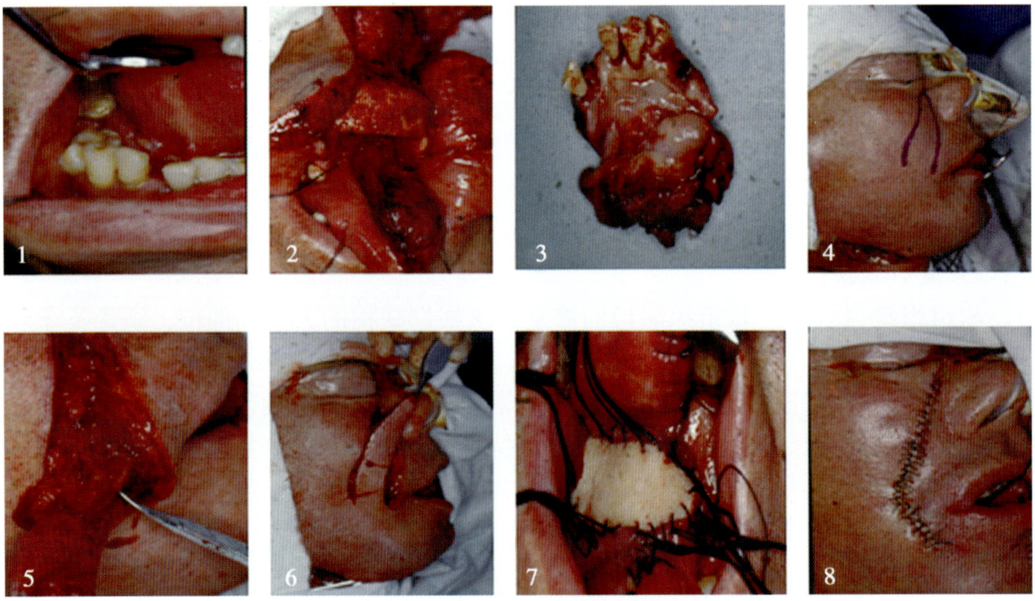

图 5-7-11b　口底癌切除后缺损鼻唇沟瓣修复

1．术前像　2．切除口底肿瘤及下颌前部牙槽突后　3．下牙槽突及口底肿瘤标本　4．鼻唇沟瓣设计
5．显露颌外动脉分支　6．鼻唇沟瓣，近基底部去除部分表皮　7．鼻唇沟瓣转移至口底　8．关闭面部创口

骨量大，易恢复移植后下颌骨的高度。而腓骨移植术后下颌骨高度常显不足，可采用折叠式腓骨瓣移植或垂直骨牵引延长术以增加移植下颌骨的高度。

(2) 带蒂肌骨皮瓣移植：侧方口底癌切除后遗留较大组织缺损以及颌骨体节段性缺损时，可选择胸锁乳突肌锁骨皮瓣以及带肋骨的胸大肌骨皮瓣转移修复之。因系带蒂复合组织瓣，血运易得到保证，成活率高，操作也较简单。但骨量有限，仅起颌骨连接作用，很难发挥咀嚼效能。

（3）代用品修复：对于年老体弱或全身条件较差，或晚期恶性肿瘤难以彻底切除者，可考虑用重建接骨钛板修复。代用品修复不可能行义齿修复，难以恢复咀嚼功能。

（4）颌骨方块切除术后骨牵引延长：因口底癌行颌骨方块切除术后，残留的颌骨体高度不足，可行垂直骨牵引延长，增加下颌骨体的高度，为种植义齿修复创造条件。

（三）常见并发症及其处理

1．创口裂开　常见原因为创缘有张力加之舌体运动，当有移植骨或重建接骨钛板时，移植骨或钛板暴露。为了防止创口裂开，手术时应注意以下几点：①减少张力，如为接骨板支撑，接骨板表面口腔黏膜或组织瓣不宜太紧，缝合时不应有张力。②固定要坚固，如为接骨板修复，两端需各有三个螺钉固定，以免松脱，导致创口裂开。发生创口裂开后，在去除病因的前提下，作减张缝合，必要时需作邻位组织瓣转移，以便在无张力状态下关闭创口。

2．创口感染　大多由于死腔形成，创口积液所致。为了防止创口感染，术中要消灭死腔。如为接骨板修复，在接骨板周围最好有肌肉包绕，以便消灭死腔。创口裂开时常易继发感染，处理时需作清创术，必要时去除钛板，消除死腔后关闭创口。

3．病理性骨折　一般见于下颌骨行方块切除术后，由于残留骨组织不足以支持过大的咬𬌗力，形成骨折。为了防止病理性骨折，方块切除术时应注意勿用扭力，操作轻柔。术后嘱患者勿咬骨头、坚果一类过硬食物。一旦发生骨折，可用钛板固定。

五、腭癌切除及整复术

腭癌分两大类，一类是发生于黏膜的鳞状细胞癌，另一类是发生于黏膜下腭腺的腺源性恶性肿瘤。腭部分为硬腭和软腭，硬腭癌以腺源性癌为主，而软腭癌以鳞癌占多数。

（一）肿瘤切除的原则

腭部肿瘤的切除原则根据肿瘤的部位以及病理类型不同而异。

1．硬腭的腺源性肿瘤　由于多形性腺瘤是硬腭部最常见的肿瘤，故在此对硬腭部的多形性腺瘤一并叙述。

（1）硬腭部的多形性腺瘤：在肿瘤周围 0.5cm 正常组织内作切口，将肿瘤自骨面掀起，连同周围正常组织、肿瘤深面的骨膜以及表面黏膜一并切除。即使肿瘤很大，也可不凿除骨组织以免穿通腭部。创面可用缝合填塞法待其自然愈合。

（2）硬腭部的低度恶性腺源性肿瘤：对于高分化黏液表皮样癌等低度恶性肿瘤，如术前 X 线片或 CT 未显示骨质破坏，可在肿瘤周围 1.0cm 正常组织内作切口，按上述方法将肿瘤自骨面掀起后完整切除。然后检查肿瘤深面的骨组织以及骨膜，如果骨面光滑，未被肿瘤侵蚀，骨膜完整，未被肿瘤突破，则可按多形性腺瘤同样原则处理，骨面可用球钻打磨表面部分，然后彻底冲洗，创面可令其自然愈合（图 5-7-12），也可用脱细胞皮片修复（图 5-7-13）。如果术中发现骨膜已被肿瘤突破，骨面不光滑而被肿瘤侵蚀，则可在直视下用裂钻环绕骨面四周，切除腭骨水平板，保持鼻底黏膜完整。创面缺损用转瓣组织修复。

（3）硬腭部的高度恶性及范围广泛的腺源性恶性肿瘤　对于低分化黏液表皮样癌、腺癌等恶性程度较高的恶性腺源性肿瘤，即使骨面无明显破坏，原则上应连同相应的腭骨水平板一并切除。可在肿瘤周围 1.0cm 以上正常组织内作切口，用电刀切割以减少出血，然后用骨膜剥离器稍加剥离，显露切口深面的骨质，用裂钻环绕肿瘤四周骨质切割，将肿瘤连同深面骨质整体切除。尽可能保持鼻底黏膜完整，创面缺损亦可用组织瓣转移修复。可保持牙列完整，术后咀嚼及语言功能均较好。临床发现肿瘤已侵入上颌窦者，原则上作一侧或双侧上颌骨次全或全切除术。肿瘤波及上颌窦后壁时，则采用包括翼板、翼腭管在内整块切除的扩大手术。

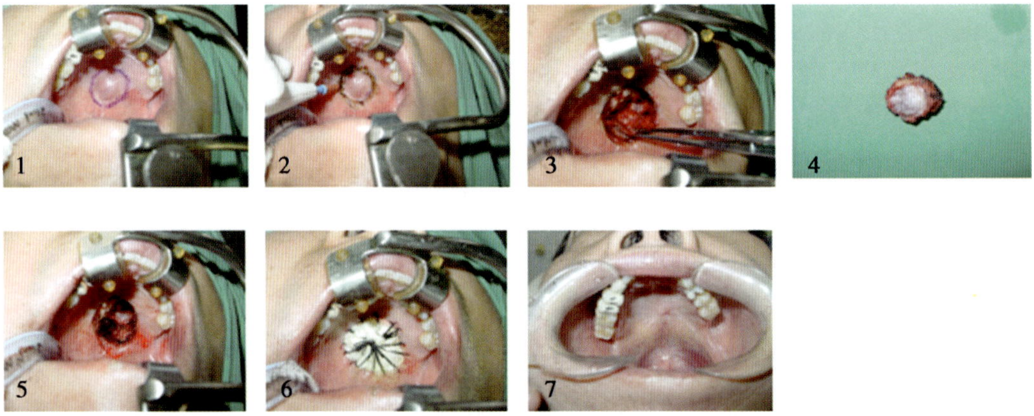

图 5-7-12　腭部高分化黏液表皮样癌，局部扩大切除，创面自行愈合

1．右腭部肿物　2．正常组织内用电刀切除肿瘤　3．将肿瘤基底自骨面掀起　4．手术标本　5．肿瘤切除后遗留创面　6．碘仿纱条包扎覆盖创面　7．术后8个月，创面愈合良好

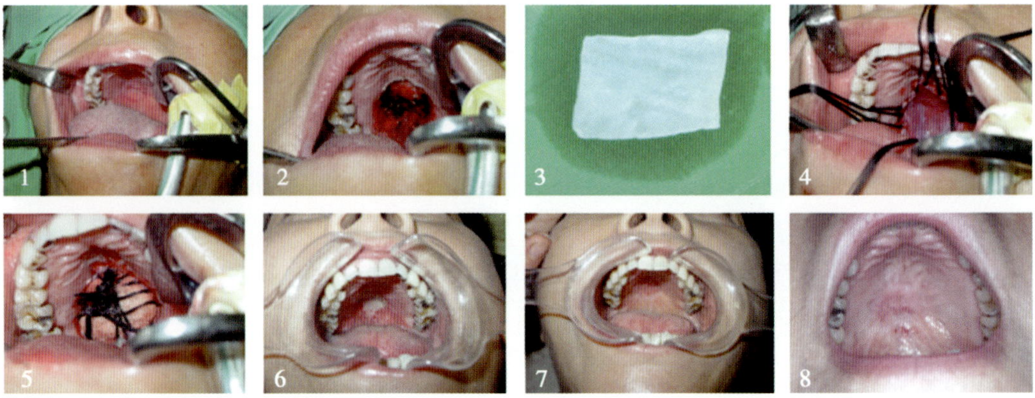

图 5-7-13　腭部黏液表皮样癌，局部扩大切除，脱细胞真皮片修复

1．腭部肿瘤　2．局部扩大切除　3．脱细胞真皮　4．脱细胞皮片置入创面　5．碘仿纱布包扎固定　6．术后2周创面　7．术后4周创面　8．术后2月创面完全愈合

2．硬腭鳞癌　癌瘤局限于硬腭时，可在癌瘤周围1.0cm以上正常组织内作切口，切口直达骨面，用裂钻环绕切口线切开腭骨，将肿瘤连同深面腭骨一并切除。检查切除标本的鼻侧面，若无骨质受累，骨面光滑，则保留鼻底黏膜的完整性。若骨质已有破坏或粗糙，则将相关鼻底黏膜作全层洞穿切除。创面可用转移组织瓣修复。

癌瘤累及部分牙龈者，沿肿瘤波及区牙龈的龈颊沟作切口，深及骨面，骨膜剥离器暴露上颌骨颊侧骨面，受累牙龈前后界正常部位各拔一牙，用骨钻横向水平断离牙槽骨基部，游离相应牙槽骨块但与腭侧组织相连续，然后按照上述硬腭鳞癌局灶性切除方式完成切口，整块切下肿瘤。上颌窦底无骨质破坏，上颌窦黏膜可不穿破。若骨质可疑受累，将相应窦底黏膜一并切除。当窦底骨质破坏且与窦底黏膜粘连时，除上颌窦下方切除足够骨质外，窦内黏膜应全部刮除。

硬腭鳞癌侵犯骨组织且侵入上颌窦者，应作上颌骨次全或全切除术。

3．软腭多形性腺瘤　在肿瘤表面作梭形切口，以切除肿瘤表面的部分黏膜。在肿瘤周围 0.5cm 正常组织内分离肿瘤，连同肿瘤表面黏膜、周围部分正常腭腺组织完整切除肿瘤。尽量保持鼻腔面黏膜的完整性。对于小的组织缺损，可直接拉拢，分层缝合。但多数情况下，需采用减张和组织瓣转移的方法修复。

4．软腭癌　无论是鳞癌还是腺源性恶性肿瘤，均在肿瘤周围约 2.0cm 正常组织内切除，原则上应作软腭全层切除。累及硬腭或上颌结节区时，应一并完整切除。

5．腭部腺样囊性癌　腭腺是腺样囊性癌的好发部位，尤以腭大孔处为常见。位于腭大孔处的腺样囊性癌，极易沿着腭降神经血管束，经翼腭管向翼腭凹、颅底甚至颅内扩散。故即使肿瘤较小，仅作局部切除，乃至上颌骨次全切除都是不够的，而应选择扩大手术，将翼腭管、翼板整体切除。如此可减少向球后、颅底扩散的机会。

（二）肿瘤切除术后缺损的整复原则

1．如前所述，对于保留腭骨水平板的硬腭部肿瘤切除后，创面可不作修复，用缝合填塞法待其自然愈合。填塞碘纱打包缝合后，可用凡士林油膏涂抹纱包表面，使纱包表面光滑，避免食物黏附于纱包上而影响口腔卫生。

2．软腭小型缺损　采用一侧或双侧类似腭裂修复术的松弛切口，以减少创口缝合时的张力。为了消除死腔，可在一侧作松弛切口的同时，向颊部分离，颊脂体很容易向切口膨出，遂将带蒂的颊脂体组织转移到肿瘤切除后的创腔内，分层缝合腭肌及黏膜，关闭创面。转移时应注意保护蒂部，避免蒂部断离，影响血供而使颊脂体液化。松弛切口可填塞碘仿纱条。如肿瘤接近一侧软腭边缘，切除肿瘤后，可作颊脂体转移，并在颊部取一黏膜瓣，转移到软腭修复缺损（图 5-7-14）。

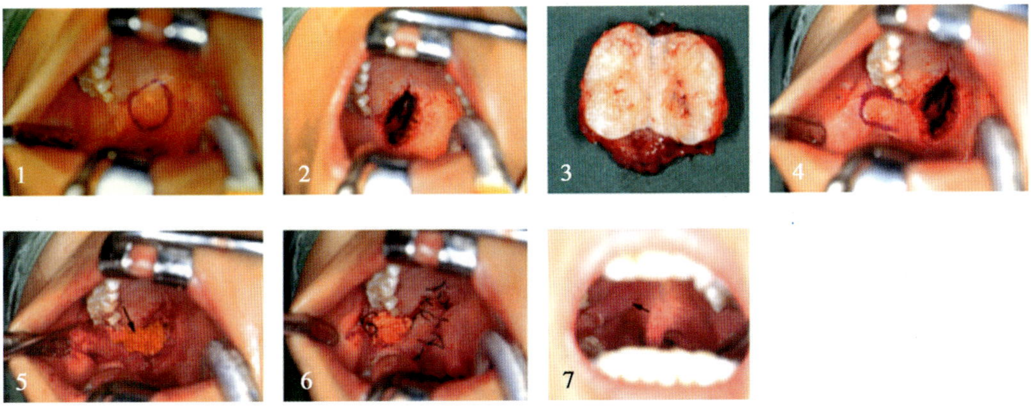

图 5-7-14　软腭多形性腺瘤，切除肿瘤后颊脂体转移修复

1．左腭部肿瘤　2．肿瘤切除后遗留缺损　3．手术标本　4．颊部带蒂组织瓣切口　5．颊脂体充填腭部缺损　6．颊黏膜瓣转移关闭创口　7．术后 2 个月，腭部创口愈合良好

3．软腭口腔侧黏膜缺损　如果鼻腔侧黏膜完整，整复相对容易。可选用带腭大血管蒂的硬腭岛状瓣。一般选择一侧岛状瓣，以中线部作为瓣的内侧缘，瓣的远端可到达对侧软腭后缘，以修复软腭前、中份 2.5cm × 4cm 以内的缺损。如果硬腭中份的黏膜较厚，可用全硬腭或过中线的大部分硬腭的岛状瓣，最大面积可达 5cm × 4cm，但在过中线时要注意勿使黏骨膜破裂以影响对侧血运。各类腭瓣都要妥善保护好腭大血管蒂。

4．软腭全层缺损　缺损范围不大且周围组织条件较好者，可采用蒂在上的咽后壁瓣修复软腭鼻侧黏膜缺损，然后用硬腭岛状瓣或颊黏膜瓣修复口腔侧黏膜缺损，两瓣联合瓦合式重建软腭。如局部组织不能修复缺损，可用前臂皮瓣修复软腭口腔侧黏膜缺损，鼻侧黏膜缺损用咽后壁瓣或植皮联合修复。

5．上颌缺损修复　低位上颌骨切除以及次全上颌骨切除术后的上颌缺损可用血管化腓骨瓣或腓骨复合组织瓣修复，在有条件的情况下，在移植的腓骨瓣上植入种植体，进行种植修复，即功能性重建。不但恢复面形，而且恢复咀嚼功能。如不能进行种植修复，亦可进行传统的义齿修复。

（三）常见并发症及其处理

1．腭部穿孔　一般发生于软腭，由于腭肌的张力以及腭部的频繁运动，创口易于裂开，形成大小不等的腭部穿孔。较小的穿孔，可戴腭部后方适当延长的腭板护，创面覆盖碘纱，随着创口肉芽组织的生长，穿孔逐渐缩小，最终自行关闭。穿孔大者，常需作二期修复。

2．腭瓣缺血坏死　多系腭大血管蒂受损、腭瓣缺血所致。术前良好的设计，术中妥善地保护腭大血管蒂，以及腭瓣良好地缝合固位，可以防止腭瓣缺血坏死的发生。腭瓣发生缺血坏死后，一般需去除坏死组织瓣。待创面二期愈合或以后二期修复。

（俞光岩）

第八节　放射性粒子组织间植入近距离治疗口腔头颈部恶性肿瘤

一、概述

放射治疗是恶性肿瘤综合治疗的重要手段之一。放射治疗包括外照射与内照射两种，放射性粒子近距离治疗恶性肿瘤属于近距离内照射治疗的方法之一，其具有微创、局部控制率高、副作用小等优势，并在前列腺癌、头颈部及腹部恶性肿瘤以及肺癌等的治疗中取得了很好的效果。

二、适应证

1．涎腺恶性肿瘤　包括：①肿瘤被膜不完整，局部浸润，外科手术未达到扩大切除者。②面神经与肿瘤紧贴，或穿过肿瘤组织，切除肿瘤后保留面神经者。③手术后残留肿瘤组织者。④手术和 / 或放疗后肿瘤复发者。⑤肿瘤侵犯神经，位置深在，受解剖因素影响不能达到扩大切除者，或全身健康条件不能耐受手术治疗者，可选用单纯放射性粒子植入治疗。

2．口腔癌　包括：①心脑血管、肝肾等疾患不能耐受手术治疗者，可联合外照射治疗，局部放射性粒子近距离提量治疗。②手术和（或）放疗后局部复发者。

3．转移性恶性肿瘤　全身其他部位恶性肿瘤转移至口腔颌面—头颈部者，原发肿瘤已得到控制，联合手术外照射治疗；联合外放疗、局部放射性粒子治疗。对于转移灶局限者，结合患者全身情况、转移灶位置、转移灶病理学特点等，可行单纯放射性粒子治疗。

三、治疗步骤

放射性粒子近距离治疗恶性肿瘤，涉及肿瘤学、放射物理学、放射生物学、辐射防护、临床治疗与随访等，并已形成一套较为完整的理论体系与治疗规范。

1．病例选择　按照肿瘤临床要求完成病历采集记录，将病情、治疗方法、有关须知对患者及家属详细告知，并按外科手术前常规准备要求完成相关检查及准备。

2．治疗计划设计　应用放射性粒子近距离治疗头颈部肿瘤三维立体治疗计划系统完成治疗计划设计，包括：①图像数据处理，将CT、MRI等图像数据输入计划系统，进行图像处理。②确定临床靶区（clinicaltargetvolume, CTV）、计划靶区（plantarget, PT）、匹配周缘剂量（matchedperipheraldose, MPD）、处方剂量（prescription, PD）、高剂量区与低剂量区等。③粒子植入计划设计，包括穿刺点、路径、粒子分布等。④计划评估和优化，检验计划合理性，可通过调整粒子分布、数量等参数优化治疗计划。利用剂量曲线、体积-剂量直方图等评估靶区的剂量适形情况、周缘匹配剂量、适形度、临近正常组织接受剂量等。符合治疗要求后打印治疗计划设计与评估图表。

3．手术中植入　适用于病理诊断明确，肿瘤的解剖位置深在，周围解剖结构复杂，累及重要组织，癌瘤局部残留而难以手术切除者。外科手术中直视下按治疗计划设计植入放射性粒子。

4．手术后植入　外科手术后2～6周内，切口完全愈合，行CT核查，结合肿瘤部位及病理学特点、术中所见等完成放射性粒子近距离治疗计划设计，全麻或局麻下植入放射性粒子。

5．植入后验证　放射性粒子植入后质量验证是放射性粒子近距离治疗的重要环节，对判断植入情况、预测并发症及预后具有重要意义，同时是治疗规范化不可缺少的内容。放射性粒子植入后一周内，患者行CT检查，利用TPS验证植入粒子数目与分布、剂量分布适形性以及各项评估内容。

四、并发症

放射性粒子植入组织间近距离治疗是一种微创治疗。粒子植入组织后除穿刺反应外，一般无严重全身并发症，外周血象、肝肾功能、免疫功能等无明显变化。

靶区邻近头颈部体表皮肤黏膜处，可出现放射性Ⅰ–Ⅱ级损伤，经对症处理后可缓解，改善症状。

既往有外照射治疗史，靶区位于或临近皮肤者，可发生皮肤溃疡坏死；尤其是再次手术后行放射性粒子植入。对于此类患者应在手术切口完全愈合后再行放射性粒子治疗。

头颈部放射性粒子植入后，发生粒子远位迁移较少，术中CT、B超引导，严格执行穿刺回吸无血液后植入粒子可预防因穿刺因素所致粒子远位迁移。

粒子植入后，随局部放射剂量增加，肿瘤细胞坏死，可出现局部疼痛不适，建议服用止痛药物；伴有感染者，酌情应用抗生素治疗。如出现皮肤黏膜溃疡出血，按外科止血措施处理。

五、辐射防护

医护人员在实施头颈部放射性粒子植入治疗及术后护理时，所接受的辐射剂量是在国家规定的剂量限制标准之下，是安全的。但仍须强调的是，从事该项治疗的医护人员必须接受执行国家相关部门制定的法律法规及规章制度监督管理与要求。向接受粒子治疗的患者家属宣传告知防护知识，包括防护相关的科学原理、距离、时间和屏障作用。

（张建国）

第九节 咽旁颞下区肿瘤手术

发生于颞下窝、咽旁间隙、翼腭窝、颞骨等处的肿瘤可原发，也可由邻近部位侵犯扩展而来。肿瘤向上发展可侵及颅底甚至颅内。由于该解剖区域隐蔽、深在，四周以骨性结构为主，早期诊断困难，以致就诊时肿瘤多数已较大，尤其是原发于中颅底或由它处侵犯扩展到该区甚至侵入颅内的病例，治疗上还有许多困难。咽旁颞下区及其累及颅底的肿瘤多数采用手术治疗，因此对其解剖应十分熟悉。

一、咽旁颞下区的应用解剖

咽旁颞下区的上界为颅底，下界为下颌角下缘和二腹肌后腹，内界为咽上缩肌和咽中缩肌，前界为翼突下颌缝，后界为颈椎横突前的椎前筋膜，外界为下颌支及腮腺被膜。茎突及其肌肉位于此区之内，并将此区分为前后两部分。茎突有掩护其深面颈部大血管作用。上界颅底有许多重要的结构。以茎突为标记，颈内静脉孔位于其之内侧偏前方。孔的外侧缘距茎突根约 0.3cm，孔的中心离茎突根 1.2cm。孔的直径约 1.3cm。颈内静脉接颅内乙状窦的血入颈。颈内动脉孔的直径在 0.7cm 左右，在颈内静脉孔之前，两孔之间只隔一层薄骨板，两孔之中心距离 1cm 左右。颈内静脉孔和颈内动脉孔之外侧，有颞骨鼓部向前内延长部之下缘，此下缘比孔之下缘低 0.5cm 左右，因此手术时，如用手指从外侧触探，只能摸到鼓部之下缘，而非两孔之外侧缘。舌咽神经、迷走神经和副神经皆自颈内静脉孔之前内侧出颅，此三神经刚出颅时介于颈内静脉和颈内动脉之间。卵圆孔位于颈内动脉孔之前。两孔之中心相距 2cm 左右。脑膜中动脉进颅之棘孔位于卵圆孔之后稍外，两孔之边缘相距 0.5cm 左右（图 5-9-1）。熟悉各孔之位置，相互之间的方向和距离，手术时即可根据茎突，鼓板下缘等解剖标志，以推测各孔之方应和距离及重要结构位置所在。

咽旁颞下区前部分为翼内肌和翼外肌所占据，其中还有颌内动脉、下颌神经和翼静脉丛；在翼内肌和咽缩肌之间有潜在的间隙，可单独称为咽旁间隙，肿瘤最易进入此间隙。咽旁颞下区的后部分有颈内动脉、颈内静脉、舌咽神经、迷走神经、副神经、舌下神经以及交感神经干，手术时经常遇到这些神经和血管。这些神经和血管刚出颅时，皆位于茎突之深面。手术从下外侧进入此区，茎突系一重要标志。

颈内动脉在此区垂直上行，颈内静脉在颈内动脉之后外侧。刚离颅底时此两大血管之间隔以舌咽神经、迷走神经、副神经和舌下神经，稍下两大血管即互相接触。舌咽神经斜往下前，经颈内动脉之浅面，先位于茎突及茎突咽肌之内侧，以后绕过该肌下缘而往前，横过其浅面达舌底。迷走神经于颈内动脉和颈内静脉之间垂直下降。在此区迷走神经分出咽支和喉上神经。咽支也越过颈内动脉之浅面斜向下前行，但位于舌咽神经较下的平面。喉上神经在更低平面分出，较深，经颈内动脉之深面向下前行。舌下神经越过颈内外动脉之浅面（图5-9-2）。颈交感干位于颈内动脉之后，颈椎横突根的椎前筋膜之后。此区手术常需暴露颈内动脉。因此常以颈内动脉为主要标志来辨认各神经及其分支。副神经越过颈内静脉的浅面向下后行，与颈内动脉的关系较小。

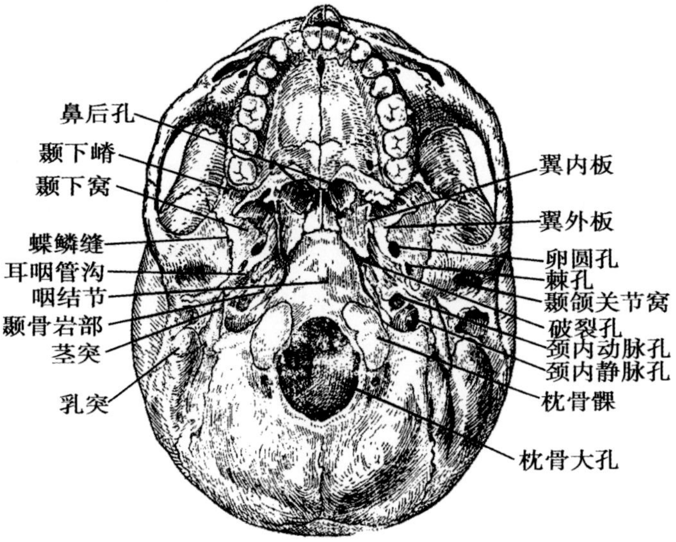

图 5-9-1 颅底的下面观

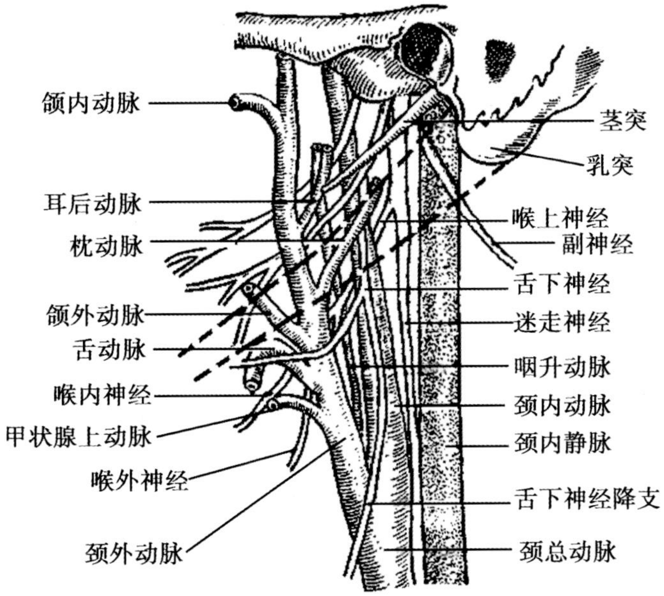

图 5-9-2 咽旁颞下区神经血管及其相互关系

二、手术适应证

咽旁颞下区肿瘤以手术治疗为主。对于良性肿瘤进行手术不存在争议，对恶性肿瘤则有不同意见。反对意见认为其复发率很高，手术价值不大。但对一些深在、无法进行活检的恶性肿瘤，手术不单是为了切除肿瘤，同时还提供用于病理确诊的组织，以利肿瘤的进一步治疗。即使肿瘤复发，手术也能起到延长生命的效果。低度恶性肿瘤则更是如此。我科于 1990 年至 2002 年间共收治颞下窝、颅底肿物 71 例，其中恶性肿瘤 38 例（54%）。38 例中有 34 例（89%）接受了手术治疗，手术不同程度提高了患者的生存期。因此应根据患者的具体情况尽可能进行积极的治疗。存在下列情况则考虑放弃手术：①经影像学检查证实已有较广泛颅内（硬脑膜内）扩散或转移者；②肿瘤已侵犯蝶窦、海绵窦或破裂孔水平的颈动脉管者；③脊柱已受侵蚀者；④肿瘤已向其他器官转移者。

三、术前准备

必须进行 CT 或／和 MRI 检查。CT 可显示肿瘤影及骨质改变，对显示肿瘤侵蚀、破坏颅底骨结构等情况有其独特的一面；螺旋 CT 对判断肿瘤是否可以切除、选择外科手术入路有较大的参考价值；MRI 能显示软组织肿块及其与动脉的关系，对了解肿瘤侵犯范围有其优点。DSA 可提供肿瘤的血液供应及血管移位的信息。如果估计颈内动脉有切除的可能时，必须检测颅内侧支循环情况，并在术前进行颈动脉压迫训练。颅底肿瘤因为位置深在，与颅底大血管、骨结构及脑神经之间解剖关系复杂，术前准确地评估肿瘤与颅底骨结构及血管的关系是手术成功的基础之一。

对于肿瘤较大、边界不清、和血管关系密切者，应备血，以 400 ~ 1000ml 为宜。麻醉一般采用气管内插管全麻。

四、手术入路选择

手术治疗的关键是选择合适的入路，以最大限度显露肿瘤，达到较好的切除效果。选择合适的手术入路主要根据以下几个因素综合考虑：①肿瘤性质、部位及累及的范围。一般腺上皮源性癌比鳞状上皮癌有相对清楚的边界，肉瘤则多有假包膜，呈假性膨胀性生长。根据肿瘤性质估计对颅底重要结构的侵蚀方式、范围和程度，来考虑不同手术入路切除的可能性。②选择的入路需能较充分的显露并尽可能切除肿瘤。③所选入路对正常功能结构及外观影响小，且便于进行缺损修复。除晚期颌面部肿瘤侵及颅底，肿瘤切除后可直接达到颅底区外，其他手术入路达到颅底所切开的颌面结构，应尽可能恢复其正常的功能和外观。

目前，颅底肿瘤的手术入路有 20 多种，各种方法的优缺点各不相同，有一定的适用范围。本文着重介绍和口腔颌面外科关系密切的三类手术入路，并研讨其适应证及优缺点。

（一）半冠状 - 耳前 - 颌下入路

适应证：腮腺深叶、颞下窝、下颌升支肿瘤侵及颅中窝，以恶性肿瘤为主，同时需切除面神经和下颌升支。

切口及方法：患侧颞部作半冠状切口，然后沿耳面沟垂直向下，绕过耳垂下，在乳突尖前方，经下颌升支后缘后方至下颌角下缘约1～2cm处转向前，平行于下颌骨下缘往前约1～2cm左右做切口（图5-9-3a）。切开皮肤、皮下组织及颈阔肌。在颞浅筋膜及腮腺咬肌筋膜表面翻瓣直至腮腺咬肌前缘显露颞区、颧弓及腮腺。根据术者经验从面神经分支或总干解剖面神经，同时切除浅叶。将神经用神经拉钩或橡皮条牵开，根据肿瘤的具体部位，进一步切断颧弓及下颌升支，咬除颞骨鳞部，术野即得开阔，肿瘤得以显露、切除（图5-9-3b）。

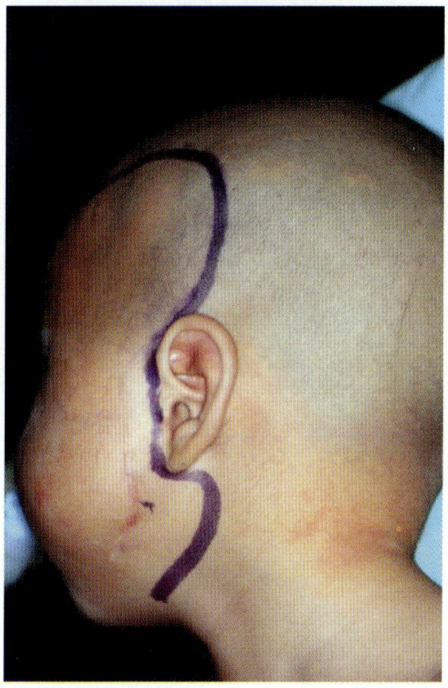

图5-9-3a　切口设计

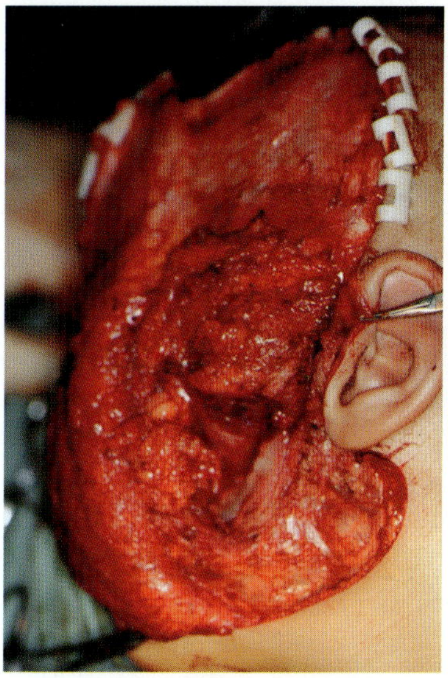

图5-9-3b　肿瘤切除，升支及颧弓切除

侧方进路切口比较长，扩展达半侧头颈部，术野开阔，暴露范围大，有利于肿瘤显露及切除；但因肿瘤位于下颌骨及颧弓内侧，需同时摘除患侧腮腺组织，才能得以显露肿瘤，术中易造成面神经某支或多支的损伤，手术操作复杂，手术时间长，手术创伤较大、术中出血量较多；此外，保留面神经时使软组织前移受限，鼻腔、鼻窦受累时需补充唇切口。故对于位于以咽旁颞下窝为中心的范围广泛的颅底肿瘤，尤其是良性肿瘤多采用下颌外旋入路解决，必要时附加颞部半冠状切口，这样可以避免解剖腮腺损伤面神经。但对于病变范围广泛，尤其是侵犯颅底、颅内、下颌升支及面神经的恶性肿瘤，需同时切除面神经及下颌升支，进行颅内外联合手术者，半冠状-耳前-颌下入路因其显露更为直观，仍为首选。

（二）下颌外旋入路

下颌外旋入路一般包括以下四种情况：①颌下切口－下唇正中－下颌升支切除；②颌下切口－下唇正中－下颌升支“L”形截骨；③颌下切口－下颌角劈开；④颌下切口－下唇正中－下颌骨颏孔前劈开。其中以颌下切口－下唇正中－下颌骨颏孔前劈开最为典型，应用最多，本节将予着重介绍、点评。

适应证：咽旁颞下区肿瘤，同样适用于该区扩展至咽鼓管区及颅底的良恶性肿瘤，尤其适应于良性或有一定边界的恶性肿瘤。

切口及方法：切口自乳突尖斜向前下至舌骨平面，转向前上至颏部正中，下唇正中切开（图5-9-4a）。在唇颊沟处作切口至$\overline{23}$间，将切口向上切断龈缘，向后掀起黏骨膜瓣，显露根唇侧骨面，注意保护颏神经，下颌骨下缘应向后多暴露些，以利于钛板的固定。在 $\overline{23}$ 间的预计切骨线上放置两块小钛板，并打上钛钉预固定，后取下钛板和钛钉，并作好标记，确保肿瘤摘除后钛板原位复位及断离下颌骨的咬合关系的正确恢复。小钛板可置于颏神经下方，也可置于其上方，但注意不能损伤颏神经及牙根。用薄锯片或线锯离断下颌骨。如用线锯断下颌骨，则可将线锯一端的钩环剪断，将线锯从牙颈部 $\overline{23}$ 间的空隙穿过，这样不会损伤的牙邻面接触关系。断开下颌骨后，最好是顺牙龈缘剥离舌侧龈瓣到磨牙后，也可切至口底黏膜，在口底黏膜上向后切开至磨牙后。前者的优点是缝合后牙龈的复位较好。在磨牙后继续向后上切开，注意保留舌神经。根据肿瘤范围，切口还可向上延伸切口至上颌结节而后转向硬腭，腭黏骨膜瓣翻向对侧，咬除硬腭后部骨质，显露鼻腔后部及鼻咽部；或延伸至软腭切除涉及软腭的肿瘤。将下颌拉向外侧，切断影响下颌骨外翻的韧带、肌肉后，鼻咽、颅底及咽旁间隙等内容得以充分显露，切除相应部位肿瘤（图 5-9-4b），切除部分受侵的颅底骨，暴露硬脑膜，如有明显肿瘤累及应切除相应的硬脑膜，并用阔筋膜或帽状腱膜作严密修补、缝合。用颞浅血管为蒂制取帽状腱膜瓣或颞肌筋膜瓣从颧骨下方引入术腔，保护颈内动脉，覆盖颅底缺损和手术创腔。缝合腭黏骨膜瓣，下颌骨复位，用钛板及螺钉固定。

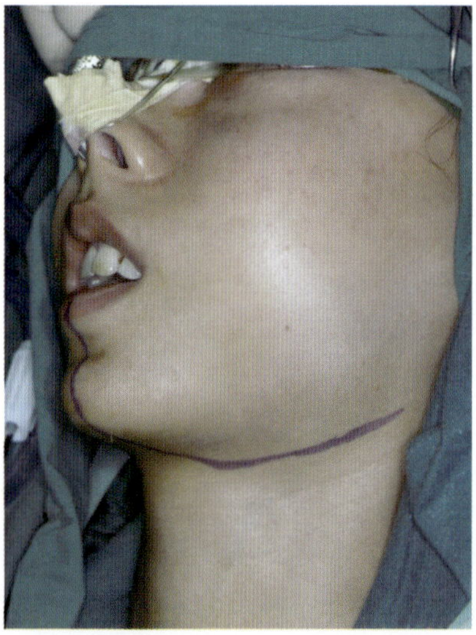

图 5-9-4a　切口设计

该入路能较充分暴露咽、咽旁间隙、颞下间隙、蝶骨体、斜坡、环椎至第 6、7 颈椎，能自下而上地分出行经咽旁间隙内颈内动静脉及脑神经至颅底孔处，并以颈内动脉为标志，将颈内动脉内侧组织包括肿瘤及咽后淋巴结整块切除。手术较安全，后遗畸形轻微，克服了以往手术肿瘤显露切除不彻底且术后极易复发和并发症多（如面神经损伤）的缺点。该入路主要的缺点时需切开下唇，对外观有一定影响，但只要准确对位，仔细缝合一般术后瘢痕并不明显（图 5-9-4c）。另外，对于进入颅内的恶性肿瘤，显露还欠充分，常需补充颞部半冠状切口，否则切除不易彻底。

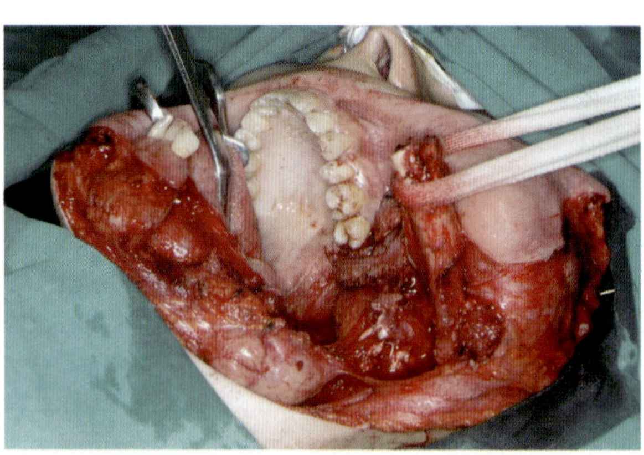

图 5-9-4b　将下颌骨向外旋，显露肿瘤

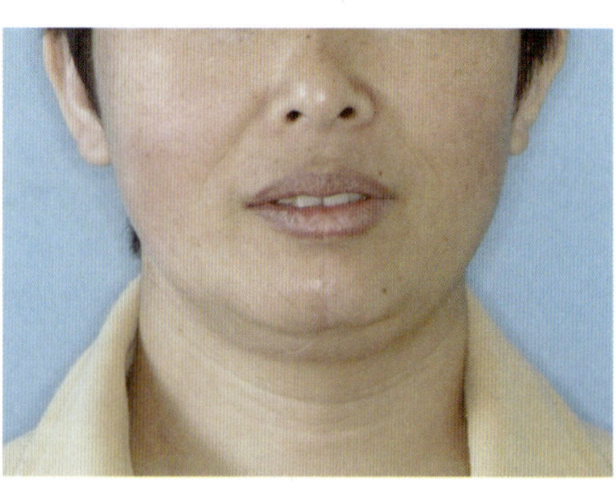

图 5-9-4c　术后 1 年下唇正中切口已不明显

对于位置相对接近下颌角的肿瘤，瘤体有一定包膜，较硬，不易因钝分离破裂，形状显柱状、锥体状，或球状，一般不高于乙状切迹者，可不必切开下唇。手术时垫肩，头转向健侧，同时由于从下颌体下缘切断颈深筋膜的附着，尽量向外上提下颌角，用拉钩拉起腮腺，形成一个较大的间隙，直达颅底。如还嫌暴露不足，可用拉钩尽量向前拉下颌支，使下颌关节半脱位，甚至在下颌角部用线据锯断下颌骨，将下颌支拉起，如此即使在颅底也可达到足够的暴露范围（图 5-9-5）。

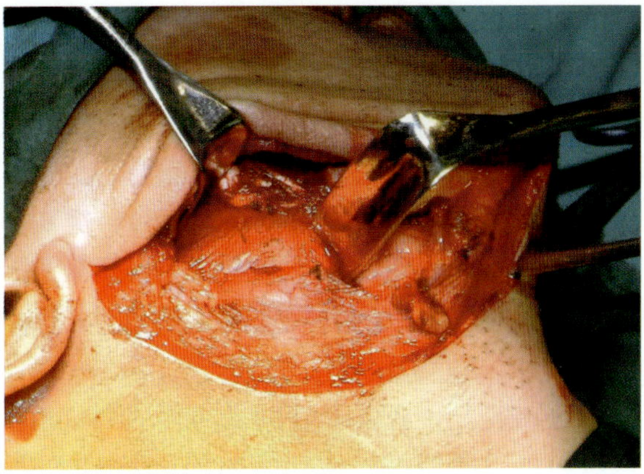

图 5-9-5　下颌角劈开扩大术野

（三）颌 - 额 - 颞联合入路

适应证：侧颅底肿瘤侵犯临近上颌骨、颧骨、眶底甚至进入颅内的患者。

切口及方法：切口设计从上唇红唇缘开始切开上唇，绕鼻翼及鼻外侧向上达内眦，由内眦水平向外达外眦，沿眶外侧缘向上，弧形向上向后至发迹内（图 5-9-6a）。切开后由正中向侧方翻瓣，显露至颧弓根部。该瓣包含上唇的 1/2、整个颊部、眶下区、颞部的软组织。从中线暴露颅面部骨骼，包括鼻根，上颌骨鼻突，眶上、外侧和下缘，上颌骨及颧骨颧弓。根据肿瘤侵犯的情况而定，可以保留或不保留眶下和眶外侧缘及眶底。截断颧颌缝，截除颧骨颧弓，显露位于颞下窝的肿瘤。因为视野良好，肿瘤切除较为容易。肿瘤切除后，可见到眶底、眶下裂，蝶骨大翼，上颌窦后壁、翼外板及其肌肉和颞下窝（图 5-9-6b）。如有脑膜缺损，可使用颞肌瓣行即刻修复，或用颞肌瓣填塞空腔。颊脂垫如未受侵，尚可将其用于填塞死腔。眶底缺损也可用颅骨外板修复。沿术前的标记分层间断缝合。

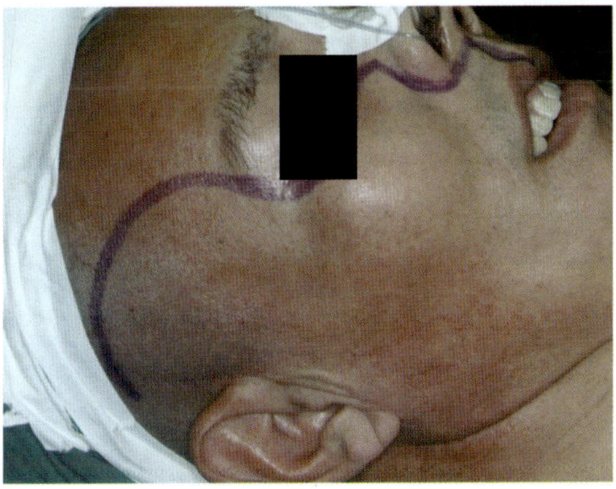

图 5-9-6a　切口设计

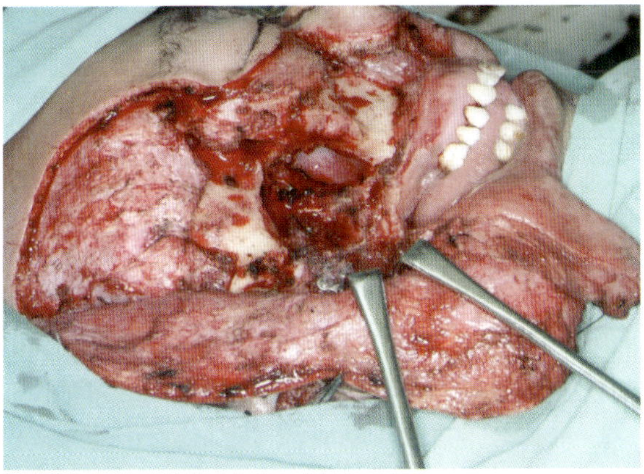

图 5-9-6b　肿瘤切除后显露颞下窝、上颌骨后壁等

发生在侧颅底肿瘤侵犯临近上颌骨、颧骨、眶底甚至进入颅内的患者，手术的进路归纳起来有前方进路及侧方进路两大类。前方进路手术中，最常用的是 weber-Ferguson 及 Barbosa 切口；其优点是手术切口隐蔽，术后瘢痕小，可以完全暴露面中分的结构，但对侧颅底的结

构无法得到满意的暴露。侧方进路以半冠状 - 耳前 - 颌下切口最具代表性，通过大翻瓣，去除颧弓可以较充分的暴露侧颅底肿瘤，但该切口存在着切口 1 中所述的缺点，即：①摘除患侧腮腺组织后带来患侧腮腺颌后区凹陷畸形；②对老年患者可能会出现口干症状；③在行腮腺切除分离面神经时造成面神经某支或多支的损害，出现术后面神经的永久性麻痹症状。④手术操作复杂，延长手术时间，增加手术创伤。我们把前方进路与侧方进路结合起来，设计了该手术进路术式。本术式是经面侧部到达侧颅底及相关结构的联合进路，对同侧翼腭窝及颞下窝、眶底、咽侧壁的外科边界提供了一个直接的入路，使得肿瘤切除范围可包括蝶窦的前壁、咽侧及后壁、翼腭窝、翼板和肌肉及相邻的颅底骨，还包括眶上裂及翼静脉丛，全部眶内容及硬腭，必要时还可增大其切除范围。本进路的优点是能提供良好的视野，并对该区域的重要解剖结构如颈动脉、视神经、面神经等提供最大的保护；颞肌完全向下移位可用于修复颅底，填塞手术后遗留的空腔，还可以改善术后颧部塌陷畸形。简言之，该入路视野好，损伤小，操作容易，并发症少，切口在天然皱纹及发际内，符合美观要求。

五、手术要点及注意事项

（一）肿瘤切除

咽旁颞下区肿瘤类型多样。1990 年至 2002 年我科共收治颞下窝、颅底肿物 71 例，其中恶性肿瘤 38 例，包括横纹肌肉瘤 9 例，恶性多形性腺瘤 4 例，平滑肌肉瘤、鳞癌各 3 例，其他恶性肿瘤在 1 ～ 2 例间。良性肿瘤 33 例，其中神经鞘瘤 6 例，多形性腺瘤、脑膜瘤、神经纤维瘤 4 例，血管畸形、血管外皮细胞瘤 3 例，侵袭性纤维瘤 2 例，其他各 1 例。各种来源的肿瘤手术要点不尽相同，下面分别讨论。

（1）恶性肿瘤的切除　恶性肿瘤一般无包膜，肉瘤可能有假被膜。这类肿瘤容易出血，分离困难，术前应明确肿瘤与颈内动脉的关系，如肿瘤较大且已和颈内动脉严重粘连，不可能进行颈内动脉重建，或根本无法做到肉眼下切净肿瘤，则不宜进行手术。手术时切口宜大，暴露要充分，如同时需要切除下颌骨和面神经，应选用视野最大的半冠状 – 耳前 – 颌下切口。手术先分离一段颈动脉，在颈总动脉上套上止血带，当手术中突然大出血时，可拉紧止血带，控制出血。肿瘤切除应尽可能在瘤外正常组织内进行，但实际上，多数情况下做不到这点。因为在狭小的空间内，重要的结构太多，没有扩展的余地。

（2）实性良性肿瘤的切除　该区域的实性良性肿瘤主要是神经源性肿瘤和唾液腺肿瘤。神经原性肿瘤的特点之一是使此区的大血管移位，如肿瘤位于颈内动脉深层，瘤体大到一定程度，颈内动脉可向前、前外或外侧移位，颈内动脉常位于肿瘤的浅面。由于动脉移位，术前应做动脉造影术，以确定肿瘤与颈内动脉的关系。同时还应做口腔内外扪诊，有时可扪到移位颈内动脉的搏动。这对术中明确颈内动脉的走向，避免损伤很有帮助。

神经源性肿痛另一特点是可能出现神经损害症状，如迷走神经损害可有呛咳、声音嘶哑、声带麻痹、软腭麻痹下垂；舌下神经损害，表现为伸舌时舌偏向患侧，患侧舌肌萎缩；交感神经损害，表现出瞳孔缩小，额部无汗。手术前可根据神经损害的情况，分析肿瘤可能起源于哪一神经，并根据神经的正常解剖位置推测肿瘤和颈内动脉和颈内静脉的关系。

神经鞘瘤因有有包膜，一般不难剥出，操作中要尽可能保留其来源神经的完整性；神经纤维瘤有时可呈上下方向的纺锤状，上下两端有神经相连，相连的神经增粗，受累神经常被切除。

混合瘤是此区最常见的唾液腺肿痛。当混合瘤进入翼内肌之后方时，茎突咽肌和茎突舌肌位于肿瘤之后。此二肌与结缔组织形成一隔，隔于肿瘤和颈部大血管之间，因此混合瘤并不直接与颈部大血管接触，不像神经源性肿瘤使大血管向前外移位。由于混合瘤并不与颈部大血管直接接触，所以手术时一般不需要暴露该处的大血管和重要神经。对于突向咽旁间隙、位于乙状切迹水平以下的深叶腮腺肿瘤，一般仅需颌下切口，翻起腮腺下端，从下颌骨下缘切断颈深筋膜附着，拉开或切断二腹肌后腹，切断茎突舌骨肌和茎突下颌韧带，即切断腮腺和颌下腺之间由筋膜形成的腺间隔，此时即可见到瘤体。由于良性混合瘤包膜光滑，用手指作钝分离即可将肿瘤逐步分出，分离时若手指钩住索状组织，应拉到视力可见的部位，予钳夹、剪断、结扎。还可由助手从口内向外推压肿瘤，使肿瘤更易摘除。如果肿瘤过大，可以在下颌角处截断下颌骨，向前外牵拉下颌支，以利暴露。对巨大肿瘤，即使离断下颌骨也可能不能摘除，强行分离易导致瘤体破裂，此时，应切开下唇正中，由颏孔前离断下颌骨进入，进行手术。由于腮腺深叶组织疏松，一般不需解剖面神经，即可在不损伤面神经情况下将肿瘤摘除。

（3）囊性肿瘤摘除　发生于此区的囊性肿瘤主要是脉管瘤，如海绵状淋巴管瘤、血管淋巴管瘤、海绵状血管瘤或囊状水瘤等（如为蔓状血管瘤则不宜手术，此种情况罕见）。也可见皮样囊肿之类的囊性病变。脉管瘤常沿组织间隙弥漫生长，并将颈部大血管包绕。摘除时需先暴露颈内动脉和颈内静脉，并沿此大血管向上分离。如果肿瘤已弥漫至腮腺组织内，则需解剖出面神经干，在保护面神经的情况下，摘除腮腺内的肿瘤组织。这类肿瘤边界清楚，但不规则，用剪刀沿其边缘不难剪离，但包膜很薄，易破裂。破裂后应予缝扎，尤其是海绵状血管瘤，以减少出血。但对囊状水瘤，可适当放出部分内容液，使瘤体缩小，从而扩大视野，有利手术操作。对于瘤体范围过于广泛，手术不易摘净者，可部分切除，残留部分用其他方法辅助治疗，如注射平阳霉素。皮样囊肿之类病变，手术相对容易，瘤体过大不易取出时，可抽出部分囊液使瘤体缩小，以利摘除。

（二）止血

咽旁颞下区手术一般要经过翼静脉丛所在的区域，该区手术最多见的出血是静脉丛出血，一般缝扎可止血。由于手术视野相对较狭小，术中还较易损伤颈内静脉。颈内静脉出血一般采用填塞方法止血。可用明胶海绵或可吸收的止血纱布填塞。为加强止血效果，可在填塞物表面和周围涂抹有助于止血的生物胶（图5-9-7）。动脉出血的处理参见第十节颈部肿瘤手术的颈动脉体瘤切除术。

（三）保护神经

在瘤体周围有迷走神经、颈交感干、舌下神经、喉返神经和副神经。和瘤体粘连严重的神经易受损伤。术中应注意保护，尽量减少损伤。在做下颌骨劈开入路，由于精力集中在摘除瘤体上，有时可因不小心损伤舌神经（图5-9-8）。

（四）颅底缺损的修复

对于引起颅底缺损的肿瘤，如果硬脑膜完整，一般只需用颞肌瓣填塞保护即可。如果术中已出现硬脑膜破裂缺损，应进行修补。一般可取两片筋膜，一片置于硬脑膜下，应超出硬脑膜缺损缘，用纤维蛋白胶黏固；另一片较大的筋膜覆盖于硬脑膜外，再用纤维蛋白胶黏合。

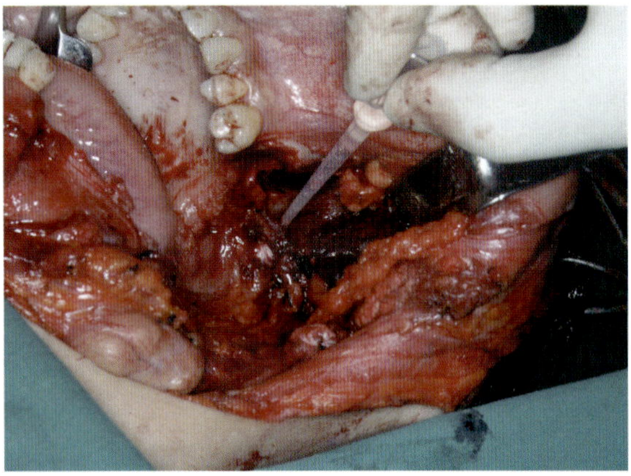

图 5-9-7　在填塞的明胶海绵上涂抹生物胶，加强止血效果

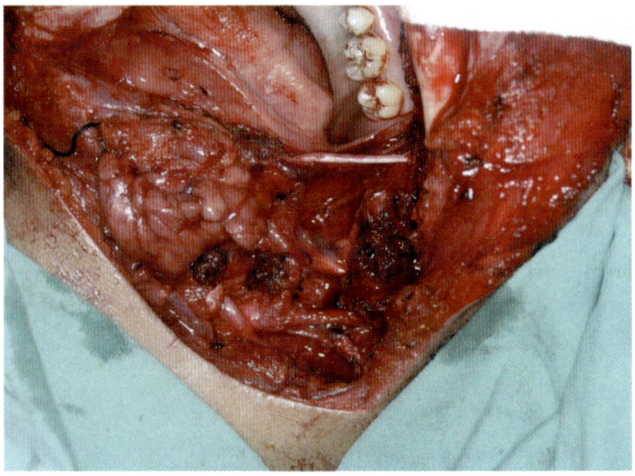

图 5-9-8　下颌外旋入路术中得到保护的舌神经

（五）死腔的处理

颅底区由于周围主要是不能压缩的骨性结构，有时消灭死腔有一定的困难。咽侧壁的组织虽松软，但只从外侧加压包扎，因有下颌支的阻挡，不易起到作用。所以必须特别重视，否则死腔感染，易导致颅底大血管出血。消灭死腔可采取下列的措施。

（1）单纯缝合消灭死腔　尽可能缝合周围软组织消灭死腔，如死腔不太大，缝合多可达到目的。手术时抽去垫肩的物品，将头转向患侧，更有助于消灭死腔。

（2）用肌瓣填塞创腔　当颅底骨面处形成死腔时，可转移肌瓣填塞。常用的是其邻近的颞肌瓣，有时也可用胸锁乳突肌肌瓣，其长度可根据需要截取。如胸锁乳突肌的量不足，则可带一部分头夹肌，用缝合的方法，使肌瓣填到颅底部。

（3）利用负压引流　负压引流不仅能将伤口内的渗出液吸出，并可使创腔因为负压而消失，创壁的组织紧密附贴在一起，是消灭死腔的有效措施。术后注意继续保持负压和引流管的通畅。

六、手术并发症及处置

术后应密切观察生命体征，严防继发性大出血。术中凡硬脑膜修复不够严密者，术后腰穿置管，保留 2 ~ 3 天，以持续引流脑脊液。术后注意加强抗生素的应用，直至引流管拔除，若有感染应延长抗生素的使用。术区置引流管，2 ~ 3 天内去除。加强口腔护理，如术区与口咽部沟通者，早期经胃管进食。术后一般不需气管切开，但如果对口咽部机械性损伤较大者，考虑到口咽部肿胀可能引起呼吸困难者，可做预防性的气管切开术，术后尽早拔管。

（郭传瑸）

第十节 颈部肿瘤手术

一、神经鞘瘤切除术

神经鞘瘤也称施万瘤，来源于神经鞘。头颈部神经鞘瘤主要发生于颅神经，其次是周围神经，交感神经最少见。治疗为手术切除。术式应根据肿瘤部位及大小而定。若为周围神经来源，可将肿瘤完整切除；若肿瘤发生于重要神经干时，应沿纵轴细心分离，不要贸然切断神经，招致后遗症。

（一）术前准备

估计肿瘤来源，对术后可能发生的并发症，如声嘶、进食呛咳、Horner综合征、舌运动障碍、肩功能受损等应向患者及家属交代清楚。一般选用全麻。

（二）手术切口选择

根据肿瘤大小不同，可分别采用在皮纹内的颈部横切口，胸锁乳突肌前缘斜切口或颈上部“T”形切口，一般横切口即可，肿瘤体积较大时可考虑附加竖切口。

（三）手术要点及注意事项

切开翻瓣显露瘤体时一般会遇到耳大神经，耳大神经应保留。刚显露瘤体时，瘤体表面的纤维膜看似瘤体包膜，实际为很厚的纤维膜（图5-10-1）。如此时即在此膜外分离肿瘤，则很可能损伤神经，而且常很难在此层外摘除肿瘤，往往等到分离大半时才发现纤维膜和周围的重要结构紧密结合在一起，很难摘除肿瘤，最后还需重新再一层层剥至瘤体实质，枉费工夫。正确的做法是沿神经纵轴切开肿瘤包膜，一层一层地剥开肿瘤的被膜，直到肿瘤实质，然后分离摘除肿瘤（图5-10-2），相关神经和血管得到保护（图5-10-3）。

颈部神经鞘瘤多数位于颈动脉三角内，和迷走神经、舌下神经、颈交感干、副神经、颈动脉关系密切，所以重点是保护这些结构，保护这些结构的技巧就是要在肿瘤外一层层剥离至其实质。对于周围神经来源的神经鞘瘤，一般只要按上述方法分离瘤体，就可完整摘除肿瘤。对于发生于神经干的神经鞘瘤，瘤体多系于神经鞘膜，也可见神经干从其被膜中穿出。

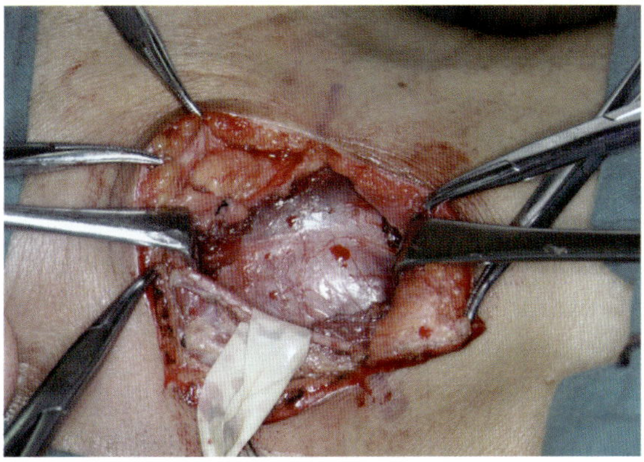

图5-10-1 瘤体表面厚实的纤维膜

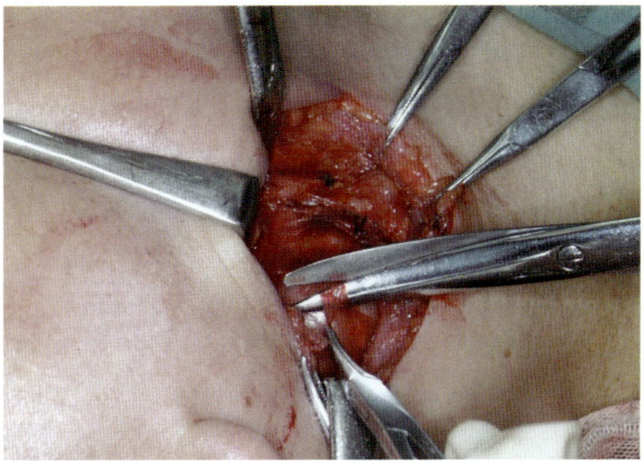

图5-10-2 一层一层地剥开瘤体表面的纤维膜直到肿瘤实质

紧贴包膜的神经有时因瘤体的压迫和推挤，可分为多股，因此要特别注意尽可能保留全部的神经。偶可见神经贯穿肿瘤的情况（图 5-10-4），手术时神经很容易断离。如出现这种情况，应在瘤体摘除后将断离的神经吻合。如果神经缺损较长不能直接吻合者，应做神经移植。如肿瘤系来自感觉神经，也可不予修复。

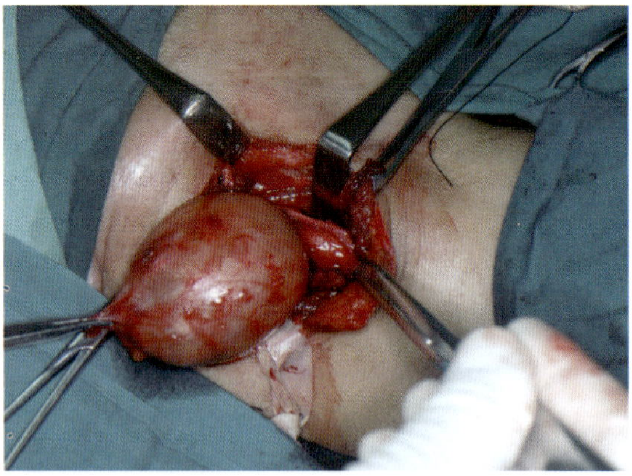

图 5-10-3　得到保护的神经血管

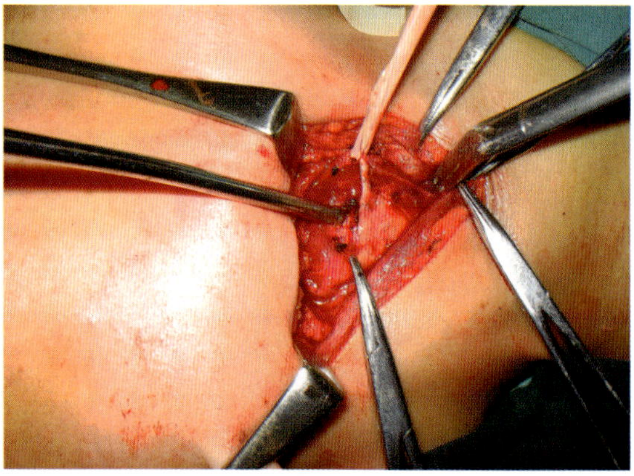

图 5-10-4　神经贯穿肿瘤

由于损伤迷走神经可能出现呼吸和循环障碍，因此术中应减少对迷走神经的牵拉。必须分离迷走神经时，在剥离前，应做普鲁卡因浸润注射。当肿瘤位置较深或来自颈交感干，在分离过程中可能损伤颈交感神经，出现霍纳（Horner）综合征，表现为上睑下垂、瞳孔缩小、眼球内陷、睑裂狭窄和半侧颜面无汗。对于舌下神经、副神经等也应注意保护。

（四）手术并发症及处置

术后一般可不给抗生素，或仅在术前和术后分别给一次抗生素即可。术后 1 ～ 1 日撤引流条。

术后主要可能出现的并发症多为神经损伤，如出现声嘶、进食呛咳等迷走神经损伤症状，短期内宜鼻饲流食。Horner 综合征一般不予特殊处理。给予维生素 B_1、B_{12}，针灸、理疗可促进神经恢复。

二、颈动脉体瘤切除术

为来自化学感受器颈动脉体的肿瘤。术前进行颈动脉造影，可显示瘤体的大小、血运及和颈动脉的关系（图 5-10-5），有时还可能对瘤体滋养血管进行栓塞，有利于手术，减少出血。颈动脉体瘤生长到一定程度可突向咽侧甚至颅底，易误诊为咽旁、腮腺深叶或颅底肿瘤，故术前应做增强的 CT、MRI 或／和 DSA 检查，以免误诊误治。

较小的肿瘤采用动脉外膜下剥离切除，其要点是保留颈动脉和颈内动脉，颈外动脉可和瘤体一并切除。较大的肿瘤无法进行动脉外膜下剥离切除，需切除部分颈动脉和颈内动脉时，要进行血管重建。

（一）手术适应证及禁忌证

一般要求患者年龄＜ 60 岁，全身情况良好，无贫血，无低血压，无动脉粥样硬化，无脑血管疾病史。如肿瘤过大，和颈动脉及周围组织粘连过分紧密，估计切除困难者；经过颈动脉压迫训练证实，患侧脑部不能建立良好侧支循环者；颈动脉窦过敏，术中已在颈动脉周围行普鲁卡因封闭，但血压不能维持正常者，均视为手术禁忌。估计要进行颈动脉切除或颈动脉重建的患者更应严格掌握适应证。

（二）术前准备

术前应常规行选择性颈动脉造影。如造影显示肿物局限在颈动脉分叉内，颈内外动脉外形基本正常，提示肿物多可完整切除。如肿物侵及范围较大，已将颈动脉包绕，要做好颈动脉重建准备。如估计需行颈动脉结扎或切除者，尚应行健侧造影，以观察Willis循环是否通畅。

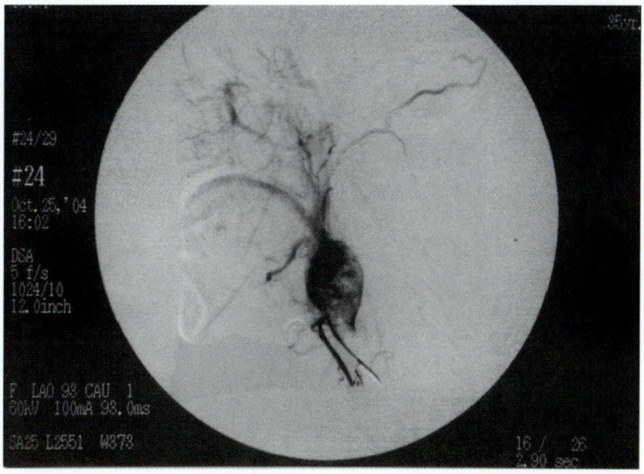

图 5-10-5　DSA 显示瘤体的大小、血运及和颈动脉的关系

术前进行Metas试验。具体做法是在锁骨上缘的颈总动脉处加压，阻止血流。每日压迫3次，每次从压迫5分钟开始，逐日递增，直到每次阻断半小时以上。患者无头昏、眼花、心慌时定为压迫锻炼合格，表明大脑中动脉供应脑组织侧支循环已建立，可以手术。

根据瘤体大小、部位、手术难易程度，备血800 ~ 2000ml为宜。麻醉一般采用气管内插管全麻。

（三）手术切口选择

一般采用自乳突下方沿胸锁乳突肌前缘向下至瘤体下界。也可采用颈部平行切口，或略带弧形，应根据瘤体大小及部位而定（图5-10-6）。对于突向咽旁或颅底的较大肿瘤，可采用颌下切口，肿瘤多可经离断下颌角，扩大视野后取出；对于位置较高，估计下颌角离断视野仍不理想者，切口应延至颏下至下唇正中，在颏孔前离断下颌骨，以最大程度显露肿瘤（该切口参见第九节咽旁颞下区肿瘤手术的下颌外旋入路）。

（四）手术要点及注意事项

解剖分离胸锁乳突肌后，在其深面显露肿瘤及其周围重要结构。先将未受累的颈总、颈内和颈外动脉充分解剖，注意分离过程中保护迷走神经、舌下神经、副神经和交感神经。解剖瘤体周围大血管后，将止血带绕过颈总动脉底部（图5-10-7），以备在术中出血时提起止血带达到暂时止血的目的。颈动脉体瘤血运主要来自颈外动脉，解剖分离瘤体时宜从外周出血少的部位开始。瘤体的切除主要有以下几种方法：

1．保留颈动脉的肿瘤切除术　部分瘤体和颈动脉壁之间存在可被分离的潜在间隙，使用小蚊式钳和小圆刀片小心分离，仔细用细线（“0”号线）结扎出血点（图5-10-8），可逐步将瘤体和动脉分离（图5-10-9）。

2．肿瘤合并颈外动脉切除术　当肿瘤和颈内动脉粘连较轻或相互接触距离较短时，可先将颈内动脉分离出来，然后切断瘤体外围颈外动脉的分支，将瘤体和颈外动脉一并切除。

3．肿瘤合并颈动脉分叉切除术　当瘤体病史长，瘤体巨大，向上已达颅底，颈内外动脉已和瘤体融合为一体，周围的神经已难于辨认，术前DSA显示有充分侧支循环，可将瘤体合并粘连颈动脉一并切除，断端缝合结扎。此类患者瘤体生长缓慢，肿瘤一般已将颈内外

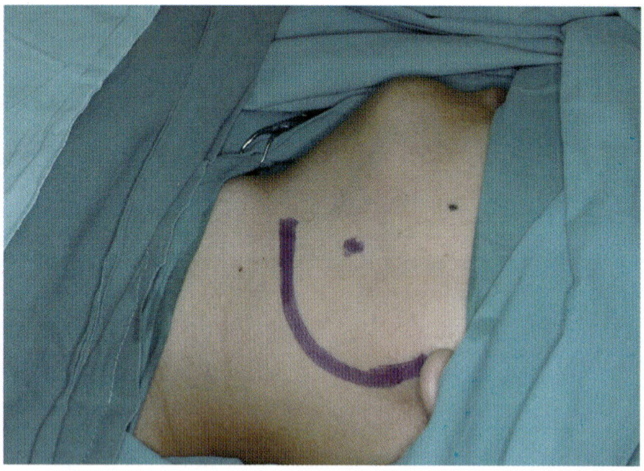

图 5-10-6　弧形切口

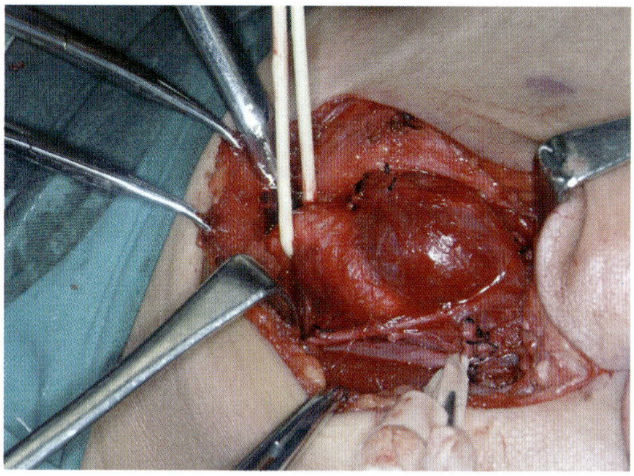

图 5-10-7　止血带提起颈总动脉

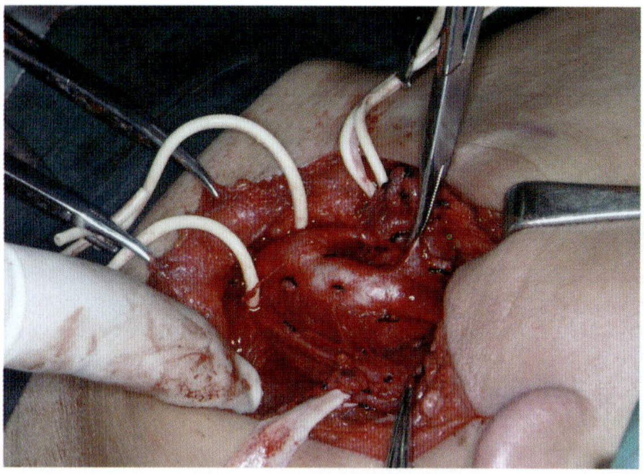

图 5-10-8　颈动脉分叉解剖

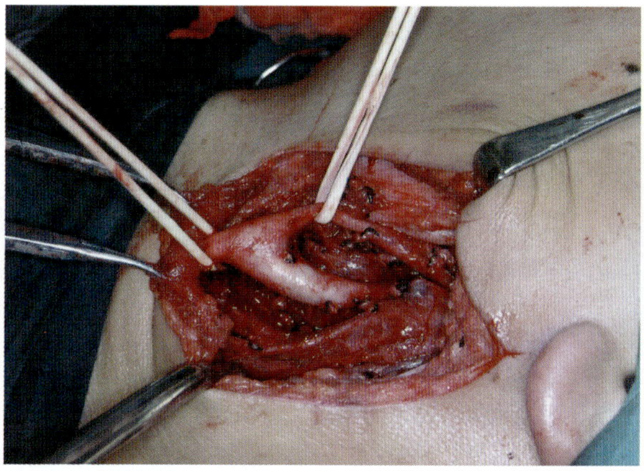

图 5-10-9　动脉分离完毕

动脉压细、阻塞，大脑的侧支循环早已自行建立，切除部分颈动脉一般不会引起不良反应。

对于计划不进行血管重建的肿瘤合并颈动脉切除患者，术前应进行严格的颈动脉压迫训练。并根据下列检查作为安全切除颈动脉的参考指标（李树玲教授提出）：①气压式眼球体积描记法——该法通过测量眼动脉压以了解颈内动脉的供血状况。阻断颈内动脉血流后，记录眼动脉压的变化。一般以 6.67 ～ 8.0kPa（50 ～ 60mmHg）为临界值，低于此压则易产生脑血管合并症。②颈动脉残端压测定法——本法是在阻断颈总动脉后，测量其远段回流动脉压，借以了解脑供血情况。一般在术中测量。3.33kPa（25mmHg）定为安全临界压，低于此，则须在分流下进行手术。③脑血流测定法——在颈动脉压迫训练的同时，用以检测阻断颈总动脉后脑供血的动态变化。将压迫后波幅差的改变以≤ 30% 定为临界值，大于 30% 则表示代偿供血不佳，不宜进行手术。术中可实时监测。

4．肿瘤合并颈内外动脉切除术加血管移植术　瘤体较大，已累及颈动脉分叉和颈内外动脉，粘连很紧，无法完整分离肿瘤，只能切除肿瘤和受累的颈内外动脉，并进行动脉重建术。可使用人造血管或大隐静脉进行缺损血管重建（图 5-10-10）。血管吻合后，应在吻合口周围用邻近的肌肉瓣或游离筋膜缝合保护。

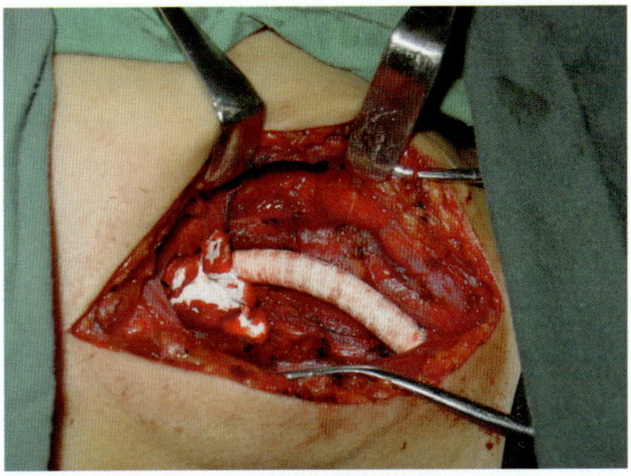

图 5-10-10　人造血管重建缺损血管

无论是结扎、吻合或移植术，术中都应保证血压不下降。在行结扎术时，甚至血压宜稍高于原有水平。术中应维持血容量。阻断颈总动脉前后，要测脑血流图，在阻断颈总动脉半小时以上，脑血流图仍显示合格时，方可行颈动脉切除术。在行血管吻合时，可静脉滴注低分子右旋糖酐 500ml，手术室温度最好保持在 25℃左右，以减少血管痉挛和血栓形成机会。

颈动脉体瘤手术操作时，应尽量减少在动脉壁上的操作。有时瘤体已使颈动脉外膜受累，容易造成外膜破裂，继而导致动脉壁破裂出血。为减少出血可能，手术宜先分离周围而后解离瘤体，基本按照切断颈外动脉远段——分离颈总动脉——切断颈外动脉近段——分离颈内动脉——分离分歧部的顺序进行手术。颈动脉体瘤的血运主要来自颈外动脉，为减少术中出血，应争取尽早将颈外动脉的远段及近段完全切断。首先在颈外动脉的瘤体远段进行切断，然后将肿瘤基底分离。继在附着于颈总动脉的肿瘤边缘，切开颈动脉鞘，注意寻找肿瘤与动脉壁间的潜在间隙，以便循此进行分离。由于通常肿瘤和动脉壁粘连很紧（图 5-10-11），分离应十分轻柔仔细。如分不出间隙，只有沿肿瘤内面，用小圆刀慢慢进行分离，留一薄层瘤组织在动脉壁上，残留的瘤组织待瘤体大部切除后，轻轻剔除。本病甚少恶性，切除或结扎颈内动脉所可能招致的危险，远远大于肿瘤本身。因此，如无充分把握，宁可残留少量瘤组织，也应争取保留颈内动脉的通畅。倘进行顺利，能暴露出颈外动脉的起始部，可在分歧部稍上方（距分歧部约 1cm），切断颈外动脉，则肿瘤出血将可大为减少。在肿瘤尚未大部游离前，往往难以做到颈外动脉起始部结扎，在此种情况下，可进行肿瘤与颈内动脉分离。一般肿瘤与颈内动脉的粘连稍松，分离稍易，待分离出颈内动脉后，再切断颈外动脉。如瘤体已基本上分离出来，也可不结扎切断颈外动脉（图 5-10-12）。如肿瘤不能全部解离，则根据具体情况，决定是否切除动脉分歧部。在剥离肿离过程中，血管破

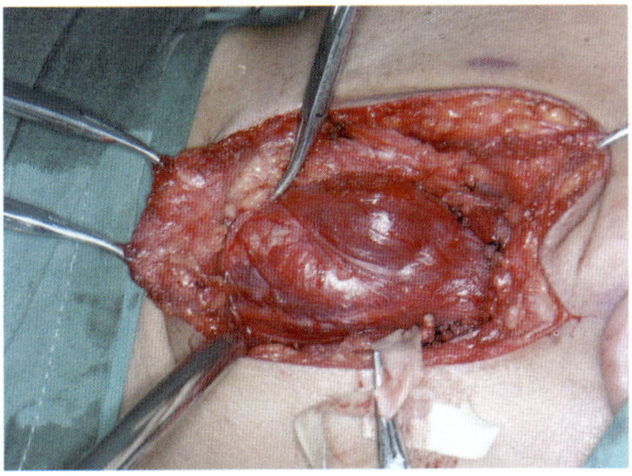

图 5-10-11　瘤体与颈内动脉紧密粘连

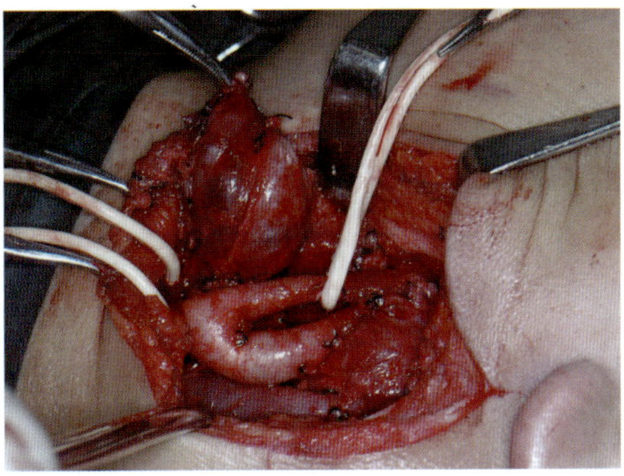

图 5-10-12　不结扎颈外动脉切除肿瘤

裂出血，切勿用血管钳钳夹，往往越钳裂口越大，应将血管上下端的预置止血带提起，暂时阻断血流，并用 7 ～ 9“0”无损伤尼龙针线作动脉壁破孔处的修补。阻断血流时间，一般每次宜控制在 5 分钟之内。缝合时将胸锁乳突肌与胸骨舌骨肌部分缝合以遮盖颈总动脉及分歧部。

（五）术后处理

平卧位，严密观察生命体征，维持正常血压。行颈动脉结扎、切除术者，48 小时内应行脑血流图、心电监护。患者置头低脚高位。如血压偏低可给输血、吸氧。7 ～ 10 日内不宜取头高位，以后可逐步起床、下床活动，口服流质 1 周，减少吞咽活动。

应用扩血管药及抗凝药，可口服烟酸（50mg tid）及阿司匹林（0.6g tid）亦可应用双嘧达莫（20 ～ 50mg tid），低分子右旋糖酐、罂粟硷、654-2 等。

应用抗菌类药物预防感染。

每日行神经系统检查，注意有无偏瘫。后期出现偏瘫者，以血栓形成的可能性较大，除应用扩血管药物外，尚可考虑在凝血酶原时间监测下，用小剂量肝素（3000 ～ 6000 单位）每日 2 ～ 3 次肌注。如不幸出现偏瘫，后期可行针刺治疗及协助病员锻炼肢体运动。

引流条在 48 小时抽除，第 7 天拆线。

（六）手术并发症及处置

1．大出血　动脉分叉部位是手术最困难和最危险的地方，也是瘤体和颈动脉粘连最紧密的部位。手术过程中动脉外膜易受损并导致动脉壁破裂。所以尽可能做到预防为主。颈总动脉放置止血带是不可缺少的手术步骤。需阻断出血时，阻断时间每次不超过 5 分钟。如出现血管破裂，立即拉紧止血带，用无创伤血管钳夹住破口，用 7 ～ 9 个“0”无损伤缝针做动脉壁破口的修补，为加固缝合的动脉壁，可用邻近的肌肉缝合。

如术中遭遇大出血，不得不结扎颈动脉时，应尽可能将肿瘤上界的颈内动脉和颈外动脉吻合，使血液通过颈外动脉的吻合支从对侧流入同侧的颈外动脉，通过吻合再流入颈内动脉及 Wills 环，以减少可能出现的并发症。

2．神经损伤　在瘤体周围有迷走神经、颈交感干、舌下神经、喉返神经和副神经。和瘤体粘连严重的神经易受损伤。所以术中除关注动脉壁外，还应注意保护神经尽量减少损伤（图 5-10-13a，b）。

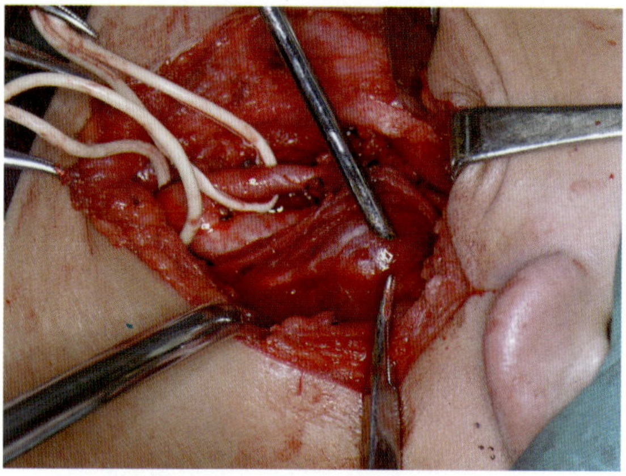

图 5-10-13a　与瘤体紧密粘连的神经

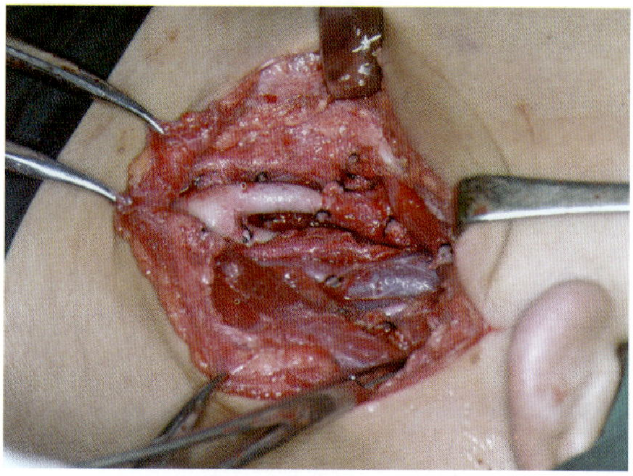

图 5-10-13b　神经得到保护

3．颈动脉窦过敏　刺激颈动脉窦可能引起非失血性低血压。对这些患者可用普鲁卡因封闭颈动脉窦，直到手术时不影响血压，才能进行手术。

4．栓塞　血管硬化斑在手术过程中被移位脱落，可造成血管栓塞导致死亡。故对血管内存在硬化斑的患者术中要注意操作轻柔，尽量减少血管内硬化斑脱落。

5．窒息　瘤体巨大，操作范围广，手术时间长，术中多支神经损伤，术后拔除气管插管后可能发生窒息，要做好气管切开准备。

6．血栓形成　颈动脉结扎吻合移植术后，由于结扎部血管内膜损伤，加之血压大大降低，可促使血栓形成。颈动脉内血栓形成可向上扩大，进入颈内动脉，最后将大脑前动脉相中动脉阻塞。为了避免结扎时损伤血管内膜，在用丝线结扎时。可在结扎线与血管之间衬一层筋膜或肌肉，为防止衬垫物滑脱，可将结扎线贯于衬垫的筋膜上，再行结扎。有人认为，在行血管吻合移植术后，为防止血栓形成的最好方法是在吻合完毕开放血流后 3 分钟时从静脉注入肝素，5 分钟后再用鱼精蛋白中和肝素，这样可使血栓在尚未形成很大时即停止发展，堵塞机会大为减少。

（郭传瑸）

第十一节　颈淋巴清扫术

影响上呼吸消化道鳞癌患者预后最重要的因素是初诊时肿瘤的临床分级。病变局限于原发灶不伴淋巴结转移的患者预后较好；一旦出现区域淋巴结转移，则不论治疗如何，5 年生存率将降至早期患者的一半左右。因此，头颈鳞癌患者最重要的预后因素之一是颈淋巴结状况。在全球范围内，多数上呼吸消化道鳞癌患者就诊时病变已属中晚期。所以，头颈癌患者的颈淋巴结处理至关重要。口腔癌患者因口腔部位相对较为显露，就诊时的病变较深在的咽喉、食管、气管等部位略为早期，但约 50%～60%患者初诊时的 TNM 分期（1991，UICC）为Ⅲ、Ⅳ期，而且有些部位如口底癌、舌癌的淋巴结转移率高达 40%～70%，因此同样面临着颈淋巴结处理问题。

一、颈淋巴结

（一）区域淋巴解剖

头皮、头颈皮肤、上呼吸消化道黏膜及腮腺等有特定的淋巴引流区，因此肿瘤细胞通过淋巴途径扩散到各组淋巴结具有一定的可预见性。图 5-11-1 显示头颈部主要的淋巴结群。耳前、腮腺周及腮腺内淋巴结是头皮前半部、额部皮肤、面上部淋巴引流的第一站；耳后及枕下淋巴结引流头皮后半部和外耳后分的淋巴；颈侧方的颈淋巴结，包括颏下和颌下三角淋巴结，主要接受来自上呼吸消化道黏膜的淋巴引流。颈深淋巴结包括颈深上（颈静脉二腹肌）、颈深中（颈静脉肩胛舌骨肌）和颈深下（锁骨上）淋巴结。颈后三角淋巴结包括沿副神经分布的副链和颈后三角底部的颈横链淋巴结。咽部的淋巴可引流至咽旁和咽后淋巴结。

颈中部包括位于中线覆盖甲状软骨的 Delphian 淋巴结，引流喉及邻近甲状腺的甲状腺旁淋巴结。气管食管沟内的淋巴结接纳甲状腺、下咽、声门下喉和颈段食管的淋巴。位于前上纵隔的淋巴结引流甲状腺、颈段食管淋巴，同时也是颈中部结构的淋巴回流区。了解淋巴结引流特点有利于判断转移淋巴结的原发病灶及制定颈淋巴结清扫范围。图 5-11-2 显示各组淋巴结作为第一站引流的区域。为了临床应用方便，1991 年美国耳鼻咽喉头颈外科基金学

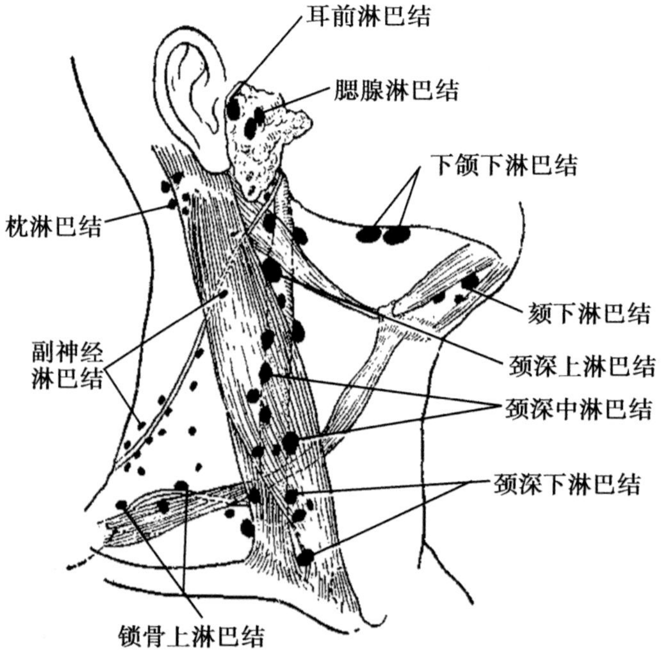

图 5-11-1　颈部的主要淋巴结

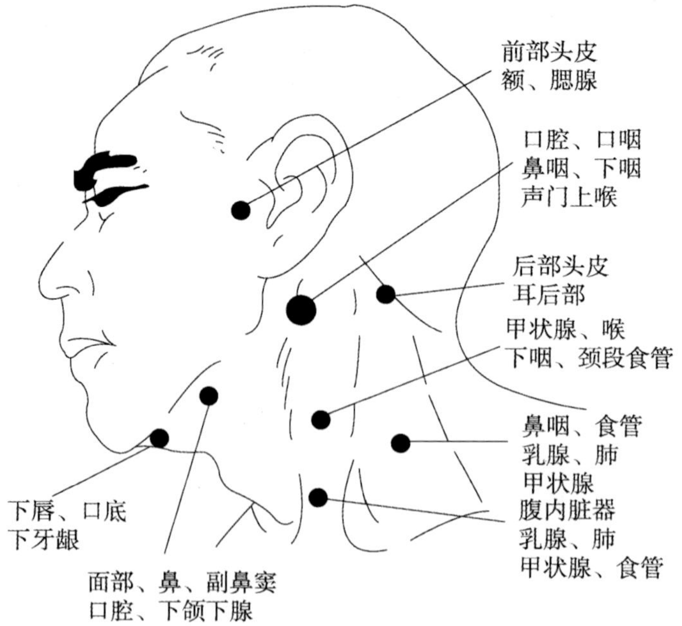

图 5-11-2　各组淋巴结的首站引流区域

院（American Academy of Otolaryngology-Head and Neek Surgery Foundation，Inc）将颈淋巴结分为6个分区，以后美国癌症联合委员会（American Joint Committee on Cancer，AJCC）在公布TNM分期时，又补充第7个分区，即上纵隔淋巴结。美国的这一颈淋巴结临床分区的建议已经获得头颈肿瘤学家的认可，10余年来，被学术界广泛应用。该分类简单易掌握，有利于临床医师和病理医师之间的沟通。

Ⅰ区：包含颏下和颌下三角淋巴结，介于二腹肌前后腹、舌骨和下颌骨下缘之间。

Ⅱ区：包含颈静脉淋巴结上组，介于颅底与舌骨之间范围。

Ⅲ区：包含颈静脉淋巴结中组，介于舌骨与环状软骨下缘之间。

Ⅳ区：包含颈静脉淋巴结下组，介于环状软骨与锁骨之间。

Ⅴ区：包含颈后三角淋巴结，颈后三角前界为胸锁乳突肌后缘，后界为斜方肌前缘，下以锁骨为界。为描述方便，Ⅴ区可进一步分为上、中、下与Ⅱ、Ⅲ、Ⅳ区水平相对应。

Ⅵ区：包含颈前中央区淋巴结，介于舌骨、胸骨切迹和双侧颈动脉鞘内缘之间。

Ⅶ区：包含胸骨切迹下方与纵隔上方之间的淋巴结。

（二）颈淋巴结转移的形式

上呼吸消化道肿瘤的区域性淋巴结转移有一定的规律。头颈部各个部位有一定倾向的淋巴结引流群，了解淋巴引流特点对制订手术方案，尤其是对可能存在微转移灶，但临床触诊阴性的淋巴结尤为重要。对于口腔癌，可能早期发生淋巴结转移的淋巴结群局限于第一、二、三区淋巴结。临床上还未见到这三区淋巴结不发生转移而发生第四、五区淋巴结跳跃转移的情况。因此，如颈部淋巴结临床上是阴性的，第四、五区淋巴结一般不会有来自口腔原发鳞癌的微转移灶。

口咽侧方、下咽、喉的原发癌患者临床上颈部淋巴结阴性，最可能伴有微转移灶的第一站淋巴结是第二、三、四区淋巴结。位于颈丛皮神经根部的淋巴结属于第二、三、四区淋巴结的一部分。临床颈部淋巴结阴性的口咽、下咽和喉癌很少会出现第一、五区淋巴结的微转移灶；当第二、三、四区淋巴结阴性时通常也不会出现第一、五区淋巴结的跳跃转移。当肿瘤位于中线或侵及中线可能发生双侧淋巴结转移。

分化型甲状腺癌（differentiated carcinomas of the thyroid gland）易发生区域淋巴结转移。当临床上颈部阴性时，最可能发生微转移的首站淋巴结是甲状腺周、气管食管沟、上纵隔的淋巴结。气管食管沟的淋巴结可依次引流至颈深下、颈深中、颈后三角、颈深上淋巴结，但很少会转移至第一组淋巴结。

腮腺癌患者只有20%～25%发生区域性淋巴结转移，最早可能被波及的淋巴结为耳前、腮腺周、腮腺内、颈深上及颈后三角的上脊副链。颌下腺恶性肿瘤的早期淋巴结转移发生在肩胛舌骨三角内，即：颌下三角、颈深上和颈深中淋巴结。头皮恶性肿瘤淋巴结转移也有一定的规律，以连接左右耳轮的冠状面为界，在此之前的肿瘤可能转移至耳前、耳周及第一～四区淋巴结，但很少转移至颈后三角淋巴结；在此界之后发生的肿瘤可能转移至枕下、耳后颈后三角及第二～五区淋巴结。

（三）转移颈淋巴结的治疗

颈转移淋巴结的中心治疗目的是达到疾病的局部控制。微小转移灶或小的转移淋巴结可能经放疗得到控制，但手术治疗始终是处理颈转移淋巴结的主要手段，因为正确的手术能全面清除肿大的淋巴结并对临床阴性但可能存在微转移灶的淋巴结作出准确的组织学诊断。

对于临床上可触及的淋巴结进行手术治疗没有什么争议，但对颈部N0的手术选择则不那么清楚。一般认为，转移风险在20%以上应即刻做颈部的选择性治疗。头颈癌颈淋巴结转移风险可分3种类型（1986年）：①低风险指预期隐匿转移风险低于20%，包括T1口底、舌体、磨牙后区、牙龈、硬腭及颊黏膜癌；②中风险指预期隐匿转移风险20%～30%，包括T1软腭、咽壁、扁桃体、声门上喉癌，T2口底、舌体、磨牙后区、牙龈、硬腭及颊黏膜癌；③高风险指预期转移风险在30%以上T2～4软腭、咽壁、扁桃体、声门上喉癌，T3～4口底、舌体、磨牙后区、牙龈、硬腭及颊黏膜癌。

颈清扫术后局部复发与转移灶的大小、数目等有关。为提高局部控制率，有必要进行术后放疗，其指征为：颈清扫术中有肉眼可见的残余组织；颈部多个转移灶，转移灶包膜外扩散；癌细胞沿神经或血管扩散，淋巴管内有瘤栓；颅神经受侵，肿瘤扩散至颅底等。放疗的范围应包括全颈。放疗剂量也应足够大，一般在50～60Gy之间。

二、颈淋巴清扫术的分类和命名

自Crile创立传统颈清扫术以来的一百年间，颈清扫术在临床应用中演化出了多种术式及分类，但至今尚无统一的权威性分类和命名方法，主要原因是以往的研究多为回顾性研究，缺少前瞻性、随机对照研究。这种状况符合大多数临床治疗技术的演变发展规律。随着临床实践的深入，必定会总结制定出合理的颈清扫术分类命名系统。目前从国内外文献可以看出这种趋势。此处仅介绍2004年7月在大连全国颈部淋巴结转移病变处理策略研讨会上所提出的划分和命名意见，该分类基本等同于2001年美国头颈学会、美国耳鼻咽喉头颈外科学院建议的颈清扫术分类。

1．颈清扫术的划分

（1）以适应证划分：①选择性颈清扫术 (elective neck dissection)，针对cN0患者；②治疗性颈清扫术 (therapeutic neck dissection)，针对cNl～3患者。

（2）以手术清扫范围划分：①全颈清扫术 (comprehensive neck dissection)，清扫Ⅰ～Ⅴ区淋巴结，切除胸锁乳突肌、颈内静脉、脊副神经等；②改良颈清扫术 (modified neck dissection)，清扫Ⅰ～Ⅴ区淋巴结，保留胸锁乳突肌、颈内静脉、脊副神经或颈丛皮神经等；③择区性颈清扫术 (selective neck dissection)，根据原发部位，对引流至附近区域性淋巴结进行清扫，保留胸锁乳突肌、颈内静脉、脊副神经或颈丛皮神经等；④扩大颈清扫术 (extended neck dissection)，根据病变侵犯范围，较常规手术扩大切除可以切除的组织、周围的肌肉、血管神经等。

2．颈淋巴清扫术的命名

颈淋巴清扫术在国内外均没有统一命名，以下根据国内常用名词命名。

（1）经典性颈清扫术，或全颈清扫术（radical neck dissection，or classical neck dissection，or comprehensive neck dissection)，清扫Ⅰ～Ⅴ区淋巴结，如原发在喉声门下、下咽、气管、食管、甲状腺，加Ⅵ区淋巴结清扫。切除胸锁乳突肌、颈内静脉、脊副神经及颈丛皮神经；保留：颈总动脉、迷走神经、交感神经。

（2）改良性颈清扫术 (modified neck dissection)，清扫淋巴结区域同经典性颈清扫术，但保留以下组织：胸锁乳突肌、颈内静脉、脊副神经，或以上三者之一，或三者之二，主要保留脊副神经，也可保留颈皮神经。

（3）择区性颈清扫术 (selective neck dissection)：①肩胛舌骨肌上颈清扫术 (supraomohyoid neck dissection)：清扫Ⅰ～Ⅲ区淋巴结；②肩胛舌骨肌上扩大颈清扫术 (extended supraomohyoid neck dissection)：清扫Ⅰ～Ⅳ区淋巴结；③侧颈清扫术 (lateral neck dissection)：清扫Ⅱ～Ⅳ区淋巴结；④后侧颈清扫术 (posterolateral neck dissection)：清扫Ⅱ～Ⅴ区淋巴结、枕淋巴结、耳后淋巴结，以及肿瘤周围软组织；⑤中央区颈清扫术 (central compartment neck dissection)：清扫Ⅵ区淋巴结，或加Ⅶ区清扫。

各种择区性颈清扫术需根据原发部位，切除解剖引流区域内所属的淋巴结及其覆盖筋膜、脂肪结缔组织；保留其他非淋巴软组织。

(4) 扩大颈清扫术 (extended neck dissection)，清扫Ⅰ～Ⅴ区淋巴结，或加Ⅵ及Ⅶ区清扫，同时清扫其他区域淋巴结。切除被肿瘤侵犯的组织，包括颈总动脉、舌下神经、迷走神经、膈神经、椎旁肌肉、皮肤等。

三、颈淋巴清扫术术式的选择

制定颈部淋巴结处理方案要考虑到淋巴结引流及原发灶的特点。当存在区域淋巴结转移，所有可能有转移风险的淋巴结均应清除。经典性颈清扫术仍然是治疗临床上有明显转移淋巴结的标准术式。但该术式的并发症高，不可滥用，其适应证有：N_3转移灶，多个多组淋巴结转移，颈部放疗后的复发灶，明显的淋巴结外扩散，转移累及皮肤。

只要有合适的适应证存在，且不影响手术的彻底性，就应行保留重要解剖结构的保留功能颈清扫术（function-preserving neck dissection）。单纯保留副神经就可明显减少颈清扫术的并发症。因此只要副神经不被转移灶累及，即使是临床上可触及肿大淋巴结（淋巴结不粘连）也应常规保留。只要五区淋巴组织均被清除，这样的术式不会影响患者的局部控制率和长期的生存率。不宜对有临床肿大淋巴结的病例行择区性颈清扫术。上呼吸消化道鳞癌伴颈部肿大淋巴结不宜保留胸锁乳突肌和颈内静脉。分化型甲状腺癌的颈淋巴结转移灶可行保留副神经、胸锁乳突肌、颈内静脉的术式。对可能存在微转移灶的颈淋巴结行选择性（elective）颈清扫术一般不需清除所有的五区淋巴结，因为颈淋巴结的转移模式有一定的规律及一定的范围。选择性颈清扫术通常只局限在一定范围内，依原发灶所在部位的淋巴结引流特点而定。N_0口腔癌患者只需行第一、二、三区淋巴结的清除术，咽喉癌患者行二、三、四区淋巴结清除术，颈部阴性的甲状腺癌患者可行颈中部和气管食管沟的淋巴结清除术。

尽管目前颈清扫术的分类方法较多、较杂，对口腔颌面恶性肿瘤而言，临床主要使用的颈淋巴清扫术有三种：经典性颈清扫术、改良颈清扫术（清除五区淋巴结）和肩胛舌骨肌上颈清扫术，本章予着重介绍。

四、颈淋巴清扫术的手术方法及技巧

（一）经典性颈淋巴清扫术

1．麻醉及手术范围

麻醉一般多采用气管内插管全身麻醉。

切除范围应包括胸锁乳突肌、颈内静脉及与它们相连的结缔组织，并且切除颈内侧三角和颈外侧三角底部肌肉表面的所有组织。切除的组织包括肩胛舌骨肌、二腹肌后腹，静脉有颈外静脉，神经有副神经、颈丛及其分支，腺体有颌下腺和腮腺下极。

保留的组织有颈总动脉、颈内动脉、迷走神经、膈神经、臂丛、舌下神经、舌神经和面神经的下颌缘支。

当肿瘤位于中线或生长过中线时，应做双侧的颈淋巴清扫术。双侧颈淋巴清扫术可间隔 10 ～ 14 天进行，并应尽可能保留肿瘤对侧的颈内静脉。

2．手术步骤及技巧

（1）皮肤切口　种类很多，常用的切口有以下数种：

① Crile 切口（图 5-11-3a）是最早采用的切口。缺点是三角皮瓣顶端易坏死；垂直切口在颈动脉浅面，一旦愈合不良颈动脉易暴露。

②颈部平行切口（图 5-11-3b） 由 Macfee（1960）提出。切口与皮纹一致，外形佳、血运好，但手术野显露差，手术操作较麻烦。

③ Hayes-Martin 切口（图 5-11-3c）由 Martin（1951）首先提出。该切口术野显露好，但垂直切口落在颈动脉上，愈合后有一较粗瘢痕。如不愈合则暴露颈动脉。

④单一弧形切口(图 5-11-3d) 由 Eckert(1952)等提出。主要适用于甲状腺癌等的颈清扫术。

⑤改良 Schobinger 切口（图 5-11-3e）此切口使用广泛，多数头颈癌的颈清扫术或联合根治术均可采用。优点是皮瓣血供较好，手术野显露佳，颈动脉为大块皮瓣覆盖不易暴露；但近乳突的皮瓣尖血运较差可能愈合不良，垂直切口愈合后可能成索条状瘢痕。

⑥鉴于上述切口的优缺点，Shaheen 在他的“Problem in Head and Head Surgery”一书中提到这样一种切口（图 5-11-3f）。该切口基本达到了暴露好，美观，切口避开颈动脉的要求，只是在两切口之交角处可能出现愈合不佳的情况。

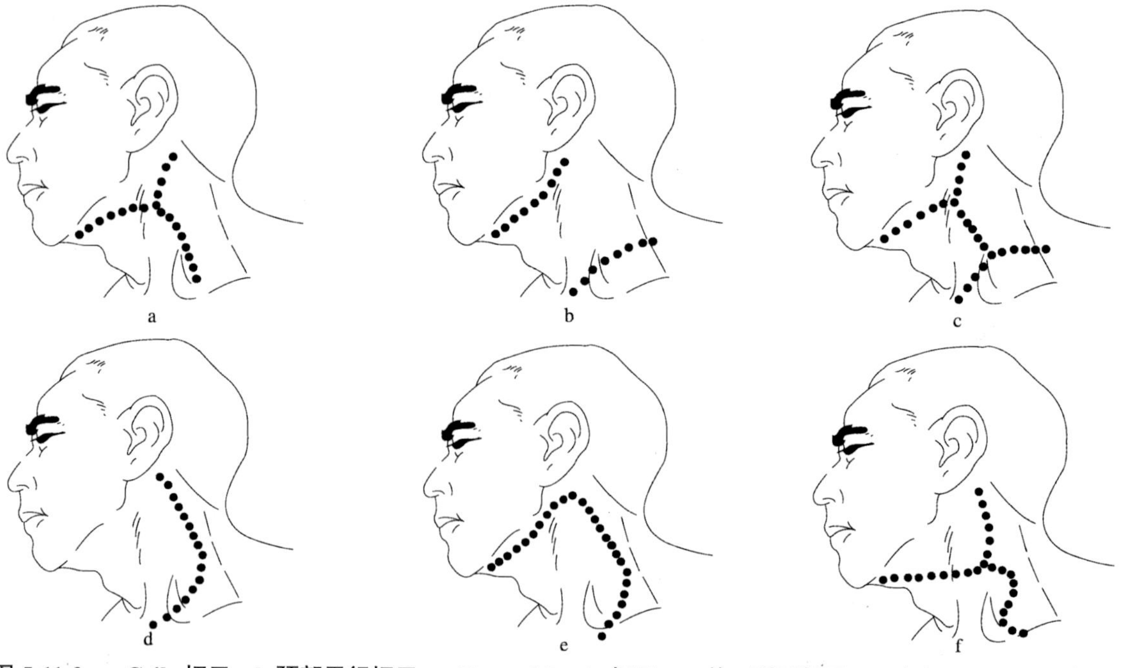

图 5-11-3　a Crile 切口，b 颈部平行切口，c Hayes-Martin 切口，d 单一弧形切口，e 改良 Schobinger 切口，　f Shaheen 切口

(2) 分离皮瓣

①步骤　切开皮肤，皮下组织及颈阔肌，在颈阔肌深面分离皮瓣。

②技巧　在分离皮瓣时，在横切口或纵切口中下份处的颈阔肌深面开始翻瓣比较容易做到层次准确。翻瓣近锁骨时注意层次的深度，不宜过浅，这样有利于皮瓣的血供。分离皮瓣后，对较大，有一定粘连程度的颈上部转移淋巴结，宜先稍做探察看是否有切除的可能。如果可以切除，应作好颈动脉破裂修补或颈动脉切除血管移植的准备。手术宜采用从周围正常层次向肿瘤包围的方法，并游离出一段颈总动脉，以便颈动脉万一破裂大出血时有一暂时止血的措施。

(3) 切断胸锁乳突肌下端

①步骤　沿锁骨上缘在锁骨浅面，由浅至深切断胸锁乳突肌之锁骨头然后切断该肌胸骨头。

②技巧　在切断胸锁乳突肌下端时可不先分离而直接切断。此处肌肉表面有一清晰的肌膜。切开肌膜后由浅入深一层层地切断肌纤维，直达肌肉深面的肌膜。然后将胸锁乳突肌向上推移显露颈动脉鞘。在锁骨头和胸骨头之间一般有一血管束，应予结扎。

(4) 切断结扎颈内静脉下端

①步骤　切开颈动脉鞘，暴露颈内静脉，迷走神经及颈总动脉，分离出颈内静脉，在距锁骨上 1.5 ~ 2cm 处结扎切断颈内静脉下端。近心端三重结扎（图 5-11-4）。

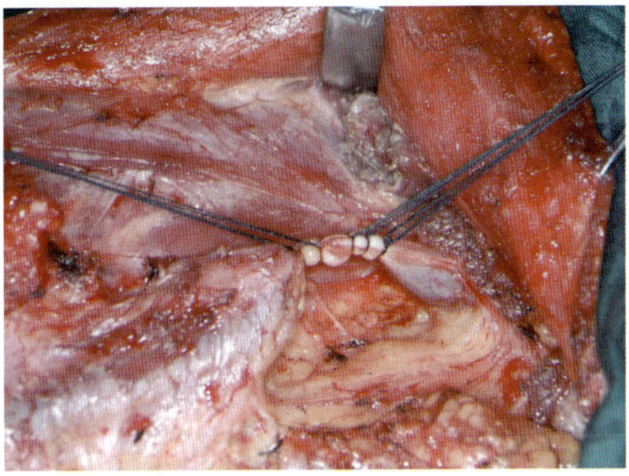

图 5-11-4　颈内静脉下端三重结扎

②技巧　分离颈内静脉下端可用锋利的小圆刀（15 号刀片）打开颈动脉鞘后作锐分离。分离的距离不宜太短，这样有利于充分游离出一段颈内静脉，明视下确保迷走神经不被裹入颈内静脉。结扎切断不宜过低，以防近心端滑脱缩向锁骨下，造成大出血或空气栓子进入等难于处理的局面。此外，在一定的高度切断颈内静脉还可减少对胸导管的损伤。

(5) 清除锁骨上窝（图 5-11-5）

①步骤　沿锁骨外 1/3 段上缘切开颈浅筋膜浅层，结扎切断颈外静脉下端及肩胛舌骨肌下腹，清除椎前筋膜浅面的淋巴结和脂肪组织。颈横动静脉可保留不结扎。继续沿斜方肌前缘向上解剖，切断副神经及其周围的小血管和神经分支。

②技巧　在颈外侧三角内的副神经以下部分含有几个重要的解剖结构，如前、中斜角肌之间伸出的臂丛，位于前斜角肌表面的膈神经以及锁骨下动脉和静脉等等，应慎重保护。技术要点是不切开椎前筋膜。在具体操作中可将分离出的颈横动脉，静脉保留作为解剖深度平面的标志。在分离颈外侧三角的后界下份时不宜简单地沿斜方肌前缘锐性分离，因为此处颈横动静脉的分支较多，被切断后会收缩到斜方肌的深面，不易再夹住止血。可靠的方法是钳夹、切断、缝扎，如此一步步地向上分离；或用电刀向上分离，遇血管予钳夹结扎。

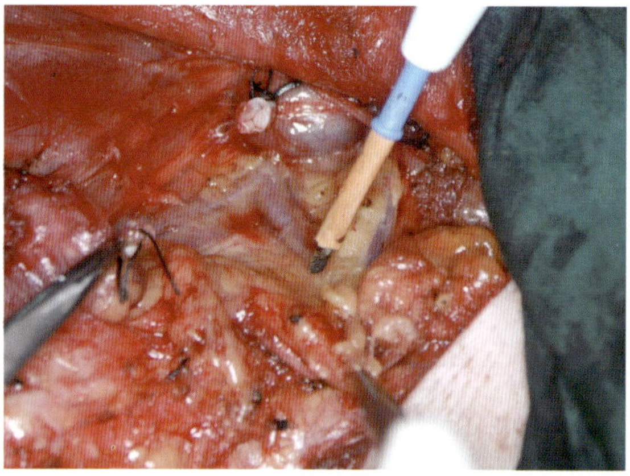

图 5-11-5　清除锁骨上窝

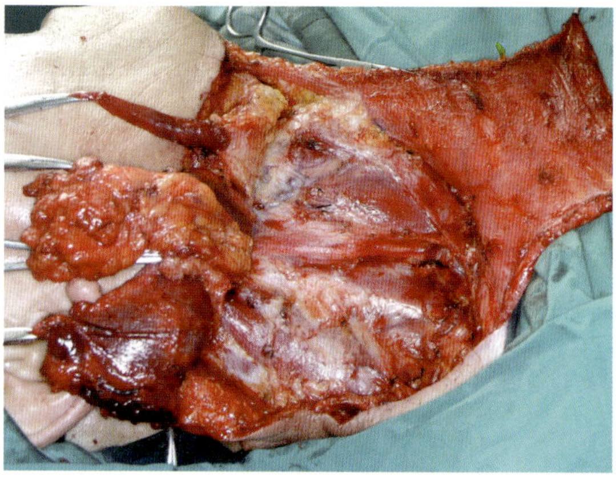

图 5-11-6　清除颈动脉三角及颈后三角

（6）清除颈动脉三角及颈后三角（图 5-11-6）

①步骤　将已分离的软组织翻起，沿颈总动脉及迷走神经浅面向上解剖。在舌骨下切断肩胛舌骨肌上腹；在乳突下缘切断胸锁乳突肌乳突止点。

②技巧　在甲状软骨上缘平面以上，颈内静脉的第一分支常为甲状腺上静脉，与之紧密伴行的是甲状腺上动脉。喉上神经的喉外支位于甲状腺上动脉的深面或前上面。当结扎甲状腺上动脉或静脉时，应保护这支神经。如此区无肿大粘连淋巴结，只需在甲状腺上动脉浅面解剖不必结扎该动脉。解剖至颈动脉分叉周围，操作更宜轻柔，以防发生颈动脉窦综合征。为预防起见，可在颈动脉分叉周围注射 1% 普鲁卡因 1 ～ 2ml。

（7）清除颏下及颌下三角（图 5-11-7）

①步骤　分离结扎切断颌外动脉及面前静脉。可从前向后逐次解剖颏下三角软组织及颌下三角内颌下腺和淋巴组织，注意保护舌神经。颌外动脉近心端应双重结扎。

②技巧　如果颌下淋巴结未出现转移，应保留面神经下颌缘支。为保留面神经下颌缘支可在断腮腺下极前，由前向后顺下颌缘支分离进入腮腺，将下颌缘支游离保护。

（8）切断腮腺下极及结扎切断颈内静脉上端（图 5-11-8）

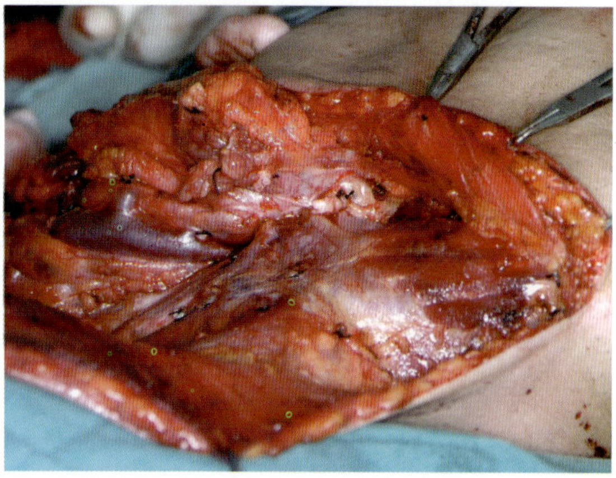

图 5-11-7　清除颏下及颌下三角

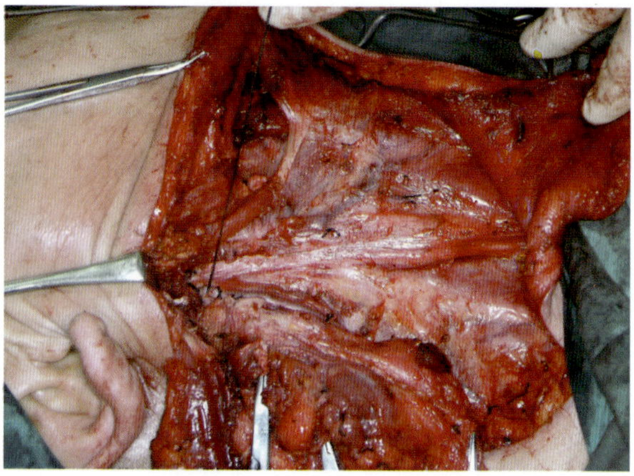

图 5-11-8　切断腮腺下极及结扎切断颈内静脉上端

①步骤　结扎切断颈外静脉上端，在下颌下缘水平切断腮腺下极，缝合残端。切断二腹肌后腹，显露副神经、颈内静脉及舌下神经。再次切断副神经，认清迷走神经及舌下神经后，将颈内静脉高位结扎切断，远心端双重结扎，将二腹肌深面之淋巴结切除。

②技巧　处理颈内静脉上端有不同的方法。笔者所采用的方法是先切断腮腺下极，结扎越过二腹肌后腹表面的面后静脉或面总静脉，显露二腹肌后腹，然后在乳突部切断二腹肌后腹（如二腹肌后腹周围无转移粘连的淋巴结，实际操作中一般不切除二腹肌），向前解剖分离颈内静脉周围的淋巴结和软组织。途中应结扎遇到的供应胸锁乳突肌的小动脉、枕动脉等。最后分离出颈内静脉上端，结扎切断。一般结扎颈内静脉上端的部位在下颌支中 1/2 水平。

（9）处理创面并缝合

图 5-11-9 显示术后整个术区概貌。用生理盐水冲洗创面，检查无出血，无胸导管损伤，放置负压引流管，分层缝合，关闭创口。

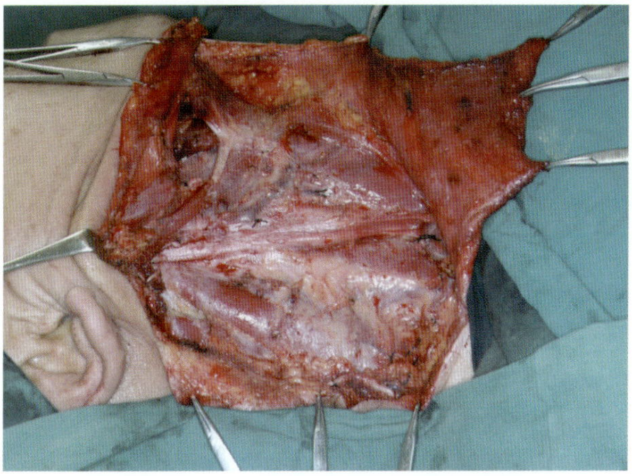

图 5-11-9　经典性颈清扫术术区概貌

3．术中意外处理

（1）血管损伤

①颈动脉损伤　颈动脉粗大，管壁坚韧，解剖部位恒定，一般不会损伤。但如果肿瘤与动脉粘连严重，术前已行大剂量放射治疗，肿瘤改变血管位置，手术野显露不佳，操作粗暴，则有可能造成血管破裂大出血。一旦发生，应立即压迫止血，同时尽快补足血容量，待患者各项生命体征平稳后，逐步清理创面，直视下寻找损伤部位。如为颈外动脉可直接结扎损伤两端。若为颈内或颈总动脉损伤应尽量争取修复；如修复困难也可将颈内动脉和颈外动脉的残端作端端吻合以减少并发症和死亡率；如无法修复，不结扎会立即出现生命危险时可考虑结扎之。颈内或颈总动脉结扎后，患者应绝对卧床休息、吸氧、头低位、应用血管扩张剂和抗凝剂。动脉破裂时，术者应保持镇静不可盲目钳夹，以免造成更大的破坏，甚至损伤邻近重要组织。

②颈内静脉损伤　大多发生在处理颈内静脉下端时。一旦发生应立即压迫止血，清理积血，在损伤两端找出一段颈内静脉予结扎。颈内静脉损伤后除造成大出血外，还易形成空气栓塞。如一时进入大量（数 10ml）空气，可使右心输出骤减，出现虚脱、胸痛、面色苍白、血压下降、呼吸及循环障碍，严重者可致死。此时应立即将患者头位放低，给氧，将身体向左侧转，使空气积于右心，然后再做右心穿刺，排除气体。

（2）神经损伤

①迷走神经损伤　迷走神经损伤可发生于切断颈内静脉时，因未充分游离静脉后鞘而被一并切断，或因癌瘤累及而牺牲。对前者，只要仔细操作即可避免。一侧迷走神经切断后，一般不会产生致命性后果，仅出现暂时性心路跳加快、呼吸不畅、声嘶、呛咳等。两侧迷走神经切断后则可致死。值得指出的是，对迷走神经的机械性损伤，如牵拉、钳夹、挫伤、误扎反可产生严重后果，导致呼吸及循环障碍甚至死亡。因此，术中应尽量避免刺激迷走

神经。

②舌下神经损伤　舌下神经在颈动脉分歧上约 3cm 跨越颈内外动脉浅面，经二腹肌后腹深面，沿舌骨舌肌外侧入舌。在二腹肌下有淋巴结转移时，可能因粘连而被损伤。也可能在处理颈内静脉上端因术野显露不佳，未能很好分离颈内静脉周围组织而将舌下神经一同结扎入颈内静脉上端。

③舌神经损伤　舌神经与颌下腺导管有特定的解剖关系，解剖熟悉一般不会损伤。

重要神经切断后，应争取做端端吻合。如无法做端端吻合，可做神经移植。缝合时最好在显微镜下做束膜之间的缝合。

④膈神经损伤　膈神经损伤主要有两种情况：一是术者不熟悉膈神经的来源，在断颈丛分支时将其损伤；二是处理颈后三角时，因打开椎前筋膜而损伤之（图 5-11-6）。膈神经损伤，膈肌瘫痪可能引起术后呼吸困难。

（3）胸膜损伤

锁骨上区转移癌位置低且累及周围组织时，可能在分离时穿破胸膜。胸膜破裂后，破裂处可出现气泡，患者气促、烦躁、发绀等。此时应立即用纱布压堵破裂口，及时做第二肋间穿刺抽气，必要时做闭式引流。破裂口小，可就近将周围软组织拉拢做荷包缝合。破裂口不能缝合者，勿强行缝合，以免造成胸膜更严重的撕裂。

（4）胸导管损伤

胸导管自后纵隔上升至锁骨上 3 ～ 4cm 处向下弯曲形成胸导管弓，汇入左锁骨下静脉与颈内静脉联合形成的交角。在行左侧颈清扫术时，切断颈内静脉后，解剖左颈内下角时胸导管易被损伤。因此，在清除此区组织时，采用钳夹、切断、缝扎方法可避免损伤后的乳糜瘘。此外，在关闭创口前，用盐水冲洗创面后，应仔细检查颈下区，观察是否有白色水样、乳状或清亮液体溢出。如有应及时予结扎，术后加压包扎。

（5）颈动脉窦综合征

在颈动脉分歧处解剖前先做局部封闭，解剖时不挤压不牵拉，一般可避免颈动脉窦综合征发生。

4．术后并发症处理

（1）出血

多为术中止血不完全或结扎血管不得力致结扎线滑脱引起。处理时先将创口缝线拆除数针，放出积血，如为轻度渗血，可试行压迫止血。否则应及时再次手术，寻找结扎出血点。

（2）窒息

反复的气管插管或插管时间过长可致声门水肿。术中损伤喉返神经可致声带麻痹，重者窒息。气管插管麻醉患者术后常规应用激素 2 ～ 3 日，对减轻声门水肿有积极作用。术后对颈清患者应严密监视护理，并作好气管切开准备。

（3）乳糜瘘

一般发生在左侧颈清扫术后，多在术后 2 ～ 3 日出现，此后逐日增多，24 小时量可超过 500ml。乳糜液乳白色、无臭。发生乳糜瘘后，应立即停止负压吸引，锁骨上窝加压包扎，观察 1 ～ 2 日，若流量逐渐减少则继续加压，一般一周左右可自愈。若局部加压无效，应重新打开创口，找到破裂口缝扎；缝扎有困难者可用带蒂前斜角肌组织瓣加固缝合；无法缝合者，可用碘纱填塞，一周后分次抽出。

乳糜瘘如长期不愈可导致水、电解质平衡失调，出现营养不良、全身衰竭。如果破裂口位置较低或回缩，外溢的乳糜液引流不畅、蓄积则可沿颈深筋膜间隙流入纵隔，进而穿破胸膜进入两侧胸腔，形成乳糜胸，出现纵隔移位，上下腔静脉及支气管受压等压迫症状，引起呼吸和循环障碍，严重者可致死。并发乳糜胸时，患者出现气促、胸痛、胸前区压迫感、心跳快、呼吸音及心音减弱、发绀等症状，重者可休克。胸部叩诊为实音。X线检查可见肋膈角模糊、变钝、中下肺野甚至全肺呈均匀致密阴影。此时需立即穿刺确诊。若瘘口不大，经反复胸腔穿刺，常可自行愈合。若吸出量多且不见减少，应考虑开胸结扎胸导管。

（4）创口感染

创口感染的原因主要是污染、手术创伤太大、术后引流不畅、创口护理不佳、全身营养状况不良等，应根据具体情况妥善处理。

（5）皮瓣坏死

影响皮瓣愈合的主要原因有术前大剂量放疗、切口设计不当、翻瓣不正确、营养不良等。小的坏死只需将坏死部分剪除，加强换药，待其自行愈合；大面积坏死脱落，颈部大血管暴露，可能招致颈动脉破裂，应在加强换药，控制感染同时，及时植皮或皮瓣修复。

（二）改良颈淋巴清扫术（保留副神经、颈内静脉及胸锁乳突肌）

1．手术方法

（1）麻醉同传统术式。

（2）切口　对口腔癌可采用改良 Schobinger 切口。

（3）分离皮瓣同传统术式。

（4）颈淋巴结清除

①游离胸锁乳突肌　沿胸锁乳突肌前、后缘分别纵行切开颈深筋膜浅层，在胸锁乳突肌深面潜行剥离，游离胸锁乳突肌。也可在锁骨上缘 1 ～ 2cm 处切断胸锁乳突肌，向上分离掀起，待清除完毕后再予缝合。这样有利于暴露，但可能造成该肌的部分萎缩，故不推荐使用。

②清除颈内静脉外侧区　在颈内静脉表面，沿其颈段全长切开颈动脉鞘，并充分游离颈内静脉、迷走神经及颈总动脉。将这些组织向前牵引，沿颈内静脉全长纵行切开其深面之筋膜。循椎前筋膜将颈内静脉外后侧区软组织，包括上自二腹肌后腹，下至锁骨上，外至斜方肌，内至颈内静脉这一区域内除副神经外的软组织全部切离（图 5-11-10）。

③清除颈内静脉内侧区　将胸锁乳突肌、颈总动脉、迷走神经及颈内静脉向外侧牵引，自颈内静脉深面起循椎前筋膜浅面向前内解剖至肩胛舌骨肌，向上至颌下区。肩胛舌骨肌可保留或去除（图 5-11-11）。

④切断腮腺下极。

⑤清除颏下及颌下三角　同传统术式。图 5-11-12 显示清除颈淋巴结组织后术区全貌。创面处理同传统术式。

2．手术技巧

该手术的重点是寻找和保留副神经。在解剖副神经时，宜选择先游离胸锁乳突肌前缘，同时探查是否有颈深上、中淋巴结肿大。如淋巴结肿大活动度差应该行经典型颈清术。除此原因外，副神经在颈上部的解剖位置恒定，易于寻找（图 5-11-13）。在此找到副神经后顺神

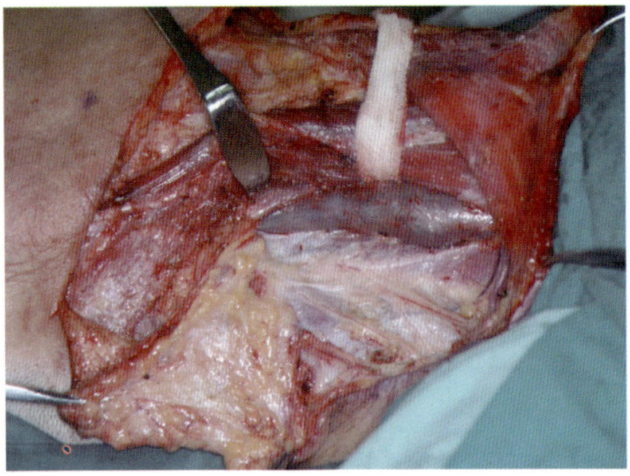

图 5-11-10　清除颈内静脉外侧区

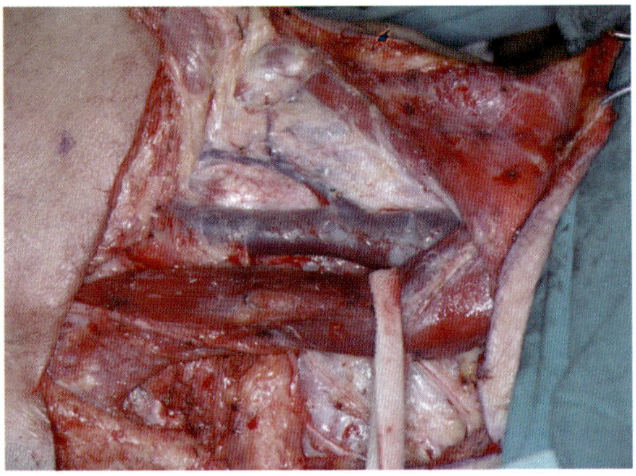

图 5-11-11　清除颈内静脉内侧区

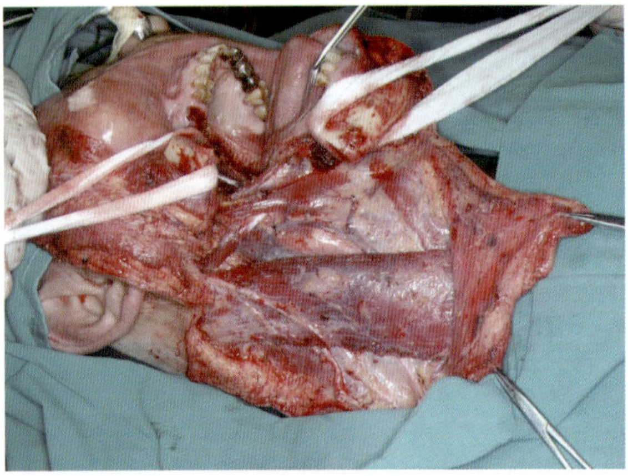

图 5-11-12　改良颈清扫术术区全貌

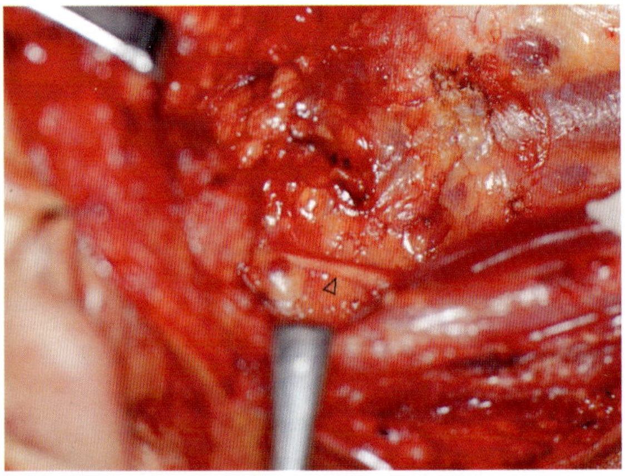

图 5-11-13　在颈上部胸锁乳突肌深面寻找副神经（箭头）

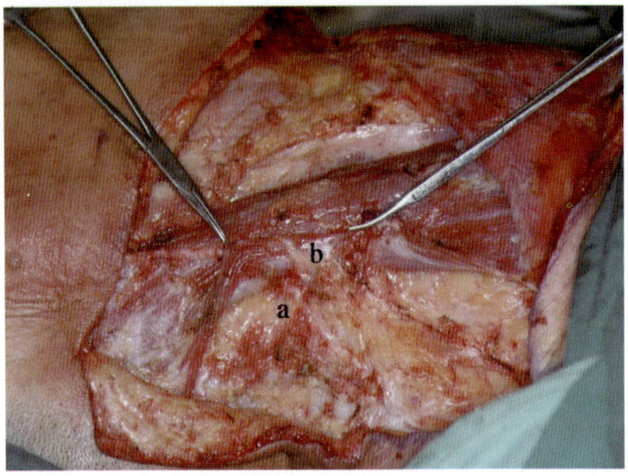

图 5-11-14　副神经（a）在耳大神经（b）出胸锁乳突肌后缘上 1cm 左右走出

经上下分离，可明确副神经和胸锁乳突肌的关系。有利于进一步向下解剖副神经。如果副神经在肌肉中穿过，则在出胸锁乳突肌后缘时较接近浅面，提示在游离胸锁乳突肌后缘时更要注意防止损伤。

对于根据临床判断估计淋巴结转移包膜外扩散可能性小的病例，也可从胸锁乳突肌后缘先寻找、解剖副神经。副神经出胸锁乳突肌后缘处一般在耳大神经出处的上方 2cm 之内（图 5-11-14），在翻颈部皮瓣时，就可见到明显的耳大神经。由于有这些明显的标记很容易找到副神经。当颈上段副神经及副神经出胸锁乳突肌处均已暴露后，应进一步向下解剖之，直到副神经进入斜方肌处，这样可以避免在处理锁骨上窝及沿切口后缘向上清扫时将副神经切断。副神经在进入斜方肌前有 1 ～ 3 个分支至斜方肌上份，这些分支较细，容易被切断。由于口腔癌在不出现第一、二、三区淋巴结转移时不会出现颈后三角淋巴结转移，即使该三区淋巴结有转移其出现转移机会也不及3%，故建议此处尽量保留副神经的这些小分支，以减少对斜方肌上份功能的影响。

多数解剖书建议在斜方肌前缘寻找副神经。但实际操作较困难，易损伤副神经。笔者曾总结33例改良颈清扫术（三保留）的副神经解剖和保留经验，发现70%（23/33）副神经在进入斜方肌前约2～3cm在斜方肌前缘基本与该肌前缘平行下行后进入该肌；同时此处存在副神经与颈丛的吻合支及未吻合的颈丛分支。这些解剖特点提示，在斜方肌前缘解剖副神经较困难。一方面副神经与切口平行位于切口边缘上，且和周围组织结合较紧，不易分离，手术时不易解剖易切除；另一方面有颈丛的分支存在不易辨认究竟哪一支是副神经。

改良颈淋巴清扫术因术野暴露较差，需将游离的颈总动脉、迷走神经及颈内静脉向前后侧牵引，故手术操作更需细致轻柔，以防损伤重要血管神经。在分离切除颈深上淋巴结群时要有足够的耐心，尽可能切净二腹肌后腹深面、颈内静脉周围的淋巴结和结缔组织。如术中发现有转移淋巴结而且已浸出淋巴结包膜，出现粘连周围组织等情况，应改行经典性颈淋巴清扫术。其他操作技巧可参见传统术式中相关的技术要点。

3．术中意外及术后并发症处理　参见传统术式。

（三）肩胛舌骨上颈清扫术

1．手术方法

（1）麻醉同传统术式。

（2）切口　切口始于乳突向下至舌骨，后向上至中线，在下颌角下离下颌角至少2横指（图5-11-15）。如果原发病灶能通过口腔切除，此切口即已足够；如果原发灶无法经口腔切除或是因为口内肿瘤需与颈部的标本一同切除，则切口应向上沿中线切开下唇。

（3）分离皮瓣　在切开颈阔肌时应注意避免损伤耳大神经和颈外静脉。可先向上翻瓣，找出面神经下颌缘支及后边的耳大神经和颈外静脉，予保留。颈支常需牺牲。

（4）颈淋巴结清除　如无需与原发病灶一起整块切除，可从从前上向后下，即从第一区至第三区顺序清除淋巴结；如需与原发口腔肿瘤一并切除，则可从后下向前上进行手术。在此介绍后一种手术方法。

①游离胸锁乳突肌　沿胸锁乳突肌前缘纵行切开颈深筋膜浅层，在胸锁乳突肌深面潜行剥离，结扎至该肌肉的血管束，游离胸锁乳突肌中上2/3段。后界至少至胸锁乳突肌后缘。

②清除颈内静脉外侧区　将已游离的胸锁乳突肌尽量向后上牵开，在颈内静脉表面，从下向上切开颈动脉鞘，注意避开颈内静脉表面的淋巴结，充分游离颈内静脉、迷走神经及颈总动脉（图5-11-16）。将这些组织向前牵引，沿颈内静脉纵行切开其深面之筋膜。循椎前筋膜将颈内静脉外后侧区软组织，包括上自二腹肌后腹，下至胸锁乳突肌与肩胛舌骨肌交界处，后至胸锁乳突肌后缘，内至颈内静脉这一区域内除副神经及颈丛和分支外的淋巴结及软组织全部切离。

③清除颈内静脉内侧区　将胸锁乳突肌、颈总动脉、迷走神经及颈内静脉向后外侧牵引，自颈内静脉深面起循椎前筋膜浅面向前内解剖至肩胛舌骨肌，向上至颌下区（图5-11-17）。注意保护舌下神经及其向前下行走的降支。

④切断腮腺下极。

⑤清除颏下及颌下三角　同传统术式，但一定要注意保留面神经的下颌缘支。图5-11-18

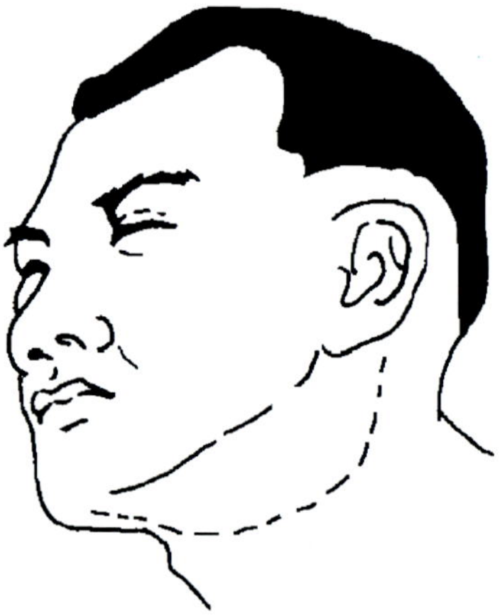

图 5-11-15 切口

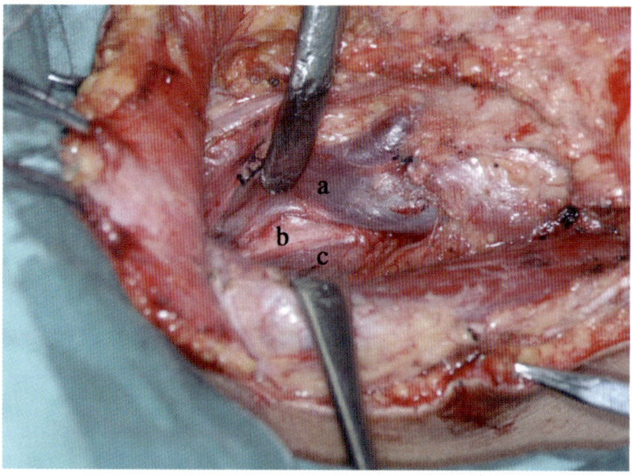

图 5-11-16 清扫颈内静脉后外侧
a 颈内静脉，b 迷走神经，c 椎前筋膜

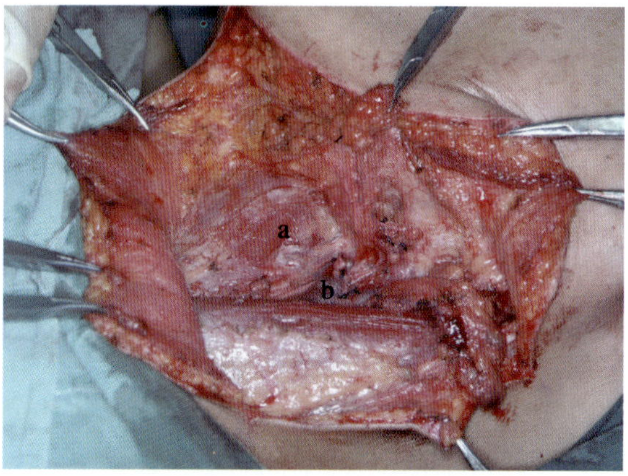

图 5-11-17 清除颈内静脉内侧区
a 肩胛舌骨肌，b 颈内静脉

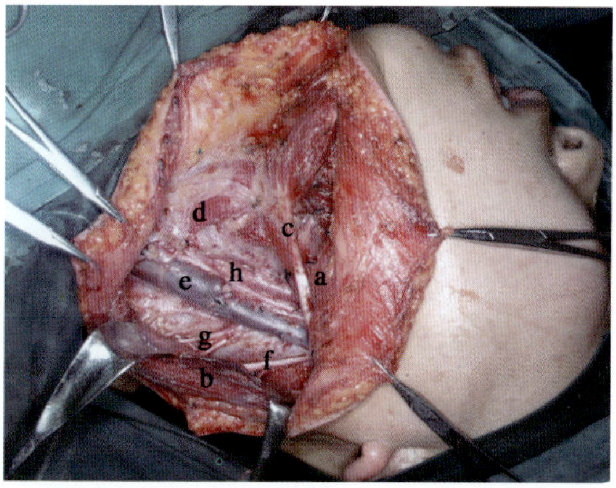

图 5-11-18 肩胛舌骨肌上清扫术术后全貌
a 下颌角，b 胸锁乳突肌，c 二腹肌，d 肩胛舌骨肌，e 颈内静脉，f 副神经，g 颈神经，h 颈动脉

显示清除淋巴组织后术区全貌。

（5）创面处理　同传统术式。

2．手术技巧

基本同改良颈淋巴清扫术。但术野暴露较差，需保留的组织多，故手术操作更需细致轻柔，以防损伤重要血管神经。在分离切除颈深上淋巴结群时要有足够的耐心，尽可能切净二腹肌后腹深面、颈内静脉周围的淋巴结和结缔组织。如术中发现有转移淋巴结，转移的淋巴结可活动且未浸出包膜，可改行改良颈清扫术；如转移灶已浸出淋巴结包膜，出现粘连周围组织等情况，应改行经典型颈淋巴清扫术。

3．术中意外及术后并发症处理　参见传统术式。但该术式并发症少，不会出现胸导管损伤、胸膜顶损伤、皮瓣坏死等情况。

（郭传瑸）

第十二节　气管切开术并发症与预防

气管切开术是从颈部切开气管前壁，插入气管套管，开放呼吸道，解除窒息和改善呼吸的一种手术。

一、手术适应证

1．上呼吸道阻塞　各种原因引起的上呼吸道狭窄或阻塞，如喉、咽旁、舌根、口底及上颈部软组织的水肿、血肿、气肿或脓肿，肿瘤压迫呼吸道，异物阻塞，或外伤后上下颌骨移位以及舌、口底软组织移位导致的窒息。

2．下呼吸道阻塞　各种原因如外伤性休克引起昏迷的患者，在吞咽与咳嗽反射减弱或消失时，口腔分泌物、血液或呕吐物吸入呼吸道导致窒息。

3．预防性气管切开　需要全身麻醉的手术，而不能经鼻腔或口腔行气管内插管，可术前做预防性气管切开。

气管切开术是解除呼吸道梗阻的有效急救措施，无绝对手术禁忌证。但是气管切开术导致上呼吸道黏膜对吸入气体的加温、湿润和过滤的生理作用丧失，下呼吸道因此容易发生感染，故应严格选择适应证，不宜滥用。

二、手术切口选择

手术切口有直切口和横切口两种。直切口暴露气管较好，但伤口愈合后瘢痕较明显。横切口术后瘢痕较小，但暴露气管较差，切口处容易有分泌物潴留。直切口即颈前正中切口，自环状软骨下缘至胸骨上窝上一横指处切开。横切口则于环状软骨下缘一横指处或胸骨上窝上两横指处切开。

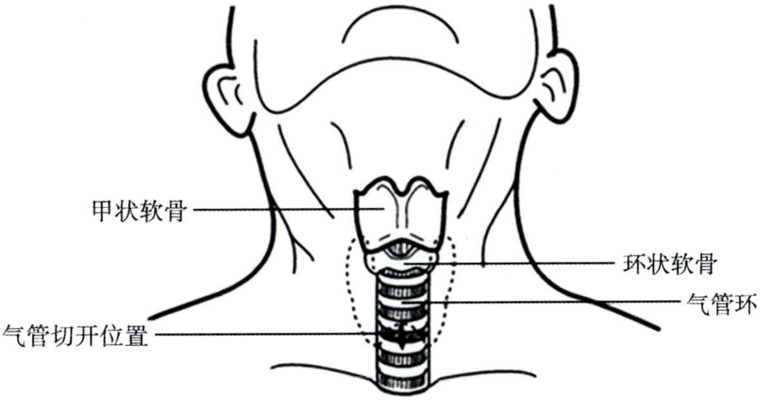

图 5-12-1　气管颈段的解剖

三、手术要点及注意事项

1．麻醉　1% 利多卡因局部浸润麻醉，紧急情况下无需麻醉。

2．体位　取仰卧位，肩部垫高，头部尽量后仰，使气管向前突出并保持正中位。后仰可使气管变浅，便于操作。如患者已有重度呼吸困难，不能仰卧，可于半坐位施行手术，待切开分离肌肉，暴露气管后，再后仰完成手术。

3．切口　于颈部做直切口或横切口。直切口即颈前正中自环状软骨下缘至胸骨上窝上一横指处切开；横切口在环状软骨下缘一横指处或胸骨上窝上两横指处切开，长约3～4cm。

4．分离舌骨下肌群　切开皮肤、皮下组织和颈阔肌，用拉钩两侧对称性拉开切口，保持正中位，可见纵形的颈白线。用血管钳或组织剪自颈白线向两侧颈深筋膜中层、胸骨舌骨肌及胸骨甲状肌，分离时如遇颈前静脉横支，予以切断及结扎。分离过程中，两侧拉钩用力相当，使切口维持在正中位，并注意经常探摸气管前壁，防止分离时偏离气管。在胸骨上缘勿向下分离太深，以免进入纵隔造成气肿，也勿向两侧过多分离而损伤胸膜顶而导致气胸。

5．处理甲状腺峡部　自中线分离舌骨下肌群后，即可见甲状腺峡部覆盖于气管前壁。多数情况下，对甲状腺峡部稍加分离，可用拉钩向上拉开，即可显露足够的气管前壁以便气管切开。若甲状腺峡部过于宽大或位置偏低，气管显露不佳，可将其在中线分离、切断并结扎，以充分暴露气管前壁。

6．确认气管　气管前有气管前筋膜，此层不宜切开，以免产生纵隔气肿。透过筋膜隐约可见气管环，可用手指探摸加以确认，如有可疑，可用空针穿刺，如有空气抽出即可确认为气管。

7．切开气管　充分显露和充分止血后，用尖刀片在气管前正中线刺入气管，刀刃向上，由下向上，由内向外挑开第4，3气管环或第3，2气管环，注意刀尖不宜过深，以免损伤气管后壁或食管。气管切开后，常会引起剧烈咳嗽，并有血液及分泌物喷出，此时应以气管撑开钳或血管钳将气管切口撑开，迅速用吸引器吸净气管内血液及分泌物。

8．插入气管套管　根据气管大小选择气管套管，成人一般选用8～10mm内径套管。插套管前，应拔去内管并置入管芯，用气管撑开钳撑开气管切口，将带管芯的套管顺弧形自气管切口插入气管内，并迅速取出管芯，如有分泌物和气流自套管口喷出，则证实套管已进入气管，也可用纱布丝置于套管口，观察是否随呼吸飘动来进行确认。如套管口无气流进出，则表明套管未进入气管，应查明原因重新插入。常见原因是气管撑开钳未完全撑开气管切口，导致气管套管插入时滑落在气管壁外软组织中。

9．固定气管套管　插入气管套管后，将套管固定带绕至后颈部，打结并妥善固定。固定带松紧以能插入一横指为宜，太松会导致气管套管滑脱，太紧会造成颈部水肿。亦可将固定带剪短，两侧各保留5cm，缝合固定于颈前部皮肤。

10．切口处理　切口如果不大，可不必缝合；如果切口较长，可缝合1～2针，但不能缝合过紧，以减少皮下气肿和引流不畅。套管周围创口松松以油纱或碘纱围绕。将无菌纱布剪开一半，夹绕气管套管插入，垫于气管套管与皮肤切口之间。

11．术后护理　气管切开术后，要注意保持气管套管的清洁通畅。每日定时清洗消毒内套管。气管套管口可覆盖湿纱布，增加吸入空气的湿度。定时雾化吸入，保证气道湿化。气管套管内定时滴入含有α－糜蛋白酶、庆大霉素的生理盐水，稀释痰液，并及时吸出分泌物，防止痰痂形成，保持呼吸道通畅，预防气管及肺部感染。

12．术后拔管　上呼吸道梗阻症状完全解除后，即可考虑拔管。拔管前先用橡皮塞等堵塞套管外口，观察24小时无呼吸困难后即可拔管。也可先半堵管，再完全堵管，逐渐过渡至24小时无呼吸困难后拔管。对于管径较粗的气管套管，尤其是带气囊的一次性气管套管，套管与气管壁之间的空隙太小，从而导致堵管时气管腔堵塞或通气道太小而出现呼吸困难，此时应先更换管径更细的气管套管，再行堵管，观察24小时无呼吸困难后即可拔管。气管切开后3天内避免更换气管套管，以免套管周围软组织封闭气管切口而发生呼吸意外。气管套管拔管后，创口覆盖油纱或碘纱及纱布，并用蝶形胶布拉拢粘贴，一般5～7天后即可自行愈合。勿在拔管后即刻缝合创口，会导致呼吸道分泌物局部积存而继发局部感染。

气管切开术是抢救生命的一种急救手术，要求非常迅速。在万分紧急的情况下可以打破常规，果断地用一切可以利用的刀、剪，甚至不经消毒，麻醉，快速地切开气管，解除窒息。至于伤口感染，可于术后再行控制。

四、手术并发症及处置

1．脱管　脱管是非常紧急而严重的情况，如处理不及时可迅速导致窒息甚至死亡，必须予以重视。常见气管套管脱管的原因：①套管固定带太松，或因未打死结而松脱。②套管过短，患者头部稍有转动就容易脱出。③颈部皮下气肿，因气肿使皮肤与气管间的距离增加，使原来合适的套管相对变短而易脱出。④气管切口过低，患者低头时因气管滑入胸腔而导致套管脱出。一旦发生脱管，一定要迅速重新置入气管套管。

2．出血　术中出血多来自颈前静脉分支或甲状腺，需予以结扎或缝扎。术后出血则多与术中止血不彻底有关。少量出血，可进行单纯压迫或碘条填塞止血；如出血较多，应检查伤口，找到活跃出血点进行结扎或缝扎。

3．皮下气肿　是最常见的术后并发症。空气经气管切开处渗入颈部软组织中，沿肌肉、神经及血管的间隙扩散至皮下，可局限在颈部，也可逐渐扩散至头及胸腹部。皮下气肿一般在24小时内停止发展，3～5日可自行逐渐吸收。形成皮下气肿的主要原因是：①暴露气管时，分离气管前壁软组织过多。②气管切开口过长，空气自切口两端进入皮下组织。③皮肤切口缝合过于紧密。④气管套管过短，容易脱出气管切口，致使空气进入软组织。⑤患者发生剧烈咳嗽，也容易导致皮下气肿。皮下气肿的主要处置是：①拆除过于紧密的皮肤切口缝线，去除套管周围的油纱或碘纱。②观察皮下气肿的扩散范围。③胸片检查，除外纵隔气肿及气胸。④防止因皮下气肿导致气管套管发生脱管。

4．纵隔气肿　气管切开术中过多分离气管前筋膜，以及皮下气钟沿气管前筋膜向下发展，可引起纵隔气肿。少量气体进入纵隔无任何症状，多可以自行吸收。严重的纵隔气肿可因心肺的受压而致心肺功能紊乱。

5．气胸　术中暴露气管时过于向下分离，容易误伤胸膜顶，导致气胸。少量积气可行胸腔穿刺排气，若为张力性气胸，则应行闭式胸腔引流术，排除积气。

6．喉狭窄　常由于手术切口过高，误将环状软骨和第1气管环切开，术后软骨坏死而致喉狭窄，故手术中应特别注意。

7．气管食管瘘　切开气管时刀尖插入过深，尤其在因手术导致咳嗽时，易将气管后壁连同食管前壁切破形成气管食管瘘。食物可以通过瘘口进入下呼吸道导致吸入性肺炎，亦可经瘘口渗入颈部筋膜间隙形成颈部感染。术中发现食管壁损伤应及时将食管、气管的切口分层缝合，术后采用鼻饲。若术后发现存在较小的瘘口，有时可自行愈合，较大的瘘口则需手术修补。

8．术中不能确认气管　容易发生在儿童及颈部创伤患者。儿童气管细而软，容易与颈侧大血管相混淆；颈部创伤患者，颈侧的水肿和血肿推气管移位，容易与食管相混淆，尤其是在体位不正确，两侧拉钩力量不对称时。因此，对于儿童及颈部创伤患者，术中保持头颈正中位，头部后仰，术中拉钩两侧力量应对称、均匀，是非常重要的。一旦术中不能确认气管时，应先将拉钩松开，检查体位、切口是否处于正中位，然而将创口沿中线自两侧均匀拉开，手指仔细寻摸，就不难找到气管。气管切开前，一定要仔细确认，避免误伤颈总动脉、食管及迷走神经等重要解剖结构。

9．感染　气管切开术后由于分泌物的刺激，容易导致肺部感染和切口感染。每日需定时清洗消毒内套管，稀释痰液，及时吸出分泌物，保持呼吸道通畅，预防肺部感染。每日清洁局部伤口，更换敷料，预防切口感染。亦可适量全身应用抗生素。

（彭歆）

第十三节　脉管瘤及脉管畸形的介入与手术治疗

一、口腔颌面部脉管畸形的手术治疗

（一）口腔颌面部淋巴管瘤的手术治疗

1．手术适应证

（1）颌面部巨大淋巴管瘤，药物注射不能完全治愈或遗留畸形（图 5-13-1）。

（2）多囊型和小囊型淋巴管瘤。

（3）口腔黏膜表面的滤泡型淋巴管瘤病变（图 5-13-2）。

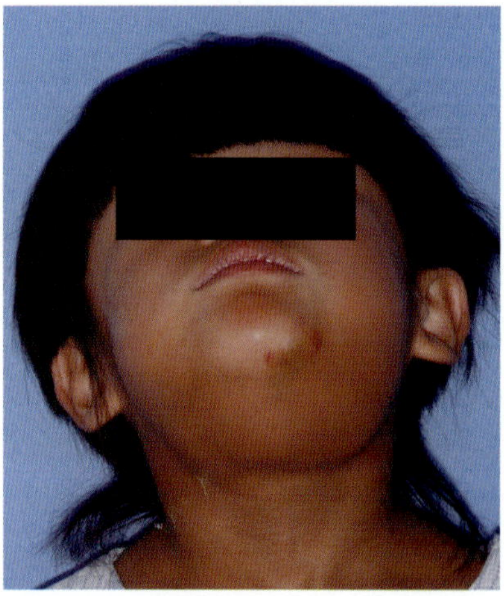

图 5-13-1　颌下颈部淋巴管瘤平阳霉素注射多次效果不佳

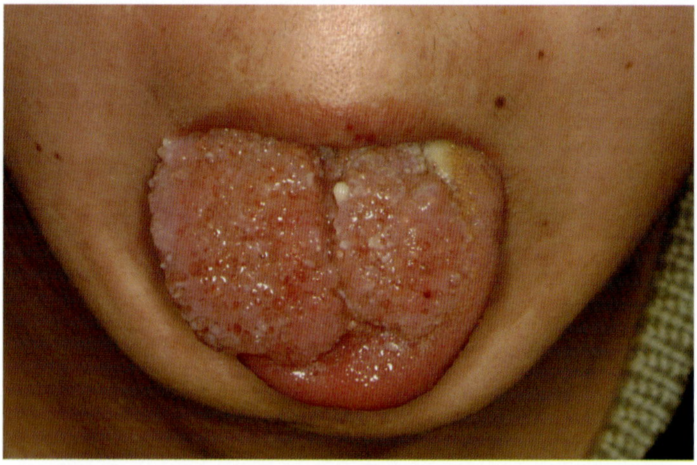

图 5-13-2　舌淋巴管瘤，黏膜表面的滤泡型淋巴管瘤病变

2．手术要点及注意事项

（1）对于口腔黏膜表面的滤泡型淋巴管瘤病变，主要为局部病变烧灼。

（2）颌面部淋巴管瘤多以切除病变，软组织整形为治疗目的，因此手术切口设计要可以符合上述要求。对于面颊部和颈部的淋巴管瘤，病变常常位于深层，皮肤扩张，周围器官移位，手术切口设计以颌下至耳前入路为主，辅以其他附加切口进行局部器官整形。切开皮肤皮下，颈阔肌有时被病变侵及而不太明显，暴露病变，对于有确定包膜的淋巴管瘤，沿包膜外进行解剖分离，将病变完整切除；而大多数病变为很多小囊组成，界线不清楚，甚至很多病变向咽旁、颞下凹等延伸，手术切除以切除大部分病变，恢复患者面部外形为目的。术后放置负压引流，加压包扎。对于淋巴管瘤造成的巨舌症，主要进行楔型切除，解决舌的长度和厚度的异常（图 5-13-3 ～ 5）。

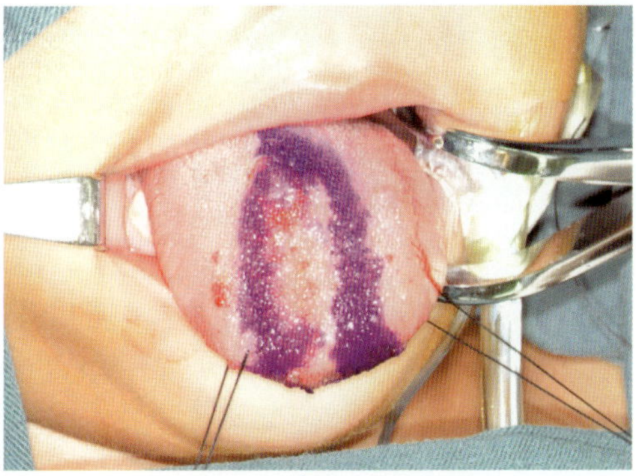

图 5-13-3 舌淋巴管瘤，舌体宽厚，表面黏膜淋巴滤泡，美蓝标记切除范围

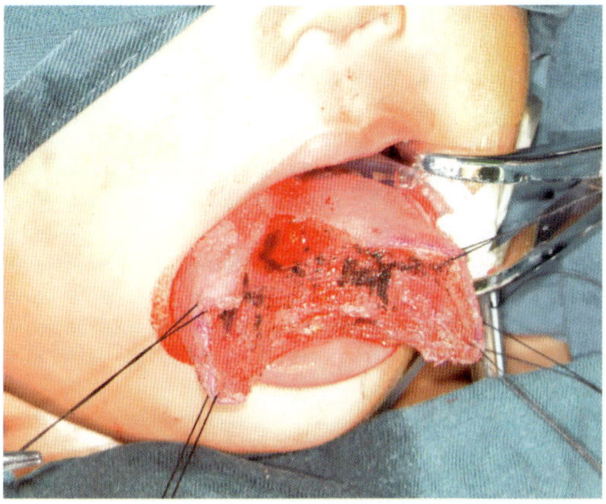

图 5-13-4 将舌体进行由前向后楔形切除病变组织，解决舌体太长太宽畸形，同时将两侧舌体病变及肌肉组织楔形切除，解决舌体肥厚畸形

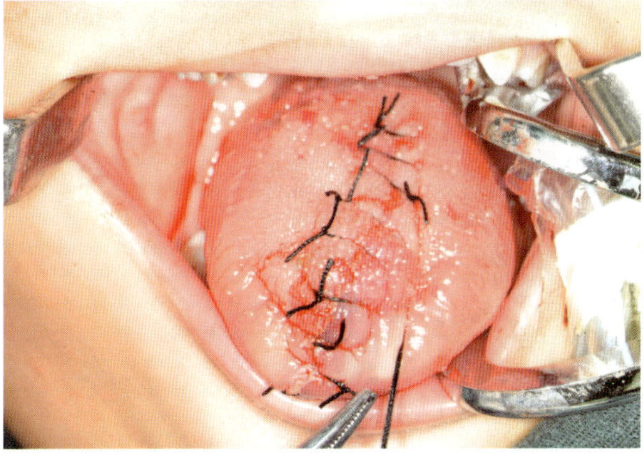

图 5-13-5 将舌体用 4 号线重新缝合

3．手术并发症及处置

（1）术后肿胀明显，尤其是舌淋巴管瘤部分切除成形后，注意患者呼吸和饮食，肿胀一般 30 天左右消退。

（2）对于较大的淋巴管瘤造成的畸形，需要多次手术治疗。

（二）口腔颌面部软组织动静脉畸形的手术治疗

1．手术适应证

（1）局限性病变。

（2）其他方法如药物注射术后病变仍畸形明显。

（3）病变区域反复出血。

2．手术要点及注意事项

动脉畸形 手术应安排在栓塞治疗一周以内。较小的动脉畸形病变，可沿着病变周围将病变切除，主要是增大增粗的变异血管组织。较大的动脉畸形侵及的颜面部皮肤范围大，标

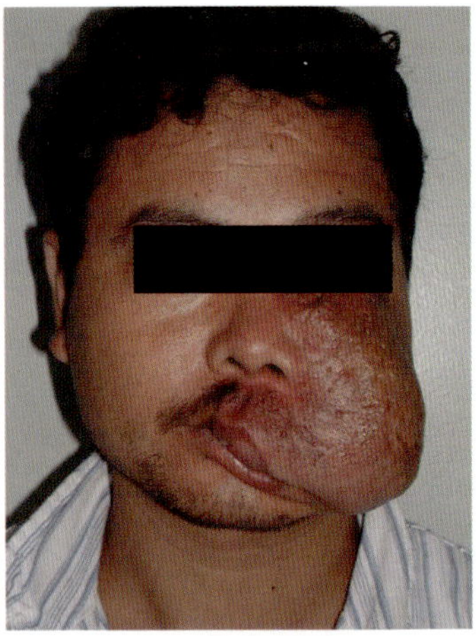

图 5-13-6　面部动脉畸形

记需要切除的范围，首先用较粗的缝线沿标记线外 1cm 做环形缝合，减少术中出血（图 5-13-6，图 5-13-7）。切开皮肤，用电刀逐步将病变组织完整切除，彻底止血(图5-13-8)。较表浅的组织缺损可以用全厚皮片植皮修复，较深的缺损应用游离肌皮瓣修复（图 5-13-9，图 5-13-10）。

静脉畸形　范围较大的畸形需手术切开加以激光治疗。切口皮肤皮下，翻瓣暴露病变组织，应用长穿刺针将 ND-YAG 激光光导纤维从各个角度植入病变组织，应用激光进行治疗，术后缝合切口。

3．手术并发症及处置

软组织动脉畸形常常伴局部各种组织增生，由于术中出

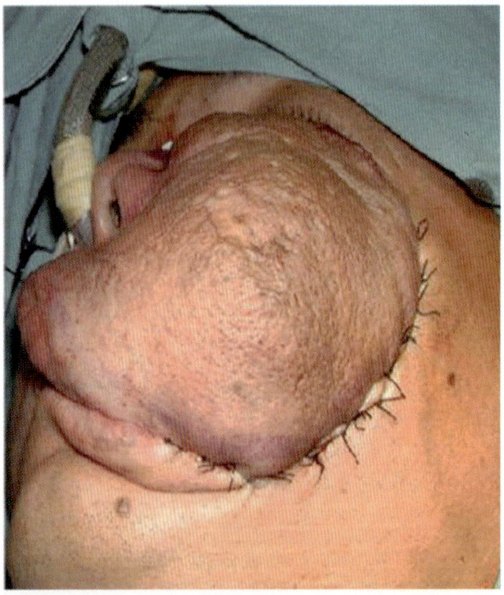

图 5-13-7　用较粗的缝线沿标记线外 1cm 做环形缝合，减少术中出血

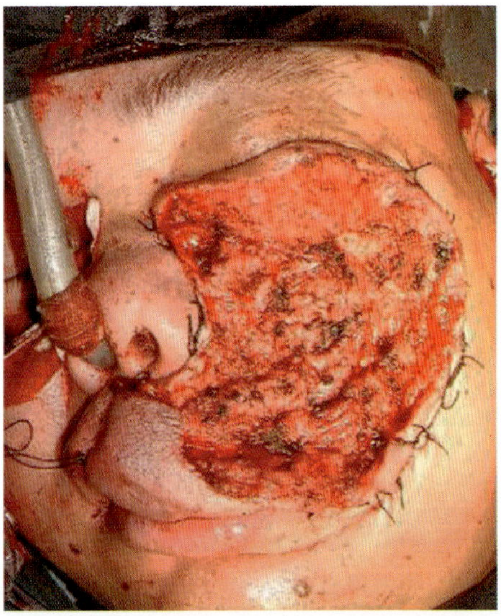

图 5-13-8　用电刀逐步将病变组织完整切除，彻底止血

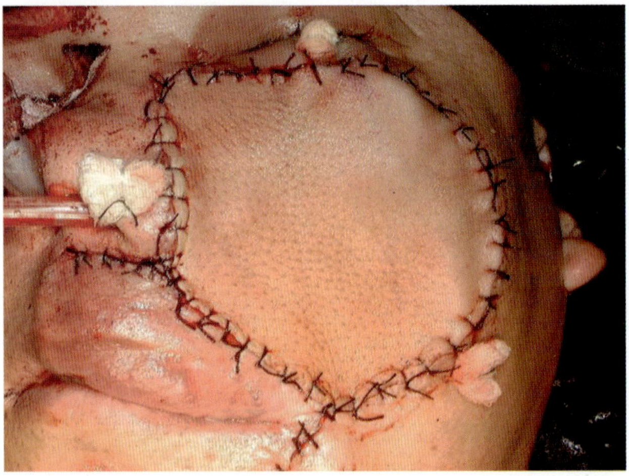

图 5-13-9　组织量缺损大可以用游离皮瓣修复

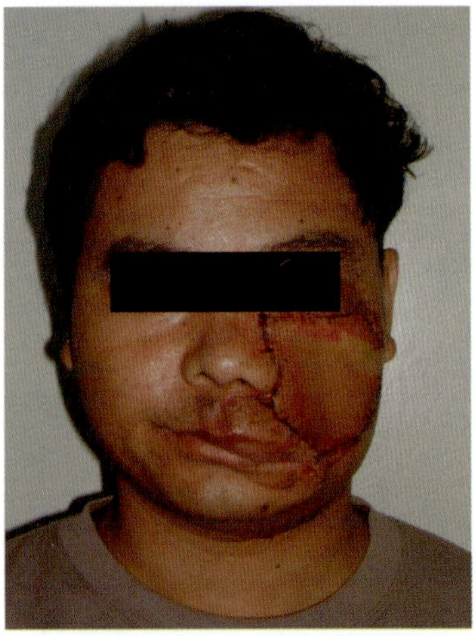

图 5-13-10　修复后面相

血明显，术野不清晰，会造成所涉及区域的神经损伤；同时多数患者动脉畸形侵及局部皮肤，需要将该区域皮肤一并切除，进行植皮或皮瓣修复，造成术后颜色不协调。

范围较广的静脉畸形需多次药物注射及激光治疗。口内咽旁静脉畸形治疗中可能发生明显出血，由于病变黏膜广泛且较薄脆，缝合止血困难，需用耳脑胶和明胶海绵联合使用进行局部止血。同时口内舌根、咽旁及口底静脉畸形术后要预防组织水肿造成窒息，必要时进行预防性气管切开。

（三）颌骨内动静脉畸形的手术治疗

1．手术适应证

动脉畸形栓塞术后需进行颌骨刮治或切除（图 5-13-11 ～ 14）

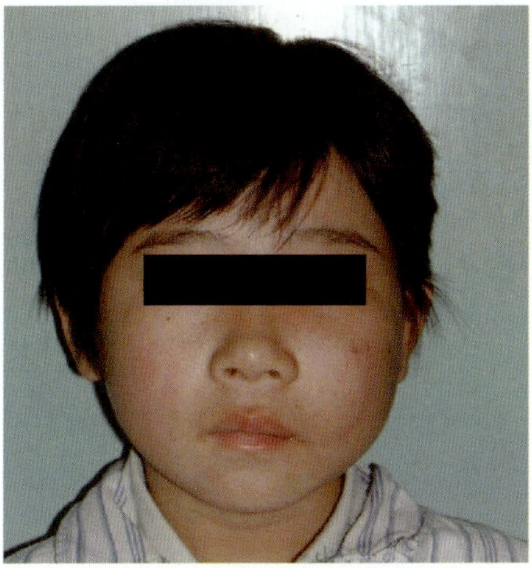

图 5-13-11　上颌骨动脉畸形

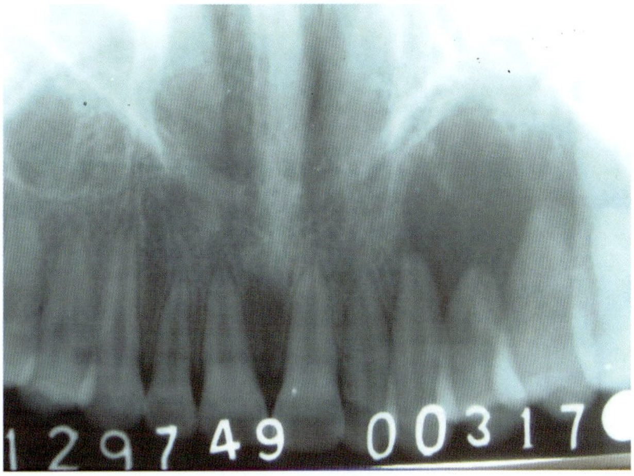

图 5-13-12　曲面体层

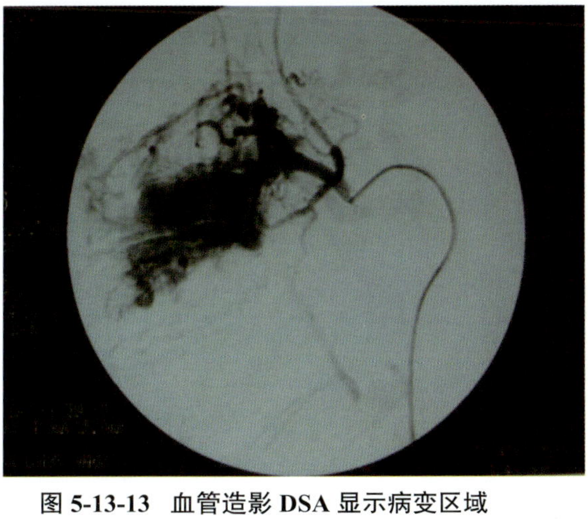

图 5-13-13　血管造影 DSA 显示病变区域

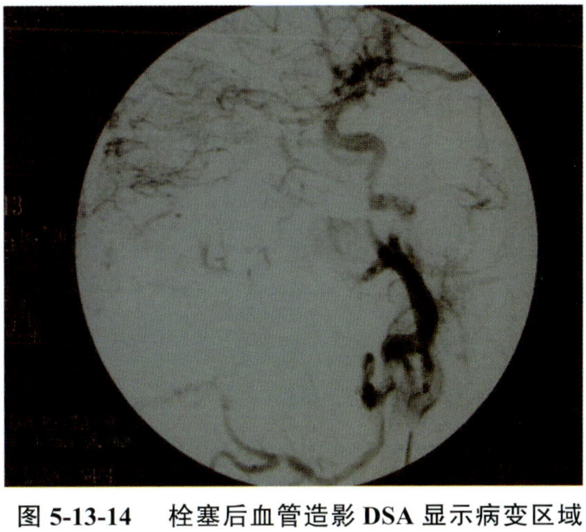

图 5-13-14　栓塞后血管造影 DSA 显示病变区域供血被阻断

2．手术要点及注意事项

骨组织动脉畸形　根据病变范围大小，确定口内切开范围，局部注射加肾上腺素麻药进行浸润，切开黏膜和骨膜，应用剥离器械将病变表面完全暴露。在病变中心区域用骨凿或钻将病变区域骨皮质去除，范围应该可以显露整个病变，若出血较多，应该将足量的骨蜡填塞进行止血。将病变组织及骨腊用刮匙彻底刮除，将周围骨壁出血部位用骨腊止血。放置引流，缝合切口，加压包扎（图 5-13-15 ～ 16）。

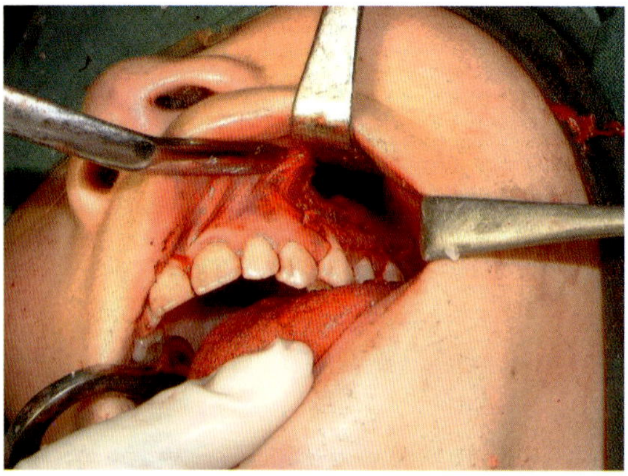

图 5-13-15　病变组织用刮匙彻底刮除

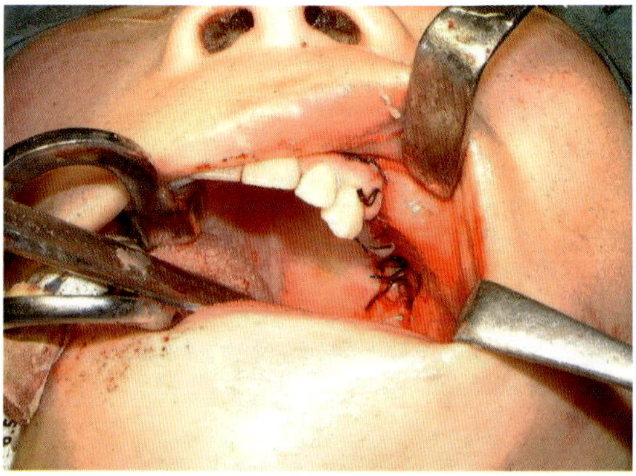

图 5-13-16　创口缝合后

3．手术并发症及处置

（1）由于很多患者为儿童，刮治过程可能损伤恒牙胚，要注意保护。

（2）术中出血可能较多，注意备血。

（3）有部分患者为牙龈出血不止急诊就诊，必需判断是否为颌骨中枢动脉畸形出血，如果为动脉畸形出血，量较大，局部压迫效果不好，应将松动出血的牙齿拔除，然后沿拔牙创填塞碘条，联系栓塞治疗。

（张杰）

二、口腔颌面部高血运肿瘤及颌骨动静脉畸形的栓塞治疗及并发症

（一）概述

口腔颌面部巨大血管瘤、动静脉畸形及高血运肿瘤始终是临床上极为棘手的问题。由于术中出血汹涌，使这些病变的彻底切除极为困难，并可造成多种器官功能的丧失。近 10 余年来，颈外动脉系统超选择性造影及栓塞治疗技术的发展使这些严重血管性病变的治疗有了较大的进展。为减少栓塞治疗的并发症并提高疗效，应熟练掌握颈外动脉系统功能性解剖学及插管技术，并熟练掌握各种栓塞操作技术。目前，口腔颌面部血管介入治疗常规经股动脉插管并行头颈部选择性动脉造影，包括双侧颈内动脉、颈外动脉、椎动脉等，并且往往需要行颈外动脉超选择性造影。

（二）数字减影选择性动脉造影术

常规采用 Seldinger 技术经股动脉插管。在腹股沟中点附近触摸股动脉搏动最强处，距此远心端 2cm 处皮肤切开约 2mm 长小切口，以使穿刺针和导管进入时无阻力。穿刺成功后

应有持续喷血，此时将短导丝经穿刺针插入动脉，一般导丝应插入血管 20cm 左右。若导丝送入血管无阻力则表明其在动脉主干内位置良好，则可拔出穿刺针，否则应在透视下调整。然后经导丝送入大小合适的动脉鞘，动脉鞘的作用在于方便反复置换导管，且可反复注入肝素盐水冲洗。选择性动脉插管应选择大小、形态合适的导管，如 4-6F 多用途导管或椎动脉导管，一般双侧颈总动脉、椎动脉均可直接插入；若主动脉弓明显迂曲左侧颈总动脉较难选入，可采用 Cobra 导管。颈外动脉分支超选择性插管多需采用导丝引导，进出导丝应在透视监视下进行，操作应轻柔，遇阻力不可强行进入，特别是对于动脉粥样硬化者更应慎重。一般导丝在体内停留时间不宜超过 90 秒，否则易形成血栓。动脉造影常规拍摄头颅侧位和后前位，以利分析病变供血分支的走行和分布。造影剂分为离子型和非离子型造影剂。离子型造影剂只适于碘过敏试验阴性者，其造影剂反应一般较大；而非离子型造影剂反应较小。对于有危险因素的患者如肝肾功能不全、心脏病、糖尿病及过敏体质者应使用非离子型造影剂。造影完成后，股动脉穿刺点压迫 10 ～ 15 分钟，加压包扎。

（三）口腔颌面部栓塞治疗技术要点

口腔颌面部栓塞治疗就其目的可分为术前栓塞、姑息性栓塞及治疗性栓塞三种。术前栓塞的目的是减少病变区血供，从而减少术中出血，使病变更易切除，并减少并发症。姑息性栓塞则是指对于不能手术切除的高血运肿瘤或血管畸形进行栓塞，以减少其自发性出血的可能。治疗性栓塞指使病变被永久性栓塞，主要用于动静脉畸形。无论栓塞目的如何，均需认真进行动脉造影检查，选择适当栓塞剂，并必须具备熟练的操作技术，以减少栓塞治疗并发症并提高疗效。归纳起来，栓塞治疗时应注意以下几方面：

1．栓前仔细进行造影检查对口腔颌面部巨大高血运病变，常规行双侧颈外动脉、颈内动脉及椎动脉系统选择性造影，仔细分析血管走行、变异及局部血流动力学变化。对参与供血的颈外动脉分支应逐一超选择性造影，其中颌内动脉、咽升动脉和枕动脉常规行正侧位检查，以除外可能存在的危险吻合。必要时以 50mg 利多卡因注入血管行激惹实验，如注射后出现颅神经麻痹或颈内动脉卒中症状，则提示危险吻合的存在，栓塞治疗时不宜采用液体或过细的颗粒栓塞剂。

2．栓塞剂的选择　应根据病变性质和栓塞目的选择栓塞剂。如行术前栓塞可采用明胶海绵等可吸收栓塞剂；对于恶性肿瘤的姑息性栓塞可采用永久性栓塞剂；对于动静脉畸形病例宜采用 PVA、NBCA 等永久性栓塞剂。

3．栓塞治疗操作技术　①使导管头尽量靠近病变中心，并远离颈总动脉分叉，必要时采用微导管；②注射栓塞剂应在透视严密监视下进行，并应低压、分次缓慢注射，发现栓塞剂流注减慢即停止注射并进行造影复查，避免过度栓塞或反流；③在使用 NBCA 等液体栓塞剂时应根据病变动静脉循环时间调整碘剂的比例，使之均匀流注于畸形血管中，而不至于反流；在使用颗粒栓塞剂时粒子直径应适当，否则会超流或栓塞不足；一般直径在 200~300 微米左右；④动脉栓塞与瘤腔栓塞相结合：动静脉畸形病变区动脉及静脉均呈扩张状态，只有使之完全闭塞才可达到根治目的，所以在动脉栓塞时可穿刺畸形静脉进行瘤腔栓塞，这样既可以达到较好的治疗效果，又可减少单纯动脉栓塞的风险。

（四）动静脉畸形的介入栓塞治疗

动静脉畸形（arteriovenusmalformation）的病理实质为病变区毛细血管网消失，动脉与静脉通过畸形血管团连接。该病理基础在胚胎发育期形成，可因血流动力学、内分泌、创伤或医源性因素而发展，使病变范围增大。临床表现为病变区着色、皮温增高并伴有搏动及吹风样杂音，甚至发生溃疡、坏死或出血。发生在颌骨的病变较少，但常可引起致命的大出血，危险性较大。单纯动脉结扎可临时控制出血，但侧支循环会迅速建立使病变发展；手术往往不能全部切除，且常造成严重的组织器官功能损伤。栓塞治疗的宗旨是使病变中心的微动静脉瘘及畸形血管团完全闭塞，以达到永久性治疗作用。研究表明，口腔颌面部表浅病变中畸形血管多较弥散，单纯栓塞治疗难以根治，往往需多次栓塞或结合手术治疗，皮肤明显受损者可于栓塞治疗后行病变整体切除及皮瓣修复。深部间隙病变多含腔窦状畸形血管网，应在动脉栓塞后行瘤腔栓塞，这样可使动静脉畸形得到很好的控制，此方法亦称“双途径”栓塞。颌骨中央性动静脉畸形的栓塞治疗应根据病变范围及颌骨破坏情况进行。若病变范围较小且X线呈蜂窝状改变，可于栓塞后行刮治术；若病变呈小囊腔状，“双途径”栓塞多可使病变得以根治，栓塞材料可采用NBCA组织胶、无水乙醇或弹簧圈；若病变范围较大且患牙明显松动，栓塞后多需行刮治手术，其疗效确切，可避免多次复发、多次治疗给患者造成的严重负担；若病变范围虽较大但尚无大出血史，患区牙槽骨无明显吸收破坏，亦可行“双途径”栓塞，其关键在于使病变瘤腔即畸形血管团完全闭塞，这样造成颌骨破坏的血管团会逐渐萎缩，颌骨可以骨化重建。总之，随着栓塞技术的发展，口腔颌面部动静脉畸形的治疗大多数可达到较好的治疗效果，部分病例得到永久性根治。但颌面部巨大混合型血管畸形，尤其是累及耳、鼻、眶周甚至颅内外贯通的复杂病例的治疗仍然是极为棘手的难题，需要继续不断地探索并最终取得突破。

（五）颌面部血管介入治疗的并发症及其防治

颈外动脉系统的栓塞治疗可引起颌面部疼痛、肿胀、麻木、张口受限及恶心呕吐等，一般在一至两周左右缓解，有时栓塞区疼痛可持续数周，可对症处置。当采用较细的颗粒栓塞剂或液体栓塞剂栓塞末梢血管时，可引起唇部、舌、耳廓、面颊及头皮等部位组织坏死，此时需较长时间换药待坏死组织脱落。颈外动脉造影及栓塞的严重并发症包括动脉痉挛、颅内误栓和肺栓塞，可导致失明、失语、半侧肢体麻木、偏瘫，急性呼吸、心搏骤停甚至死亡。其原因主要包括：①栓塞剂反流入颈内动脉造成误栓；②栓塞剂通过颅内外病理性交通支或危险吻合入眶入颅；③插管过程中颈动脉粥样斑块脱离入颅；④机械或造影剂刺激造成颈内动脉广泛痉挛；⑤栓塞剂超流入肺导致肺栓塞。其预防及处理的方法为：①栓前认真分析造影图像，全面了解病变的供血来源及是否存在危险吻合，对于多次手术或栓塞的病例更应特别注意；②栓塞剂的选择应根据栓塞目的、病变性质及导管位置而定，在颌内动脉、咽升动脉或椎动脉栓塞时，栓子不宜过细；③当疑有危险吻合存在时，栓塞时向靶动脉注入2%利多卡因，进行激惹实验，确认没有神经麻痹时方可栓塞；④导管尖端尽可能靠近病变中心，必要时采用微导管，以避免栓塞正常血管而病变中心栓塞不足；⑤栓塞动静脉瘘或静脉栓塞时，应注意栓塞材料的直径，同时注意压迫颈部，避免超流入肺；⑥术中术后密切观察患者反应，了解有无脑神经损伤表现。一旦发生严重并发症，应积极进行溶栓和扩血管治疗。

（柳登高）

参考文献

1．邱蔚六主编．口腔颌面外科学．第 6 版．北京：人民卫生出版社，2008．251-254．
2．魏奉才，孙善珍主编．口腔颌面外科手术规范及典型病例点评．济南：山东科学技术出版社，2005.155-167．
3．王大章主编．口腔颌面外科手术学．北京：人民卫生出版社，2003．247-267．
4．俞光岩主编．涎腺疾病．第 1 版，北京：北京医科大学中国协和医科大学联合出版社，1994:69-70.
5．俞光岩，高岩，孙勇刚主编．口腔颌面部肿瘤．第 1 版．北京：人民卫生出版社，2002, 104~166, 282~323.
6．张志愿主编．口腔颌面肿瘤学．第 1 版．济南：山东科学技术出版社，2003,483~566.
7．马大权，俞光岩主编．手术创新与意外处理．口腔颌面外科卷．第 1 版，长春：吉林科学技术出版社，2000, 55~91.
8．赵福运，赵雅度，何仲麒，等．颅 – 颌外科手术方法切除颅底良性肿瘤．中华神经外科杂志．1994，7，10: 187-189.
9．陈日亭．颌面颈手术解剖．北京：人民卫生出版社，1984.261-271.
10．陶远孝，廖文满，张虹．试论颅底分区与颅底肿瘤外科．四川肿瘤防治．1997，10(1): 21-23.
11．陈瑛，王天铎，荣宝刚，等．额 – 耳前 – 颈联合入路切除巨大侧颅底沟通性肿瘤　中华耳鼻咽喉科杂志，2002，12，37(6):432-434.
12．赵继元，白艳霞，张少强．对咽旁颞下窝及侧颅底肿瘤切除的手术入路探讨　中华耳鼻咽喉颅底外科杂志，1997，6，3(2):73-76.
13．王天铎，李梅，许安廷，等．下颌外旋切除咽及颅底肿瘤．中华耳鼻咽喉科杂志．1998，33，6: 371-374.
14．郭传瑸，俞光岩，马大权，毛驰．腮腺肿瘤手术入路的选择．中华耳鼻咽喉头颈外科杂志．2005，40(5):396-398.
15．郭传瑸．累及颅底的咽旁颞下区肿瘤手术入路选择．中华口腔医学杂志．2006，41(8):467-469.
16．许卫华，郭传瑸，俞光岩，等．侵犯颧骨的侧颅底肿瘤手术进路探讨．中国颅颌面外科．2003，2，3:35-37.
17．赵继宗．神经外科手术精要与并发症．北京：北京大学医学出版社，2004:154-166.
18．马大权，俞光岩．手术创新与意外处理．长春：吉林科学技术出版社，2000:331-335．
19．余树观，沙永慧．头颈部恶性肿瘤．郑州：河南科学技术出版社，1990: 177-199.
20．陈日亭．颌面颈手术解剖．北京：人民卫生出版社，1984. 134-150.
21．黄鹤年．耳鼻咽喉头颈外科手术学．上海：上海科学技术出版社，1995: 303-316.
22．顾云峰，邱蔚六，罗济程等．颈部恶性肿瘤转移淋巴结与炎性淋巴结的 MRI 鉴别诊断．口腔颌面外科杂志 1997; 7(1):1-3.
23．俞光岩．口腔鳞癌颈部淋巴结的处理．口腔颌面外科杂志 1997; 7(1):1-3.
24．邱蔚六，张震康，王大章．口腔颌面外科理论与实践．北京：人民卫生出版社，1998: 576-581.
25．李树业，岳长生．头颈肿瘤手术学．西安：陕西科学技术出版社，1993:111-112.
26．张天泽，徐光炜．肿瘤学．
27．郭传瑸，马大权，章魁华等．口腔颌面部恶性肿瘤患者营养状况调查分析．中华口腔医学杂志 1994; 29:143-145.
28．郭传瑸．颈淋巴清扫术．见马大权，俞光岩主编：口腔颌面外科手术创新与意外处理．长春：吉林科学技术出版社，1999. P312-320.

29．郭传瑱，张晔，张雷，等．功能性根治性颈淋巴清扫术中的副神经手术解剖及保留方法．中华口腔医学杂志 2003;38(1):12-15.

30．郭传瑱，张大庆．现代医学头颈癌治疗史．中华医史杂志 . 2002; 32(3):179-183.

31．郭传瑱，张晔，邹立东，等．胸锁乳突肌－耳大神经瓣修复颈清扫术中缺损的副神经．中华口腔医学杂志．2004; 39(6):445-448.

32．郭传瑱，张晔，何冬梅，等．肩胛舌骨肌上颈淋巴清扫术在口腔癌治疗中的应用．中华耳鼻咽喉科杂志 . 2005，40(2):87-90.

33．张晔，郭传瑱，俞光岩，马大权．^{99m}锝标记的二巯基丁二酸检测口腔癌颈淋巴结转移的研究．中华耳鼻咽喉科杂志 2004;39(7):425-428.

34．屠规益．颈清扫术 100 年—历史和今天．中国口腔颌面外科杂志 2006 ；4（6）：461-466.

35．邱蔚六主编．口腔颌面外科学．第 6 版．北京：人民卫生出版社，2008,178-181.

36．刘则杨，侯军华主编．气管切开护理与康复手册．北京：人民军医出版社，2001,41-68.

37．凌峰，李铁林主编 . 介入神经放射影像学．北京：人民卫生出版社．1998:133-181.

38．范新东，邱蔚六，张志愿，等．“双介入法”栓塞治疗颌骨动静脉畸形的初步报告 . 中华口腔医学杂志，2002, 37:336-339.

39．柳登高，马绪臣．颌骨中心性动静脉畸形的栓塞与手术治疗．中华口腔医学杂志，2002, 37:340-342.

40．MervynShearandPaulM. Speight. Cystsoftheoralandmaxillofacialregions. FoutrhEdition. Oxford;Ames, Iowa:BlackwellPub., 2007．181-191．

41．W. R. PanjeandC. Herberhold. Headandnecksurgeryin3volumes. 2ndcompletelyrevisededition. NewYork: ThiemeMedicalPublishers, Inc., 1998．5-18．

42．HenryHoffman, GerryFunk, TimothyMcCulloch, etal. IOWAheadandneckprotocols:surgery, nursing, andspeechpathology. SanDiego:SingularPublishingGroup, 2000, 269-277．

43．Shah JP, Johnson NW, Batsakis JG. Oral Cancer. 1st ed. New York:Martin Dunitz, 2003, 251~338.

44．Fisch U, Pillsbury HC. Infratemporal fossa approach to tumors of the temporal bone and base of the skull. Arch Otolaryngol 1979;105:99-107.

45．Fisch U. Infratemporal fossa approach to tumors of the temporal bone and base of the skull.1978 ；J Larygol Otol 92:9494-967.

46．Guinto G, Abello J, Molina A,et al. Zygomatic-transmandibular approach for giant tumors of the infratemporal fossa and parapharyngeal space.Neurosurgery. 1999,45(6):1385-98.

47．Branovan DI, Schaefer SD. Lateral craniofacial approaches to the skull base and infratemporal fossa. Otolaryngologic Clinics of North American 2001; 34:1175-1195.

48．Prades JM, Timoshenko A, Martin C. A cadaveric study of a combined trans-mandibular and trans-zygomatic approach to the infratemporal fossa. Surg Radiol Anat 2003; 25:180-187.

49．Sharma PK, Massey BL. Avoiding pitfalls in surgery of the neck, parapharyngeal space, and infratemporal fossa. 2005;Otolaryngol Clin N Am 38:795-808.

50．Sekhar LN, Schramm VL, Jones NF. Subtemporalpreauricular infratemporal fossa approach to large lateral and posterior cranial base neoplasms. J Neurosurg 1987; 67:488-499.

51．Fisch U. The infratemporal fossa approach for nasopharyngeal tumors. Laryngoscope 1983;93:36-44.

52．Wei WI, Ho CM, Yuen, PW Fung CF, Sham JS, Lam KH. Maxillary swing approach for resection of tumors in and around the nasopharynx. Arch Otolaryngol Head Neck Surg 1995;121:638-642.

53. Krespi YP. Lateral skull base surgery for cancer. Laryngoscope 1989;99:514-524.
54. Janecka IP, Sen CN, Sekhar LN, Arriaga M. Facial translocation: new approach to cranial base. Otolaryngol Head Neck Surg 1990;103:413-419.
55. Janecka IP. Classification of facial translocation approach to the skull base. Otolaryngol Head Neck Surg 1995;112: 579-585.
56. Lawson W, Naidu RK, Le Benger J, Biller HF. combined median mandibulotomy and Weber-Fergusson maxillectomy. Arch Otolaryngol Head Neck Surg 116:596-599
57. Roche PH, Fournier HD. Laccourreye L, Mercier PH. Surgical anatomy of the infratemporal fossa using the trans-maxillary approach. Surg Radiol Anat 23:209-213.
58. Wetmore SJ, Suen JY, Snyderman NL. Preauricular approach to infratemporal fossa. Head Neck Surg. 1986; 99:93-103.
59. Tinari R, Quak J, Egeler S, Smeele L, Waal I, Valk P, Leeman R. Tumors of the infratemporal fossa. 2000;Skull base Sur 10:1-9.
60. Donovan MG, Ondra SL, Illig JJ, Dickerson NC. combined transmandibular-zygomatic approach and infratemporal craniotomy for intracranial skull base tumors. 1993; J Oral Maxillofac Surg 51:754-758.
61. Shibuya TY, Doerr TD, Mathog RH, Burgio DL, Meleca RJ, Yoo GH, Guthikonda M Functional outcomes of the retromaxillary infratemporal fossa dissection ofr advances head and neck skull base lesions. 2000;Skull Base Surg 10:109-117.
62. Shaheen H. Problems in Head and Neck Surgery. London: Bailliere Tindall, 1984: 50-69.
63. Myers EN and Suen JY. Cancer of the Head and Neck. New York:Churchill Livingstone, 1989, 2nd ed.
64. Ducci M, Appetecchia M, Marzetti M. Neck dissection for surgical treatment of lymphnode metastasis in papillary thyroid carcinoma. J Exp Clin Cancer Res 1997;16(3):333-335.
65. Balch CM, Soong SJ, Bartolucci AA, et al. Efficacy of an elective regional lymph node dissection of 1 to 4 mm thick melanomas for patients 60 years of age and younger. Ann Surg 1996;224(3):255-263; discussion 263-266.
66. Ambrosch P, Freudenberg L, Kron M, et al. Selective neck dissection in the management of squamous cell carcinoma of the upper digestive tract. Eur Arch Otorhinolaryngol 1996;253(6):329-335.
67. Zapi A, Califano L, Mangone GM, et al.Surgical management of the neck in squamous cell carcinoma of the floor of the mouth. Oral Oncol 1998; 34(6):472-475.
68. Marks SC. Surgical management of head and neck cancer. Hematol Oncol Clin Am 1999; 13(4): 655-678.
69. Lam KH. The role of neck dissection in head and neck mucosal squamous cancer. Aust N Z J Surg 1999; 69(12): 865-870.
70. Pillsbury HC, Clark M. A rationale for therapy of the N0 neck. Laryngoscope 1997; 107:1294-1315.
71. Woolgar JA. Pathology of the N0 neck. Br J Oral Maxillofac Surg 1999: 37:205-209.
72. Van den Brekel MWM, Castelijns JA, Snow GB. Dianostic evaluation of the neck. Otolaryngol Clin North Am 1998; 31:601-620.
73. Shah JP, Andersen PE. Evolving role of modifications in neck dissection for oral squamous carcinoma. Br J Oral Maxillofac Surg 1995; 33:38-48.
74. Byers RM, Wever RS, Andrews T, et al. Frequency and therapeutic implications of “skin metastases” in the neck from squamous carcinoma of the oral tongue. Head Neck 1997; 19:14-19.
75. Lenz M, Kersting-Sommerhoff B, Gross M. Diagnosis and treatment of the N0 neck in carcinomas of

the upper aerodigestive tract: current status of diagnostic procedures. Eur Arch Otorhinolaryngol 1993; 250:432-438.

76. Mancuso AA, Harnsberger HR, Muraki S, et al. computed tomography of cervical and retropharyngeal lymph nodes: normal anatomy,variants of normal and applications in staging of head and neck cancer. Part II.Pathology. Radiology 1983:148:715-723.

77. Myers LL, Wax MK. Positron emission tomography in the evaluation of the negative neck in patients with oral cavity cancer. J Otolaryngol 1998; 27(6):342-347.

78. van den Brekel MW,Castelijins JA, Stel HV, et al. Modern imaging techniques and ultrasound-guided aspiration cytology for the assessment of neck node metastases: A prospective comparative study. Eur Arch Otorhinolaryngol 1993; 250:11-17.

79. Weiss MH, Harrison LB, Isaacs RS. Use of decision analysis in planning a management strategy for the stage N0 neck. Arch Otolaryngol Head Neck Surg 1994; 126:699-702.

80. Mendenhall WM, Million RR. Elective neck irradiation in squamous cell carcinoma of the head and neck: analysis of time-dose factors and causes of failure. Int J Radiat Oncol Biol Phys 1986; 12:741-746.

81. Fukano H, Matsuura H, Hasegawa Y, et al. Depth of invasion as a predictive factor for cervical lymph node metastasis in tongue carcinoma. Head Neck 1997; 19:205-210.

82. Kraus DH, Rosenberg DB, Davidson BJ, et al. Supraspinal accessory lymph node metastases in supraomohyoid neck dissection. Am J Surg 1996; 172:646-649.

83. Majoufre CM, Faucher A, Laroche C, et al. Suprehyoid neck dissection in cancer of the oral cavity. Am J Surg 1999; 178:73-77.

84. Yuen APW, Lam KY, Chan ACL, et al. Clinicopathological analysis of elective neck dissection for N0 neck of early oral tongue carcinoma. Am J Surg 1999; 177:90-92.

85. Davidson JD, Kban MY, Gilbert R, et al. Is selective neck dissection sufficient treatment for the N0/Np+ neck? J Otolaryngol 1997; 26:229-231.

86. Eschwege F, Bridier A, Luboinski B. Principles and techniques of irradiation for the N0 neck. Oto-Rhino-laryngol 1993; 250: 439-441.

87. Lavertu P, Adelstein D, Saxton J, et al. Management of the neck in a randomized trial cpmparing concurrent chemotherapy and radiotherapy with radiotherapy alone in respectable stage III and IV squamous cell head and neck cancer. Head Neck 1997;19:559-566.

88. Raymond J. Fonseca, Robert V. Walker, Norman J. Betts, et al. Oral and maxillofacial trauma. Third Edition. St. Louis, Missouri: Elsevier Saunders, 2005, 156-169.

89. Claudia Russell and Basil Matta. Tracheostomy: a multiprofessional handbook. London: Greenwich Medical Media, 2004,35-58.

90. Mulliken JB, Glowacki J. Hemangiomas and vascular malformations in infants and children: A classification based on endothelial characteristics. Plast Reconstr surg, 1982, 69:412

91. Shultz RE, Rechardson DD, Kemph KK, et al. Treatment of a central arteriovenous malformation of the mandible with cyanoacrylate: a 4-year follow-up. Oral Surg Oral Med Oral Pathol, 1988, 65(3):267.

92. Bradley JP, Zide BM, berenstein A, et al. Large Arteriovenous Malformations of the Face: Aesthetic Results with Recurrence Control. Plast. Recontr. Surg. ,1999,103:351.

93. Seccia A, Salgarello M, Farallo E, et al. Combined radiological and surgical treatment of arteriovenous malformations of the head and neck. Annals of plastic surgery,1999,43:359.

94. Kohout MP, Hansen M, Pribaz JJ, et al. Arteriovenous malformations of the head and neck: natural history and management. Plast. Recontr. Surg. 1998,102: 643.
95. Yeoman CM. mangement of heamangioma involving facial, mandibular and pharyngeal, structures. British journal of maxillofacial surgery, 1987, 25: 195.
96. Larsen PE, Peterson LJ. A systematic approach to management of high-flow vascular malformation of the mandible. J Oral Maxillofac Surg, 1993, 51: 62-69.
97. Corsten L, Bashir G, Thorton J, et al. Treatment of a giant mandibular arteriovenous malformation with percutaneous embolization using histoacryl glue: a case report. J Oral Maxillofac Surg, 2001, 59, 828-832.
98. Chiras J, Hassine D, Goudot P, et al. Treatment of arteriovenous malformation of the mandible by arterial and venous embolization. AJNR, 1999, 11:1191-1194.
99. Flandroy P,Pruvo JP. Treatment of mandibular arteriovenous malformation by direct transosseous puncture: report of two cases. Cardiovasc Intervent Radiol, 1994, 17: 222-225.

第6章

唾液腺外科手术

唾液腺疾病包括炎症、创伤、结石、肿瘤及瘤样病变、先天性发育异常、唾液分泌功能障碍以及舍格伦综合征等，其中多数需要手术治疗。近20多年来，功能性唾液腺外科的广泛开展，明显减少了手术并发症，提高了患者的生活质量。

第一节　腮腺切除术

腮腺切除术根据手术范围不同，可以分为腮腺浅叶切除术、全腮腺切除术和部分腮腺切除术。

一、腮腺浅叶切除术

腮腺浅叶切除术是腮腺切除术中最常用的术式，既可用于腮腺肿瘤，也可用于非肿瘤性腮腺疾病。但是，病变性质不同，虽系同一术式，在处理过程中各有其特点。

（一）手术适应证及禁忌证

1．适应证

（1）位于腮腺浅叶的良性肿瘤；体积较小，且与面神经关系不密切的低度恶性肿瘤。

（2）慢性腮腺炎，范围广泛的涎瘘经保守治疗无效者。

（3）结节型舍格伦综合征、嗜伊红淋巴肉芽肿等类肿瘤性病变。

2．禁忌证

（1）腮腺深叶肿瘤一般采用全腮腺切除术。

（2）腮腺恶性肿瘤，达到一定体积，或者虽然体积不大，但恶性程度较高，或与面神经有粘连者，常需作全腮腺切除。

（3）腮腺浅叶良性肿瘤，体积较小（直径 <1.5cm）；位于腮腺后下部的沃辛瘤，虽非腮腺浅叶切除术的禁忌证，但对于有经验的术者，亦可选用部分腮腺切除术。

（二）手术切口的选择

1．常规“S”形切口　多数患者可选用此切口。上端起自耳屏前颧弓根部，顺纵向皮纹切开，绕过耳垂向后，沿下颌升支后缘后方顺下颌角方向向前至下颌角前 1cm（图 6-1-1）。切开皮肤、皮下组织及颌下区的颈阔肌。以往颌下切口延伸至舌骨大角处，现在切口至下颌角前 1cm 即可。有的作者将耳屏前切口设计在耳屏内侧，使面部切口更为隐蔽。实际上，耳屏前切口如与纵向皮纹平行，缝合时对位正确，精细缝合，手术后瘢痕极不明显，故耳屏内切口似无必要。

2．“Y”形切口　除前述的“S”形切口外，在耳后附加切口（图 6-1-2）。此切口易形成尖锐的小三角瓣，其尖端因血运不佳而易坏死或愈合不佳，故基本上已被废弃不用。只是当腮腺深叶肿瘤切除，腮腺区凹陷明显，拟用胸锁乳突肌转移充填组织缺损时，可采用耳后附加切口，以便充分暴露胸锁乳突肌上部。

3．耳后切口　由耳垂后沟向上至耳廓后沟约2/3处，然后以75°角向下后方进入发际约2～3cm，并在发际内倾斜向下延伸约5cm（图6-1-3）。这一切口类似于面部除皱切口，比较隐蔽，尤其适用于年轻的女性患者。

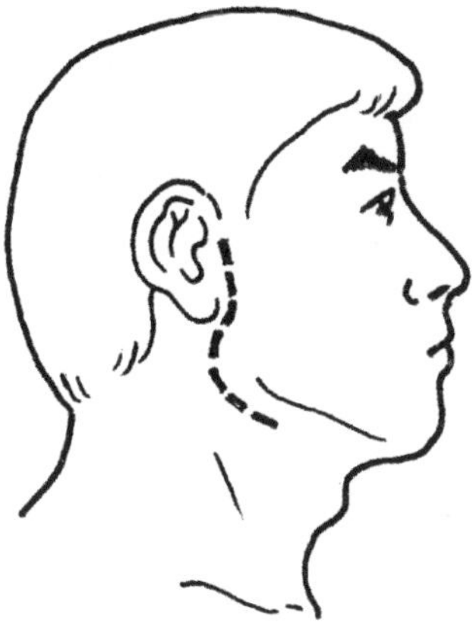

图6-1-1　常规“S”形切口

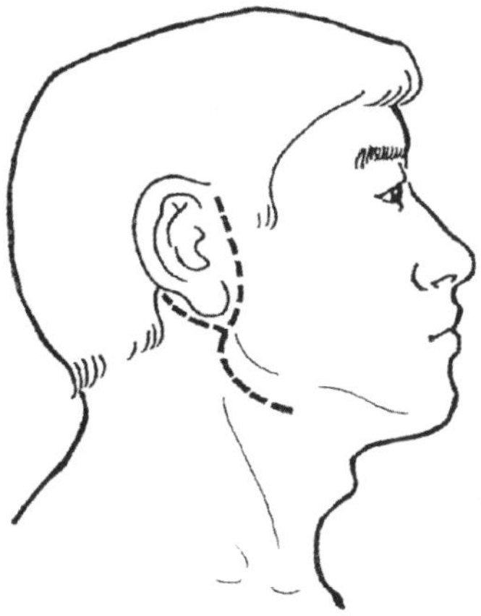

图6-1-2　“Y”形切口

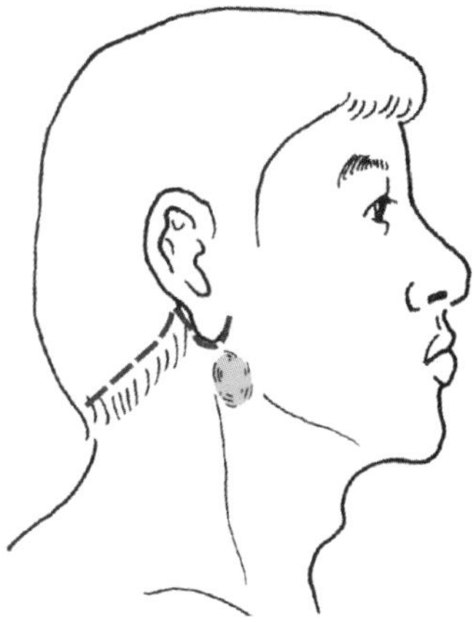

图6-1-3　耳后发际内切口

（三）手术要点及注意事项

1．麻醉　长期以来，国内对单纯腮腺切除术多采用局部麻醉，其优点是简便、经济。但是，患者需耐受相当一段时间特殊体位造成的不适，也很难达到绝对意义上的无痛。随着全身麻醉技术不断发展，20世纪90年代以来，越来越多的医师采用全麻进行腮腺切除术。以北京大学口腔医学院为例，1990～1992年行腮腺切除术290例，其中局麻247例，全麻43例。2003～2005年行腮腺切除术621例，其中局麻173例，全麻448例。这一结果既反映了全麻技术的发展，又是医师人文关怀的体现，应尽量减少患者的不适，努力做到无痛手术。

2．切口　行常规“S”形切口时，耳屏前区垂直切口应在面部与耳屏、耳轮脚、耳垂交界处，且与纵向皮纹平行，皮肤相对松弛者皮纹尤为明显，如此可使瘢痕隐蔽。切口稍向面部靠前，瘢痕即变明显。

3．翻瓣　翻瓣有两种方式：较为传统的是在腮腺咬肌筋膜表面进行，皮瓣自筋膜表面掀起，在下颌角及颌下区则将颈阔肌包含于皮瓣之中。翻瓣时应用锐分离，但当皮瓣掀至腮腺前缘时，应改用钝分离，因面神经分支穿出腺体前缘进入咬肌时，部位表浅，易被损伤。这种翻瓣方式的优点是出血少，视野清晰。另一种翻瓣方式是在腮腺咬肌筋膜深面进行，直接暴露腺泡，将筋膜完整地包含在皮瓣内（图6-1-4）。这层筋膜作为腮腺床和皮肤之间的机械屏障，可以阻断分布于腺体及汗腺的神经纤维之间的迷走再生，从而预防味觉出汗综合征（Frey综合征）的发生。其缺点是出血相对较多。用电刀翻瓣，可减少出血。

4．保留耳大神经　传统腮腺切除术中，不重视耳大神经的保护和保留，因其表浅，切断耳大神经似乎理所当然，患者术后出现耳垂麻木。近些年来，重视对耳大神经的处理，将分布于腮腺区的耳前支切断，但将向耳垂分布的分支分离后加以妥善保护（图 6-1-5），可避免患者术后耳垂麻木。

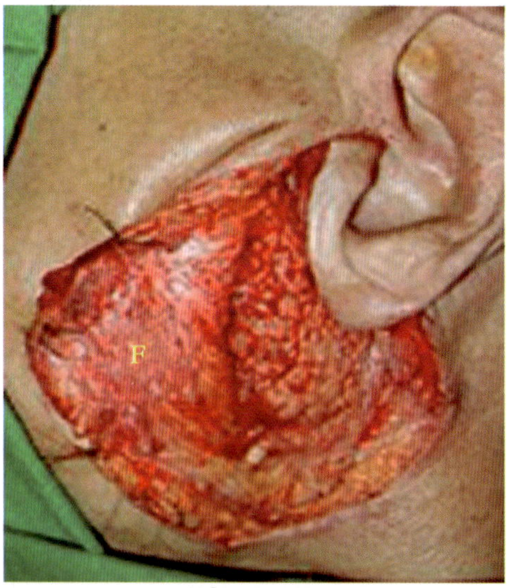

图 6-1-4　筋膜下翻瓣

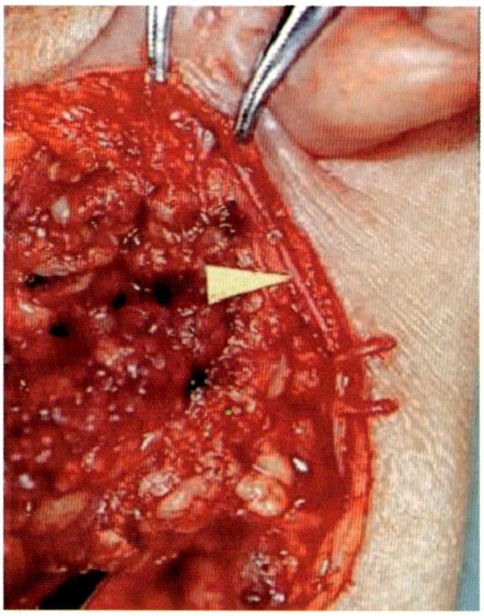

图 6-1-5　保留耳大神经

5．保留腮腺导管　在进行腮腺浅叶切除术时，传统的做法是分离、切断并结扎腮腺主导管。实际上，部分患者的面神经颊支位于腮腺主导管及腺内导管的表面。在这种情况下，沿面神经表面分离切除腮腺浅叶而保留腮腺主导管是可能的。只有当面神经颊支位于腮腺导管的深面时，分离面神经会受到腮腺导管的阻挡而需要切断、结扎腮腺主导管。保留主导管的意义在于：面神经深面的部分腮腺组织可保留其功能。但在操作时应注意：遇到与主导管相连的分支导管时，应将其分离并结扎，预防涎瘘的发生。

6．保护面神经　在暴露面神经及腺体切除过程中，为了尽可能减少对面神经的机械性损伤，下列几点应予注意：①在分离面神经时，应在其浅面循其走行逐步分离，边分离边切除腮腺，切忌在面神经深面分离。腮腺与面神经之间常有一层结缔组织，易于分离，但慎勿伤及面神经鞘膜。应做到既清楚显露神经，又不打开鞘膜而暴露神经纤维。②暴露腺体后应改用盐水纱布止血而勿用干纱布，止血时应是“蘸血”而勿“擦血”，以免摩擦而损伤神经。已分离出的面神经应用盐水纱布覆盖，以免暴露于空气中干燥而受损。③出血多时应先压迫止血而勿轻易钳夹止血。因血管常与面神经伴行，钳夹可能损伤面神经。而毛细血管出血常可因加压而停止。加压止血时更换其他部位继续分离，不影响手术进程。④分离颞面干及颈面干时常涉及面后静脉。面后静脉有多条细小分支，应细心将其一一结扎。如有活泼出血点，应用吸引器吸引，看清出血点后准确钳夹，以免损伤面神经。

按照前述的手术操作的注意事项，面神经的机械性损伤大多可以避免。但当良性肿瘤体积较大，明显推移挤压面神经，或肿瘤体积虽小，但与面神经关系密切时，既要保护面神经完整，又不致肿瘤破裂而造成瘤细胞种植，分离面神经需十分轻柔，血管钳喙展开的幅度不宜过大，以免对肿瘤造成压力而使其破裂，或使面神经过度牵拉甚至断裂。腮腺复发性良性肿瘤，特别是多次复发，多次手术者，腮腺区大量瘢痕形成，面神经与瘢痕粘连，有时难以区分神经和瘢痕组织。此时术者可先在面神经末梢的正常神经处开始分离，循神经纤维走向往主干分离。有时分离到一定程度后出现面神经与瘢痕粘连紧密而难以继续前进，则可结合先找主干的顺行解剖法，循主干向面神经分支方向分离。两者结合，最终游离到瘢痕粘连最显著处。多数情况下，这一段距离较短，可根据粘连处两端面神经走行的方向，耐心地将面神经与瘢痕组织相分离。

7．负压引流　关闭创口时，传统的做法是放置橡皮引流条，加压包扎 1 周，拆除缝线后继续加压包扎 1 周，目的是避免涎液潴留或涎瘘发生。近些年来，我们采用负压引流（图 6-1-6）。放置负压引流管时，应避开已经游离的面神经，以免负压对神经产生刺激作用。负压引流放置 48 ～ 72 小时，撤除负压后不再加压包扎。北京大学口腔医学院采用传统橡皮条引流法与负压引流法比较的结果显示，74 例传统引流法的涎瘘发生率为 17.57%，112 例负压引流者的涎瘘发生率为 10.71%，表明负压引流法不增加涎液潴留的发生率。负压引流可明显缩短加压包扎的时间，患者舒适。如保留腮腺导管，尚可保留残余腺体功能。

8．慢性阻塞性腮腺炎的手术特点：由于该病的病变重点在腮腺主导管，因此，除了切除腮腺浅叶以外，应将腮腺导管全长切除，以清除病灶（图 6-1-7）。翻瓣后，先在腮腺前缘向口腔方向分离主导管，直至接近口腔端。然后，在黏膜上沿腮腺导管口作环行切口，游离腮腺导管的近口腔段，从口外切口引出腮腺导管全长。接着，按常规进行腮腺浅叶切除术。由于慢性炎症的影响，纤维性粘连较明显，应特别注意保护面神经。

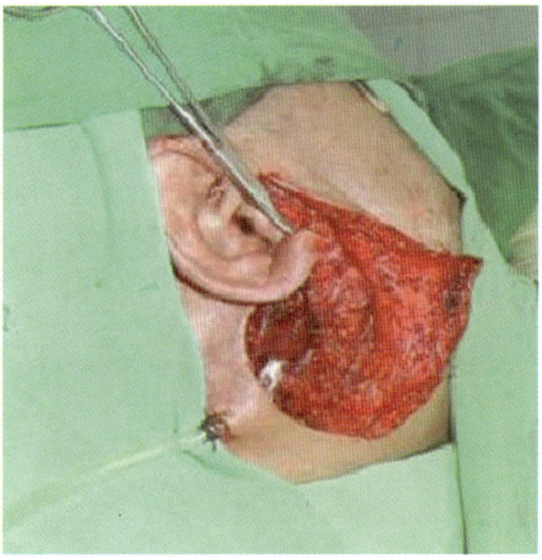

图 6-1-6　负压引流

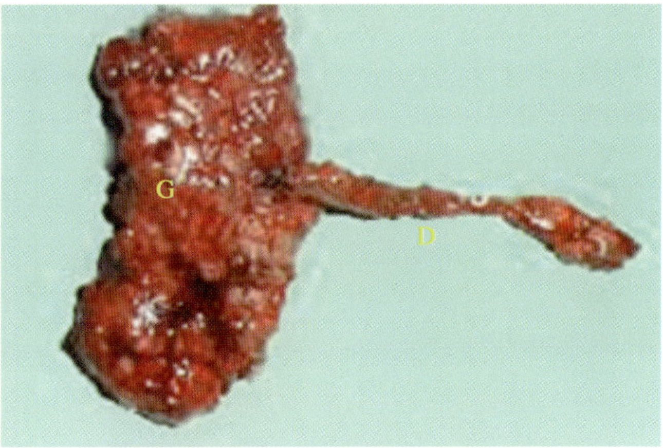

图 6-1-7　慢性阻塞性腮腺炎手术标本
腮腺浅叶（G），导管全长（D）

（四）手术并发症及处理

常见的并发症有面神经麻痹、创口局部积液、耳垂麻木及味觉出汗综合征。

1．面神经麻痹　按照前述的手术操作的注意事项，面神经的机械性损伤大多可以避免。但当良性肿瘤体积较大，明显推移挤压面神经或肿瘤体积虽小，但与面神经关系密切，术中将面神经从肿瘤被膜外分离出来者，面神经可有程度不等的损伤。但只要未切断神经，一般可能在 3 ～ 6 个月内恢复。这期间可辅以理疗，肌注维生素 B_1 和 B_{12} 等，并配合表情肌功能训练，面神经需要或无意被切断或切除者，除非恶性肿瘤未能切净，一般应立即进行面神经修复。

2．创口局部积液　系残存腺体继续分泌，未能通过正常导管系统排入口内，潴留于创口内所致。术中仔细结扎叶间导管，恰当缝扎残留腺体断面，术后保持负压引流通畅，保证皮瓣与创面贴合良好，可预防其发生。如积液量多，可将其吸尽后重新加压包扎，包扎时间应适当延长，嘱患者术后忌进酸性食物，并在进食前半小时口服阿托品 0. 3mg，每日三次，以减少唾液分泌。经上述处理无效，局部积液久不消失者，可给予小剂量放射治疗（8Gy）以促使腺体萎缩，但因放射线有致癌作用，故其应用应十分慎重。

3．耳垂麻木　系耳大神经切断所致。术中如有可能，应将其保留，则可避免耳垂麻木的发生。术后随着时间的延长，患者一方面逐渐适应，另一方面可有感觉神经末梢再生，耳垂麻木感可逐渐减轻。

4．味觉出汗综合征　是最常见的并发症，表现为当有味觉刺激存在，并伴咀嚼运动时，患侧皮肤出现潮红及出汗（图 6-1-8）。多数学者认为其病因是手术切断分布于腮腺的副交感神经纤维，以及分布于汗腺及皮肤血管的交感神经纤维，则产生两个神经断端。经过一段时间后，发生迷走或错向的交叉再生联合，即可使调控唾液分泌的节后副交感神经纤维长入到被切断的、支配汗腺的节后交感神经纤维中。于是，当味觉受刺激并有咀嚼运动时，副交感神经兴奋，出现术区皮肤出汗和潮红现象。一些作者曾设计一些手术方法来预防味觉出汗综合征的发生，如胸锁乳突肌瓣、颈阔肌瓣、阔筋膜瓣插入等。也有作者放置脱细胞真皮基质作为屏障膜，均可收到一定的预防效果。但较为简单有效的方法是如前所述的在腮腺咬肌筋膜深面翻瓣，将腮腺咬肌筋膜包含于皮瓣中，将此筋膜作为屏障，来预防味觉出汗综合征。位于腮腺后下部的肿瘤，行腮腺后下部的部分腮腺切除术，也可明显降低味觉出汗综合征的发生率（图 6-1-9）。

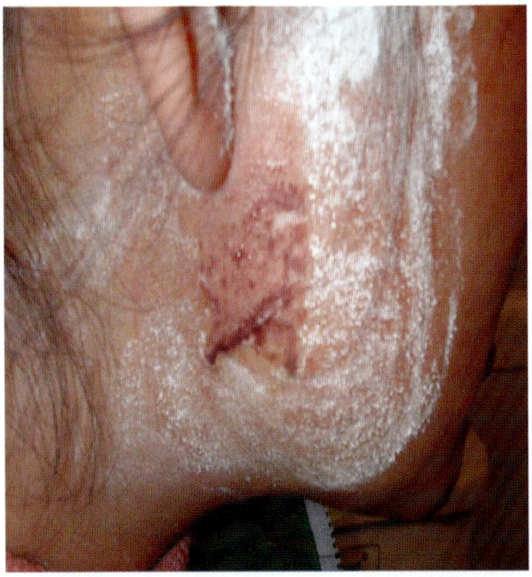

图 6-1-8　碘 - 淀粉试验（+），表示有味觉出汗综合征

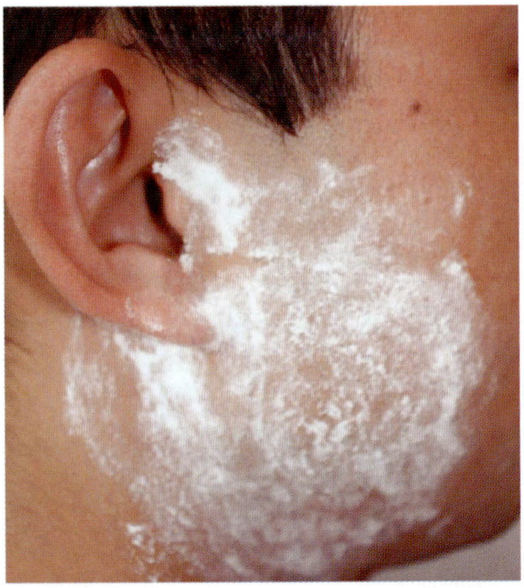

图 6-1-9　碘 - 淀粉试验（-），表示无味觉出汗综合征

二、腮腺深叶肿瘤切除术

约占 15% 的腮腺肿瘤位于深叶，多数情况下，对于腮腺深叶肿瘤的手术治疗，是将肿瘤及腮腺浅、深叶一并切除，即全腮腺切除。一般是在腮腺浅叶切除的基础上，将面神经解剖、游离后，摘除肿瘤及深叶组织。但根据肿瘤大小及其所在位置（临床可分为颌后肿块型、哑铃型及咽侧突出型三型）设计不同的手术入路和手术方式。

（一）手术入路的选择

1．扩大颌后间隙　是最常用的手术入路，首先切除腮腺浅叶，保留面神经。

如肿瘤较小且靠外方，则游离并保护面神经各分支，分离并切除深面肿瘤及部分深叶组织。对较大的颌后肿块型及中等大小的哑铃型肿瘤，应将下颌升支向前推移，以扩大升支后缘与乳突之间的工作间隙（图 6-1-10），循翼内肌、胸锁乳突肌、二腹肌后腹及茎突舌骨肌间的间隙，锐、钝剥离，切除腮腺深叶及肿瘤。

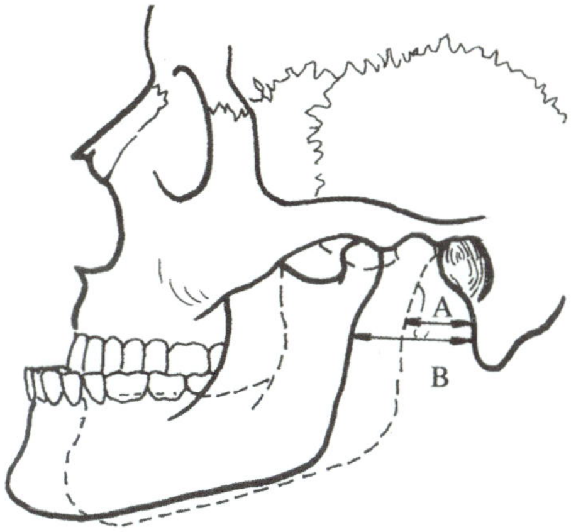

图 6-1-10　扩大颌后间隙

A：下颌骨前移前颌后间隙距离

B：下颌骨前移后颌后间隙距离

2．截断下颌骨　当肿瘤很大，波及颅底或与颈内动脉及其他重要结构紧邻时，扩大颌后间隙显露不足，必须截断下颌骨。在切除浅叶、分离面神经后可根据情况采用三种截骨方式：①升支纵劈：如为哑铃型肿瘤，其咽侧部分肿瘤不很大时，可采取升支纵劈，自乙状切迹至下颌角锯断升支，上提升支后份，基本上在直视下切除肿瘤，最后将下颌骨复位固定，其可避免损伤下牙槽血管神经束。②下颌角截骨：对咽旁及软腭的巨大肿瘤，宜在下颌角部截断升支（图 6-1-11），术野较升支纵劈术清晰。良性肿瘤切除后升支复位固定，恶性肿瘤侵犯颌骨者将升支连同肿瘤一并切除。术中避免创口与口腔相通，以减少创口感染的机会。该入路的缺点是下牙槽神经被截断，术后出现下唇及颏部麻木。如需作术后放疗，截骨端位于放射野中心，有可能造成放射性骨坏死。③颏孔前截骨：近些年来，作者多采用颏孔前截骨，截骨线位于下颌尖牙与第一双尖牙之间，或第一、二双尖牙之间（图 6-1-12）。截开颌骨后，将下颌体后段向外牵引，切开口底黏膜，迫近咽旁颞下凹区。既能充分暴露肿瘤，也可避免下牙槽神经的损伤。如果进行术后放疗，截骨端多可避开放射野，减少发生放射性骨坏死的机会。

（二）手术要点及注意事项

1．游离面神经分支　切除腮腺浅叶后，面神经各分支间有支间吻合，欲将其深面的肿瘤及深叶切除，常需离断部分支间吻合，使面神经游离，增加面神经的可移动度，以利肿瘤及深叶组织的取出。离断哪些支间吻合以及面神经分支需要游离到何种程度，根据肿瘤大小及部位而定。要尽量争取做到既能取出肿瘤及深叶组织，又尽可能少地游离面神经分支，因面神经分支完全游离后影响其血供，可造成面神经功能障碍。

2．结扎颈外动脉　为了完整切除肿瘤和腮腺深叶，常需作颈外动脉结扎。可在游离面

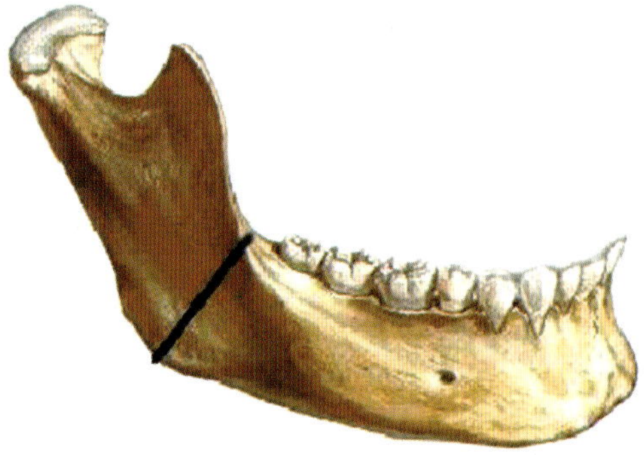

图 6-1-11　下颌角部截骨示意图

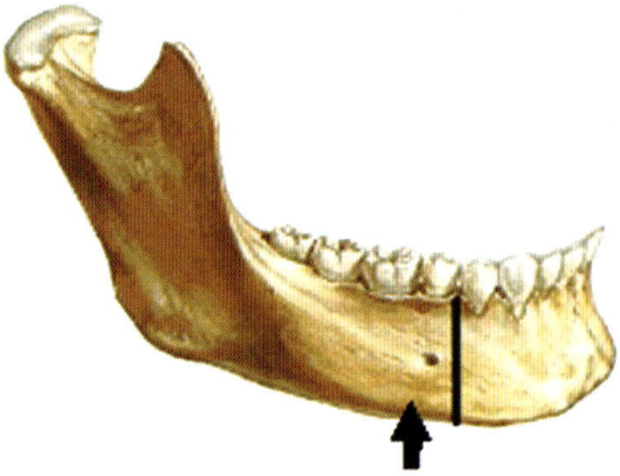

图 6-1-12　颏孔前截骨示意图　颏孔（↑）

神经后，在二腹肌后腹茎突舌骨肌上缘找出颈外动脉，将其结扎切断。在下颌升支后缘、髁突茎附近结扎颈外动脉远心端，将经腺体实质内的一段颈外动脉连同肿瘤一并切除。

3．分离深叶肿瘤　深叶肿瘤体积较大时，突入升支内侧部分很难在直视下作锐分离，应截断下颌骨。对有包膜的良性肿瘤或低度恶性肿瘤，可以配合钝分离，将肿瘤与咽旁间隙的疏松结缔组织相分离，多数可以通过此法取出肿瘤，以增加手术的安全性。但通过扩大颌后间隙，间隙仍显不足者，不可强行挤压肿瘤，而应作下颌骨截断，以免肿瘤破裂造成瘤细胞种植。

4．颏孔前下颌骨截骨　一般先延长颌下切口，结扎切断颌外动脉和面前静脉，注意保护面神经下颌缘支。继而向颏部及下唇延长切口，切开下唇全层。在口腔前庭牙龈侧保留5mm前庭沟黏膜，以便创口缝合。翻开唇颊瓣，暴露颏孔，悉心保护颏神经。根据颏孔位置，在下颌尖牙与第一双尖牙之间或下颌第一、二双尖牙之间确定截骨线，先将两块4孔小钛板分别放置于颏孔上下方，上方钛板要注意避开尖牙根尖，钻孔，作钛板预固定，其目的是为了确定术毕时钛板固定的位置，以保持良好的咬殆关系。为了避免拔牙，可将线锯头上的圆圈截去，经牙间隙穿过线锯，截断下颌骨。切开口底黏膜时，宜在舌侧牙龈侧留下1cm黏膜，以便于关闭创口时缝合。在可能的情况下，尽量保留舌神经。关闭口内创口时，应特别注意截骨端黏膜的严密缝合，以防创口裂开，瘘口形成，影响创口愈合。

（三）并发症及处理

除可出现腮腺浅叶切除术相同的并发症外，尚可有以下并发症：

1．术中出血　包括颈外动脉出血，颈内静脉或颈内动脉出血。多数腮腺深叶肿瘤切除时会涉及颈外动脉，如不慎损伤破裂，可出现较汹涌的出血。此时首先应压迫止血，如术野较开阔，可边移去压迫纱布边吸引，看清出血点后钳夹止血。如术野较窄，切勿盲目钳夹，因面神经主干恰位于此，可能损伤面神经主干。可由助手压住出血点，术者在二腹肌后腹及茎突舌骨肌上缘找出颈外动脉，将其结扎切断，则可明显控制出血。如考虑到肿瘤与颈外动脉的密切关系，在分离肿瘤前先行颈外动脉结扎，则可预防明显的颈外动脉出血。颈内静脉或颈内动脉破裂，均可造成非常严重的出血，重在预防。腮腺深叶肿瘤突入咽旁间隙较多者，应于术前进行动态增强CT或磁共振检查，以明确肿瘤与颈鞘的关系以及颈鞘有无移位及变形，以便于设计手术方案。不作颌骨截骨者，二腹肌后腹、茎突及其肌群是重要标志，在其深面即为颈内静脉，应注意保护。如肿瘤范围广泛，需截断颌骨，则可先在上颈部切断二腹肌后腹，显露颈内静脉，在直视下沿颈内静脉向上分离，以免其受损。必要时可结扎颈内静脉。在咽侧壁与咽后壁转角处深部，应注意颈内动脉，常可触及其搏动，注意保护。多数情况下，肿瘤与颈内动脉关系不密切。

2．截骨端创口感染　截骨端口内黏膜有时有一定张力，愈合不良可形成口腔瘘。此时，应改行鼻饲，口内瘘口酌情可放置碘条，以减少唾液外流。多数情况下，可自行愈合。如创口经久不愈，骨断端有吸收性改变时，应进行清创，重新固定骨断端，创口严密缝合。

3．下唇及颏部麻木　如下牙槽神经或颏神经未被切断，麻木症状可逐渐减轻，最终恢复感觉。术中悉心保护颏神经，可避免或减轻麻木症状。如神经被切断，下唇及颏部的感觉不易达到完全恢复，但随着时间的延长，麻木症状可逐渐减轻。

4．舌麻木　如咽侧或颅底肿瘤较大，分离时常常牵拉舌神经，可造成机械性损伤，如不切断，可逐渐恢复。如为恶性肿瘤，舌神经穿入肿瘤，则需切断牺牲舌神经，半侧舌体感觉难以完全恢复。嘱患者勿进过烫食物，以免烫伤组织。

5．张口受限　咽侧肿瘤较大时，术中涉及翼内肌甚至翼外肌等咀嚼肌群的处理，术后可出现程度不等的张口受限。嘱患者进行张口练习，可逐渐改善张口状态。

三、部分腮腺切除术

部分腮腺切除术，以往称腮腺区域性切除术，在 2001 年的全国涎腺疾病学术会议上，专家们将其统一命名为部分腮腺切除术。这一术式不同于剜除术，它是在正常腮腺内切除肿瘤，因而可避免肿瘤包膜破裂及肿瘤细胞的残存，同样起根治的作用。根据切除的部位，可分为部分腮腺浅叶切除术和选择性腮腺深叶切除术（selective deep lobe parotidectomy）。

（一）手术适应证及禁忌证

1．适应证

（1）位于腮腺后下极的沃辛瘤。

（2）体积较小（直径 1.5cm 以内）的腮腺浅叶多形性腺瘤或其他良性肿瘤。

（3）位于面神经深面、在下颌升支外侧或突入颌后区但体积不大的腮腺深叶良性肿瘤，可考虑选用选择性腮腺深叶切除术。

2．禁忌证

（1）腮腺恶性肿瘤。

（2）腮腺肿瘤体积较大者（沃辛瘤除外，因其位于腮腺后下极，体积较大时多突向上颈部）。

（3）腮腺深叶肿瘤部位深在或体积较大者。

（4）部分沃辛瘤患者伴有阻塞性腮腺炎，主导管明显扩张不整。腮腺造影证实有阻塞性腮腺炎者不宜作部分腮腺切除，而应作腮腺浅叶切除（包括切除腮腺主导管全长）。

（二）手术切口

部分腮腺切除术的手术切口可较腮腺浅叶切除术短，根据肿瘤所在部位不同，而有不同的切口设计。

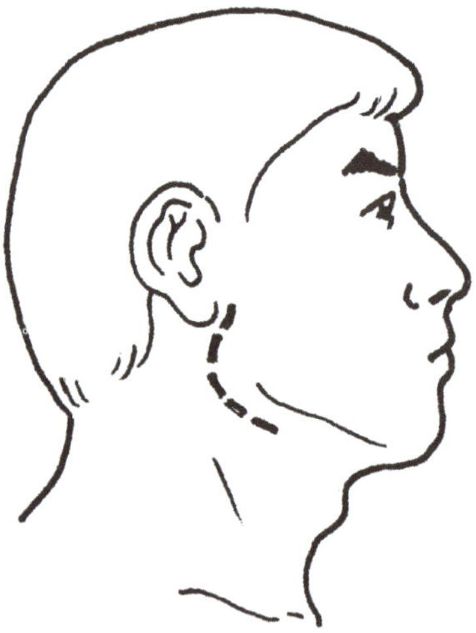

图 6-1-13　部分腮腺切除术切口

1．肿瘤位于腮腺后下部时，切除范围主要为腮腺后下部，故上方切口绕过耳垂即可（图 6-1-13）。

2．如肿瘤位于耳前区，切除范围主要在耳前区，切口下方到下颌角即可。

3．拟行选择性腮腺深叶切除术者，手术切口原则上同腮腺浅叶切除术。

（三）手术要点及注意事项

1．部分腮腺浅叶切除术　肿瘤位于腮腺后下极者，首先暴露面神经下颌缘支，然后循其走行分离解剖至颈面干。显露颈面干后，可将肿瘤及后下部腺体组织一并切除，保留颈面干前、上部腺体及腮腺导管，缝扎腺体断面，冲洗创口，放置负压引流。

肿瘤位于耳前区者，可不刻意解剖面神经。在肿瘤周围 0. 5 ～ 1.0cm 正常腺体组织内分离切除肿瘤及其周围腺体组织。如涉及面神经，则将其相关部分解剖分离。也可先分离腮腺肿瘤较近的分支，如颧支或颊支，但不显露全部分支，在保证面神经不受损伤的前提下，将肿瘤及其周围 0. 5 ～ 1.0cm 正常腺体组织切除（图 6-1-14）。缝扎残留部分腺体，但不结扎腮腺主导管。

如术中发现肿瘤部位较深或体积较大，或显露面神经有困难而不适宜作部分腮腺切除术者，可改行常规腮腺浅叶切除术。

2．沃辛瘤的处理特点　多发性肿瘤是沃辛瘤的显著特点，根据北京大学口腔医学院 216 例腮腺沃辛瘤的统计结果，13.4% 为双侧腮腺肿瘤，另有 11.1% 有同侧腮腺多灶性肿瘤（图 6-1-15）。故术中要仔细扪诊检查，切除多发性肿瘤。沃辛瘤的发生与迷走到淋巴结内的唾液腺组织有关，在腮腺淋巴结中常可见迷走的腮腺组织，在沃辛瘤周围的淋巴结中，有时可见最早期的沃辛瘤的改变（图 6-1-16）。故应将腮腺后下部的淋巴结一并清除，包括面后静脉周围的淋巴结以及胸锁乳突肌前缘、腮腺后缘的淋巴结。腮腺后下部淋巴结较多，故应将面神经颈面干后方的腮腺后下部连同肿瘤一并切除，剜除术不能代替部分腮腺切除术，因其不

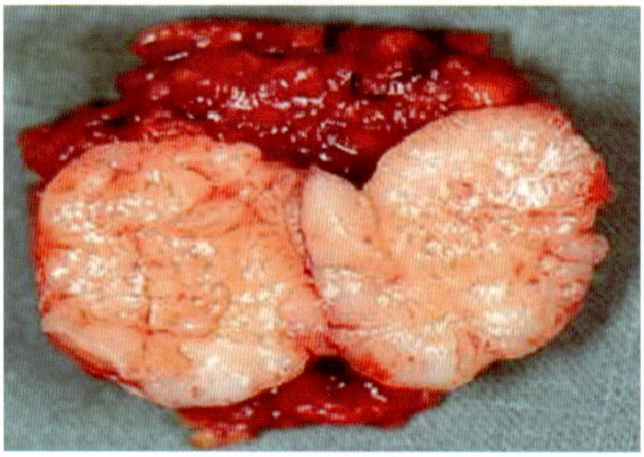

图 6-1-14　部分腮腺切除手术标本

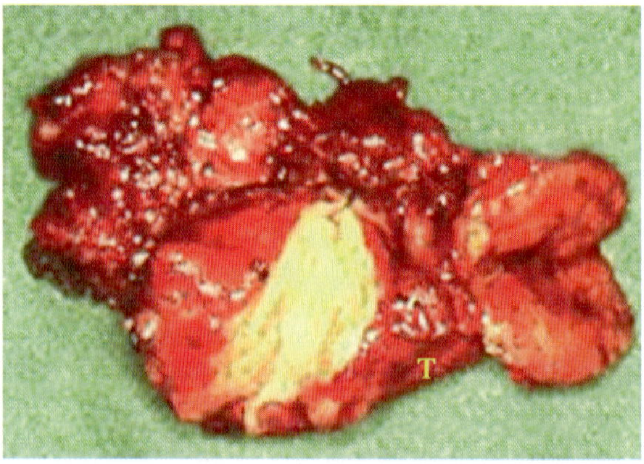

图 6-15　多灶性腮腺沃辛瘤，可见同一腺体中有多个肿瘤

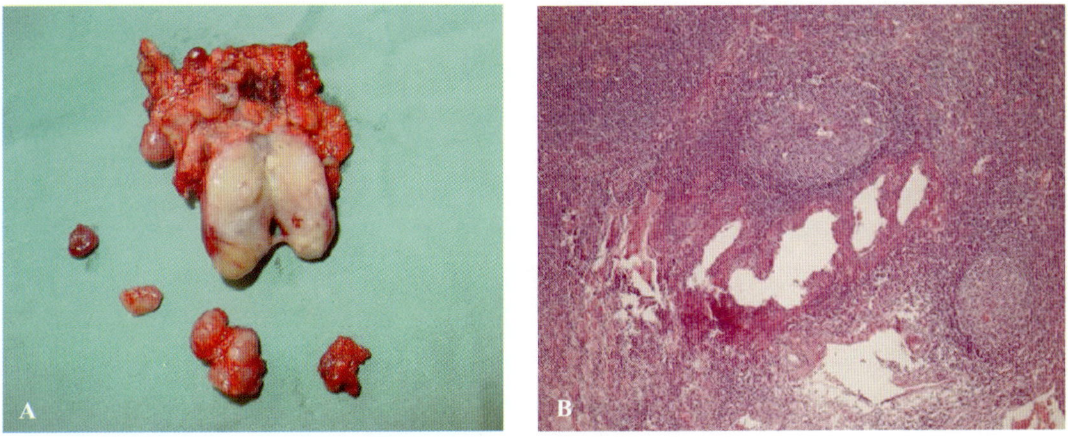

图 6-1-16　早期沃辛瘤改变

A：沃辛瘤周围有多个淋巴结　B：淋巴结组织切片，可见淋巴结内已发生沃辛瘤改变

能清除后下部的淋巴结。

3．选择性腮腺深叶切除术　一般选用先分离面神经主干的顺行解剖法，自后向前掀起部分腮腺浅叶，以腮腺浅叶前部做蒂，在面神经颞面干和颈面干之间切除部分腮腺深叶及深叶肿瘤，然后将浅叶复位。如果肿瘤位于腮腺后下部面神经深面，可以先解剖面神经下颌缘支，进而分离颈面干及面神经主干，从颈面干深面切除腮腺深叶肿瘤及后下部的腮腺组织，保留上前部腮腺组织。相对于传统的全腮腺切除术，其优点是：减少面神经分支的游离程度，减轻面神经损伤；保留部分腮腺组织的功能；减轻面部凹陷畸形。但这一术式不适用于体积较大、位置较深的腮腺深叶肿瘤。

（四）手术并发症及处理

部分腮腺切除术可能发生的手术并发症基本上同腮腺浅叶切除术，需要特别注意的是腮腺分支导管瘘和面神经损伤。

1．腮腺分支导管瘘　部分腮腺切除术时保留了腮腺主导管和大部分腮腺组织，如果腮腺断面上的分支导管切断后不予结扎，则可形成腮腺分支导管瘘。该分支导管与主导管相通，流经主导管的唾液可借此分支导管流入创口内或形成皮肤瘘口。作者曾遇到一例患者，因腮腺沃辛瘤行腮腺后下部部分切除术，术后长期腮腺瘘不愈。行探查术，翻开皮瓣，经腮腺导管口注入亚甲蓝，可见亚甲蓝经一分支导管流入创口内。结扎该分支导管后，腮腺瘘消失。

2．面神经损伤　部分腮腺切除术必须在熟练掌握腮腺浅叶切除术的基础上进行，要求术者非常熟悉面神经的解剖并具有娴熟的手术技巧，否则容易损伤面神经。一旦发现面神经被切断，应即刻作面神经吻合术。

第二节　颌下腺切除术

颌下腺切除术是最常见的唾液腺外科手术之一，其可以是单纯颌下腺摘除，也可以是舌骨上、肩胛舌骨上及全颈淋巴结清除术的一部分。近些年来，开展自体颌下腺移植治疗重症角结膜干燥症，其中的颌下腺摘除术虽然与单纯颌下腺切除术不完全相同，但手术程序相似。

一、适应证

1. 慢性颌下腺炎。
2. 颌下腺腺体或腺门部结石。
3. 颌下腺类肿瘤性疾病，如结节型舍格伦综合征。
4. 颌下腺良性肿瘤。
5. 颌下腺恶性肿瘤作包括颌下腺切除在内的舌骨上、肩胛舌骨上或全颈淋巴清除术。
6. 口腔颌面部恶性肿瘤需作原发灶切除及颈淋巴清除术，其中包括颌下腺切除。
7. 作为自体颌下腺移植治疗重症角结膜干燥症手术的一部分，行颌下腺摘除术。

二、手术要点及注意事项

1. 体位　取仰卧位，垫肩，头偏向健侧，使颌下腺充分暴露。

2. 切口　为了预防面神经下颌缘支损伤，切口设计在下颌骨下缘下 1.5 ~ 2cm 处，平行下颌骨下缘作长约 6cm 切口（图 6-2-1）。切开皮肤、皮下组织及颈阔肌时应垂直，倘斜行向上，则切开颈阔肌后的实际位置接近下颌下缘而易损伤面神经下颌缘支。

3. 结扎颌外动脉及面前静脉，保护面神经下颌缘支　沿颈阔肌深面形成皮瓣，向上至下颌下缘平面。在咬肌前缘下方可见颌上淋巴结，颌外动脉及面前静脉多位于其后缘，下颌缘支在颌外动脉及面前静脉的浅面或深面越过下颌下缘走向前上，分离颌外动脉及面前静脉，避开下颌缘支，分别切断结扎颌外动脉及面前静脉（图 6-2-2）。将皮瓣牵引向上，面神经下颌缘支随组织瓣上移，可得以保护。

4. 分离腺体、结扎颌外动脉近心端，保护舌下神经　切开颈深筋膜，显露颌下腺浅面，将腺体上提，用钝、锐性剥离的方法，逐步分离腺体。分离腺体时应注意，如系颌下腺炎症，应紧贴腺体分离，离腺体越近，手术越安全。如系颌下腺肿瘤，原则上应在颌下腺被膜外分离，以保证手术的彻底性。显露二腹肌中间腱，顺二腹肌前腹分离腺体前缘。分离腺体后缘，显露颌外动脉近心端，确认后予以钳夹切断，双重结扎。舌下神经在颌外动脉下方，几乎与其平行在二腹肌后腹及茎突舌骨肌前缘出现，进入颌下三角。如不切断二腹肌中间腱，不打开舌骨舌肌，一般不致损伤。

5. 切断颌下腺导管，保护舌神经　将腺体上内侧自下颌骨和周围组织分开，充分显露下颌舌骨肌。将腺体尽量向外下方牵拉，可见舌神经自后上方下行至颌下腺再折向前，呈 V 字形。V 字形的尖端即为颌下神经节，有小分支进入腺体。将入腺的小分支剪断，舌神经即与腺体分离，V 字形消失，呈浅弧形。颌下腺腺门部结石常伴有结石周围组织感染，与舌神经紧密粘连。如系局部麻醉，分离舌神经时，患者疼痛较重。可在局部注射麻药，减轻疼痛，并耐心分离，以免损伤舌神经。向前方牵拉下颌舌骨肌，显露颌下腺导管，将其游离至口底平面，即可钳夹、剪断、结扎，腺体完整摘除（图 6-2-3）。如系导管后部结石，显露颌下腺导管后，应尽可能顺导管追迹向前，确认结石后在其远端断离结扎导管，以免存留结石。

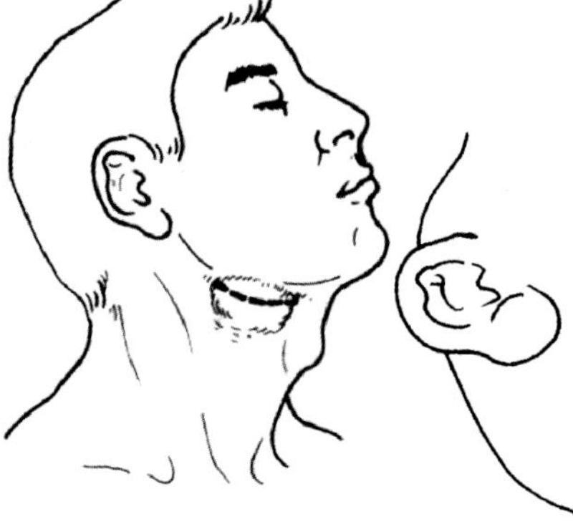

图 6-2-1　颌下腺切除术切口

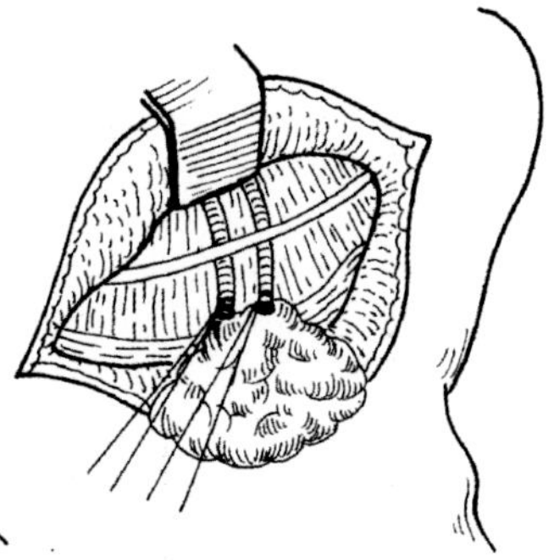

图 6-2-2　结扎颌外动脉及面前静脉，面神经下颌缘支横跨血管

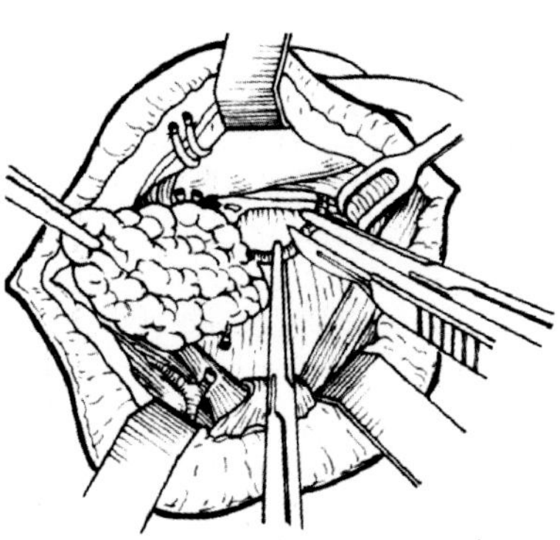

图 6-2-3　游离切断颌下腺导管

6．创面处理　腺体摘除后应冲洗创口，仔细检查出血点并止血。有时细小血管未结扎，因断端收缩，血凝块堵塞暂不出血，而后由于吞咽动作等而使血凝块脱落，可能出现继发性出血。为了避免发生出血，可令局麻患者咳嗽数声或作吞咽动作，以便及时发现出血点。创口内置橡皮条引流，加压包扎，或置负压引流。

三、手术并发症及处理

1．血肿　止血不完善或结扎不牢固所致，电刀切割组织时亦可因血凝块脱落而致继发性出血。严重的血肿可影响呼吸，应打开创口仔细止血。首先清除血凝块，检查活泼出血点，看清出血点后钳夹止血。颌外动脉近心端结扎线松脱可造成致命性出血，必要时可紧压出血点，延长颌下切口，作颈外动脉结扎。

2．面神经下颌缘支损伤　由于牵拉作用，有时可见患侧下唇运动力弱，一般可很快恢复。但如钳夹或切断下颌缘支，因其吻合支少，可造成明显的患侧下唇瘫痪，表现为患侧下唇抬高，不能向下外运动，唇红不能外翻。可肌注维生素 B_1 及 B_{12}，辅以理疗或表情肌功能训练以促进其恢复。

3．患侧舌麻木　术中机械性损伤或切断舌神经所致，一般舌尖麻木最为明显。如术中未切断舌神经，舌麻木感很快消失。有意（如腺样囊性癌侵及舌神经而牺牲）或无意切断者，常难以恢复。

4．舌下神经麻痹　表现为患者自觉舌运动不灵活，伸舌时偏向患侧。患侧舌体肥胖，肌张力降低，或出现舌肌震颤。多系术中结扎切断颌外动脉近心端时误将舌下神经当作动脉切断。故在结扎前应确认颌外动脉。如术中发现舌下神经被切断，应即刻作神经吻合术。

5．吞咽疼痛及呼吸困难　颌下腺切除涉及下颌舌骨肌、二腹肌及舌骨舌肌等邻近组织。这些肌肉均参与吞咽运动，术后的反应性肿胀可导致吞咽疼痛，一般 2 ～ 3 日后即减轻。双侧颌下腺切除，特别是接受双侧舌骨上淋巴清扫术者，术后反应性肿胀严重时，可引起呼吸困难。应用激素可减轻肿胀及反应。

第三节　舌下腺切除术

舌下腺切除术是根治舌下腺囊肿的主要手段，也是治疗舌下腺肿瘤的主要方法。

一、适应证

1．各种类型的舌下腺囊肿

2．局限于舌下腺内的良性肿瘤（如多形性腺瘤）及高分化的黏液表皮样癌。

3．腺样囊性癌等恶性肿瘤常需作扩大切除，与骨膜有粘连者，应作下颌骨切除。舌下腺切除只是联合根治术中的一部分。

二、手术操作及注意事项

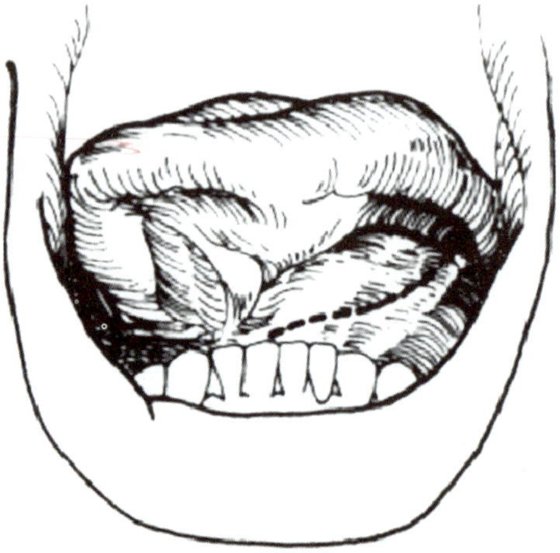

图 6-3-1　舌下腺切除术切口

1．切口　用开口器维持开口状态，用压舌板压舌向对侧，显露患侧口底。如为舌下腺囊肿，切开前在黏膜与囊壁或舌下腺之间浸润麻药，以便分离腺体和囊肿。在舌下皱襞外侧作与牙龈缘平行的弧形切口，前方自舌下肉阜远中 0.5cm 处开始，后方达第二磨牙远中，牙龈侧黏膜应留有 0. 7cm 以上，以便创口缝合（图 6-3-1）。

2．切除腺体　用蚊式血管钳在黏膜下仔细分离。舌下腺前份有小分泌管通向黏膜表面及颌下腺导管，用眼科组织剪剪断。自舌下腺表面分离周围组织，提起舌下腺前端，继续分离舌下腺的外侧面、深面及内侧面。同时分离靠近腺体的舌下腺囊肿的囊壁，分离切断后继续分离舌下腺后份，在其与颌下腺前内相接处将其全部游离。如连接紧密不易分离，遗留的残端予以结扎。

舌下腺的外侧面贴近下颌骨内侧面的舌下腺窝处，其间仅有一层疏松纤维结缔组织相连，无重要神经和血管。提起舌下腺后，用血管钳钝性分离此间隙，可顺利地将舌下腺外侧面游离。

分离舌下腺内侧时，应注意颌下腺导管及舌神经。舌神经由后向前先位于舌下腺与颌下腺导管之间，绕过颌下腺导管深面后再位于其内侧，以后进入舌体。舌神经呈银白色，颌下腺导管较灰暗，无光泽，两者可以区别。分离腺体过程中，可先将颌下腺导管分离出来加以保护。如不慎将颌下腺导管剪断，应将导管近端游离并做好标记，手术结束时将导管断端侧壁缝于黏膜两侧的切缘，形成新的开口，以免导管阻塞。

在分离舌下腺后内方深面时，应注意舌下动静脉到舌下腺的分支，予以钳夹结扎，否则易引起出血或术后血肿。

在摘除腺体过程中，尽量切除囊壁，吸净囊液。若囊壁与周围组织粘连紧密而不易切净，亦可残存，不致复发。穿过下颌舌骨肌，进入颌下区的哑铃型或潜突型舌下腺囊肿，在切除舌下腺后，用手从口外托起颌下区，吸净囊液，残留的囊腔及囊壁经加压包扎后即可愈合。

3．创面处理　冲洗创口，仔细检查创口有无出血点，特别是舌下腺后部，须彻底止血。黏膜复位后缝合 5 针即可，不宜过密过紧，切勿将颌下腺导管结扎。为了预防血肿，创口内置入橡皮引流条，应将其缝合固定，以免进入创口内。

三、手术并发症及处置

1．血肿　多因术中止血不彻底所致，特别是在分离舌下腺后内方深面时，舌下动静脉的分支处理不当而引起出血。故术中止血应十分仔细，切口缝合宜稀松以利引流。

2．颌下腺导管阻塞　术中误将颌下腺导管结扎或缝扎，唾液排出受限，术后数小时即可发生急性颌下腺肿胀。应将可疑缝线拆除，松解被结扎的导管。

3．舌神经损伤　引起舌麻木，如未予切断，多可恢复。术中注意颌下腺导管及舌神经的解剖关系，仔细操作可以避免损伤。

（俞光岩）

参考文献

1．俞光岩．涎腺疾病．第 1 版．北京：北京医科大学、中国协和医科大学联合出版社，1994,245~256.

2．俞光岩，高岩，孙勇刚主编．口腔颌面部肿瘤．第 1 版．北京：人民卫生出版社，2002, 324~381.

3．马大权，俞光岩主编．手术创新与意外处理．口腔颌面外科卷．第 1 版，长春：吉林科学技术出版社，2000, 124~149.

4．中华口腔医学会口腔颌面外科专业委员会涎腺疾病学组，中国抗癌协会头颈肿瘤外科专业委员会涎腺肿瘤协作组．涎腺肿瘤的诊断和治疗指南．中华口腔医学杂志，2010, 45:131-134.

5．俞光岩，马大权．功能性腮腺外科．中国肿瘤临床，2010，37：908-910.

6．Bailey H. Parotidectomy: indications and results. Br Med J, 1947,1:404.

7．Janes RM. The treatment of tumors of the salivary glands by radical excision. Can Med Assoc J, 1940, 43:554.

8．Zhao K, Qi DY, Wang LM. Functional superficial parotidectomy. J Oral Maxillofac Surg, 1994,52:1038.

9．Yu GY, Ma DQ, Liu XB, Zhang MY, Zhang Q. Local excision of the parotid gland in the treatment of Warthin tumour. Brit J Oral Maxillofac Surg, 1998,36:186

10．McGurk M, Renchan A, Gleave EN, Hancock BD. Clinical significance of the tumour capsule in the treatment of parotid pleomorphic adenoma. Br J Surg, 1996,83:1747.

11．Yu Guang-yan, Zhang Lei, Guo Chuan-bin, Huang Min-xian, Mao Chi, Peng Xin. Pre-mental foramen mandibulotomy for resecting tumors of tongue base and parapharyngeal space. Chin Med J, 2005,118:1803.

第7章

口腔颌面部缺损整复手术

各种原因造成的口腔颌面部组织缺损，不仅严重影响患者的生理功能，而且破坏患者的颜面容貌，影响患者的社会活动。近30年来，口腔颌面部缺损整复技术趋于成熟的基础上又有新的发展，新的供区和组织瓣不断开发，手术技巧不断改进，整复成功率和整复效果不断提高。

第一节　局部及区域瓣转移修复术

一、颈阔肌瓣

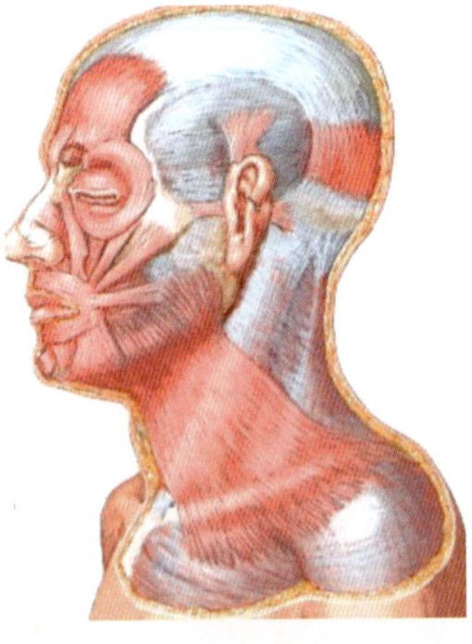

图 7-1-1　颈阔肌的解剖示意图

颈阔肌是位于颈侧区的一块菲薄、宽扁的肌组织，位于皮下，与皮肤组织关系密切，与表情肌关系也很密切，并且参与面下1/3（特别是下颌区、下唇）的表情运动（图7-1-1）。颈阔肌瓣则是指以其上部为蒂在颈阔肌分布区域制备的、包括其表面皮肤及肌组织的肌皮组织瓣，属于带蒂旋转瓣。其上部血供主要来自下颌下区的面动脉及其分支、颏下动脉支以及颈后区的枕动脉及其分支。该肌皮瓣的设计通常在下颌体对应区域，因此多以面动脉支配区域为蒂，设计为斜向后下的“U”形瓣(图7-1-2，图7-1-3)。

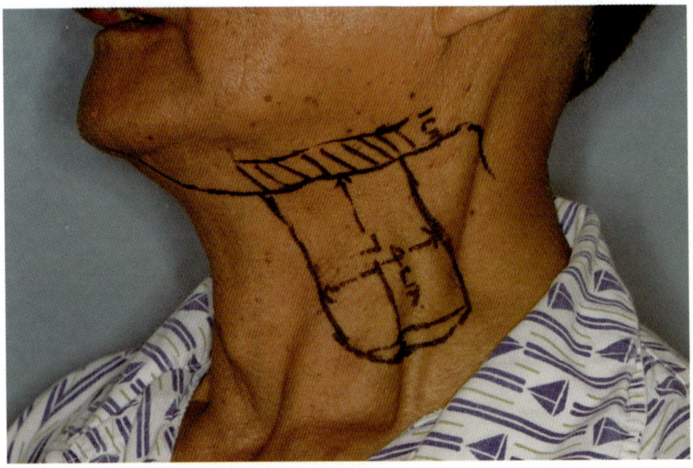

图 7-1-2　经典的颈阔肌瓣“U”形设计

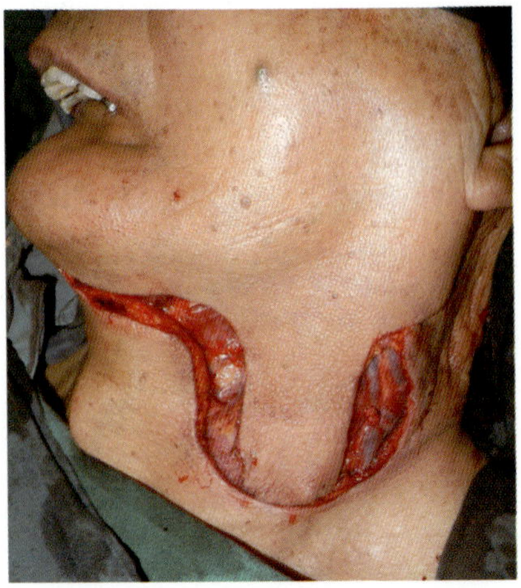

图 7-1-3　颈阔肌瓣制备完成后

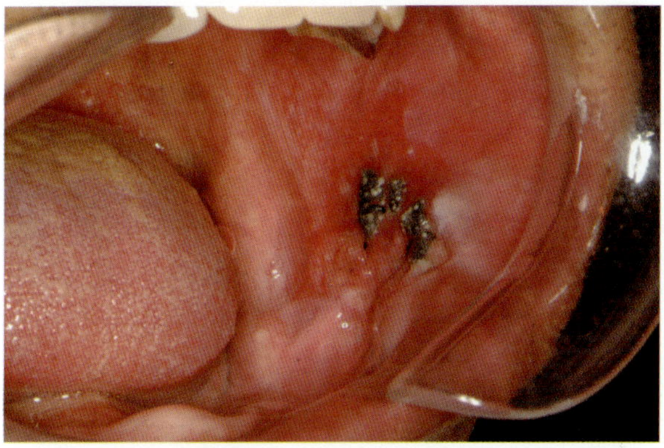
图 7-1-4　颈阔肌瓣适于修复位置近龈颊沟的颊癌

由于颈阔肌瓣较菲薄，且其蒂部供血范围相对局限，而且蒂部要求宽泛，旋转不利。并且术后颈部缺损关闭时，往往可利用的组织量非常有限。加之近年来各种血管化的游离组织瓣的广泛应用，以至于目前颈阔肌瓣在头颈及口腔颌面外科中的应用已经非常局限。根据我们的经验，此瓣多用于颊部（图 7-1-4，图 7-1-5）或口底缺损的修复，适用于老年、体形偏瘦的患者；对于放疗后或癌瘤晚期上颈部可触及与皮肤粘连的淋巴结的患者不适用；对于年轻患者或皮下脂肪较厚者该皮瓣也不适用。

颈阔肌瓣的设计、制备及手术操作过程中应注意：

1．皮瓣不宜设计过大，宽度以皮瓣转位后，颈部皮肤可直接拉拢缝合为宜；

2．如需同时做颈清扫的患者，皮瓣设计时应该考虑好与颈清扫切口的配合；

3．皮瓣制备过程中应注意保护颈阔肌深面的肌筋膜以保证血运；

4．皮瓣转位处往往需去除部分皮肤组织（图 7-1-6），切取表皮时应注意不宜过深，以免破坏皮瓣的血运。当然也不可过浅，以免造成创面不易愈合；

5．术后蒂部及口内皮瓣修复区均应注意避免加压。

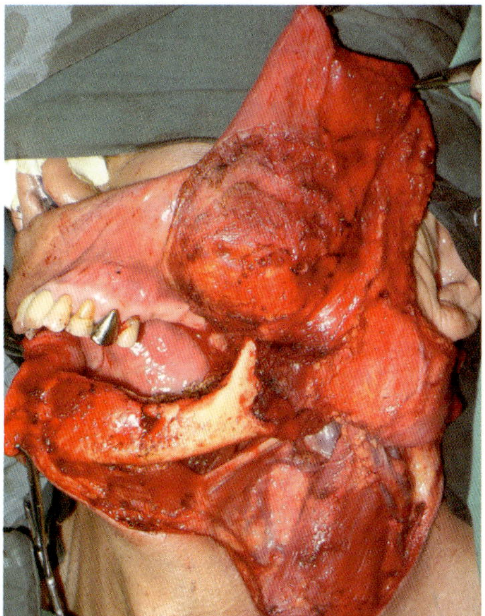
图 7-1-5　颊癌切除后缺损

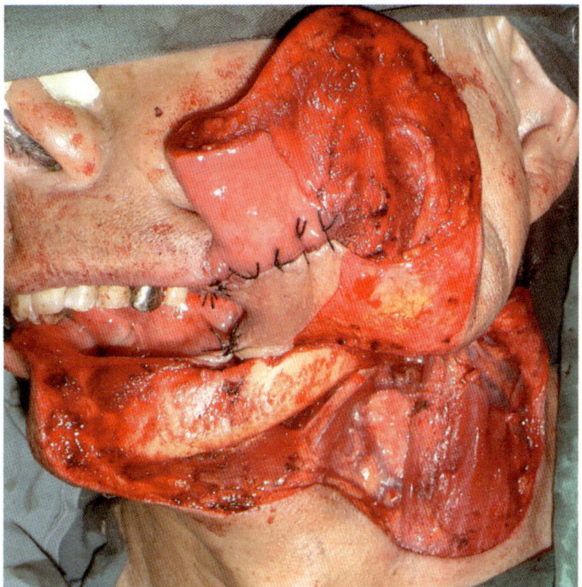
图 7-1-6　颈阔肌瓣就位时需去除部分皮肤组织

二、颞肌筋膜瓣

颞肌筋膜瓣是最早应用于临床的肌筋膜瓣之一，早在1898年即由Golovine最先描述了该肌瓣。在一段时间内，颞肌筋膜瓣成了面中部软组织缺损修复的主要方法之一。到了20世纪30年代，Gillies介绍了将该肌瓣应用于面瘫的矫治方法，逐渐地其在面瘫的矫治方面取得了长足的进步。多年来的临床实践使得对该肌瓣的应用多样化，比如修复颊部、眼睑、上腭等软组织缺损，近年来也有报道将其用于颞颌关节手术后关节盘的修复。临床实践中报道应用于面瘫矫治最多，而且有单独用颞肌筋膜的，也有用部分颞肌（图7-1-7）或全层颞肌带筋膜的报道（图7-1-8）。

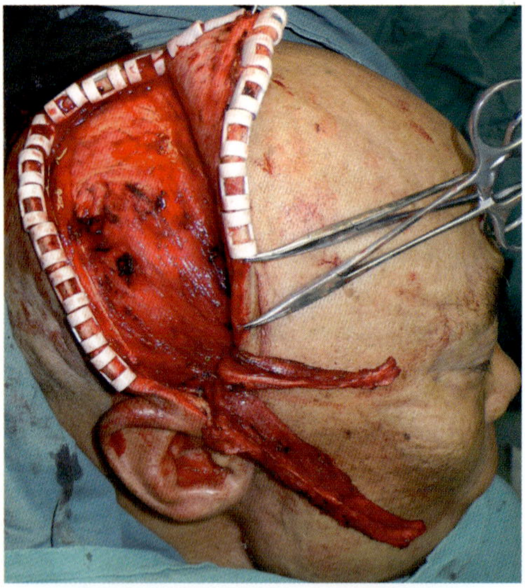

图 7-1-7　颞肌筋膜瓣切取部分颞肌

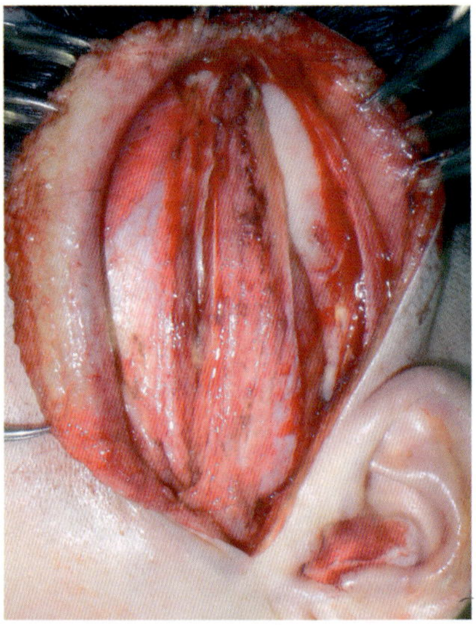

图 7-1-8　颞肌筋膜瓣切取全层颞肌带筋膜

颞肌筋膜瓣的主要优点是血供来自颞深和颞浅血管两套系统，血供丰富可分浅层和深层肌瓣，也可单独使用其筋膜；其解剖位置恒定且较为隐蔽，手术操作容易，且术后伤口和供区凹陷畸形均不明显；颞肌由深浅两层筋膜包裹，致密不易损伤肌束，特别是整体转位时（图7-1-9）。该肌筋膜瓣最主要的缺点是由于颞肌菲薄可提供的组织量非常有限，对于较大的缺损不适合；尽管在去除颧弓后可延长一部分长度，但对于较远的缺损仍不适用；颞肌破坏后可以造成不同程度的闭口无力。

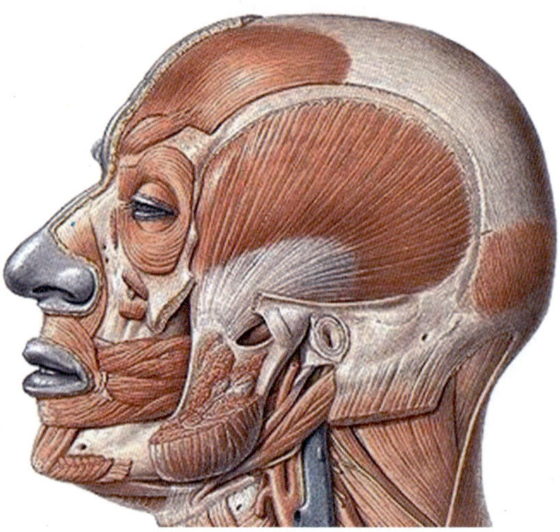

图 7-1-9　颞肌解剖

颞肌筋膜瓣手术过程中操作要点：

1．根据受区需要设计手术切口，如需整个颞肌筋膜瓣时，可采用“？”切口（图7-1-10），翻瓣时注意保护颞浅血管系统（图7-1-11）。

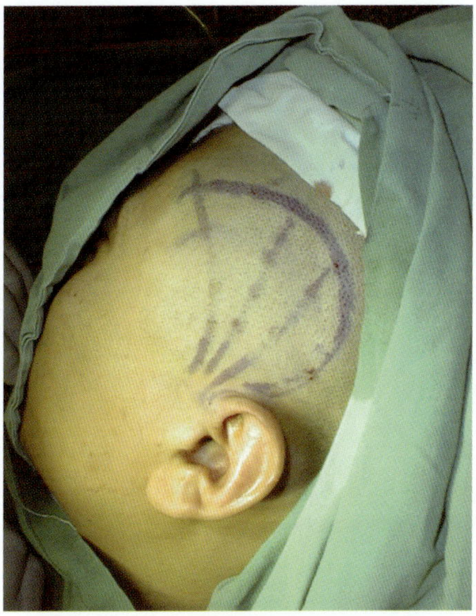

图 7-1-10　颞肌筋膜瓣切口设计

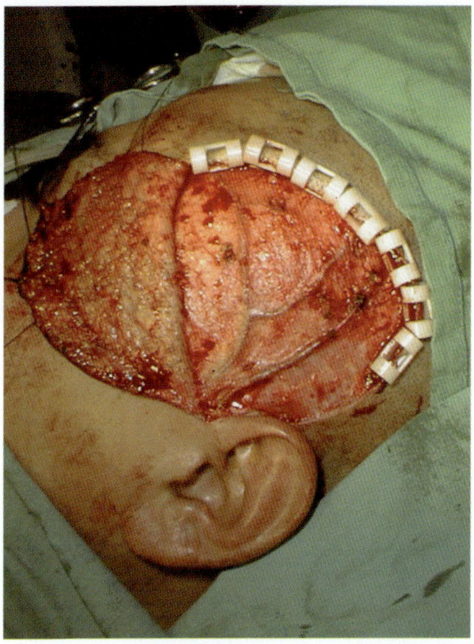

图 7-1-11　翻瓣时注意保护颞浅血管系统

2．翻瓣不宜过浅，以免损伤毛囊，造成术后“发带”样头发缺失，特别是在用电刀翻瓣时更应注意。

3．如修复面瘫应用该瓣，通常可选择“Y”形切口，使得切取的肌筋膜瓣远端可延长至帽状腱膜（图 7-1-8）。

4．对于较肥胖的患者或修复位置偏低者，往往需要去除颧弓，去除颧弓时应注意避免损伤面神经颞支。操作时应从耳屏前找到颧弓根部骨质后，沿骨膜深面暴露颧弓。

5．术后蒂部应注意避免加压，特别是对于不断颧弓的患者尤其要注意。对于面瘫患者，隧道也应充分扩大，避免术后软组织肿胀、压迫肌瓣的蒂部。

三、胸锁乳突肌瓣

胸锁乳突肌瓣（SCM）最早是在 1908 年被 Jiano 用于面瘫的动态矫治，后来也有学者将其用于三叉神经麻痹所引起的咬肌麻痹的矫治。文献报道最早是在 1955 年 Owens 首先报道了基于胸锁乳突肌的肌皮瓣，进一步 O'Brien 报道了以上部为蒂的枕动脉分支支配的带锁骨区皮岛的胸锁乳突肌瓣，Ariyan 则报道了以下部为蒂的甲状颈干动脉供血的胸锁乳突肌瓣。目前由于显微外科技术的发展，加之 SCM 组织量的不足，该瓣在临床的应用已经非常局限，大多情况下用于腮腺切除术后面颊缺损的填充，最近也有学者将其带部分耳大神经用于颈清扫术后副神经的重建。也有报道采用该肌瓣带部分锁骨修复下颌骨小的缺损。但总的来说临床应用已经很少。

胸锁乳突肌瓣的优点是其血供丰富、明确，枕动脉分支、甲状腺上动脉、颈横动脉及甲状颈干血管网分别供应 SCM 的上、中、下三部分肌组织的血运，可根据需要选择肌瓣蒂的位置在上或是在下。该瓣应用灵活，可单纯用其肌瓣，也可带颈部皮肤或部分锁骨形成肌皮瓣或肌皮骨瓣。另外该瓣供区接近口腔颌面部，特别是在用于咬肌重建和腮腺区缺损填充时都有其优势，对于同期施行预防性颈清扫的患者该瓣更易获得，而且不用开辟另外的术区。

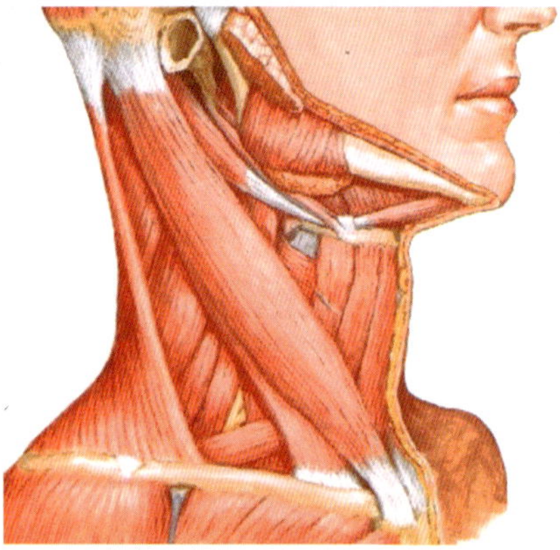

图 7-1-12　胸锁乳突肌解剖特点

其缺点是该肌瓣可利用组织量相对较小，不适于较大缺损的修复。当原发病变为恶性且上颈部有明确淋巴结转移时，该瓣不适用。

胸锁乳突肌瓣切取时手术操作要点：

1. 在同时行颈清扫术的病例，应注意最好在设计切口时与颈清扫术切口取得协调。

2. 口腔颌面部缺损的修复临床常用蒂在上部的胸锁乳突肌瓣，切注意在延长蒂部时游离肌瓣不宜越过二腹肌后腹水平，以免损伤枕动脉的胸锁乳突肌穿支（图 7-1-12）。

3. 转位后肌瓣的蒂部应保证无张力，以免血运障碍。

4. 在用于咬肌修复时最好注意保护好副神经的胸锁乳突肌穿支，以保证肌肉的活力。

5. 在携带部分耳大神经修复副神经缺损时，可选择部分肌瓣，且应注意保护耳大神经及其周围的筋膜组织以保证血运。

6. 在制备胸锁乳突肌锁骨瓣时，通常仅使用半层锁骨以保持锁骨连续性不被破坏。且在制备时注意保护锁骨深面的血管。

四、胸三角瓣

胸三角瓣又称 Bakamjian 瓣，是 20 世纪 60 年代被 V. Y. Bakamjian 最早应用于头颈外科领域，并很快得以较为广泛的应用。它包括了由胸廓内动脉穿支供应的胸前皮瓣，以及由胸肩峰动脉供应的三角肌前区皮瓣。其血供以胸廓内动脉穿支为蒂，通过远端血管网及毛细血管吻合供应整个胸前及三角肌前区的皮肤及皮下组织。该皮瓣具有血供恒定，易于切取，且皮肤薄，皮下脂肪少，皮肤色泽与面颈部皮肤接近，供区可提供组织量大，供区位置相对隐蔽等优点，因此在血管化游离组织瓣在头颈外科广泛应用前，胸三角瓣一直是该区域大面积缺损最常用和最可靠的修复方法。该皮瓣的主要缺点是因其仍为带血管蒂的轴型转位皮瓣，通常需二期断蒂手术，使得患者住院时间延长。因此随着血管化游离皮瓣在头颈及口腔颌面外科的广泛应用，目前该皮瓣已退居为该区域修复重建的二线皮瓣。主要用于不适于行游离皮瓣移植的患者，比如因晚期癌行根治性颈清扫术后或行放射治疗后颈部放疗反应重的患者，还有那些多次复发的患者或曾行游离皮瓣移植后再次复发的患者。

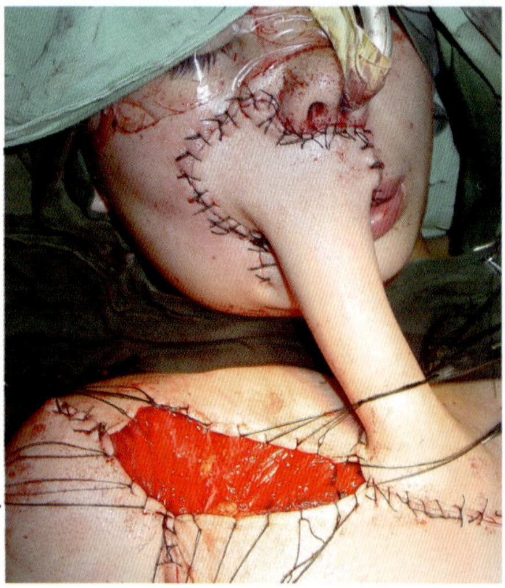

图 7-1-13　常规胸三角瓣主要的是皮管转位的方式

该皮瓣转位方式最主要的是皮管转位的方式（图 7-1-13），通常其远端修复缺损，当然也可以在断蒂后将皮管两侧均用于缺损的修复，这种情况临床很少应用，应用时一定在断蒂时确定其近心端血运没有问题方可断蒂（图 7-1-14）。还有另外的形式则是在患者颈部也有缺损时，直接旋转皮瓣覆盖颈部临近缺损，远端皮瓣用于修复口腔颌面部的缺损（图 7-1-15），其优点是不用二期断蒂手术。对于缺损部位高，或口腔颌面部的洞穿型缺损需远端皮瓣折叠方可修复缺损的病例，如考虑常规胸三角皮瓣长度不足时，也可采用延迟皮瓣解决（图 7-1-16，17，18）。通常胸廓内动脉穿支供血的范围最远端不应超过肩峰的位置（图 7-1-19），如皮瓣至此仍不够长度，则可采用延迟胸三角瓣技术，即提前掀起所需延迟部分皮瓣至越过胸肩峰动脉穿支供应区，再复位原位缝合（图 7-1-20），一周后再按常规制备胸三角瓣（图 7-1-21）。

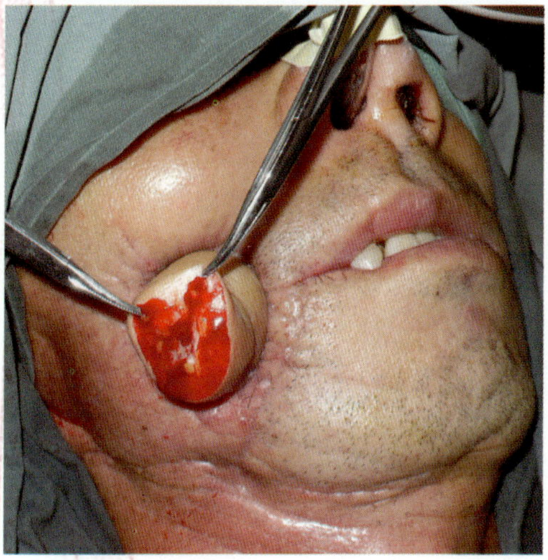

图 7-1-14　断蒂前远心端皮瓣血运的判断

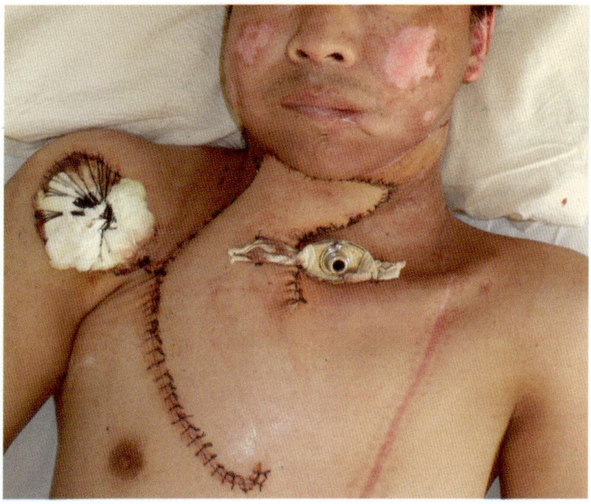

图 7-1-15　胸三角瓣直接转位修复颈部及颏部缺损

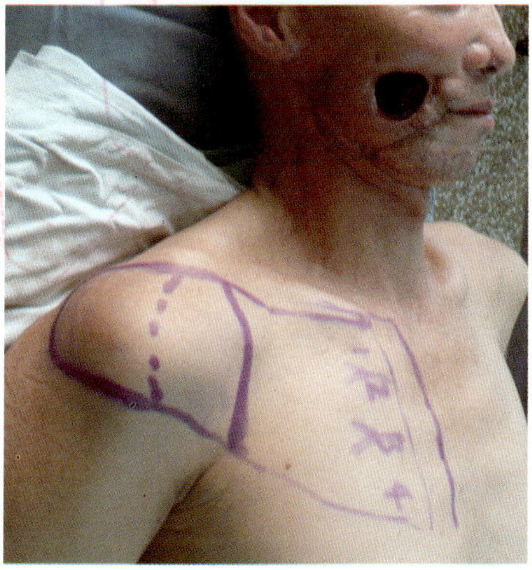

图 7-1-16　颊部洞穿性缺损，放疗后局部皮肤反应重不适于行游离皮瓣移植

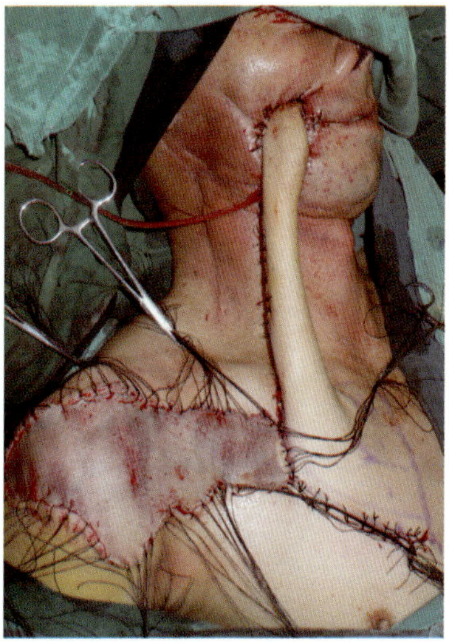

图 7-1-17　胸三角延迟瓣修复面颊部洞穿性缺损皮瓣转位后即刻

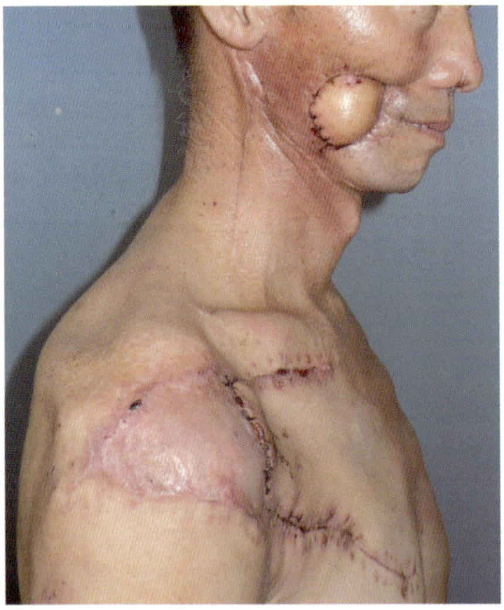

图 7-1-18　胸三角延迟瓣修复面颊部洞穿性缺损完成后

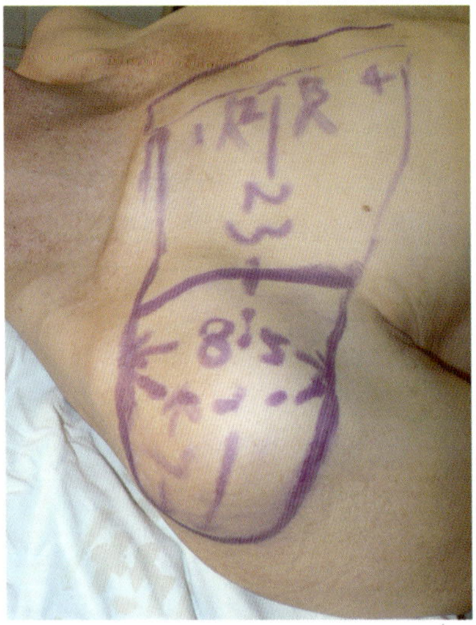

图 7-1-19　胸三角延迟瓣的设计

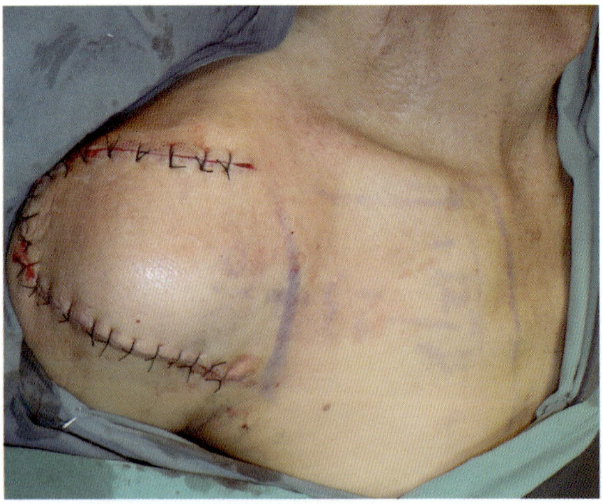

图 7-1-20　胸三角延迟手术完成后即刻

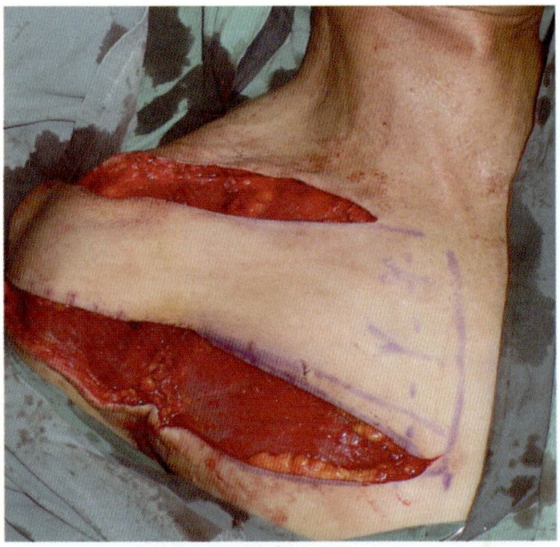

图 7-1-21　胸三角延迟后一周整个胸三角延迟瓣的制备

无论延迟胸三角瓣还是常规胸三角瓣，在设计和手术操作中均应注意：

1．由于胸廓内动脉的 4 个穿支中以第二、三穿支出现几率较高，且通常自胸骨外侧约 1cm 处穿出肋间隙，因此在皮瓣设计时注意应以第二、三肋间隙为中心，且基底部在胸骨外缘外 2cm，以保证在皮瓣制备时不至于损伤穿支动脉（图 7-1-19）。

2．该皮瓣的常规切取范围上界为锁骨水平，下界可至第五肋，内界为胸骨外缘 2cm，外界为肩峰。如超过肩峰则考虑采用延迟瓣，注意皮瓣的旋转轴的保护，下缘制备时注意勿超过第四肋。

3．皮瓣切取时应从远心端开始，采用锐分离，切取深度应在深筋膜深面以保证不破坏皮瓣的血运（图 7-1-21），技术熟练者可用电刀翻瓣以减少出血。

4．皮瓣制备完成后，供瓣区应尽量缩小创面，以减小植皮范围（图 7-1-13）。

5．皮瓣断蒂前应做勒血训练，一般可在瓣转移手术完成后两周半开始训练，血流阻断位置应选在断蒂部位略下方，阻断时间可以从 5 分钟开始逐渐加长至 40 分钟皮瓣血运仍稳定即可断蒂。断蒂术中还应先断开部分皮肤和皮下组织，观察远端血运（图 7-1-14）良好后再完全断蒂。

6．皮瓣转移手术后应采取适当的头部制动措施，以免术后皮瓣缝合部位撕裂。

（蔡志刚）

五、胸大肌皮瓣

胸大肌皮瓣是目前最为常用的带蒂肌皮瓣，广泛应用于口腔颌面部各种软组织缺损的整复。

（一）手术适应证

1．修复肿瘤切除后面颊、舌、口底、咽侧、颌下及颈部的大型软组织缺损。

2．将胸大肌皮瓣折叠或与其他皮瓣合用，可修复面颊部大型洞穿性缺损。

3．去除表层皮肤后形成真皮脂肪肌肉瓣，可充填矫正面颈部大型凹陷性缺损。由于带有血管和神经，其术后收缩变形小。

（二）主要手术步骤及要点

胸大肌皮瓣的血供以胸肩峰动脉的胸肌支为主。肩峰至剑突的连线即为胸肩峰动脉胸肌支的体表投影，可以此线为中心轴设计胸大肌皮瓣的范围。肌皮瓣内界可至胸骨缘，外界达腋前线，上界为腋皱壁平面，下界至剑突平面。

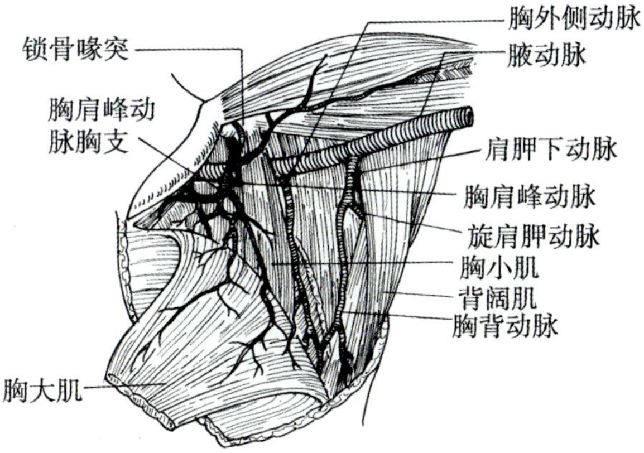

图 7-1-22　胸大肌的血液供应

胸大肌复合组织瓣有肌皮瓣和肌蒂岛状瓣两种形式，肌蒂岛状瓣临床上最为常用。岛状瓣的皮瓣部分多位于乳头的下方，相当于第六肋骨水平。皮瓣的范围可大于下端胸大肌的肌肉止点，但不应超过肌肉边缘的 3 ~ 4cm，且皮瓣下端应与腹直肌筋膜一并掀起，以保证皮下血管网的功能，避免皮瓣远端坏死。女性患者由于乳房的存在，特别是乳房形态和大小的差异，在设计皮瓣延长扩大的范围和方向时需要给予特殊考虑，皮瓣主要向内侧而不是向外侧和下方延伸。

1．麻醉　手术在全身麻醉下进行。

2．体位　仰卧位。

3．沿切口设计切开血管蒂部皮肤、皮下组织及深筋膜，于肌膜表面翻瓣，显露肌蒂部分的胸大肌；再沿肌皮瓣设计切口，切开皮肤、皮下组织、肌层直至肋骨骨膜表面，自内向外，从胸壁肋骨肋间肌和胸小肌浅面翻起肌皮瓣。术中可将皮瓣皮下组织和肌肉断端边缘缝合固定，防止肌肉与皮瓣分离。暴露肌蒂并确定胸肩峰动脉胸肌支在肌蒂内，肌层深面可以手指触及动脉搏动。自下向上翻起肌皮瓣后，将肌蒂尽量向上解剖直至锁骨下缘。肌蒂起始部一般与皮瓣等宽，沿肌皮瓣的上缘两侧向上逐渐缩窄，切断肌肉，仅保留胸肩峰动脉胸肌

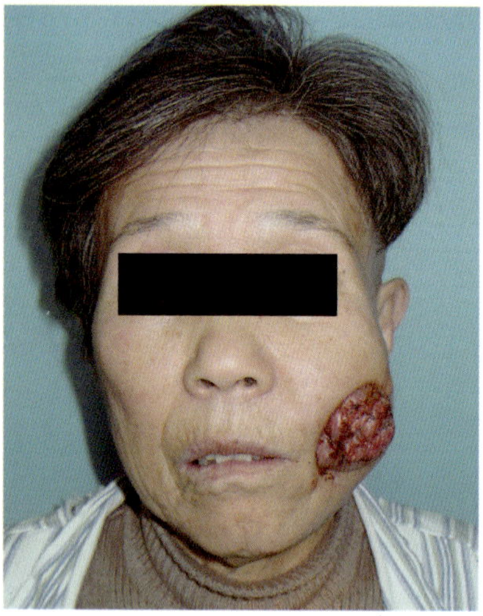

图 7-1-23 左颊部复发性鳞癌

支周围 2 ~ 3cm 宽的肌肉组织。肌蒂不宜过宽，否则会影响蒂的长度和活动度，经锁骨上转移时也显得臃肿。术中要注意保护血管蒂，解剖过程中常需切断结扎乳房内动脉、胸廓内动脉和胸外侧动脉的分支血管。

4．胸大肌皮瓣的旋转点是胸大肌上缘、锁骨中点或稍外方的胸肩峰动脉基部。为保证皮瓣有更大的活动度，减少血管蒂张力，可将肌血管蒂基部内外侧肌纤维从锁骨分离，形成一个只有血管神经肌肉蒂的岛状肌皮瓣，以此经锁骨深面隧道或锁骨浅面向上翻转，修复面颈部缺损。

5．术区的继发性缺损，视其宽度及其周围组织移动性等情况相应处理，胸部创面不超过 8 ~ 10cm，一般可直接拉拢缝合，创面不能直接关闭时可应用胸腹部推进皮瓣或游离植皮消灭创面。

6．胸大肌皮瓣的临床应用有以下几种方法：①肌蒂岛状瓣临床上最为常用，可经颈部皮下隧道或颈淋巴清扫术手术切口转移至面颈部，常用以修复颊、舌、口底、咽侧等部位肿瘤切除后的组织缺损，手术可一次完成。②以肌肉和皮肤为蒂的肌皮蒂胸大肌皮瓣，蒂部创面需暂用中厚皮片覆盖，待完成修复面颈部组织缺损后，需行二次手术断蒂，将肌皮蒂恢复覆盖蒂部创面。③胸大肌皮瓣与其他组织瓣合用或制备双皮岛胸大肌皮瓣，以修复面颊部大型洞穿性缺损。④如胸大肌皮瓣的肌蒂不够长时，可做成吻合血管的游离肌皮瓣。

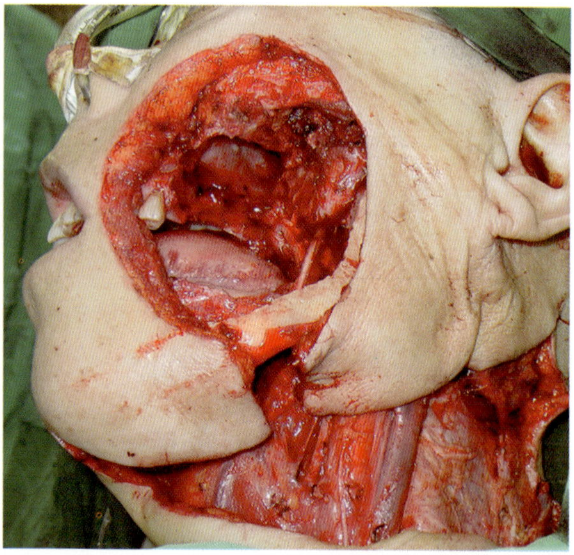

图 7-1-24 肿物切除后形成颊部洞穿性缺损

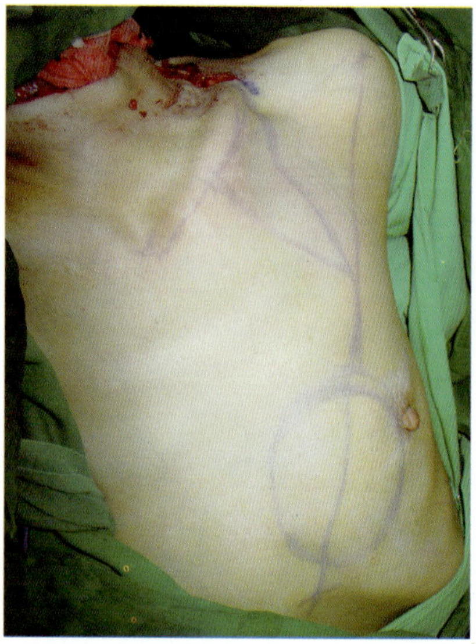

图 7-1-25 左胸大肌皮瓣切口示意图

（三）手术并发症及处置

1．出血　出血与术中止血不彻底有关。少量出血可局部加压包扎，但注意血管蒂部位勿受压。如出现活跃性出血应手术探查止血。

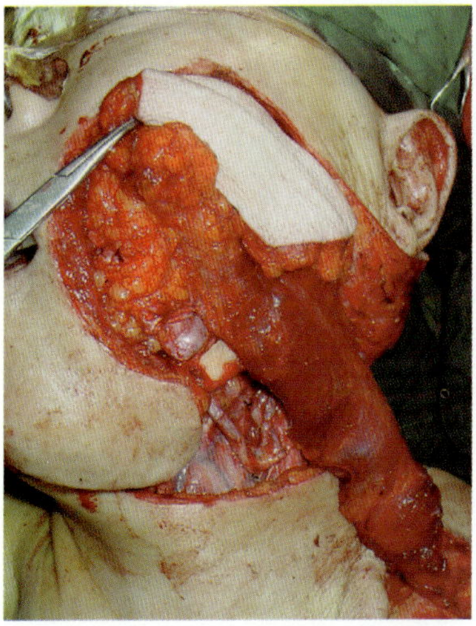

图 7-1-26　胸大肌皮瓣修复左颊部皮肤缺损

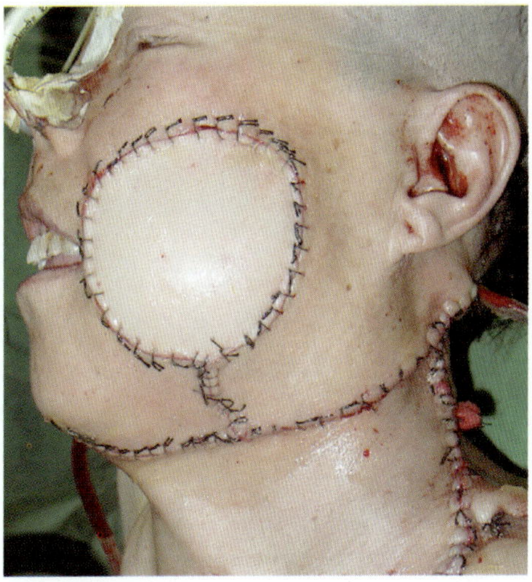

图 7-1-27　胸大肌皮瓣就位缝合后情况

2．伤口裂开　皮瓣制备术后创面通常可直接拉拢缝合，缝合时要注意充分减张，伤口拆线时间可延长至术后 2 ~ 3 周。伤口裂开较小，通常经局部换药后愈合。对于大型的伤口裂开，局部换药不能愈合，需通过游离植皮或局部瓣手术消灭创面。

3．感染　术后引流不畅，局部积血或积液均可导致感染发生。术后需确保引流通畅，应用抗生素预防感染。

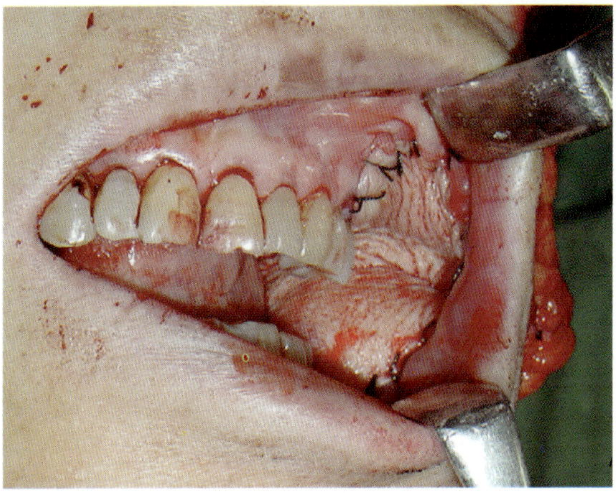

图 7-1-28　游离大腿前外侧皮瓣修复左颊部黏膜缺损

六、斜方肌皮瓣

斜方肌皮瓣具有多源性血供，皮下形成丰富的血管网，皮瓣组织量大，可满足不同类型的组织缺损修复的需要。

（一）手术适应证

1．修复外伤所致的头面颈部组织缺损，如头皮撕脱伤后颅骨大面积外露和颈部重要血管神经暴露等。

2．矫治颌面部及颈部大面积瘢痕挛缩。

3．修复口咽、口底、面颊部及颈部肿瘤及放射性溃疡病灶切除后的组织缺损。

4．肌皮瓣去除表皮后用于充填面部凹陷畸形。

（二）主要手术步骤及要点

斜方肌为三角形扁肌，底向脊柱，尖向肩峰，起自上项线内侧、枕外隆突、项韧带及胸椎棘突，止于锁骨外 1/3、肩峰和肩胛骨。斜方肌由多源性动脉供血，主要来源于枕动脉、耳后动脉和颈横动脉，肩胛上动脉、椎动脉和肋间动脉也有分支营养斜方肌。斜方肌上部主要由枕动脉和耳后动脉供血，以前者为主；斜方肌中、下部主要由颈横动脉供血。斜方肌的静脉回流主要通过颈横静脉及肩胛上静脉汇入锁骨下静脉或颈外静脉。斜方肌受副神经支配。斜方肌皮瓣可分为上斜方肌皮瓣、外侧斜方肌皮瓣和下斜方肌皮瓣三种类型。

1．麻醉　手术在全身麻醉下进行。

2．体位　侧卧位或半俯卧位。

3．上斜方肌皮瓣　包括斜方肌上部的肌肉筋膜和皮肤，主要的营养血管是枕动脉和颈横动脉的上行分支。肌皮瓣的旋转中心位于乳突下 5 厘米处，前界不超过斜方肌前缘，后界至项后中线，下缘在肩胛冈之上，面积约为（6 ～ 10）cm×30cm，适于修复口底，咽侧壁和面颈部缺损。必要时可形成肌蒂岛状瓣，更便于组织瓣的转移及供区缺损的关闭。手术先从皮瓣前缘切开皮肤至斜方肌，注意保护其深面的副神经，再切开皮瓣远端与后缘皮肤、皮下组织，在深筋膜下分离，形成单纯皮瓣；至颈肩角处切断斜方肌，在肌肉深面分离，可直至乳突水平，形成肌皮瓣。上斜方肌皮瓣近端 1/3 为肌皮瓣，远端 2/3 为皮瓣。供区创面可直接拉拢缝合，如不能直接关闭则游离植皮覆盖创面。

4．外侧斜方肌皮瓣　以颈横动脉浅支为供血动脉，以颈横动静脉近心端为旋转点，包括斜方肌外侧部分及其表面皮肤。肌皮瓣的前界是斜方肌前缘，沿肩胛冈向后方延伸，下方为用于修复缺损的皮瓣供区。为保证皮肤和肌肉组织成分中均包括所需要的血管，肌皮瓣范围必须达到颈横动脉在斜方肌深面消失之处，即锁骨上 5cm 左右。由于动脉解剖并不恒定，静脉回流也存在颈外静脉或锁骨下静脉两种途径，因此首先应在近蒂部进行解剖，以确定血管是否存在及其长度。解剖范围必须包括整个颈后三角。血管一般在锁骨上缘 5cm 处进入斜方肌，故此点可作为测量肌蒂长度的标志，然后再按血管走行确定肌皮瓣中用于修复缺损的皮瓣的位置和范围。将皮瓣或皮岛与其下方等宽度的斜方肌蒂从肩胛提肌浅面游离掀起，直达斜方肌前缘。肌皮瓣应经胸锁乳突肌下方转移，可避免牵拉血管蒂。供区创面可直接拉拢缝合，如不能直接关闭则游离植皮覆盖创面。

5．下斜方肌皮瓣　以颈横动脉深支为蒂，包括斜方肌下部及其表面皮肤。肌皮瓣的旋转点位于血管进入斜方肌处，约在锁骨上 5cm。下斜方肌皮瓣的下方包括宽度相等的皮瓣和肌蒂。手术可先从皮瓣近端作切口，在斜方肌和菱形肌之间确认颈横动脉深支后，从近端到远端将肌皮瓣翻起；也可先从肌皮瓣远端作切口，切开皮肤、皮下及斜方肌，确认并保护紧贴肌肉深面的颈横动脉深支，从远端到近端将肌皮瓣翻起，解剖肌血管蒂直至颈横动脉浅支和深支分叉处，形成仅有颈横动、静脉相连的岛状肌皮瓣。供区创面可直接拉拢缝合，如不能直接关闭则游离植皮覆盖创面。

6．术中需注意保护副神经，尤其是在斜方肌前缘深面时。制备组织瓣时，需反复多次确认并保护血管蒂。颈横动、静脉如在臂丛神经之间穿行或在其下后方经过，血管蒂难以游离，则不能制备外侧斜方肌皮瓣。对于已行颈淋巴结清扫术的患者，如已结扎或损伤颈横动、静脉，则无法制备斜方肌皮瓣。

（三）手术并发症及处置

1．副神经损伤　术中应注意保护副神经，轻柔操作，避免损伤。因牵拉分离导致的神经损伤，一般能在 3 ～ 6 个月内恢复，期间可辅以理疗，应用神经营养药物，并配合功能训练。术中如切断神经，应立即神经吻合。

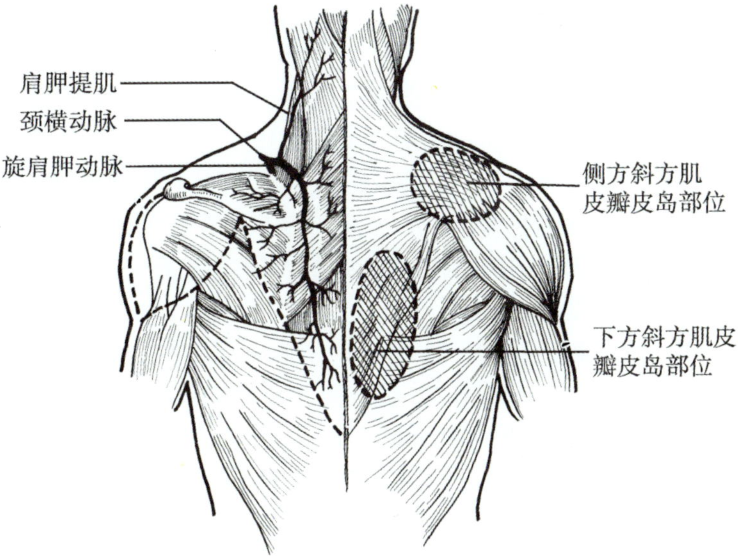

图 7-1-29 斜方肌的血液供应及设计

2．出血 出血与术中止血不彻底有关。少量出血可局部加压包扎，但注意血管蒂部位勿受压。如出现活跃性出血应手术探查止血。

3．伤口裂开 皮瓣制备术后创面通常可直接拉拢缝合，缝合时要注意充分减张，伤口拆线时间可延长至术后 2 ～ 3 周。伤口裂开较小，通常经局部换药后愈合。

4．感染 术后引流不畅，局部积血或积液均可导致感染发生。术后需确保引流通畅，应用抗生素预防感染。

七、背阔肌皮瓣

（一）手术适应证

1．修复肿瘤切除后口底、面颊、颌下及颈部的大型软组织缺损。

2．去除表层皮肤后形成真皮脂肪肌肉瓣，可充填矫正面颈部大型凹陷性缺损。

（二）主要手术步骤及要点

背阔肌呈三角形，位于胸背部和腋部，是全身最大的阔肌。背阔肌的主要血供来自肩胛下动脉的胸背动脉，回流静脉是与胸背动脉伴行的胸背静脉，支配神经是与胸背血管伴行的胸背神经。组织瓣以胸背血管近端为旋转点，自肩胛下血管分出的胸背血管至进入背阔肌的距离一般在 10cm 左右，因而可制备较长的血管肌肉蒂的肌蒂岛状瓣。

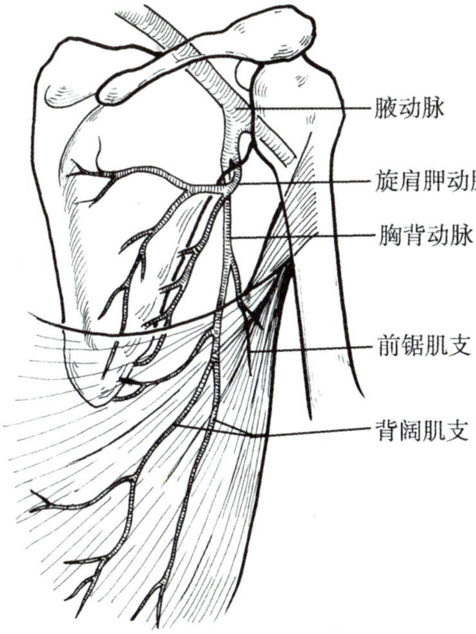

图 7-1-30 背阔肌的血液供应

1．麻醉　手术在全身麻醉下进行。

2．体位　侧卧位。

3．术前应标记背阔肌的前界，设计皮瓣面积可达 15cm×20cm 左右。手术先作皮瓣前界切口，自腋后线沿背阔肌前缘作切口，切开皮肤、皮下组织达肌层，辨认背阔肌与前锯肌间隙，将背阔肌从肋骨表面游离，确认并保护位于肌肉深面的胸背血管神经束。沿背阔肌前缘将切口向上延长，继续在背阔肌深面进行分离，直至胸背血管近端，再作皮瓣的下界及后界切口，保证直视下制备皮瓣，降低损伤血管蒂的可能。肌蒂应有足够宽度以保护血管蒂，游离至胸背血管起始部时，可切断肌肉，而仅以血管蒂相连，使组织瓣从腋部向头面部转移时具有更大的灵活性。肌皮瓣转移后，肌蒂位于下颈部，肌蒂狭窄更利于转移并可避免颈部过于臃肿。较大面积的组织瓣向上旋转时，应经胸大肌下方穿过胸大肌，再经颈部皮下隧道进行转移；较小的组织瓣可以选择经胸大肌深面或浅面两种转移方式。

4．供区创面一般可直接拉拢缝合，如皮瓣面积较大，不能直接关闭，则游离植皮覆盖创面。

5．背阔肌皮瓣部位隐蔽，对供区功能影响不大，其组织量丰富，可修复各类大型软组织缺损。如同期行颈淋巴清扫术，组织瓣转移更为便利，而且肌蒂可以代替已被切除的胸锁乳突肌以保护颈动脉等深部重要结构。背阔肌皮瓣也制备成游离组织瓣，通过血管吻合进行转移。由于体位不同，背阔肌皮瓣制备不能和头颈部手术实施“双组手术”，术中需变换体位，手术时间较长，这是背阔肌皮瓣临床应用的缺点。

（三）手术并发症及处置

1．出血　出血与术中止血不彻底有关。少量出血可局部加压包扎，但注意血管蒂部位勿受压。如出现活跃性出血应手术探查止血。

2．伤口裂开　皮瓣制备术后创面通常可直接拉拢缝合，缝合时要注意充分减张，伤口拆线时间可延长至术后 2 ～ 3 周。伤口裂开较小，通常经局部换药后愈合。对于大型的伤口裂开，局部换药不能愈合，需通过游离植皮消灭创面。

3．感染　术后引流不畅，局部积血或积液均可导致感染发生。术后需确保引流通畅，应用抗生素预防感染。

（彭歆）

第二节　游离皮瓣修复术

一、前臂皮瓣

前臂皮瓣是 1979 年杨果凡、李吉等在国际上首先创用的一种多功能性皮瓣，又称中国瓣(Chineseflap)。临床应用分前臂桡侧皮瓣和前臂尺侧皮瓣两种。在我国前臂桡侧皮瓣较常用，它通常以桡动脉和头静脉为血供，偶尔也有以桡静脉为回流静脉的。前臂尺侧皮瓣则主要以尺动、静脉为血供，也有采用贵要静脉为回流静脉的，欧美白种人群因为皮肤汗毛较重，多选择尺侧瓣。

前臂皮瓣位置表浅，解剖恒定，易于切取；血管蒂长，管径较粗；特别是皮下脂肪较少，皮瓣薄而柔软，利于成形，抗感染能力强，适用于游离移植修复各种原因造成的颌面部及颈部的大、中型软组织缺损，特别对舌、口底及面颊部缺损的修复应为首选。其主要缺点是切取皮瓣要牺牲前臂一条主要血管，且在前臂留有明显瘢痕（图 7-2-1）。

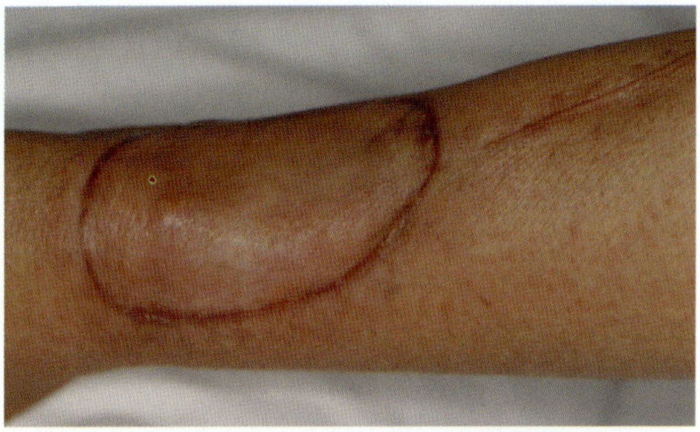

图 7-2-1　前臂皮瓣术后瘢痕

前臂皮瓣设计及手术操作过程中要点包括：

1．皮瓣设计应注意一定要将桡（尺）动脉及前臂主要静脉头（贵要）静脉包含在所取皮瓣范围内（图 7-2-2）。

2．皮瓣下界应在手腕腕线上至少 2cm 以保证术后手腕活动不受影响（图 7-2-3）。

3．术前先前臂驱血，再于上臂上止血带（压力：53kPa）后开始切取手术，应注意上肢上止血带的时间最好不超过 90 分钟。

4．手术操作按术前画好的皮瓣范围，切开最好从远心端开始，看到皮下头经脉分支后再向前臂背侧切开皮肤、皮下，达肌膜浅层。在肌膜层上自两侧向中间分离翻瓣至近头静脉血管蒂处，注意保护桡外侧皮神经和静脉蒂（图 7-2-3）。

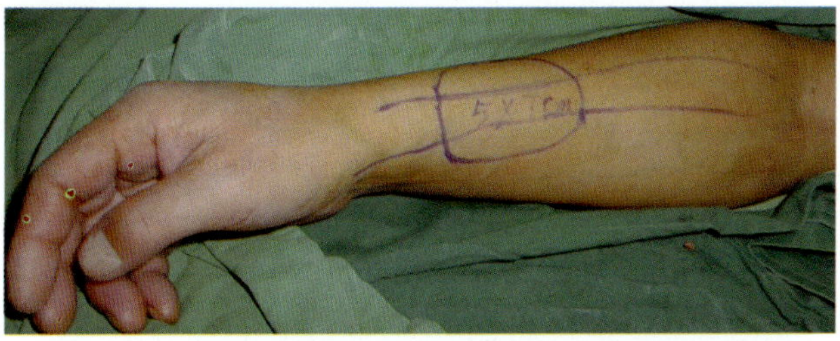

图 7-2-2　前臂皮瓣切口设计并标示桡动脉和头静脉

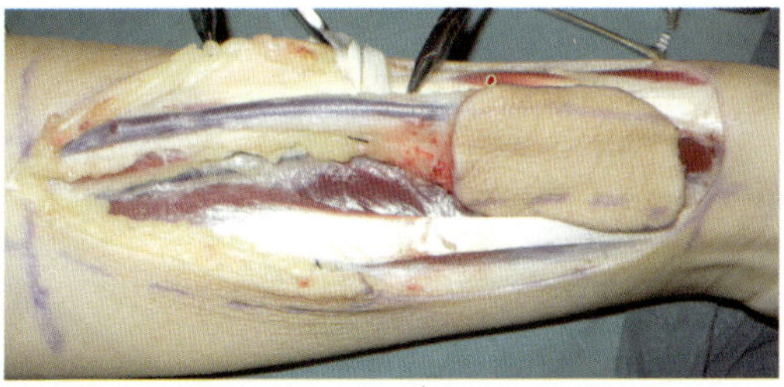

图 7-2-3　皮瓣下界应在手腕腕线上至少 2cm 以保证术后手腕活动不受影响

5．桡动脉通常位置较深，在分离动脉蒂时应注意不要将其与皮瓣分离，特别是应用尺侧瓣时，由于尺侧皮瓣供血多为穿支供血，尺动脉位置更深，更易造成血管蒂与皮瓣的分离。

6．松止血带后，检查动、静脉血流情况，完善止血。通常桡血管束内为桡动脉及其伴行的两根桡静脉，此时我们可以先将桡静脉结扎观察头静脉回流，如回流不佳还可打开桡静脉备吻合用。

7．吻合完成后，检查血管是否通畅，注意皮瓣与受区创面缝合不宜过密、过紧，以免术后引流不畅造成积血、积液对血管蒂造成压力。

8．注意妥善安排血管蒂的位置，放置橡皮条或负压引流，注意负压引流管应远离吻合血管并妥善固定，包扎压力适当以免压迫血管蒂。

9．对于像颊部的洞穿性缺损应用前臂折叠前臂瓣也可获得良好效果（图 7-2-4），设计时应考虑对折处去皮肤（图 7-2-5，6）。

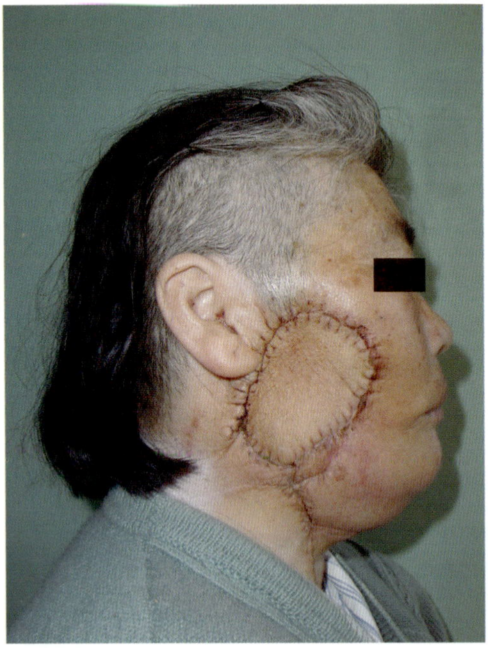

图 7-2-4　前臂皮瓣修复颊部洞穿缺损术后照

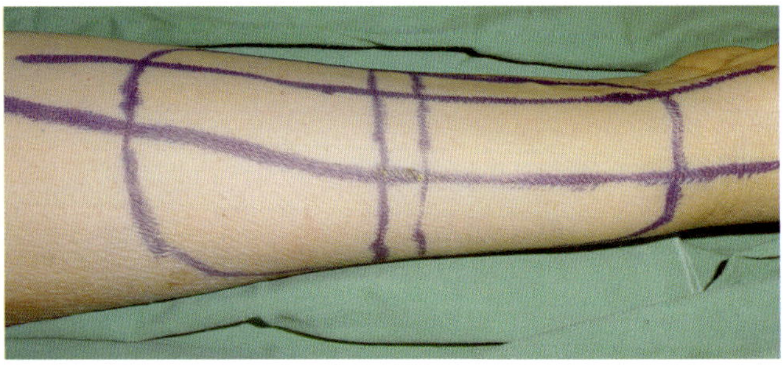

图 7-2-5　折叠前臂瓣切口设计

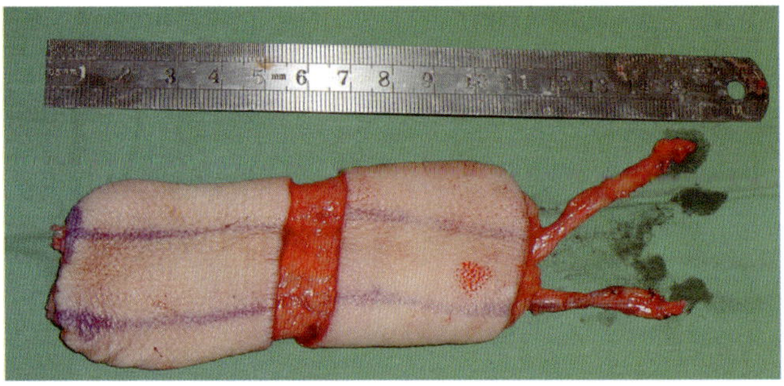

图 7-2-6　折叠前臂瓣制作时将对折处皮肤去除

10．术后酌情头部制动 72 小时，皮瓣成活良好，术后 3 ～ 5 天可根据引流量，并在停用扩容药物后去除引流管，皮瓣用于口内时，鼻饲 7 天。

（蔡志刚）

二、肩胛皮瓣

肩胛皮瓣是近年来逐渐应用于口腔颌面部缺损整复的一种游离皮瓣。由于其解剖恒定，血管蒂口径大，设计灵活以及供区隐蔽等优点，在头颈重建外科领域的应用得以迅速推广，并已经成为颜面部不对称畸形显微外科矫正的首选皮瓣。

（一）手术适应证

1．修复肿瘤切除后的口腔、面颊部及颈部的软组织缺损。

2．皮瓣去表皮后可充填矫正重度颜面部不对称畸形。

3．复合组织瓣肩胛骨皮瓣可用于上颌骨及下颌骨缺损的重建。

（二）主要手术步骤及要点

肩胛皮瓣的血供来自肩胛下动脉的分支旋肩胛动脉。旋肩胛动脉粗大而恒定，为肩胛骨及附着肌肉和表面皮肤的主要供血动脉，自肩胛下动脉发出后，先行于大圆肌深面，随后进入三边孔。三边孔是由上方的小圆肌、下方的大圆肌及外侧的肱三头肌长头组成。在距离旋肩胛动脉发自肩胛下动脉 4cm 处，旋肩胛动脉分为皮支和骨支。皮支沿肩胛骨外侧缘向后走行，分为三个主要分支，即升支、横支和降支。升支一般比较细小；横支沿肩胛骨中部水平走行，供血于肩胛冈以下大部分肩胛骨区皮肤；降支沿肩胛骨腋缘背面内侧下行，指向肩胛下角，供应肩胛骨外侧及肩胛下角远后侧皮肤。以旋肩胛动脉水平支为供养血管的皮瓣称为肩胛背皮瓣，以降支为供养血管的皮瓣称为肩胛旁皮瓣，以旋肩胛动脉水平支和降支为供养血管的较大皮瓣称为全肩胛皮瓣。但临床上实际不必严格区分，分支间存在广泛交通，可以单支或多支联合制备皮瓣。

旋肩胛动脉的外径为 1.5 ～ 4.0mm，随解剖部位深度不同而异，如解剖至肩胛下动脉发出旋肩胛动脉处，外径平均达 4.0mm。肩胛皮瓣通过旋肩胛动脉的伴行静脉引流，该静脉为肩胛下静脉的终末支，外径为 2.0 ～ 6.0mm。肩胛区皮肤的感觉神经来自肋间神经的后外侧分支，由于该神经细小而难以解剖，迄今尚无制备成感觉皮瓣的报道。

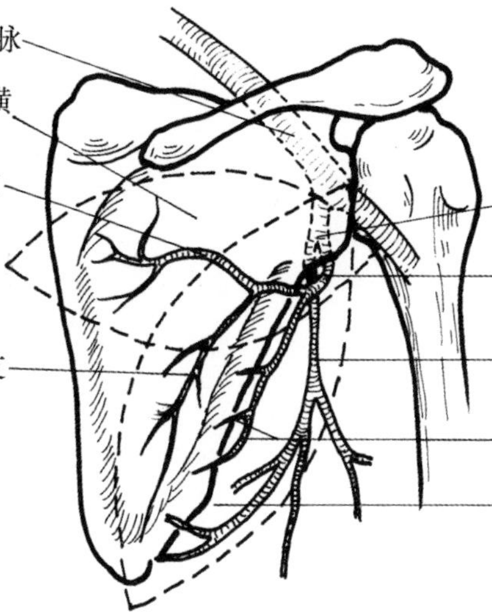

图 7-2-7　肩胛皮瓣的设计

1．麻醉　手术在全身麻醉下进行。

2．体位　侧卧位或俯卧位。

3．术前应对供区做仔细检查，旋肩胛动脉通过三边孔穿出，三边孔的确定有利于旋肩胛动脉的准确定位。三边孔的定位方法：①患者用力将上臂外展和向内旋转 90°，通过该动作很容易触及大圆肌和肱三头肌的收缩，此即为三边孔的肌性标志。②先摸清构成腋窝后下壁的背阔肌外缘，紧靠其上方并与之平行的是大圆肌，大圆肌上方有一明显间隙，即为大小圆肌肌间隙，同侧肩峰角与肩胛下角连线与大小圆肌肌间隙的交点处即为三边孔。③上臂自然下垂时，三边孔位于腋后皱襞下缘上方 2cm 及内侧 2cm，即肩胛骨的外侧缘处。④肩胛冈中点下方 7cm，肩胛骨外侧缘的中点附近。标记三边孔后，即确定了血管蒂的发出处，随后可进一步通过超声多普勒证实。随后再标记出旋肩胛动脉的水平支和垂直支，设计皮瓣的形状及大小，通常为横向或斜向的椭圆形。

4．皮瓣制备手术可采取由外而内的解剖方法。先在皮瓣外侧缘作切口，深达深筋膜层，自肌肉表面由外向内将皮瓣翻起，到达肩胛骨外侧缘后，可见走形于深筋膜内的旋肩胛动脉水平支或降支，将整个皮瓣翻起，仅与旋肩胛血管束相连。牵开大圆肌和小圆肌，于三边孔内解剖旋肩胛动脉，沿途结扎至骨膜和肌肉的分支，分离血管直至肩胛下动脉，可获得长约 7 ～ 10cm 血管蒂。也可采取由内向外制备皮瓣的方法，先切开皮瓣内侧缘，确认并解剖旋肩胛动脉，再从内向外翻起整个皮瓣，最后在三边孔进一步解剖旋肩胛血管直至肩胛下血管。

5．也可制备同时切取肩胛骨外侧缘的肩胛骨复合组织瓣。术中需切断大圆肌在肩胛骨外侧缘附丽，保留一层肌袖以保护骨膜血供，注意保护旋肩胛动脉的肩胛骨支。截骨前需切断冈下肌及肩胛下肌附丽，上方截骨线至少距盂下结节下方 1cm 以保护关节。截骨时操作轻柔，勿损伤血管蒂及胸背神经。

6．肩胛皮瓣可以与由肩胛下动脉系统供血的其他皮瓣形成不同组合，有助于某些复

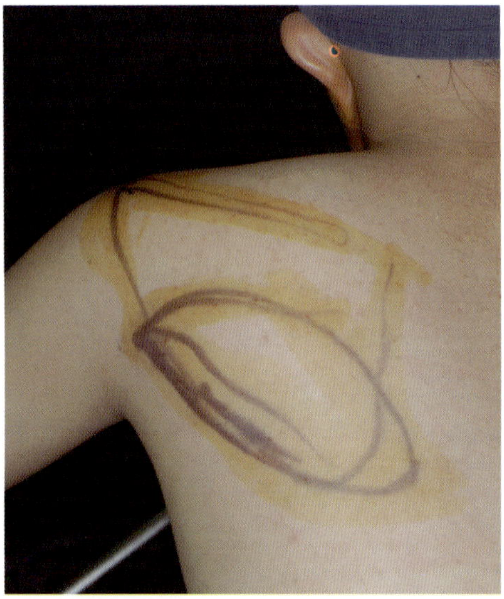

图 7-2-8 肩胛皮瓣的切口设计

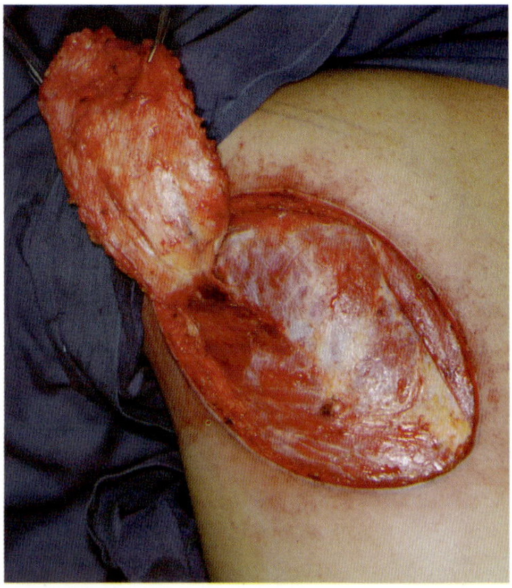

图 7-2-9 将皮瓣自肌肉表面翻起

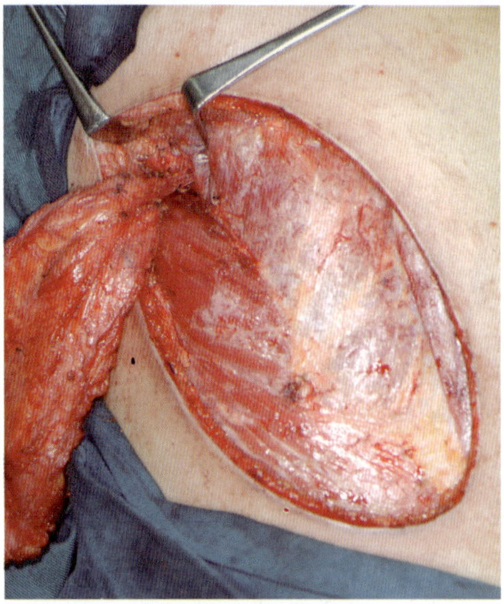

图 7-2-10 牵开大圆肌和小圆肌，于三边孔内解剖旋肩胛动脉

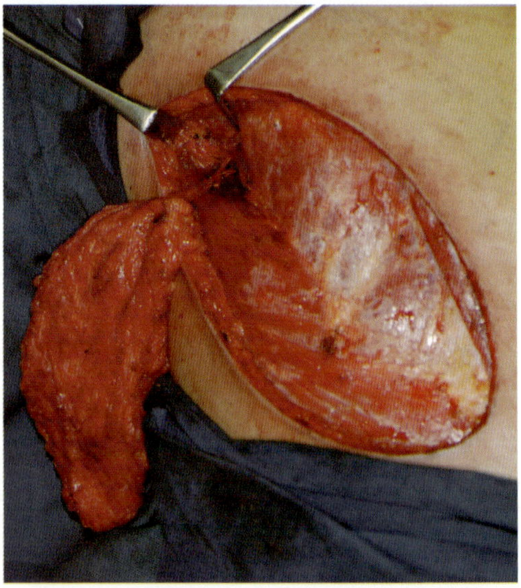

图 7-2-11 解剖旋肩胛血管直至肩胛下血管

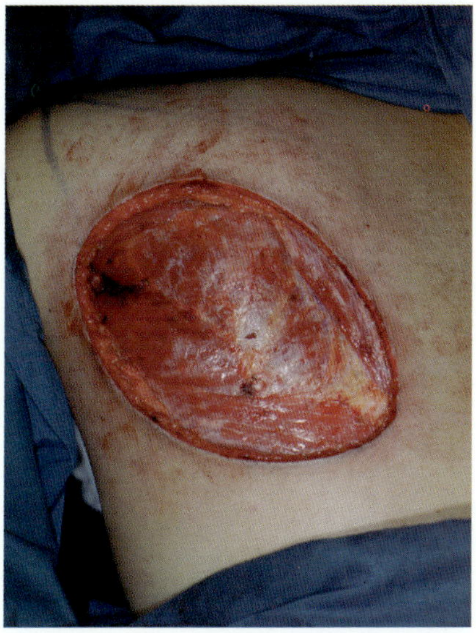

图 7-2-12　皮瓣制备完成后遗留的创面

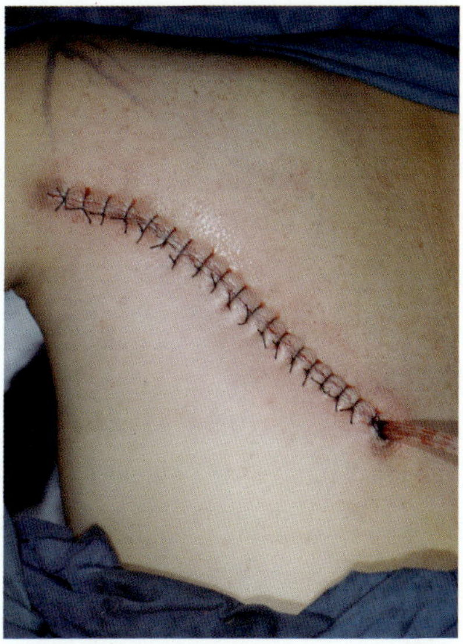

图 7-2-13　手术创面直接拉拢缝合

杂缺损的修复，这些皮瓣包括背阔肌皮瓣和前锯肌瓣。制备这样的“一蒂双瓣”或“一蒂三瓣”需要进一步解剖旋肩胛动脉直至肩胛下动脉总干，肩胛下动脉是所有皮瓣的主干血管蒂。

7．单纯切取肩胛皮瓣，供区病变并不明显。宽度在 10 ～ 13cm 的椭圆形皮瓣在切取后，其供区可直接拉拢缝合。更大的皮瓣或组合皮瓣切取后，则必须同时作拉拢缝合和植皮。

（三）皮瓣的优缺点

肩胛皮瓣的优点：①解剖恒定，血管蒂长，血管口径大，质地较薄，通常没有毛发，适合口腔内大中型组织缺损的修复；②皮瓣去表皮后适合充填矫正重度颜面部不对称畸形；③皮瓣切取后不会影响供区的血供；④供区隐蔽，容易为患者接受；⑤供区创口可直接拉拢缝合，无需植皮；⑥设计灵活，可切取皮瓣的面积较大；⑦可以同时携带一片肩胛骨用于骨修复；⑧肩胛区域独特的血供方式使得有可能制备单一血管蒂的多个皮瓣。

肩胛皮瓣的缺点：最大缺点是制备组织瓣时需变换体位，无法和头颈部手术同时进行，不能施行“双组手术”，不利于缩短手术时间。此外，肩胛骨由于形态和骨量的限制，不能很好地适应种植体的植入，因此目前已较少用于颌骨重建。

（四）手术并发症及处置

1．出血　出血与术中止血不彻底有关。少量出血可局部加压包扎，如出现活跃性出血应手术探查止血。

2．伤口裂开　皮瓣制备术后创面通常可直接拉拢缝合，缝合时要注意充分减张，伤口拆线时间可延长至术后 2 ～ 3 周。伤口裂开较小，通常经局部换药后愈合。对于大型的伤口裂开，局部换药不能愈合，需通过游离植皮消灭创面。

3．感染　术后引流不畅，局部积血或积液均可导致感染发生。术后需确保引流通畅，应用抗生素预防感染。

三、大腿前外侧皮瓣

大腿前外侧皮瓣最早由我国宋业光于 1984 年介绍，此后国内外许多学者对该皮瓣进行了详细的解剖学和临床应用研究，但直到 1993 年才由日本的 Koshima 首次介绍在头颈部肿瘤术后缺损的修复中应用此皮瓣。近年来，有关大腿前外侧皮瓣应用于头颈外科领域的报道越来越多，并逐步显示出超越其他皮瓣的优点，成为目前头颈缺损修复最常用的皮瓣之一。

（一）手术适应证

1．修复舌、颊缺损。

2．修复面颊部及颈部皮肤缺损。

3．充填涉及上颌骨和颧骨的大型缺损。

4．皮瓣去表皮后可充填矫正重度颜面部不对称畸形。

（二）主要手术步骤及要点

旋股外侧动脉是大腿前外侧皮瓣的主要供血动脉，大多起于股深动脉，少数直接起于股动脉，自腹股沟韧带下 6 ~ 9cm 发出后，在股直肌深面走行向外侧，分为升支、横支和降支。升支走行于缝匠肌和股外侧肌之间，分布于髂骨的外层骨皮质，横支分布于阔筋膜张肌，降支向下走行于股直肌和股外侧肌之间的肌间隙内，其终末支分布于膝关节附近的股外侧肌。大腿前外侧皮瓣的血供通常来自旋股外侧动脉的降支或横支的穿支血管。旋股外侧动脉降支在肌间隙中可以用作皮瓣血管蒂的长度为 8 ~ 12cm，其平均直径为 2.5mm，有两条静脉与其伴行，外径稍粗于动脉，越为 2.5 ~ 3.0mm。

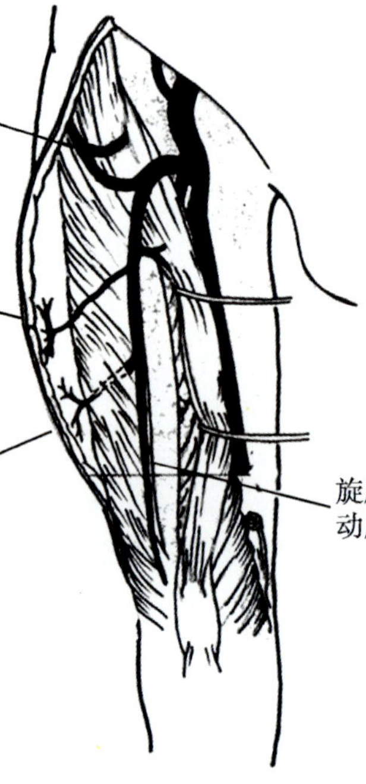

图 7-2-14　大腿前外侧皮瓣的解剖

大腿前外侧皮瓣可以制备成感觉皮瓣，其神经支配来自股前外侧皮神经，该神经在髂前上棘前下方 7 ~ 10cm 处穿出深筋膜，然后分为前后两支，前支在髂髌连线 1cm 范围内下行，进入大腿前外侧皮瓣的供区。

1．麻醉　手术在全身麻醉下进行。

2．体位　仰卧位，供区侧臀部垫高。

3．术前设计：自髂前上棘和髌骨外上缘作连线，此即为大腿前外侧肌间隙的表面投影，取其中点与腹股沟韧带中点作连线，此连线的远端 2/3 即为旋股外侧动脉降支的表面投影。可以利用超声多普勒血流仪探测髂髌连线中点附近的穿支血管，以穿支血管为中央点设计皮瓣。

4．皮瓣穿支血管的确认和选择：由于穿支血管通常位于髂－髌连线中点附近，在大腿前部中点处作长约 10cm 的纵行切口，直达深筋膜（阔筋膜）深面，在股直肌表面翻起切口外侧的皮肤，寻找进入深筋膜的穿支血管。如果穿支为隔皮穿支，则其在股外侧肌表面行走，非常容易发现。如果穿支为肌皮穿支，则其由股外侧肌穿出后进入深筋膜。由于穿支非常细小，直径为 0. 5 ～ 1.0mm，因此操作时应十分小心，慎防损伤。在确认切口上下方所有的皮肤穿支后，钝性分离股直肌和股外侧肌之间的肌间隙，将股直肌向内侧牵拉，解剖旋股外侧动脉降支，确认自旋股外侧动脉降支发出的供应大腿前外侧皮肤的肌皮或隔皮穿支。如果同时有多个皮肤穿支可供使用，则可以选择最远端的穿支，如此可以获得较长的血管蒂。

5．穿支血管的解剖：如果穿支血管为隔皮穿支，由于其位于股直肌和股外侧肌之间的肌间隙内，并走行于股外侧肌表面，因此其解剖非常简便。觅得穿支后，利用细橡皮条提起穿支血管，仔细结扎或双极电凝发往股外侧肌的细小分支，直至其自旋股外侧动脉降支发出处，解剖时应尽量保留发自股神经的股外侧肌运动神经。如果穿支血管为肌皮穿支，由于其走行于股外侧肌内，对其解剖相对复杂。解剖时可首先切开位于穿支表面（前方）的股外侧肌纤维，直至穿支自旋股外侧动脉降支发出的起点处，然后利用细橡皮条在几个部位提起穿支血管，分别结扎或双极电凝穿支至股外侧肌的细小分支，此操作须十分小心，慎防损伤细小的穿支血管。为了保护穿支血管不受损伤，可以在血管的周围保留一层股外侧肌肌袖。

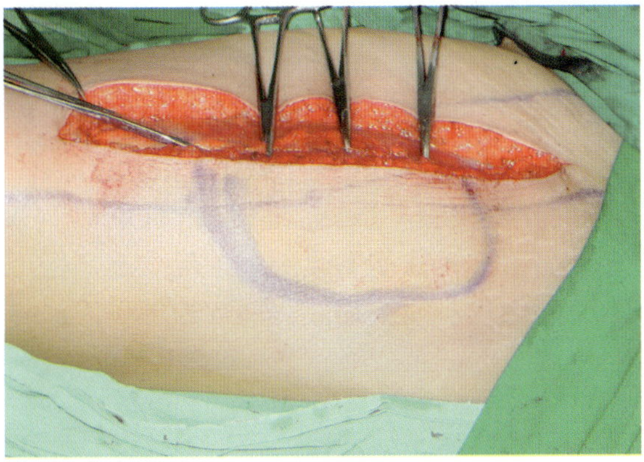
图 7-2-15　先于皮瓣内侧缘做切口

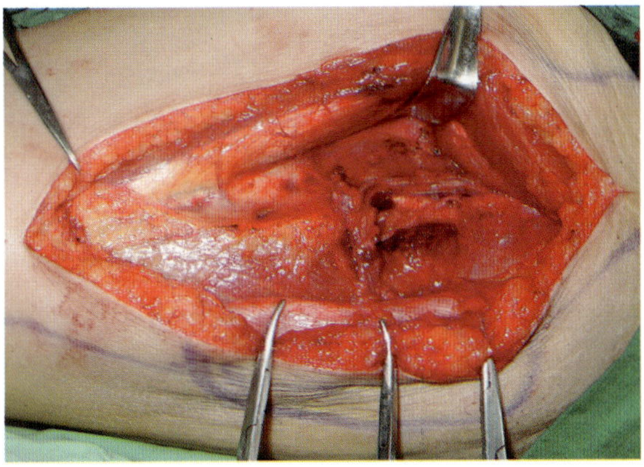
图 7-2-16　确认、显露和保护穿支血管

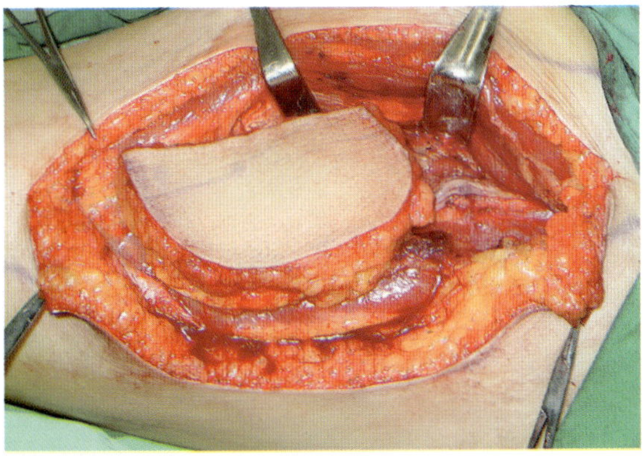
图 7-2-17　完成外侧缘切口，解剖血管蒂

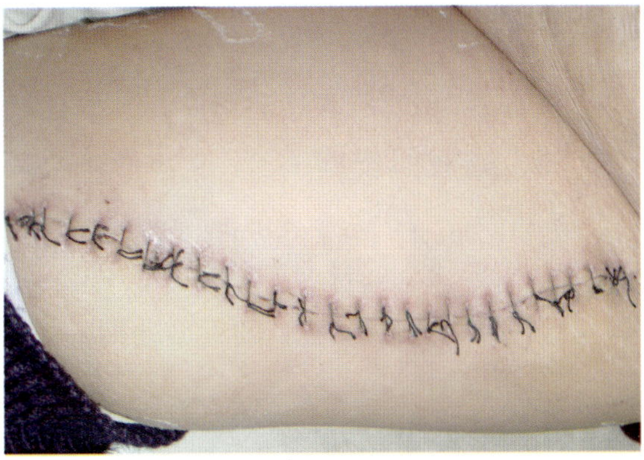
图 7-2-18　手术创面可直接拉拢缝合

6．分别向内侧和外侧牵拉股直肌和股外侧肌，结扎旋股外侧动脉降支的远端和其发往邻近肌肉的分支，以获取足够长度的血管蒂。根据所需皮瓣的大小和形状，以穿支血管为中心沿设计线切开皮瓣的边缘，将皮瓣与阔筋膜一并翻起，结扎切断旋股外侧动脉降支的近端，动脉通常有两根伴行静脉，完成皮瓣制备。如果皮瓣的宽度小于 8cm，皮瓣切取后的大腿创面可以直接拉拢缝合。

7．皮瓣制备时可将股外侧皮神经包含在皮瓣内，制备成感觉皮瓣。由于旋股外侧动脉降支的其他一些分支血管进入邻近的肌肉，因此大腿前外侧皮瓣可以同时携带股直肌、股外侧肌或缝匠肌等形成复合组织瓣。对于肥胖的患者，可以通过切除深筋膜和部分皮下脂肪组织，制备薄型皮瓣。在保护皮下血管网完整的前提下，皮瓣的厚度可以减至 4 ～ 5mm。

（三）皮瓣的优缺点

大腿前外侧皮瓣的优点：①供区远离头颈部，允许进行双组手术，缩短手术时间；②皮瓣制备简单；③血管蒂长，血管口径粗大，血管吻合容易成功；④皮瓣可同时携带股外侧肌、股直肌和阔筋膜等而形成复合组织瓣；⑤该皮瓣可在旋股外侧动脉降支的远端吻合另一组织瓣的血管蒂，组成所谓的旋股外侧动脉系统复合瓣；⑥皮瓣面积大，单一皮肤穿支血管可供应 25cm × 18cm 皮肤；⑦皮瓣通常菲薄，质地优良，即使较厚也可通过切除深筋膜或皮下脂肪达到皮瓣减薄，形成薄型皮瓣；⑧可制备成感觉皮瓣；⑨供区相对隐蔽，宽度在 8cm 以下的皮瓣供区可直接拉拢缝合，无需植皮。

大腿前外侧皮瓣的主要缺点是皮肤穿支血管的解剖变异较大，这也是影响该皮瓣应用的主要原因。但是，绝大多数患者的大腿前外侧皮肤均有穿支血管，无论穿支血管发自何处（旋股外侧动脉的主干、降支，股深动脉或股动脉），还是穿支血管是何种类型（隔皮穿支或肌皮穿支），只要通过仔细解剖，均可成功制备大腿前外侧皮瓣。根据 Kimata 的报道，5.4% 患者的大腿前外侧皮肤既无肌皮穿支，又无隔皮穿支，因而无法制备大腿前外侧皮瓣，但可以应用邻近的游离组织瓣，如大腿前内侧皮瓣、大腿外侧皮瓣或阔筋膜张肌皮瓣等，因此术者应熟悉和掌握邻近组织瓣的解剖和制备。

（四）手术并发症及处置

1．出血　出血与术中止血不彻底有关。少量出血可局部加压包扎，如出现活跃性出血应手术探查止血。

2．伤口裂开　皮瓣制备术后创面通常可直接拉拢缝合，缝合时要注意充分减张，伤口拆线时间可延长至术后 2 ～ 3 周。伤口裂开较小，通常经局部换药后愈合。对于大型的伤口裂开，局部换药不能愈合，需通过游离植皮消灭创面。

四、腹直肌皮瓣

以腹壁下动、静脉为蒂的游离腹直肌皮瓣是大型头颈部缺损修复的常用皮瓣。

（一）手术适应证

1．涉及上颌骨和颧眶的大型缺损。

2．颅底缺损。

3．全舌缺损。

（二）主要手术步骤及要点

腹直肌起于耻骨联合和耻骨嵴，止于第5～7肋软骨，为躯干的主要屈肌。腹直肌有两个主要血供来源：腹壁上动静脉和腹壁下动静脉。本文介绍的腹直肌皮瓣均为以腹壁下动静脉为蒂。腹壁下动脉是髂外动脉的分支，走行于腹直肌和腹直肌鞘后层之间，在半环线上方入肌门。腹壁下动脉的体表投影为腹股沟内1/3和外2/3的交点和脐的连线。自起点至肌门的血管长度约为9.0cm，起点处直径平均为2.5mm。腹壁下静脉与动脉伴行，多为两支，多数在进入髂外静脉前汇合成静脉干，静脉干直径平均达5.1mm。支配腹直肌的神经为第6～12肋间神经及第1腰神经前支，进入腹直肌的神经呈节段性发布。

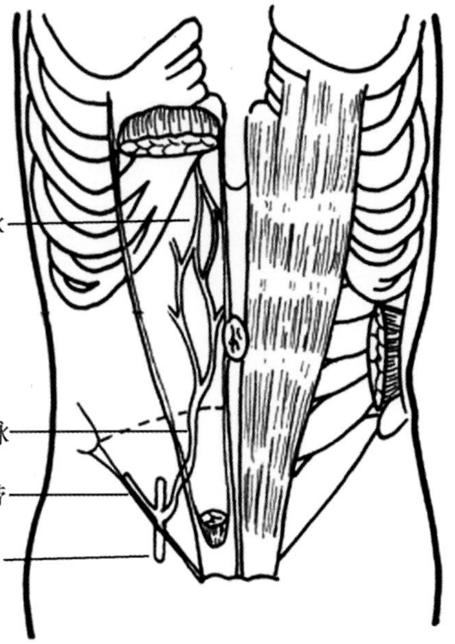

图 7-2-19　腹直肌皮瓣的解剖

腹直肌鞘分为前后两层，在弓状线以上，腹直肌鞘前层由腹外斜肌和腹内斜肌的腱膜融合而成，而腹直肌鞘后层由腹内斜肌的腱膜的后层和腹横肌腱膜融合而成。在弓状线下方，腹直肌鞘前层由腹外斜肌，腹内斜肌和腹横肌的腱膜构成，而腹直肌鞘后层仅由腹横筋膜组成。此点在临床上具有非常重要的意义，如果切取了弓状线以下的腹直肌鞘前层，则腹直肌鞘将变的十分薄弱，必须认真修补腹直肌前鞘，有时需植入人工合成物。

1．麻醉　手术在全身麻醉下进行。

2．体位　仰卧位。

3．皮瓣的设计和制备　组织瓣可以设计成单纯的肌肉瓣或肌皮瓣。

制备单纯的肌肉瓣可以在肌肉表面作脐旁垂直切口，切开皮肤、皮下组织和腹直肌鞘前层，将肌肉从其上端的肋缘附着初切断，由上向下翻起肌肉，在肌肉的外侧和深面觅得腹壁下动静脉血管蒂后，继续向近中解剖至其发自髂外血管处。

制备腹直肌皮瓣，在弓状线上方的脐旁区标记皮瓣范围。切开皮瓣的边缘，达腹直肌鞘前层深面。在皮瓣的下方作垂直切口，切开皮肤，皮下组织和腹直肌鞘前层，随后切断腹直肌的最上缘，将肌肉连同表面的皮岛从腹直肌鞘后层翻起。解剖血管蒂至髂外血管处。在血管蒂的内侧切断皮岛下方腹直肌，形成只有血管蒂相连的肌皮瓣。

4．为避免腹直肌皮瓣的过度臃肿，还可制备不带肌肉的薄型皮瓣，即腹壁下动脉穿支皮瓣，其营养血管来自于腹壁下动脉的肌皮穿支血管，其中最粗最长的穿支血管分布在脐周，外径0. 8mm左右，长约7～12cm。制备腹壁下动脉穿支皮瓣时，需轻柔操作，要特别注意保护穿支血管，解剖穿支血管时应保留少许肌袖。

5．腹直肌皮瓣供区的创面通常可直接拉拢缝合。其潜在的并发症是切口疝，关闭创口时应精细而认真的缝合腹直肌鞘前层。大多数情况下，腹直肌切取后不会引起腹壁强度降低而发生切口疝。但是，由于半环线下方腹直肌鞘后层先天缺如，为预防切口疝的发生，我们常规在半环线下方应用聚丙烯网片予以加强。

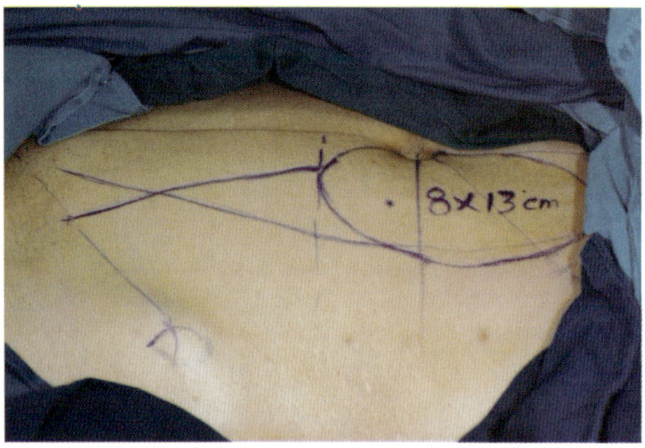

图 7-2-20　腹直肌皮瓣的手术切口设计

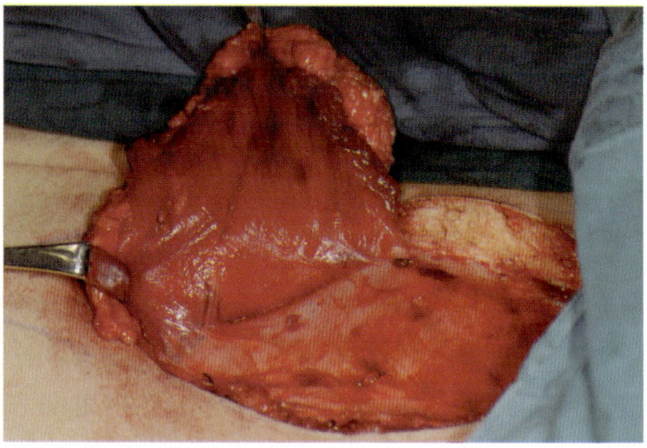

图 7-2-21　于皮瓣上端将肌肉连同表面的皮岛从腹直肌鞘后层翻起

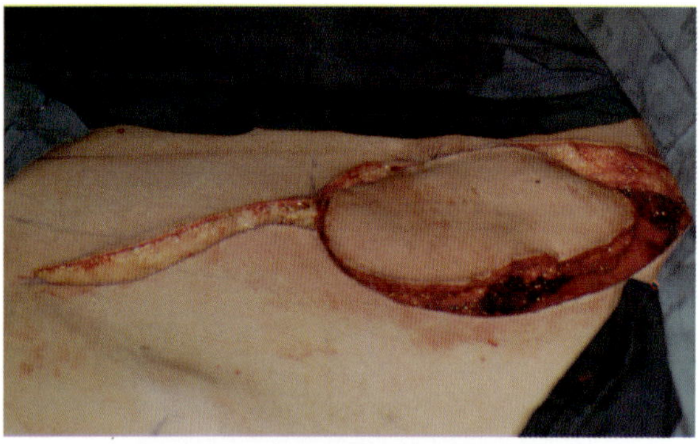

图 7-2-22　在皮瓣下端做纵切口

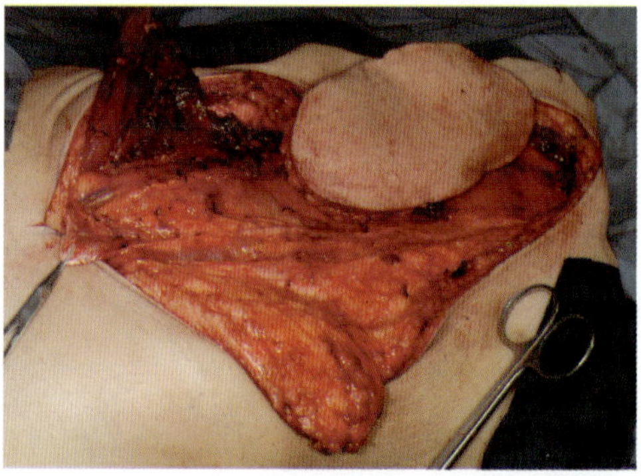

图 7-2-23　将整个肌皮瓣翻起，解剖保护腹壁下血管

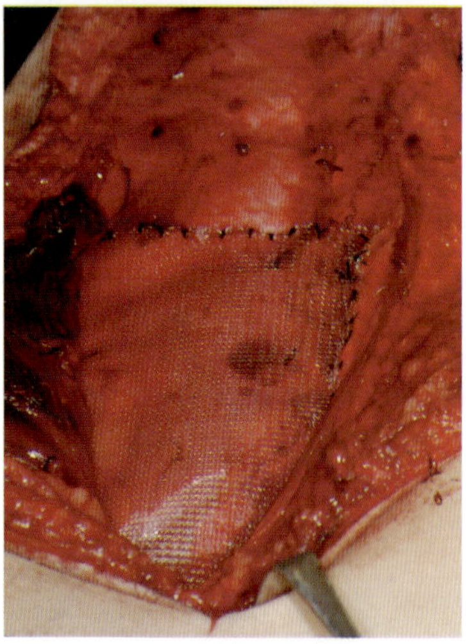

图 7-2-24　应用聚丙烯网片加强半环线下方腹壁

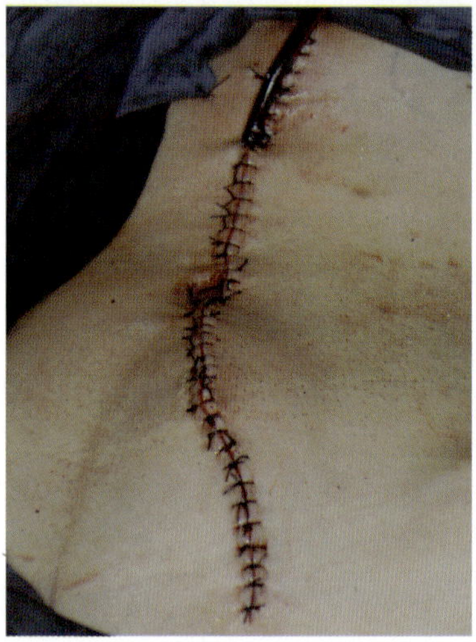

图 7-2-25　手术创面直接拉拢缝合

（三）皮瓣的优缺点

腹直肌皮瓣的优点：①解剖恒定，血管变异少；②血管蒂长，血管口径大，血管吻合容易成功；③皮瓣制备时无需改变患者的体位，允许实施“双组手术”；④设计灵活，可以制备成肌皮瓣、单纯肌肉瓣和不带肌肉腹壁下动脉穿支皮瓣；⑤腹壁下动脉穿支皮瓣的应用，不仅能保存腹直肌功能，防止术后切口疝发生，同时克服了传统腹直肌皮瓣过于臃肿的缺点，使得该皮瓣的应用更加灵活和可靠。

腹直肌皮瓣的缺点：①腹直肌皮瓣组织量非常丰富，过于臃肿，尤其是肥胖的患者；②由于术中切取了部分腹直肌前鞘和腹直肌，术后有发生切口疝的可能。

（四）手术并发症及处置

1．切口疝　术中严密缝合半环线水平以下的腹直肌鞘前层能预防切口疝的发生。但由于手术切取了部分腹直肌前鞘和腹直肌，可在术中应用聚丙烯网片加强腹壁。

2．伤口裂开　皮瓣制备术后创面通常可直接拉拢缝合，缝合时要注意充分减张，伤口拆线时间可延长至术后 2 ~ 3 周。伤口裂开较小，通常经局部换药后愈合。对于大型的伤口裂开，局部换药不能愈合，需通过游离植皮消灭创面。

3．感染　术后引流不畅，局部积血或积液均可导致感染发生。术后需确保引流通畅，应用抗生素预防感染。

五、背阔肌皮瓣

（一）手术适应证

1．广泛的头皮及颅骨缺损。

2．肿瘤切除后面颊、颌下及颈部的大型软组织缺损。

3．全舌缺损

（二）主要手术步骤及要点

背阔肌呈三角形，位于胸背部和腋部，是全身最大的阔肌。背阔肌的主要血供来自肩胛下动脉的胸背动脉。胸背动脉在肩胛下动脉分支处的外径为 2 ~ 3mm，在进入背阔肌前的血管长约 7 ~ 8cm。胸背动脉发出一内侧支和一个较大的外侧支，内侧支血供至肌肉内侧和中线部分，外侧支血供至肌肉前缘。背阔肌的回流静脉是与胸背动脉伴行的两条胸背静脉，汇入肩胛下静脉，其外径为 3 ~ 4mm。背阔肌的运动神经是与胸背血管伴行的胸背神经，可利用带胸背神经的背阔肌恢复运动功能。

1．麻醉　手术在全身麻醉下进行。

2．体位　侧卧位。

3．术前应标记背阔肌的前界，腋窝中点与髂后上棘的连线即为背阔肌前缘的表面标记。手术先作皮瓣前缘切口，自腋后线沿背阔肌前缘作切口，切开皮肤、皮下组织达肌层，辨认背阔肌与前锯肌间隙，将背阔肌从肋骨表面游离，确认并保护位于肌肉深面的胸背血管神经束。将整个皮瓣向上翻起，向上解剖胸背血管近端。当组织瓣向上翻起至腋窝时，可使上臂外展，有助于血管蒂的进一步解剖，分离血管蒂直至胸背动脉起始处。为延长血管蒂长度，获得更大的血管口径，可切断结扎旋肩胛动、静脉，分离血管蒂直至肩胛下动脉起始处。

4．对于宽度不超过 15cm 供区创面，充分松解创缘后，一般可直接拉拢缝合。如皮瓣面积较大，不能直接关闭，则游离植皮覆盖创面。

5．为保留背阔肌肌肉功能，减少供区并发症，还可制备不带肌肉的薄型皮瓣，即胸背动脉穿支皮瓣，其营养血管来自于胸背动脉穿过背阔肌的肌皮穿支血管，最大的穿支血管来自胸背动脉外侧支。解剖学研究表明，胸背动脉的外侧支至少发出一个穿支供养其表面的皮肤，通常为三个穿支，而且第一个穿支最为粗大，其发出点距离胸背动脉的分叉处约为 2 ～ 6cm，该穿支通常被作为胸背动脉穿支皮瓣的供养血管。由于胸背动脉的穿支非常细小，术中很容易误伤，因此对穿支的解剖必须十分耐心和细致，最好在手术放大镜或手术显微镜下进行。

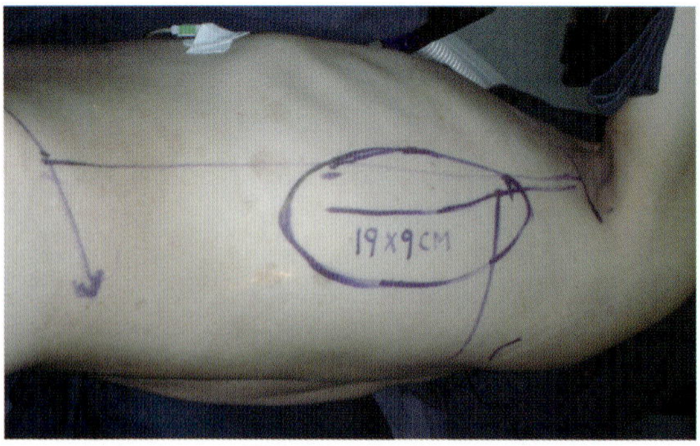

图 7-2-26　背阔肌皮瓣的手术切口设计

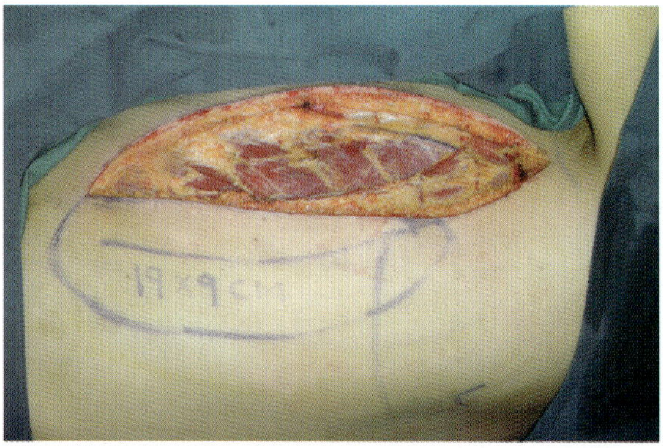

图 7-2-27　沿皮瓣前缘作切口，翻起背阔肌前缘

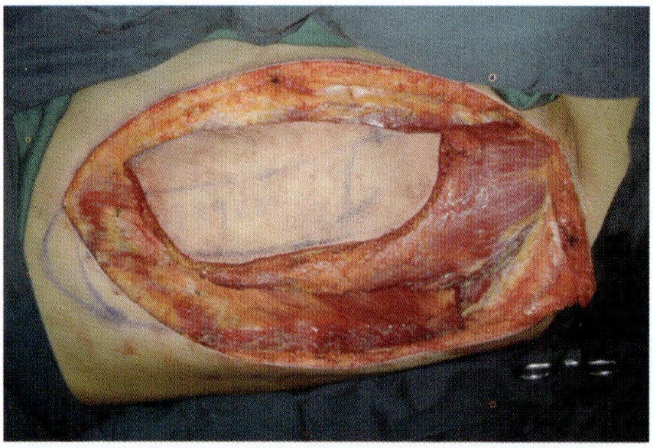

图 7-2-28　将整个肌皮瓣向上翻起

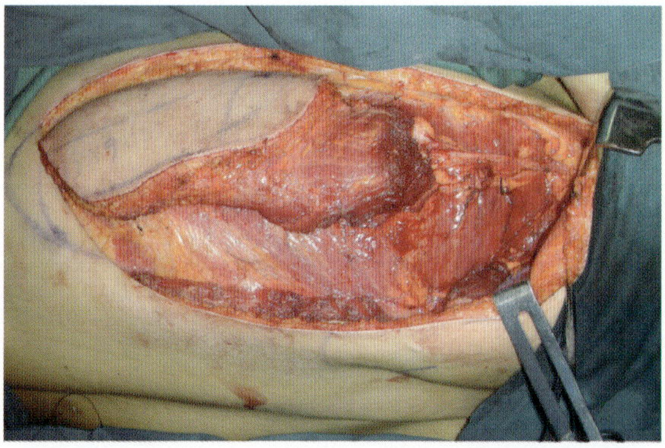

图 7-2-29　向上解剖胸背血管近端

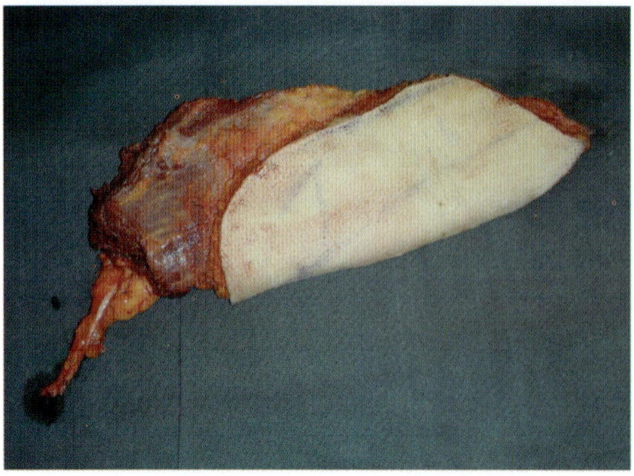

图 7-2-30　制备完成的背阔肌皮瓣

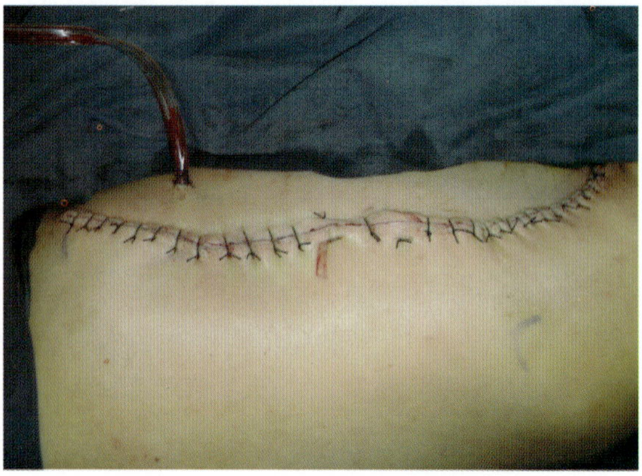

图 7-2-31　手术创面直接拉拢缝合

6．背阔肌皮瓣可以与由肩胛下动脉系统供血的其他皮瓣形成不同组合，有助于某些复杂缺损的修复，这些皮瓣包括肩胛皮瓣和前锯肌瓣。制备这样的“一蒂双瓣”或“一蒂三瓣”需要进一步解剖血管蒂直至肩胛下动脉总干，肩胛下动脉是所有皮瓣的主干血管蒂。

（三）皮瓣的优缺点

背阔肌皮瓣的优点：①解剖恒定，血管变异少；②血管蒂长，血管口径大，血管吻合容易成功；③供区部位隐蔽，创面可直接拉拢缝合而无需植皮，供区并发症少；④皮瓣组织量丰富，可修复各类大型软组织缺损；⑤皮瓣制备快速简单。

背阔肌皮瓣的缺点：由于体位不同，背阔肌皮瓣制备不能和头颈部手术实施“双组手术”，术中需变换体位，手术时间较长。近年来，随游离腹直肌皮瓣的应用日益广泛，背阔肌皮瓣在头颈部修复中的地位正逐渐下降。

（四）手术并发症及处置

1．出血　出血与术中止血不彻底有关。少量出血可局部加压包扎，如出现活跃性出血应手术探查止血。

2．伤口裂开　皮瓣制备术后创面通常可直接拉拢缝合，缝合时要注意充分减张，伤口拆线时间可延长至术后 2 ~ 3 周。伤口裂开较小，通常经局部换药后愈合。对于大型的伤口裂开，局部换药不能愈合，需通过游离植皮消灭创面。

3．感染　术后引流不畅，局部积血或积液均可导致感染发生。术后需确保引流通畅，应用抗生素预防感染。

（毛弛）

六、腓骨瓣

血管化游离腓骨瓣最早是由 Talor 等人于 20 世纪 70 年代在临床开始应用于下肢开放性骨折的治疗，当时采用的是后入路。1979 年 Gilbert 报道了侧方入路获取腓骨瓣的方法，一直沿用至今。Chen 和 Yan 是目前确认的最早（1983）应用腓骨肌筋膜瓣的，同年日本学者 Yoshimura 等人报道了采用小腿外侧皮岛（Buoy）来监测腓骨瓣的方法。至此血管化游离腓骨瓣应用于长骨缺损的修复得以普及。直到 1989 年 Hidalgo 首先将血管化游离腓骨移植用于下颌骨的修复重建后，血管化自体骨移植代替原来的游离骨移植修复下颌骨成为趋势，Wei 等人是目前文献报道采用腓骨瓣修复颌骨缺损病例最多的学者。我国也于 20 世纪末开始将其用于颌骨缺损的修复，李宁毅等人率先在国内报道了腓骨瓣在下颌骨缺损修复的临床应用，竺涵光等人于 1996 年报道了较大宗腓骨瓣修复下颌骨缺损病例，毛驰等人率先在国内报道了该瓣在上颌骨缺损修复的临床应用。在过去的 10 年间，血管化游离腓骨瓣在上、下颌骨缺损的修复中一直处于主导地位。

根据我们的临床经验总结该瓣用于颌骨缺损修复的优点包括：

1．供骨量足，基本可以满足下颌骨各种类型及部分上颌骨的缺损的修复。

2．腓骨有良好的可塑性，可以较好地塑形成角，恢复上、下颌骨的外形（图 7-2-32）；

3．腓骨血运确定，血管管径与颈部受区血管管径匹配，利于吻合（图 7-2-33）；

4．可以同时制备带肌肉和皮肤的骨肌皮复合组织瓣，同时修复受区的软组织缺损（图 7-2-34）；

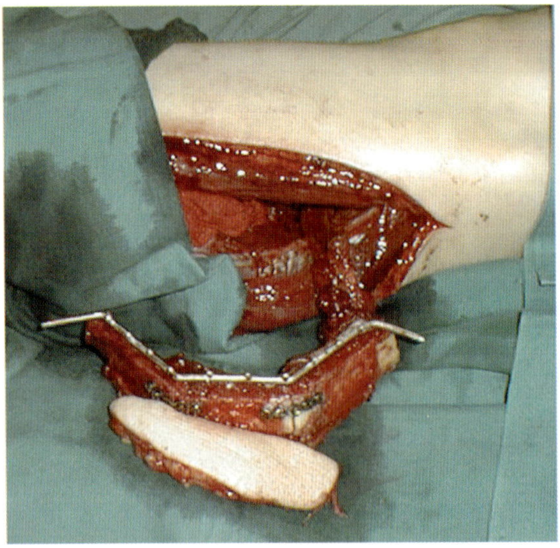

图 7-2-32　腓骨具有较好的可塑性

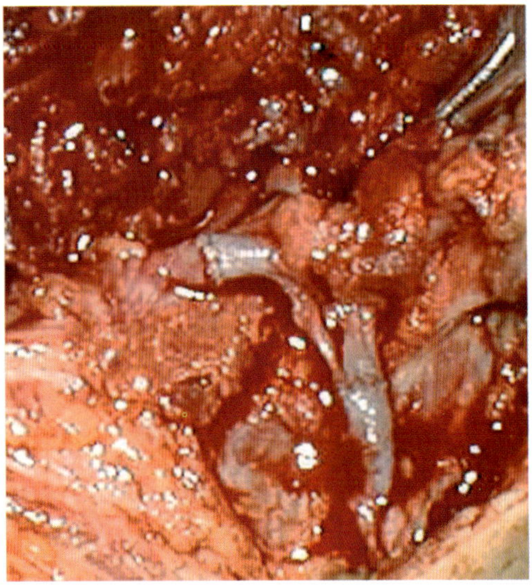

图 7-2-33　腓动静脉与颈部血管吻合后

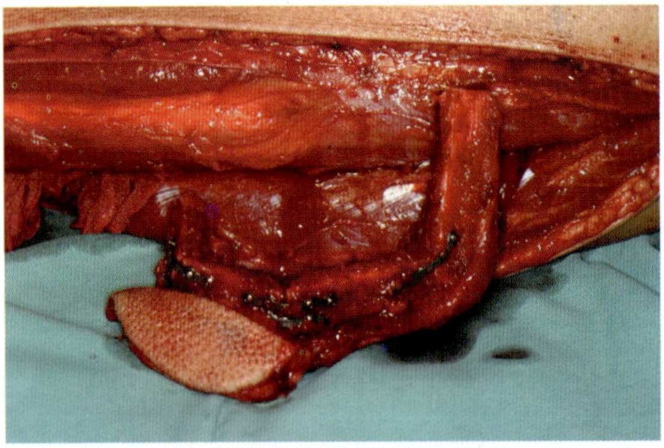

图 7-2-34　腓骨肌皮瓣可以带肌肉或皮岛修复软组织缺陷

5．腓骨解剖变异相对较少，易于切取。

6．下肢远离头颈部受区，利于开展双组手术，明显缩短手术时间提高了手术成功的几率。

7．成活后远期很少出现移植骨段的吸收。

该瓣用于下颌骨缺损修复的缺点包括：

1．需牺牲下肢一束知名血管束，并破坏小腿外侧多束肌肉附着，可引起下肢无力及外踝稳定性不足等。

2．术后下肢外侧遗留较长手术瘢痕，对特殊职业要求及年轻女性患者慎用。

3．国人腓骨高度不足，移植后直接行义齿修复有一定困难，多需辅助其他手术，从而造成治疗时间延长，费用增加。

4．对手术技巧要求相对较高，术后护理相对困难，卧床时间相对较长。

基于以上特点，总结该瓣用于颌骨缺损修复的适应证：

1．适用于上、下颌骨多个区域的复合缺损，其中对下颌前部，特别是包括颏部的复合缺损有着良好的修复效果。

2．对于同时伴有软组织缺损的病例，腓骨肌皮瓣有着其不可替代的优越性。

3．理论上讲，腓骨为膜化成骨，在保留血运和骨膜的基础上，对于未发育成熟的少年儿童应用该技术后，腓骨应该随年龄的增长而发育。但目前无论从临床或是动物实验都未经证实，因此我们主张少年儿童慎用腓骨修复下颌骨缺损。

4．下肢血管未受过损伤，下肢三束主血管均存在。早期我们曾采用下肢血管造影的方法（图 7-2-35），在积累一定经验后，通常我们用超声多普勒于术前探及下肢三束血管（胫前、胫后及腓血管束）均存在即可，如可疑变异再行下肢血管造影。

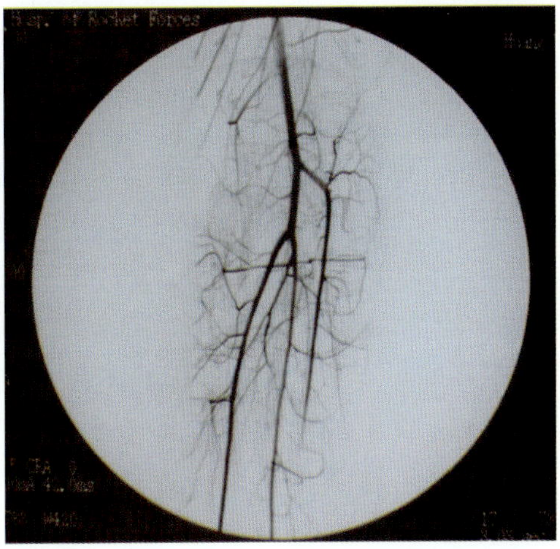

图 7-2-35　下肢血管造影

设计要点及手术操作注意事项：

1．手术设计要合理，切口设计注意保护腓总神经及腓骨下段保留足够长度以保证外踝稳定性（图 7-2-36）。

2．术前应用多普勒标定小腿外侧皮肤穿支的位置以便术中易于寻找，通常位于外踝上 8 ～ 17cm 范围内有 1 ～ 4 个皮穿支（图 7-2-37）。

3．在打开皮肤、皮下组织及肌筋膜后，应注意保护皮岛穿支，先解剖完成皮岛（或皮瓣）的制备（图 7-2-38）。

4．目前腓骨瓣获取通常采用侧方入路，暴露腓骨外侧后，通常有腓骨前、后两种入路。采用前入路有利于拇长屈肌的保护，但术中应注意对血管蒂的保护；采用后入路可以清晰地看到血管蒂，因此有利于其保护，但往往使拇长屈肌完全游离，不利于该肌的保护。

5．为保证血管蒂的长度，取骨范围应足够。

6．成形时应注意保护各骨段骨膜及血管蒂以免损伤。

7．为保证血运最短骨段不应少于 2.0cm，特别是最远端骨段更应保证一定长度。

8．成形后各骨段间应密切贴合（图 7-2-32）。

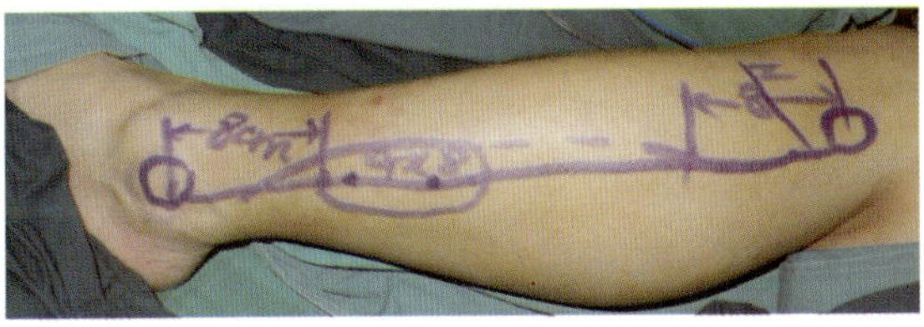

图 7-2-36　腓骨瓣切口设计

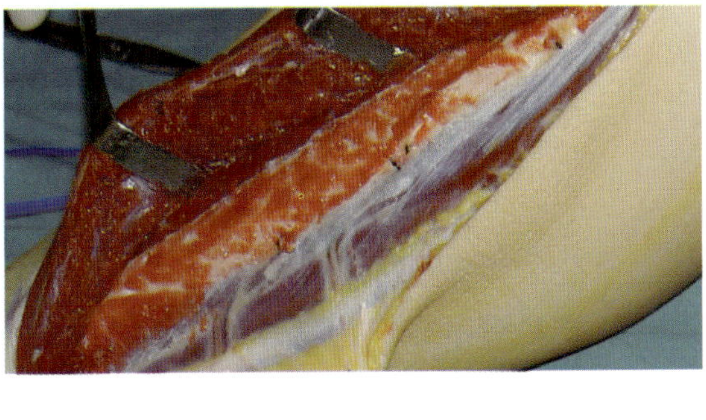

图 7-2-37　小腿外侧皮肤穿支

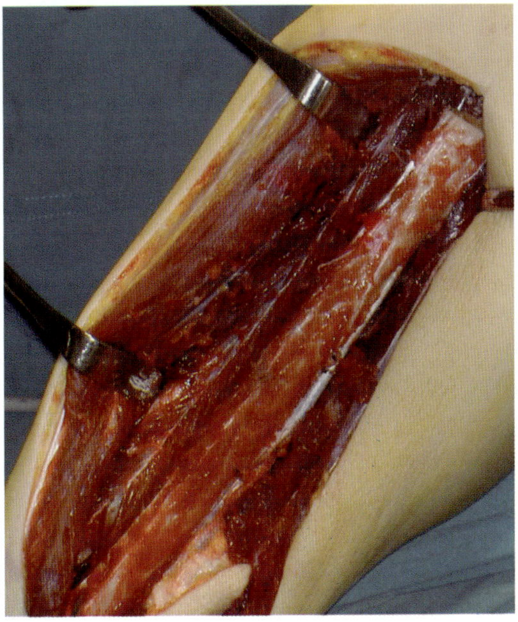

图 7-2-38　术中保护皮肤穿支，完成皮岛制作

七、髂骨瓣

早在 1965 年 Manchester 即首先发现人类的髂前上棘可以做成很好的下颌骨的形态，甚至用以恢复半侧下颌骨的缺损。自此非血管化的游离髂骨移植修复下颌骨缺损风靡一时，直到 20 世纪 70 年代末，随着显微外科技术的划时代变革，血管化的游离髂骨移植逐渐取代了非血管化的游离髂骨移植。Taylor 最早于 1978 年首先报道了旋髂浅血管支配的髂骨及腹股沟皮瓣的游离移植；次年 Taylor 等在澳大利亚，Sanders 和 Mayou 在英国又分别同时报道了旋髂深血管（DCIA，DCIV）支配的髂骨及腹股沟皮瓣的游离移植；1980 年黄恭康报道了旋髂深血管支配的单纯髂骨瓣游离移植；1981 年苗华等报道了髂嵴前部血供的显微外科解剖。随后国内外很多学者研究了髂骨不同区域的血供特点，先后报道了臀上血管深上支髂骨瓣（范遗恩等，1983）、第 3 腰动脉髂骨瓣（朱景斌等，1983）、旋股外侧血管升支髂骨瓣（徐达传等，1985）、臀上血管浅支髂骨瓣（Mialhe 等，1985）、第 4 腰血管髂骨瓣（赵炬才等，1986）以及多个血管系统共同支配的双蒂髂骨瓣等。其中大多是在骨科的临床实践中总结应用的，真正用于下颌骨缺损的修复与重建的大多还是采用旋髂深血管支配的髂骨瓣。1984 年 Ramasastry 等的研究工作显示正是旋髂深动脉的升支支配了腹内斜肌的血供，从而使得血管化的髂骨瓣、腹内斜肌瓣及腹股沟皮瓣的复合组织瓣的制备成为可能，这也使得该复合组织瓣修复口腔颌面部皮肤、口腔黏膜及下颌骨的复合缺损成为可能。美国著名头颈外科专家 Urken 等则在 1989 年较早地系统报道了该复合组织瓣在口腔颌面部复合缺损修复中的应用。从此血管化的游离髂骨复合组织瓣在该领域得以广泛应用和研究，也逐渐替代了超过 6cm 以上的下颌骨缺损的非血管化游离髂骨移植，下面就血管化游离髂骨复合组织瓣在口腔颌面及头颈部缺损修复重建中的应用做一简单介绍。

（一）血管化游离髂骨瓣的临床应用解剖

髂骨是下肢骨中不规则的扁形骨，呈上宽下窄的不规则扇形结构，构成以松质骨为主，仅表面一薄层皮质骨。由髂骨体、髂骨翼和髂骨嵴组成，其中髂骨翼为髂骨上部宽广扁阔呈扇形的部分，又分为内侧的髂窝和外侧的臀面。髂骨的上缘肥厚处为髂嵴，通常呈“S”形弯曲，中国人髂嵴总长度平均为 23 ~ 24cm，前后部略厚，中部较薄处厚度为 0.8 ~ 0.9cm。髂嵴的前端向前下方突出部为髂前上棘，国人平均厚度为 1.4 ~ 1.5cm，是腹股沟韧带和缝匠肌的附着部位；髂嵴的后端突向后下为髂后上棘，国人平均厚度为 2.1 ~ 2.2cm，为骶结节韧带附着部位。髂嵴的内、外两缘为其内唇和外唇，均为所附着肌肉牵拉所致。由于髂嵴弯曲的形态，易于塑形为下颌骨的形状，其邻近区域有多条血管分布，血供丰富，而且有多组肌肉附着，易于形成骨瓣、骨肌瓣和骨肌皮瓣，加之髂嵴位置表浅，部位隐蔽，易于手术操作，并且骨瓣切取后对供区影响不大的特点，髂骨瓣的取材部位主要选择髂嵴。而对于下颌骨重建则又重点选取靠近髂前上棘的部位，因为这部分骨质接近下颌骨，形态也接近下颌骨，如 Manchester 等所指出的，它可以形成自然的下颌角甚至半侧下颌骨的形状（图 7-2-39）。

如上所述，随着 20 世纪 70 年代末到 80 年代末 10 年间对于髂嵴的血供来源的解剖学研究，使得我们发现髂嵴的血供比较丰富，属弥散性，由多组血管交叉供血，主要有旋髂深动脉、旋髂浅动脉、第 3、4 腰动脉、髂腰动脉的髂骨支、旋股外侧动脉的升支、臀上动脉的深上支和浅支等。髂嵴内唇血供由前向后分别为旋髂深动脉、髂腰动脉髂骨支和第 3、4 腰动脉前支支配；外唇从前往后则为旋髂浅动脉、旋股外侧动脉升支、臀上动脉深上支和浅支及第 3、4 腰动脉后支等。因为下颌骨的重建多选用髂嵴的前部骨瓣，因此旋髂深血管系统支配的髂骨瓣是我们密切关注的（图 7-2-40）。

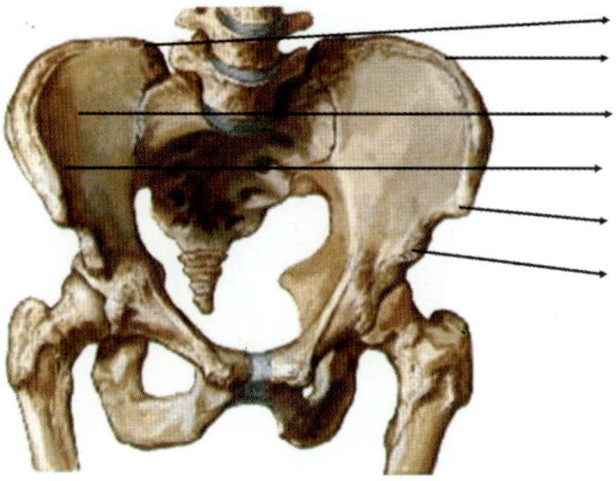

图 7-2-39　髂骨的解剖

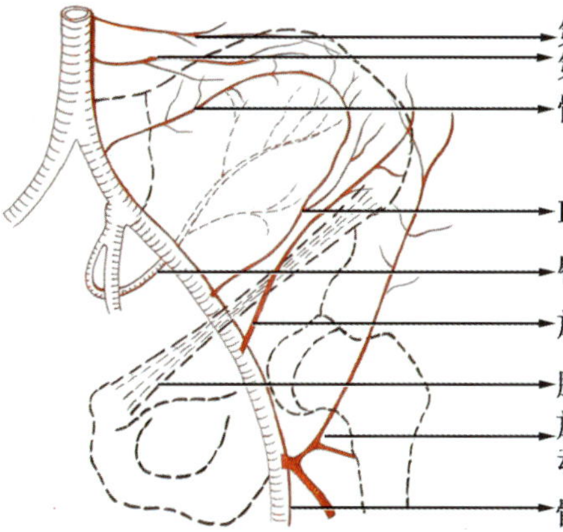

图 7-2-40　髂骨瓣可能的血供

旋髂深血管系统支配的髂骨瓣即指由旋髂深动脉（DCIA）供血，由其伴行静脉旋髂深静脉（DCIV）回流的髂骨瓣。该血管系统通常有其腹壁肌支（升支）直接支配腹壁肌肉的血供，因此骨肌瓣很常用。如利用该供血系统制备骨肌皮瓣，则腹股沟瓣的血供不如旋髂浅血管系统支配的可靠，因为旋髂深血管系统支配髂骨瓣通常不是穿支供应髂嵴表面的皮肤，而是其终末支的血管网供应有限范围的腹股沟皮肤组织，因此在软组织缺损较大需要大面积皮瓣的病例，我们应慎重选择。

旋髂深动脉多起于髂外动脉（占 59.5%），也有部分起于股动脉（占 40.5%）。起点在体表的投影最高在腹股沟韧带上方 1.3cm，最低在其下方 2.4cm。起始处 DCIA 的直径平均为 2.9mm，性别无明显差异。而 DCIV 与 DCIA 伴行，通常有 2 条，分别位于动脉的上下方，在其汇入髂外静脉前常合并为 1 条主干，在髂外静脉的前外侧壁汇入。因此 DCIV 的主干常较短，平均为 1.4cm，外径为 4.5mm，易于吻合，但要注意一定找到其主干部位。

DCIA 由髂外动脉或股动脉发出后，沿腹股沟韧带外侧的深面向外上方斜行，走向髂前上棘稍内侧，再沿髂嵴前部内侧后行至髂嵴上缘，最后发出骨膜支支配骨膜及其表面的皮肤。整个行程可分为三段：

第一段：从起始部位至髂前上棘内侧。此段平均长度 6.2cm，沿途发出多个肌支至临近肌肉。并在此段发出一比较大的分支——腹壁肌支（平均外径 1.4mm）。该分支常有三种形式（图 7-2-41），其中最常见的还是在 DCIA 起始点上方约 3.2cm 处发出升支（I 型：65%），上行至腹前外侧壁的肌层中，也是腹内斜肌肌瓣的主要供血动脉。

第二段：从髂前上棘内侧开始至腹横筋膜与髂筋膜愈合线处。此段平均长度为 3.6cm，走行于髂嵴内侧的双层筋膜中。起始处距髂前上棘表面的深度约为 1.6cm。此段动脉发出多个分支直接进入髂嵴内唇的小骨孔，成为髂嵴前部的营养动脉。此段内有股外侧皮神经和髂腹股沟神经越过该动脉，文献报告为 46.1% 的髂腹股沟神经在此段前方越过，而 15.4% 的股外侧皮神经自此段后方越过。这两个神经是在手术中容易损伤的，应注意妥善保护。

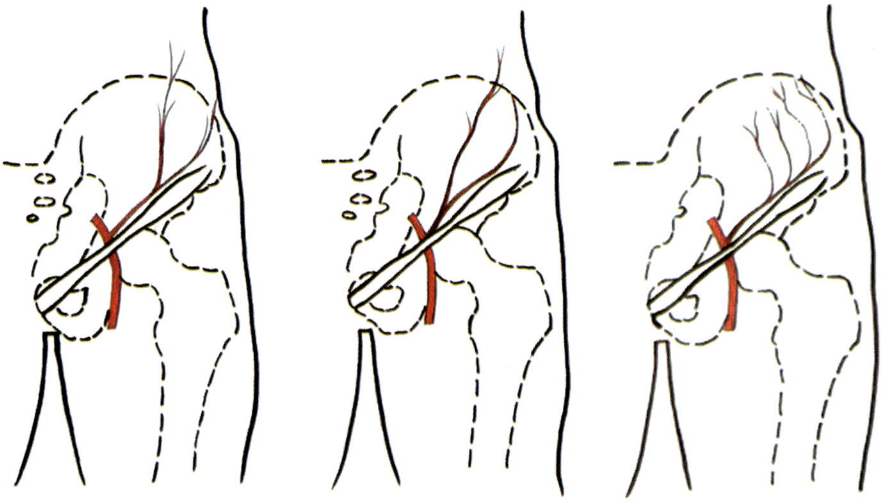

图 7-2-41　DCIA 主要分支腹壁肌支的常见类型

第三段：穿过筋膜愈合线后进入髂嵴上缘向后走行部分。该段长度平均 3.8cm，基本为 DCIA 的终末支，因此骨瓣制备时通常不再分离，而是与骨肌瓣一同取下，在该段内注意保护髂腹下神经和髂腹股沟神经。

（二）髂骨瓣修复下颌骨缺损的原则、适应证、禁忌证及优缺点

原则上来说各种原因造成的下颌骨的不连续或垂直向的骨量不足都是下颌骨植骨的适应证。这里我们将重点讨论髂骨瓣在修复下颌骨缺损中的应用，首先应遵循以下下颌骨缺损修复的原则：

1．严格的无菌原则：由于口腔的特殊环境，要求植骨手术尽量做到无菌。应当掌握的原则是：术前应作好口腔清洁、牙齿洁治、龋坏、病灶牙治疗；术中严格消毒、冲洗口腔，移植骨植入前如能关闭口腔创口的最好先严密关闭口腔黏膜，有条件的应当尽量多层缝合，严格隔离受骨区与唾液。要注意尽管是血管化骨移植也应先关闭口内伤口，再冲洗移植骨和受骨区，再关闭口外伤口。术后应放置引流，全身预防性使用抗生素 7 ～ 10 天。

2．良好的受植床：指受区应该有充分的间隙，良好的软、硬组织条件，尽量少的瘢痕组织和尽量丰富的血运条件。对于血管化植骨还应有良好的可以吻合的动脉和静脉系统。

3．植入骨段与受区骨断端应当有充分的骨接触。

4．严格制动：无论什么样的重建方式，植入骨段与存留下颌骨保持严密贴合和稳固固定都是重建是否成功的关键。

5．尽可能恢复与上颌的正常咬合关系。

6．恶性肿瘤切除术后下颌骨缺损修复的原则：

1）恶性肿瘤已累及下颌骨的，如果外科技术能保证切除肿瘤至正常界者，可以考虑同期进行修复与重建；如手术无正常边界，则不宜行同期修复，应当在完成其他辅助治疗后肿瘤控制两年内无复发者，可以考虑二期修复。

2）如恶性肿瘤非颌骨原发，只是可能累及下颌骨，手术切除下颌骨是为了手术彻底而进行的预防性切除，则大多考虑行同期修复。

3）恶性肿瘤患者晚期伴恶液质者不考虑作颌骨修复。

4）目前医疗技术水平的发展，年龄因素已不再是是否可行颌骨修复的决定因素，但对于发生在青少年的恶性程度较高的恶性肿瘤，同期行修复手术应当慎重。

7．在选择下颌骨修复方式时应当遵循先简单后复杂的原则，在能达到最后颌骨的功能性重建的基础上，应尽量少开辟新的术区。

血管化髂骨瓣修复下颌骨缺损的适应证：

1．单侧下颌骨缺损不适合做非血管化游离植骨的病例；

2．单侧下颌骨缺损曾行非血管化游离植骨或植入其他代用品后继发感染不成功者；

3．单侧放射性骨坏死或单侧骨缺损预期要行放射治疗者；

4．单侧下颌骨缺损伴有较大范围软组织缺损者；

5．任何原因引起的受植区软组织挛缩，血供不良的单侧下颌骨缺损；

6．下颌骨有跨颏部（A区）的较大范围缺损，但不适合做腓骨瓣者；

7．受区有可供吻合的血管系统，且对供区血管蒂长度要求不大于8cm的单侧下颌骨缺损；

8．供骨区（髂骨区）无外伤史，无手术治疗史；

9．不伴有全身骨病变或全身骨病变未侵犯髂骨者；

10．不伴有其他不适于行血管吻合的全身性疾病。

髂骨瓣修复下颌骨缺损的优点：

1．髂嵴外形弯曲有弧度，外形接近自体下颌骨，且其供骨量大，甚至可以一次在髂骨上"雕刻"出整个半侧下颌骨的形态完整移植（图7-2-42）。

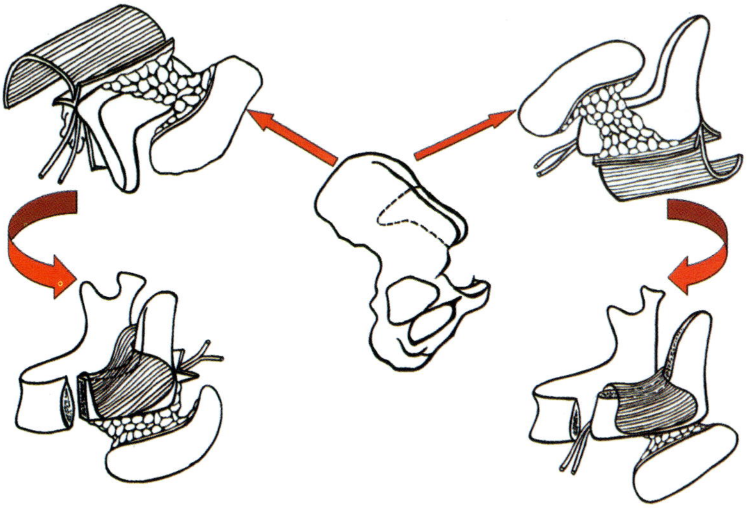

图7-2-42　髂骨瓣在修复下颌骨缺损中的应用

2．髂嵴骨质结构近似于下颌骨，髂嵴顶端肥厚近似下颌下缘结构，外周为薄层的皮质骨，中间为松质骨，利于钛钉的固定。

3．髂骨可提供相对充分的骨量，特别是在重建下颌骨的高度上较腓骨和肩胛骨有一定

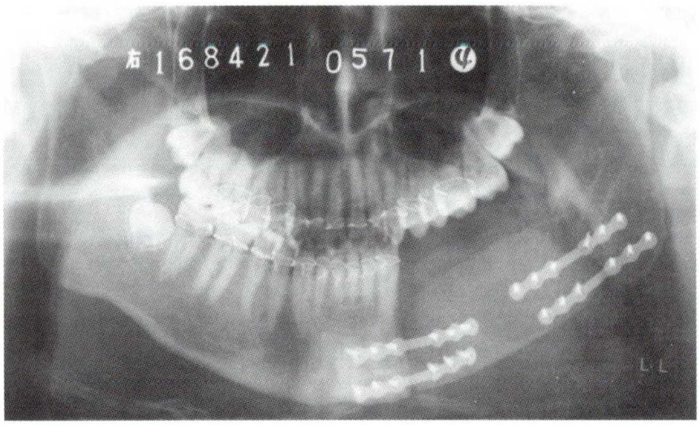

图 7-2-43　髂骨可提供充足的骨量，特别是在高度上优于腓骨和肩胛骨

的优势，因此对于牙槽高度的恢复效果良好，适合于种植体的植入（图 7-2-43）。

4．髂骨复合组织瓣可以提供充足的软组织量，可以满足同时修复口腔颌面部较大面积的软组织缺损。可以灵活选用骨肌瓣或骨肌皮瓣（图 7-2-44）。

5．供区术后手术瘢痕隐蔽，对供区功能损害相对较小，并发症少见，整体恢复较快。

6．髂骨瓣可提供吻合的血管无论在血管蒂的长度和血管外径上都适合于下颌骨修复时受区的要求。它的血管蒂长度通常可以达到 8cm 左右，血管外径也在 1.5 ～ 3.0mm，与颈部血管匹配，易于吻合且成功率高（图 7-2-45）。

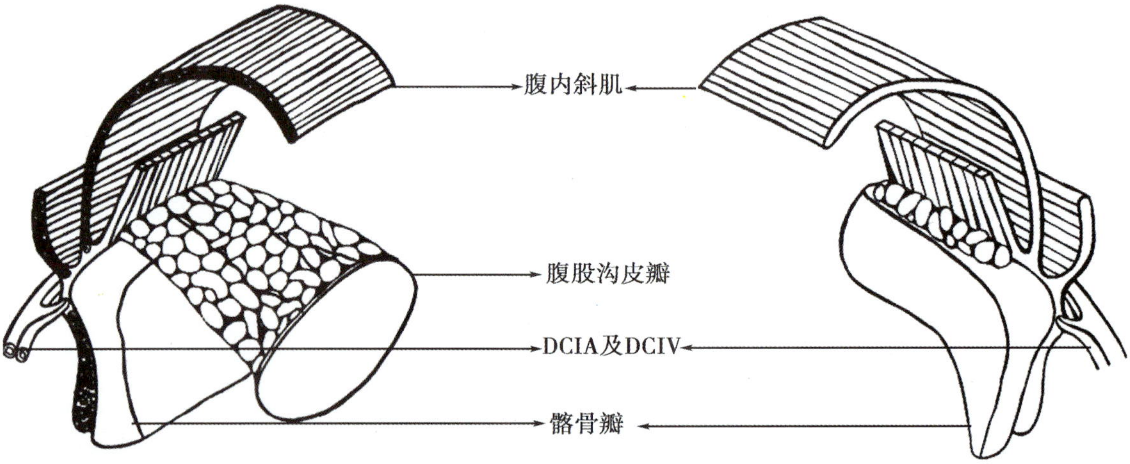

图 7-2-44　左侧为髂骨 - 腹内斜肌 - 腹股沟皮瓣复合组织瓣，右侧为髂骨 - 腹内斜肌复合组织瓣

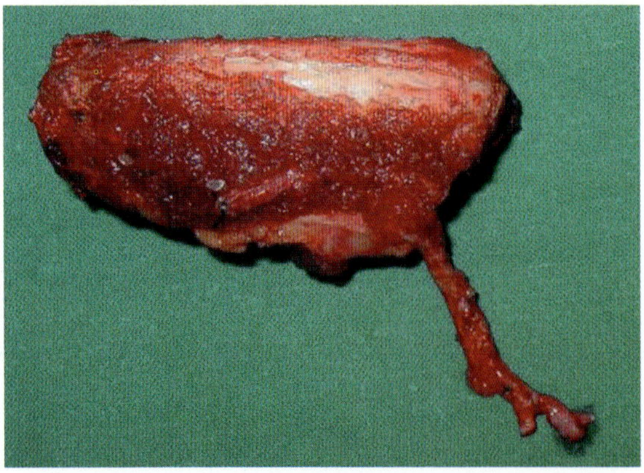

图 7-2-45　单纯血管化髂骨瓣，可见血管蒂长度和直径均适合于修复下颌骨缺损

7．骨瓣血供丰富，愈合率高，愈合速度快，抗感染能力强。

8．供区远离受区，适于双组手术，大大节省了手术时间，也提高了手术的成功率。

如上所述，尽管髂骨瓣在下颌骨缺损的修复重建中有着其诸多的优点，但由于其操作技术要求高，特别是对于较胖的患者存在一定难度，所以这里将进一步讨论其禁忌证并指出其不足以飨读者。首先我们讨论其相对禁忌证：

1．肥胖患者慎重选择该瓣修复下颌骨，特别是软组织有缺损的病例。

2．全身性骨代谢疾患涉及髂骨者，例如骨质疏松症、石骨症、溶骨症、甲状旁腺功能亢进、全身泛发的骨纤维异常增殖症（Albright 综合征）等。

3．阶段性单纯下颌骨缺损不涉及周围软组织及颏部且长度不长于 6cm 的，这部分病例我们常常选择非血管化游离植骨也能获得良好效果。

4．下颌骨缺损范围较大，横跨颏部的慎用髂骨瓣。

任何技术有其优点，一定相应的会有其不足，DCIA 支配的髂骨瓣移植修复下颌骨存在以下不足和缺陷，希望在临床工作中引起重视。

1．术区对于颌面外科医生而言不是很熟悉。

2．供区皮下组织疏松，腹股沟三角内重要内容物多，易造成损伤或出血。特别是腹股沟神经、股外侧皮神经以及股血管均应仔细辨别、确认。

3．供骨量大时个别患者可有供骨区凹陷畸形，腰带固定有一定困难。

4．髂骨瓣以松质骨为主，吻合血管后移植骨瓣往往渗血较多，处理不当易引起术后血肿。

5．供区截骨后，附着于髂嵴的腹部肌肉残端处理不当可引起腹壁疝。

6．对于软组织缺损不大的良性病变，髂骨瓣及其附着肌肉组织植入受区后个别外形显膨隆，外观不佳。

（三）髂骨瓣修复下颌骨缺损的术前准备

1．术前告知：主动与患者交谈，介绍手术方案，以及一些术后的护理措施；由于术后语言障碍，要告诉患者如何表达自己的要求。解释术后需要保留的胃管、尿管、引流管及皮瓣监测的仪器；提出对护理配合的要求，包括修复术后头部制动的强迫体位非常必要，有利于吻合血管的愈合，要向患者解释其目的和必要性。

2．术前准备：术前嘱患者沐浴清洁后床旁多普勒测定 DCIA 走行并标记。嘱注意保护供区的血管和皮肤，备皮时动作要轻，避免损伤。其他按照常规做全麻术前准备。

（四）髂骨瓣修复下颌骨缺损的手术入路及要点

1．仰卧位，供骨侧臀部垫高约 30° 使髂前区域充分显露。

2．如图 7-2-46 示画出手术切口。上界在髂嵴中部，沿髂嵴弧度延伸至髂前上棘水平后，按术前多普勒探测 DCIA 走行方向拐向腹股沟韧带中点。髂嵴上切口选择应避开髂嵴顶，使之偏髂嵴的内侧或外侧 2.0cm 左右，避免术后伤口正好在髂嵴顶部不易愈合，同时也利于保护其深面的 DCIA 分支血管。具体做法是紧绷髂嵴表面皮肤向内或外加压使皮肤及皮下组织移位 2cm 左右，在此时的髂嵴表面画线即可（图 7-2-46）。如需腹股沟瓣时则应在断髂骨前先切取腹股沟瓣。

3．沿切口线切开皮肤、皮下组织，注意保护肌膜勿打开，以免误伤血管。

4．按多普勒标记位置寻找髂外动脉与腹股沟韧带交点（图 7-2-41），再在其上下约 2cm 范围寻找 DCIA 起始处。找到后顺行向髂前上棘方向仔细分离并保护 DCIA 血管束。也可先在髂前上棘内侧找到 DCIA 后，逆行性潜行分离并保护 DCIA 至其从髂外动脉发起处约 2cm。

5．在解剖 DCIA 至髂前上棘内侧的髂腰肌表面时，注意解剖并保护股外侧皮神经（图 7-2-47），还应注意 DCIA 多在此处分为其两个终末支即髂骨支和腹壁肌支，如需要肌瓣可沿

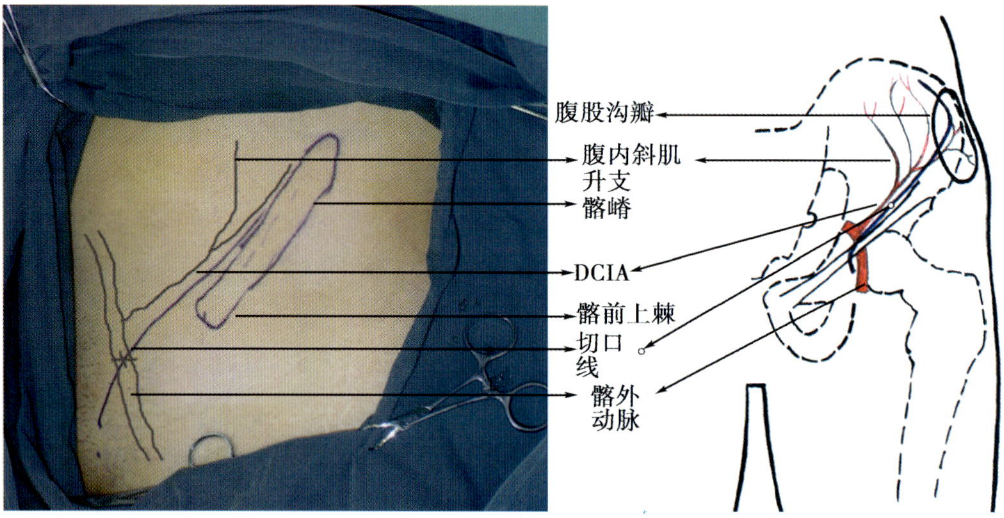

图 7-2-46　髂骨瓣术前多普勒测定血管走行及切口设计

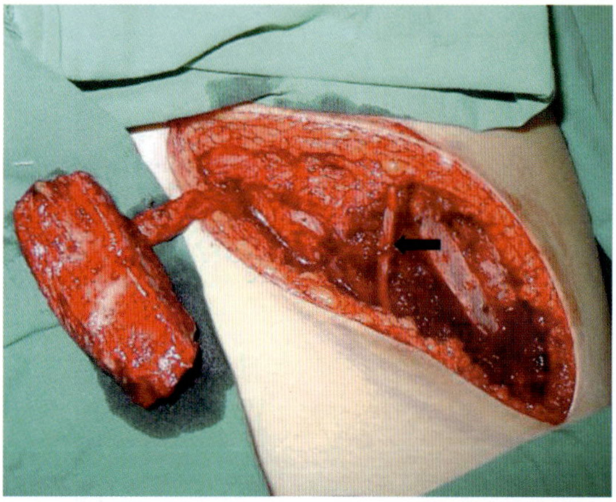

图 7-2-47　手术过程中应注意保护股外侧皮神经（图中箭头示）

DCIA 的升支仔细分离到腹内斜肌，并切取所需大小肌瓣备用；如不需肌瓣则在其起始处约 5mm 切断并结扎肌支。在分离腹横肌和腹内斜肌时应注意保护髂腹股沟神经和髂腹下神经。

6．血管蒂长度解剖够用后，于髂嵴上方和内侧切断其附着肌肉。术中在切开髂嵴上方附着的腹壁肌肉时，应注意保留 1.0 ~ 1.5cm 厚的肌袖以保护 DCIA 的髂骨支不被损伤。取骨部位应尽可能向髂嵴后部延伸，以增加血管蒂的长度。

7．按设计需要切取髂骨瓣。切取骨瓣时应尽量多带骨膜组织以扩展骨瓣的血运范围，特别是取全层髂嵴时外侧骨膜应注意保护。

8．骨瓣切取完成后，掀起整个复合组织瓣，至其血管蒂起始部约 1cm 处分离双线结扎 DCIA 近心端，完整取出肌皮骨瓣。

9．用血管冲洗液（100ml 生理盐水 +1250 万 U 肝素 +20ml 2% 利多卡因）轻压灌注 DCIA 观察 DCIV 回流情况正常后交受区备用。

10．供区切断肌肉分层严密缝合，如带腹内斜肌瓣的可考虑用组织补片覆盖肌肉供区以减少疝发生的几率。

11．创口内置负压引流管后皮肤、皮下分层严密缝合。

12．敷料覆盖伤口后以腹带加压。

受区血管准备及吻合以及术后受区创面处理和引流放置按其他血管化植骨同样处理。

（五）髂骨瓣修复下颌骨缺损的手术并发症及预防

1．股外侧皮神经损伤：是 DCIA 髂骨瓣较常见的并发症，其主要症状为其支配区域即股外侧皮肤感觉丧失。通常是由于术中牵拉造成的暂时性损伤，术后可给予神经营养药物辅助恢复即可，术中则应注意避免金属拉钩直接挤压或牵拉该神经，如为暂时性损伤常常可在术后3个月至半年自行恢复。个别是由于术中误伤造成的永久性损伤，要注意手术当中应仔细辨认，尽量避免损伤；如在术中发现有损伤应及时采取神经修复措施。

2. 供、受区血肿：如前所述由于DCIA髂骨瓣的解剖特点，术后供区和受区都可能发生血肿。需要特别注意的是，在DCIA起始至髂前上棘这段行程中（国人平均约6.2cm），其往往分出2～7支外径在0.2～0.8mm的肌穿支，在切取骨瓣时均应妥善处置，切断后的两侧残端都应结扎妥善。另外由于供区需切开腹内斜肌、腹横肌及髂肌，各肌断端均应妥善止血。术后供区加压也是防止形成血肿的主要措施。无论供、受区，一旦判断有血肿形成，我们主张尽早实施探查、止血手术，特别是受区，以免进一步发展引起血管危象。

3. 血管危象：和其他血管化游离组织移植后一样，我们也应密切观察移植骨瓣的血运情况，一旦有发生血管危象的迹象我们主张应该及早进入手术室进行探查，并进行相应的血管危象的处置。当然受区血管质量也是应该考虑的主要因素，应当尽量选择管径与DCIA、DCIV匹配的受区血管，应注意避免吻合口张力和吻合血管的旋转都是防止血管危象发生的有效措施。

4. 骨瓣坏死：如发生血管危象经手术探查处置无效，或未及时发现血管危象，和其他游离组织移植一样，髂骨瓣也将发生感染、坏死。一旦发生其处理原则是：如血管不能再通但软组织尚未发生变性、坏死的，应尽早去除所有骨瓣上附着的软组织，局部创面经抗感染处理后按游离植骨处理；如发现的晚，已经发生组织变性、坏死的，应去除整个骨瓣，再改用其他修复方式。

5. 髂腹下神经、缝匠肌及腹股沟韧带损伤：与以上几项比较，这三个结构发生损伤的几率要低得多。只要我们熟悉解剖就能很好的避免其发生。

6. 髂骨骨折或骨裂：由于现在外科技术和条件的改善，已经很少有直接用骨凿取骨的，所以该并发症的发生也明显降低或消失。如有发生可嘱患者制动待其自然愈合。

7. 供区伤口感染、裂开：通常供区很少发生感染，大多因伤口开裂而造成感染，因此术后伤口的减张非常重要。因此我们强调术后供区应当使用腹带减张。

8. 腹壁疝：如前所述，因取瓣时需要切开腹壁肌肉，术后如处理不当常常会发生腹疝。术中应注意严密缝合肌肉残端，必要时可选用组织补片以加固腹壁。同时术后腹带的应用也有助于防止腹疝的发生。

（六）髂骨瓣修复下颌骨缺损的术后护理

血管化髂骨瓣的术后护理常规遵循口腔颌面头颈部血管化游离组织移植后的护理常规，重点应注意以下几点：

1. 心理护理：因术后的强制性体位，虽然术前已有充分交代，但术后患者往往很难很快适应，应当进一步强调制动的重要性，争取患者的主动配合。

2. 体位：术后平卧，严格头部制动72小时，以沙袋放置头部两侧，防止头部左右移动。由于头部制动时间长，在枕部放置柔软的棉垫，以防止枕部血肿。

3. 皮瓣的观察：术后24小时内每30分钟观察一次；25～72小时内每1小时观察一次。观察内容包括受植区的局部反应，有无血肿或积液的情况，同时有皮瓣或肌瓣的应当密切观察其颜色、质地、温度以及肿胀程度。

4．负压引流的护理：妥善固定负压引流管，保持引流管通畅，观察并记录引流液的量、颜色、性质。根据伤口情况调整负压吸引力的大小。负压引流时间应参考抗凝药物停用后观察引流无明显变化后再行撤除。

5．抗凝治疗：为防止血栓形成，给予低份子右旋糖酐静点和小剂量阿司匹林鼻饲 3 ~ 5 天，在用药过程中注意观察有无鼻出血，伤口渗血和负压引流量增多等出血倾向。

6．消化道黏膜的保护：通常大手术后，患者消化道黏膜往往会出现应激性反应，轻者可发生胃肠不适，甚至呕吐，重者可出现消化道黏膜应激性溃疡、出血。因此通常在术后要求给予消化道黏膜保护剂 3 ~ 5 天，常规用雷尼替丁或奥美拉唑。

7．口腔护理：口腔内手术后患者口内常存有痰和渗血，必须及时清理。由于术中牵拉，口角常出现裂痕，给予金霉素眼膏涂抹，并以湿盐水纱布覆盖口唇，保持湿润。为保持口腔内清洁和促进血液循环，每日以温盐水冲洗或温盐水棉球擦拭两次。

8．颌间牵引固定：通常植骨采用坚固内固定后咬合关系应当能够得以保持，这里我们仍然主张术后一日即行颌间弹性牵引固定 7 ~ 10 日，主要是帮助患者保持良好的咬合关系，也利于新植骨的制动。

9．供区护理及术后功能锻炼：髂骨瓣供区原则上术后患者无不适主诉可不用更换敷料，至术后 7 日拆除腹带时观察伤口愈合情况并更换敷料。原则上术后 5 天可下地活动，活动要循序渐进，量力而行。

（蔡志刚）

八、血管吻合术

血管吻合是保证游离皮瓣移植成功的关键技术。显微血管吻合是指吻合直径小于 3mm 的血管，需要借助手术放大镜或显微镜，用显微外科手术器械和针线进行吻合。

（一）血管吻合术的选择

显微血管吻合有端端吻合、端侧吻合、盘侧吻合、盘端吻合和镶嵌吻合等多种形式，可根据所吻合血管的具体情况及血循环的重建要求进行选择，其中以端端吻合和端侧吻合最为常用。

1．端端吻合　是当前显微血管最常用的吻合方法，符合生理的血流方向，能保持血液最大的流速和流量。通常采用两定点缝合法，即 180° 等距两定点牵引线缝合法。也可采用三定点缝合法，适用于管壁薄，内径小，前后壁贴合的血管，可防止缝合到对侧血管壁。

2．端侧吻合　在血管一端不宜切断或两血管口径相差太大的情况下采用，通常是供区血管末端与受区血管的侧壁开口吻合。供区血管断端应剪成 45° ~ 60° 斜面，既便于吻合，又通畅率高。受区血管侧壁开口为椭圆形，周径宜略大于供区血管口周径。可用显微血管剪在侧壁上剪出开口，也可在血管壁先缝合一针作为牵引，提起血管壁，再用显微血管剪剪出开口。

显微血管的缝合方法有单纯间断缝合、单纯连续缝合和间断褥式缝合。单纯间断缝合操作简便，吻合口对合准确，是最常用的方法。单纯连续缝合速度快，较少发生吻合口漏血，当缝线抽紧后容易造成吻合口狭窄和吻合口血管壁内卷。间断褥式缝合能保证吻合口血管壁外翻对合，但操作困难，应用于血管直径不等或管壁厚度相差较大的情况。

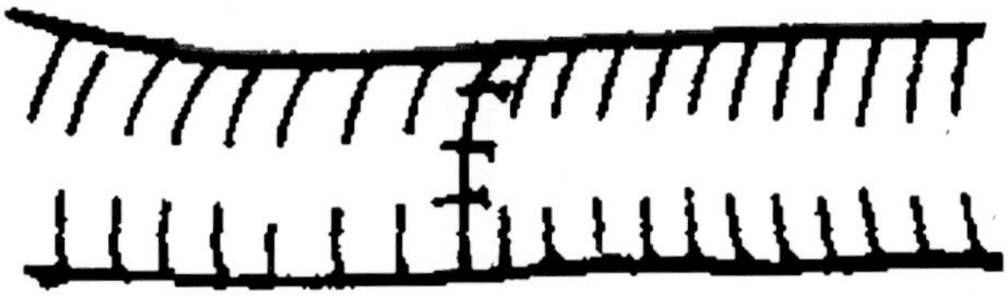

图 7-2-48 端端吻合

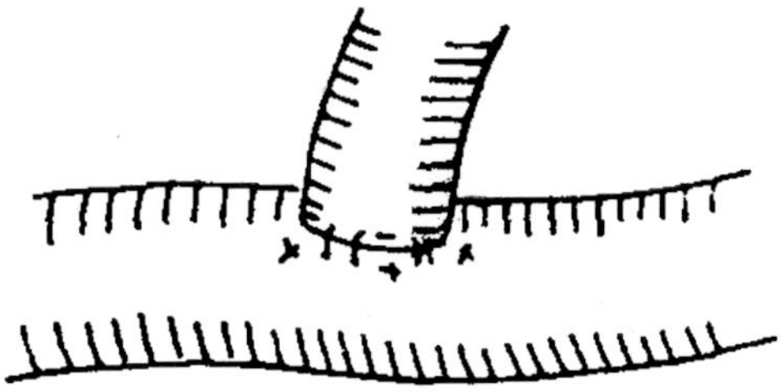

图 7-2-49 端侧吻合

（二）主要手术步骤及要点

1．体位 术者舒适稳定的体位对于手术操作非常重要，注意调整座椅的高度，双腿有足够的空间，头部及上半身稳定直立。

2．显露 吻合血管的手术区需要有良好的暴露和明亮的光源，手术区边缘的组织可用缝线或拉钩固定。

3．血管端的游离 血管端应从周围组织中游离 1 ～ 3cm，利于两端的对位吻合以及血管翻转。放置血管夹以阻断受区血管的血流，并有固定血管的作用。血管夹应与血管纵轴垂直，位置距断端 5 ～ 10mm 为宜。

4．修剪血管外膜 修剪血管吻合口 2 ～ 3mm 外膜，以免吻合时将外膜卷入管腔内，引起栓塞。可用显微镊子伸入管腔，轻轻扩张管壁，既可解除血管痉挛，也便于血管吻合。血管口修剪及吻合过程中需经常用血管吻合冲洗液进行冲洗，冲掉管腔内血块，保持管腔张开，防止吻合口血栓及血管痉挛。冲洗液的组成是 200ml 生理盐水加入肝素 12500U 和 2% 利多卡因 20ml。

5．血管吻合 通常先吻合静脉，再吻合动脉，也可根据术中具体情况先吻合位置较深或较困难的血管。缝合边距以血管壁厚度与血液流动压力来确定，通常动脉的边距为管壁厚度的 1 倍，静脉边距为管壁厚度的 2 ～ 3 倍。缝合针距间隔应均匀一致，一般直径 1 ～ 2mm 的血管缝合 8 针。针距过密易导致血管壁坏死，针距过疏则吻合口对位不良，出现漏血，并易导致裂隙处血块形成，管腔狭窄，最后发生血管栓塞。直径 2 ～ 3mm 血管可用 8-0 或 9-0 显微缝线，直径 1mm 左右血管则用 9-0 或 11-0 显微缝线。缝合时缝针应一次精确通过，切忌反复穿刺血管壁。打结时轻柔操作，勿过分牵拉，防止血管壁撕裂。血管吻合完成后放松血管夹，先开放静脉，再开放动脉，如出现漏血，进行加针。检查吻合情况时，需观察动脉有无搏动，并进行静脉通畅试验检查。

血管吻合应到达的基本要求是：①吻合口的血管内膜应紧密接触；②无外膜植入吻合口；③吻合口不产生狭窄；④吻合后的血管应无张力。

（三）术中注意事项

1．术者应熟练掌握显微血管外科技术的基本操作，这需要经过实验室训练及临床经验的积累。

2．术中应注意正确判断血管质量，当患者伴有高血压、动脉硬化或糖尿病等全身疾病时，其血管会出现血管变硬、内膜增厚、管腔狭窄甚至闭塞等变化。修剪血管时，如发现血管内壁有粥样斑块、内膜分离、管壁增厚、管腔狭窄或动脉搏动不明显，需尽量去除病变的不健康血管直至正常管腔。

3．当所吻合血管口径不一致时，吻合时应适当调整，以便吻合口对位良好。当两血管直径比小于 1:1.5，口径大的血管针距稍宽，口径小的血管针距稍窄，但两者针距弧度相等，即可良好对位吻合。当两血管直径比大于 1:1.5，可将较细的血管剪成斜面，增加吻合口周径，再与口径较大的血管吻合。当两血管直径相差很大，达 3 ～ 4 倍时，可将口径大的血管缩窄至合适口径，减去过多管壁，缝合关闭剪开的管壁，然后再作端端吻合。

4．血管吻合时要求吻合口张力适中，如张力过大，管壁容易撕裂，即便勉强缝合也容易出现血管痉挛。对于较长的血管蒂，要调整血管蒂方向，使其走行自然通畅，避免扭曲受压。

5．术中需配合全身和局部用药，防止血栓形成。血管吻合前 30 分钟开始滴注低分子右旋糖酐，改善微循环，扩充血容量，具有较好的抗凝作用；切忌使用血管收缩药；如果发生血管痉挛，可从全身或局部应用罂粟碱，或局部用温热生理盐水或利多卡因湿敷；吻合血管过程中用肝素利多卡因生理盐水冲洗管腔。

6．术区留置负压引流管时，避免与吻合的血管交叉，并尽可能远离吻合的血管。如引流管与血管相近，注意固定引流管，防止引流管移位后压迫吻合血管，引起血栓，导致组织瓣移植失败。

7．术后需积极进行抗感染、抗血栓和抗痉挛治疗，以保证吻合血管的组织瓣移植成功。术后积极应用抗生素，预防感染；应用阿司匹林、肝素、低分子右旋糖酐等进行抗血栓治疗；术后纠正血容量不足，保证病房 25° 左右室温，由于很少出现术后血管痉挛，一般可不用抗痉挛药物。

（四）手术并发症及处置

1．术中血管危象　术中血管危象表现为血管痉挛和血管栓塞，而以受区动脉痉挛较为常见。血管的机械刺激和损伤、循环血量不足和寒冷刺激等都会引起动脉痉挛，血流速度变慢。如果发生动脉痉挛，可全身或局部应用罂粟碱，或局部用温热生理盐水或利多卡因湿敷。当以上措施无效时，应剪开动脉吻合口，给予机械扩张或液压扩张，解除痉挛，再确认受区动脉是否供血正常，如有正常血供可重新吻合动脉，如供血不足，则解剖其他受区动脉进行吻合。术中如发现动脉或静脉吻合口栓塞，则需立即重新吻合。

2．术后血管危象　术后应对移植组织进行监测，观察组织瓣的皮肤温度、皮肤颜色、肿胀程度和毛细血管充盈速度。术后 72 小时内最容易发生血管危象，静脉栓塞较为常见。静脉栓塞主要表现为皮瓣发绀肿胀，动脉危象则表现为皮瓣苍白皱缩。一旦发现血管危象，应立即手术探查，明确血栓形成的原因和部位，重新建立移植组织的血循环。发现血管危象越及时，手术探查时间越早，移植皮瓣抢救成功率越高。

（毛驰）

参考文献

1．俞光岩，高岩，孙勇刚主编．口腔颌面部肿瘤．北京：人民卫生出版社，2002, 51-58.

2．朱盛修主编．现代显微外科学．长沙：湖南科学技术出版社，1994, 330-344.

3．伍国号，刘均墀，丁学强主编．头颈外科修复与重建手术学．北京：人民卫生出版社．2008,43-51.

4. 俞光岩，高岩，孙勇刚主编．口腔颌面部肿瘤．北京：人民卫生出版社，2002, 59-82.
5. 朱盛修主编．现代显微外科学．长沙：湖南科学技术出版社，1994, 236-240, 254-257, 342-344.
6. 钟世镇，徐达传，丁自海 主编：显微外科临床解剖学． 第一版 山东，济南 山东科学技术出版社 2000 ；pp230-250
7. 朱盛修主编．现代显微外科学．长沙：湖南科学技术出版社，1994, 109-139.
8. 邱蔚六主编．口腔颌面外科理论与实践． 北京：人民卫生出版社，1998, 131-138.
9. 顾玉东主编．显微外科基本理论与操作．上海：上海医科大学出版社，2000, 34-63.
10. Ian T. Jackson. Local flaps in head and neck reconstruction. Second Edition. St. Louis, MO: Quality Medical Pub., 2002,189-250.
11. Berish Strauch and Han-liang Yu. Atlas of microvascular surgery: anatomy and operative approaches. Second Edition. New York: Thieme, 2006,453-464,571-587.
12. Berish Strauch, Luis O. Vasconez, Elizabeth J. Hall-Findlay, et al. Grabb's encyclopedia of flaps: volume I: head and neck. Third Edition. Phiadelphia: LippincottWilliams & Wilkins; Wolters Kluwer, 2009,360-377.
13. K.-D. Wolff and F. Holzle. Raising of microvascular flaps: a systematic approach. Berlin: Springer, 2005,39-106.
14. Berish Strauch and Han-liang Yu. Atlas of microvascular surgery: anatomy and operative approaches. Second Edition. New York: Thieme, 2006, 234-238, 518-525, 571-587, 605-622.
15. Jatin P. Shah, Newell W. Johnson, John G. Batsakis. Oral cancer. London: Martin Dunitz, 2003,297-340.
16. Ariyan S. One stage reconstruction for defects of the mouth using a sternomastoid myocutaneous flap. Plast Reconstr Surg 1979;63:618-625
17. Bakamjian VY, Holbrook L. Prefabrication techniques in cervical pharyngoesophageal reconstruction. Br J Plast Surg 1973;26:214
18. Bakamjian VY, Long M, Rigg B. Experience with the medially based deltopectoral flap in reconstructive surgery of the head and neck. Br J Plast Surg 1971;24:174
19. Chen TH, Chen CH, Shyu JF et al. Distribution of the superficial temporal artery in the Chinese adult. Plast Reconstr Surg 1999;104:1276
20. Coleman J, Juriewicz M, Nahai F et al. The plastyma musculocutaneous flap: experience with 24 cases. Plast Reconstr Surg 1983;72:315-321
21. Hidalgo D, Pulsic A. Free-flap mandibuler reconstruction: a 10-year following-up study. Plast Reconstr Surg. 2002; 110:438-451
22. Hidalgo D. Fibula free flap: a new method of mandible reconstruction. Plast Reconstr Surg 1989;84:71
23. Hurwitz D, Rabson J, futrell JW. The anatomic basis for the plastma skin flap. Plast Reconstr Surg 1983;72:302-304
24. May M. Muscle transplantation for facial reanimation. Arch Otolaryngol 1985; 110: 184
25. Song R, Gao Y, Song Y, et al. The forearm flap. Clin Plast Surg 1982;9:21-26
26. Taylor GI, Miller DH, Ham FJ. The free vascularized bone graft: a clinical extension of microvascular techniques. Plast Reconstr Surg 1975;55:533
27. Wei FC, Celik N, Yang WG, et al. Complications after reconstruction by plate and soft-tissue free flap in composite mandibular defects and secondary salvage reconstruction with osteocutaneous flap. Plast Reconstr Surg. 2003; 112:37-42

28. Yang G, Chen B, Gao Y, et al. Forearm free skin flap. Natl Med J China 1981;61:139
29. Akyurek M, Conejero A, Dunn R. Deep circumflex iliac artery perforator flap without iliac crest. Plast Reconstr Surg 2008; 122:1790-1795
30. Brennan PA, Pratt C, Brown JS. et al. Reconstruction of the total maxillectomy defect using a pedicled coronoid flap and deep circumflex iliac artery free flap. Br J Oral Maxillofac Surg 2008; 46: 423-424
31. Hirsch DL, Bell RB, Dierks EJ. et al. Analysis of microvascular free flaps for reconstruction of advanced mandibular osteoradionecrosis: a retrospective cohort study. J Oral Maxillofac Surg 2008;66:2545-2556
32. Hsu WM, Chao WN, Yang C. et al. Evolution of the free groin flap: the superficial circumflex iliac artery perforator flap. Plast Reconstr Surg 2007; 119: 1491-1498
33. Manchester W. Immediate reconstruction of the mandible and temporomandibular joint. Br J Plast Surg 1965;18:291
34. Ozkan O. Single osteotomized iliac crest free flap in anterior mandible reconstruction. Microsurgery 2006;26:93-99
35. Ramasastry SS, Tucker JB and Swartz WM. et al. The internal oblique musle flap: an anatomic and clinical study. Plast Reconstr Surg 1984;73:721
36. Taylor GI, Watson N. One-stage repair of compound leg defects with free, revascularized flaps of groin skin and iliac bone. Plast Reconstr Surg 1978;61:694-506
37. Taylor GI. Townsend P Corlett R. Superiority of the deep circumflex iliac vessels as the supply for free groin flaps: experimental work. Plast Reconstr Surg 1979;64:595-604
38. Urken ML, Cheney ML, Sullivan MJ et al. Atlas of regional and free flaps for head and neck reconstruction. 1st edit, New York, Raven Press 1995;pp 261-290
39. Urken ML, Vickery C, Weinberg H et al. The internal oblique-iliac crest osseomyocutaneous microvascular free flap in head and neck reconstruction. J Reconstr Microsurg 1989;5:203
40. Urken ML, Vickery C, Weinberg H et al. The internal oblique-iliac crest osseomyocutaneous free flap in oromandibular reconstruction: report of 20 cases. Arch Otolaryngol Head Neck Surg 1989;115:339
41. Urken ML, Weinberg H, Vickery C et al. The internal oblique-iliac crest free flap in composite defects of the oral cavity involving bone, skin and mucosa. Laryngoscope 1991;101:257
42. Vayvada H, Mola F, Menderes A. et al. Surgical management of ameloblastoma in the mandible: Segmental mandibulectomy and immediate reconstruction with free fibula or deep circumflex iliac artery flap (evaluation of the long-term esthetic and functional results). J Oral Maxillofac Surg 2006; 64:1532-1539
43. Robert D. Acland. Practice manual for microvascular surgery. St. Louis, MO: The C. V. Mosby Company, 1989,4-126.
44. David S. Soutar. Microvascular surgery and free tissue transfer. Boston: Little, Brown, 1993,3-42.

第8章

颞下颌关节手术

近10余年来，学界对于颞下颌关节紊乱病的治疗理念已发生了重大变化。随着对于颞下颌关节紊乱病基础及临床研究的日益广泛和深入，人们对于其实质和发展规律的认识愈加深刻和清楚。以改进和恢复关节功能和提高患者生活质量为主要治疗目的，而不是简单地以恢复关节盘的位置为终极治疗目的的理念已日益为广大临床工作者所接受。在颞下颌关节紊乱病的治疗中，使患者以最小的代价获取最大的收益，应是永远不变的原则。在这一理念指导下，临床工作者应认识到外科手术在颞下颌关节紊乱病治疗中的总体作用与非手术治疗相比是很有限度的。但是，在临床工作中确实存在着为数不多的患者对于各种非手术治疗无效，且严重影响患者的生活质量。对于这类患者，外科手术治疗可能依然是一种重要的治疗方法。对于关节强直、关节肿瘤及瘤样病变的治疗，外科手术的重要作用当然是毋庸置疑的。

第一节　颞下颌关节镜外科手术

颞下颌关节镜外科手术分为主要以诊断为目的和主要以治疗为目的二类手术。早期以诊断为主要目的的关节镜检查术应用较多，而近20年来则主要用于治疗，单纯以诊断为目的的关节镜检查已相对较少。本节将仅介绍治疗性关节镜外科手术中常用的几种手术。

一、单纯冲洗术

（一）适应证及禁忌证

适应证：①急性不可复性盘前移位，表现为开口受限，经关节腔内2%利多卡因注射及手法复位无效者。②慢性滑膜炎，患者可有关节区自发痛，髁后区及关节外侧可有压痛，经药物治疗无明显效果者。③关节绞锁。此时患者处于由可复性盘前移位发展为不可复性盘前移位的中间阶段，患者开闭口过程中频频发生“卡住”，而表现为开闭口障碍。④不明原因的关节疼痛。患者表现为关节的慢性疼痛，临床上难以确定明确的原因。

禁忌证：①非关节源性疾病；②关节镜手术穿刺部位皮肤感染，或存在畸形，影响操作；③严重的全身性疾病；④出血性疾病；⑤严重的颈椎病。

（二）手术入路选择

一般均选择耳前入路，采用关节上腔单道入路或关节上腔双道入路。

（三）手术要点及注意事项

（1）手术要点：①准确定位穿刺点：根据Holmlund和Hellsing尸体测量研究结果，关节镜套管针第一穿刺点为耳屏前10mm、耳屏与眼外眦连线下2mm；第2穿刺点为耳屏前20mm、耳屏与眼外眦连线下7mm；第3穿刺点为耳屏前30mm、耳屏与眼外眦连线下

10mm。根据作者本人临床经验，第一穿刺点一般可直接定位于耳屏前 8 ～ 10mm 即可。②单纯关节冲洗术，可采用第一、二穿刺点，以第一穿刺通道为进水通道，以第二穿刺通道为出水通道。临床上更为简便易行的冲洗术，可仅于第一穿刺通道置放关节镜套管，不必于第二穿刺通道用关节镜套管针穿刺，而仅用一16 # ～ 18 #粗针头在第二穿刺点进行关节上腔穿刺，作为出水通道，也可仅于第一穿刺点入水通道关节镜的稍前方即行粗针头穿刺作为出水通道。③一般在用关节镜套管针穿刺前，经穿刺点用小圆刀做约 5mm 纵形皮肤切口，亦有术者不作此切口，而直接用套管针穿刺。④在行关节镜套管针穿刺前，可先用普通牙科麻醉针头行关节上腔穿刺，注入 1.5 ～ 2.5ml 2% 普鲁卡因，以扩张关节上腔便于套管针穿刺。⑤在第一穿刺点进行套管针穿刺时，嘱患者大开口，锐套管针经穿刺点进入后，指向关节结节后斜面，一般为向前、上、内约 45° 角。穿刺完成后，自套管中拔出锐穿刺针，此时若可见有液体自套管中自动流出，则表明穿刺成功。⑥在进行第二穿刺点穿刺时，可嘱患者闭口或小开口，关节镜套管针可与皮肤呈大致垂直方向，进入关节上腔，当穿过关节囊进入关节腔时会有“落空感”。⑦经入水通道关节镜套管将灌洗液（林格液或生理盐水）灌入关节腔，此时可见灌注液自第二穿刺通道关节镜套管或穿刺针孔流出。

（2）注意事项：①以锐套管针进行穿刺时，不宜使用暴力，应“手下有数”，首先探及关节窝外缘或关节结节后斜面的部位；并用套管针在该处上下轻轻滑动，在确认好关节腔位置后，再穿刺进入关节腔，以避免损伤关节周围结构。②在以锐套管针穿刺成功后，如需继续推进关节镜套管，应更换为钝套管针，以避免伤害关节腔内组织。③在进行第一穿刺点穿刺时，方向不可向后，以避免刺穿外耳道。在进行第 2 点、第 3 点穿刺时，穿刺方向原则上与皮肤表面大致垂直，向内穿刺。④在冲洗过程中应密切观察出水情况，如出水不畅，应及时调整出、入水通道套管针。灌洗液体量可为 50 ～ 200ml 不等。⑤单纯关节冲洗术在临床上可以使用粗针头穿刺，替代关节镜套管针穿刺及置入关节镜套管。关节冲洗可以是双道，即有进水通道和出水通道，也可为单道，将穿刺针与一带三通的导管相连接，经注射器首先注入冲洗液，关闭三通，可嘱患者做温和的开闭口运动，然后开放三通出水通道，回吸出关节腔内液体，再关闭出水通道，开放三通进水阀门再注入灌洗液，如此反复进行，绝大多数病例可达到与关节镜冲洗同样的治疗效果。此外，根据作者本人临床体会，对于大多数急性不可复性盘前移位患者，仅用 2% 普鲁卡因关节腔内注射，并嘱患者开闭口运动或辅以简单的手法复位操作，即可达到使患者恢复开口度和由不可复性关节盘前移位转化为可复性盘前移位的效果。实际上，经关节镜套管的关节冲洗是进行关节镜外科手术的一种辅助程序，即在进行关节内粘连松解、关节囊内清扫、修整、关节盘复位等手术时同时进行关节冲洗术。

（四）手术并发症及处置

1．颅脑损伤：由于关节窝顶骨板平均仅为 0.9mm，如在以关节镜锐套管针穿刺时用力过猛，有可能刺穿关节窝顶，而造成颅脑损伤，国外曾有作者报告过此手术意外。此时应立即停止关节镜外科手术，请神经外科医师会诊，进行相应处理。

2．中耳及外耳道损伤：初学者在手术技巧不够熟练时，由于把握不好锐套管针穿刺方向，或对关节结构标志的错误判断，可能会造成中耳及外耳道的损伤。造成中耳损伤时，应立即停止手术，并请耳鼻喉科医师会诊。实际上，只要注意把握正确的穿刺方向，并严格遵循在关节腔内向深部插入套管时，更换为钝穿刺针的原则，则伤及中耳的可能性甚微。在造成外耳道损伤时，可于术后外耳道内填塞碘仿纱条，以防止感染和外耳道粘连导致外耳道狭窄。

3．血管损伤：如在钝套管针穿刺时伤及颞浅动脉，则可见动脉性出血，呈喷射状，此时应予缝扎止血。如仅为小静脉损伤，一般经局部压迫均易于止血，不会影响手术进行。在穿刺前仔细扪诊，有助于穿刺时避开颞浅动脉。

4．灌注液过度外渗：可致关节周围组织肿胀。一般无需特殊处理，但在关节镜灌注过程中，应时刻注意并保持出水通畅，以减少其发生。

二、关节冲洗及粘连松解术

（一）适应证及禁忌证

适应证：①慢性期不可复性盘前移位伴开口受限；②关节外伤或其他原因导致的关节内纤维粘连、开口受限；③慢性滑膜炎，疼痛症状明显。经药物治疗等非手术治疗无效者。

禁忌证：同单纯冲洗术。

（二）手术入路选择

一般均选择关节上腔双道技术，套管针穿刺点通常选择在单纯冲洗术部分所述及的第一穿刺点和第三穿刺点，并分别置放关节镜套管，其中一个套管置放关节镜，另一套管可作为手术器械置入及出水通道。必要时，关节镜和手术器械可以互换通道，以利于手术操作。

（三）手术要点及注意事项

1．手术要点：①可在局麻或全麻下进行手术。②必须应用成三角技术操作。术者应熟练掌握成三角技术，以保证在监视器直接监视下，进行各种手术操作，如以钝套管针、钝探针、剪刀、咬钳等器械剥离、松解关节腔内的纤维性粘连等。③术中必须始终保持出水通道畅通，以保持清楚的手术视野，并同时完成关节冲洗治疗。④ 如为局麻下进行，则可嘱患者间断进行开闭口运动；如为全麻下进行，则应由助手辅助患者作最大限度的开、闭口及侧方运动，以恢复关节盘的活动度，增加开口度，并尽量争取使关节盘由不可复性盘前移位转化为可复性盘前移位，但这并不是本手术所必须追求的结果。

2．注意事项：①所有手术操作应在良好的成三角技术保证下、在监视器清楚显示工作套管及手术器械的情况下进行；切忌盲目操作。②尽量应用钝剥离，以减少损伤关节内正常组织的可能性。③在应用剪刀、咬钳等器械前，可首先用探针触压粘连组织，以了解其质地和韧度。④ 使用手术器械不得使用暴力，以避免手术器械折断。

（四）手术并发症及处置

（1）～（4）同单纯冲洗术。

（5）神经损伤：在进行第二套管通道穿刺时，可能会造成面神经颧颞支的损伤，但一般不会切断该神经，因此多于术后1～2个月内恢复。在术后发现有面神经损伤症状时，应于术后进行理疗、针灸、肌肉注射维生素 B_1，维生素 B_{12} 等营养神经的药物。此外，偶可有三叉神经分支损伤，如眶下神经、舌神经、下牙槽神经及耳颞神经等，主要由操作技术不熟练，出水通道不畅，或根本没有穿刺成功而造成关节灌注液过度外渗压迫相关神经所致。一般可于术后短期内自愈。

（6）关节囊内侧穿通：多因手术器械进入过深所致，一旦发现，应特别注意保持灌注液出水通畅，尽量减少灌注液外渗，并尽早结束手术。

（7）器械折断：关节镜手术器械多较精细，如操作粗暴则较易发生器械折断。此时，可采用金回收器取出，如果失败，则需行关节开放手术取出。

三、关节冲洗、粘连松解及关节腔扩张术

（一）适应证及禁忌证

适应证：各种原因所致的关节内严重的纤维性粘连或早期的纤维性关节强直。

禁忌证：同关节冲洗及粘连松解术。

（二）手术入路选择

同关节冲洗及粘连松解术。

（三）手术要点及注意事项

与关节冲洗及粘连松解术的手术要点及注意事项原则上相同。但在进行关节冲洗、粘连松解及关节腔扩张术时，一般均需使用电动刨刀，以清理关节内病变组织、松解关节腔内的纤维粘连，增加髁突的活动度。在关节纤维性强直病例，通过电动刨刀对粘连组织的清除，可以在一定程度上增加关节活动度，改善开口度，减少开放手术的几率。此手术对于重度关节内纤维性粘连或早期关节纤维性强直的患者在必要时可重复进行。电动刨刀具有较强的刨削切割能力，在使用时必须熟练应用成三角技术，在关节镜监视器监视下进行，而不得盲目应用电动刨刀切割病变组织。由于关节内严重的纤维粘连，关节结构不清楚，特别是纤维性关节强直、关节腔几乎闭塞时，往往给成三角技术操作带来很大的困难，出水不畅亦较为常见，需要术者足够的耐心和较熟练的操作技术。

（四）手术并发症及处置

与关节冲洗及粘连松解术原则上相同。此外，由于此术式需使用电动刨刀，因此可能会发生电外科所可能发生的相关并发症。术前进行电动器械安全性检查，并在术中正确使用电动刨刀对防止发生并发症是十分重要的。

四、关节囊内清扫修整术

（一）适应证及禁忌证

适应证：①晚期骨关节病、具有较严重的临床症状者，如重度关节疼痛及开口受限等。②滑膜软骨瘤病。

禁忌证：同关节冲洗术。

（二）手术入路选择

同关节冲洗及粘连松解术。

（三）手术要点及注意事项

除在关节冲洗及粘连松解术中所述诸项之外，尚应注意根据需要选用不同类型的刨刀进行切削和修整手术。在对关节内粘连组织、关节软骨病变、游离体等进行清除时，均需在关节镜监视下进行，避免盲目进行刨削操作。在伴有关节盘穿孔的病例，可同时清除穿

孔边缘病变，切除骨赘等。要依据不同的病变组织，调整电动刨刀转速，以保证手术安全进行。在治疗滑膜软骨瘤病时，适当加压冲洗可清除大部分小于关节镜套管管径的游离体。

（四）手术并发症及处置

与关节冲洗、粘连松解及关节腔扩张术原则上相同。此外，尚应注意不用于滑膜炎的滑膜切除，以避免关节内较多的出血。如有活跃的出血，可以电凝或激光烧灼止血。

五、关节盘复位固定术

（一）适应证及禁忌证

适应证：①可复性盘前移位，伴绞锁症状，且经非手术治疗无效者；②不可复性盘前移位伴开口受限，经非手术治疗无效者。对于关节盘复位术的必要性和远期疗效长期以来存在严重的争议。现普遍主张应以恢复关节功能性运动为主要原则，而不应将关节盘复位做为终极的追求目的。应以患者最小的代价换取最大的收益，尽量减少患者不必要的痛苦、经济负担和可能发生的手术并发症。

禁忌证：同单纯关节冲洗术。

（二）手术入路选择

与关节冲洗及粘连松解术相同。

（三）手术要点及注意事项

（1）手术要点：①—④同关节冲洗及粘连松解术。⑤经关节冲洗、松解粘连后，用钝探针或直接用钝套管针压迫关节盘双板区，使关节盘本体部恢复正常位置。如通过在关节盘双板区部位加压后，关节盘本体部仍处于前移位状态而不能恢复正常位置时，可用剪刀、或90°角电凝刀尖或激光探头在关节盘本体部前方的关节盘附着上做松弛切口，可仅切开浅层组织，称为关节盘前部松解术；也可切开翼外肌上头浅份的部分肌纤维，以达到关节盘较满意的活动度，称为盘前肌肉松解术或翼外肌上头切开术。⑥关节盘复位后固定或稳定。可采用滑膜下注射硬化剂（5%鱼肝油酸钠1ml），或以电凝、激光烧灼关节盘双板区部位，使之局部形成瘢痕从而达到将关节盘固定或稳定于正常位置的目的。也可通过缝合的方法对复位后的关节盘进行固定。

（2）注意事项：在进行关节冲洗、松解关节内纤维性粘连的过程中应注意的事项与关节冲洗、粘连松解术及关节冲洗、粘连松解和关节腔扩张术基本相同。在固定或稳定复位后的关节盘方面尚需注意：①在滑膜下注射硬化剂后应立即进行关节冲洗，以减少渗漏于关节腔内的硬化剂对关节组织的损害，减少造成新的关节内粘连。②在行关节盘前肌肉松解术或翼外肌上头切开术时，应注意切勿将关节盘前附着完全离断或造成穿孔性损伤。

（3）手术并发症及处置

与关节冲洗及粘连松解术原则上相同，但由于在此手术中常需使用电动刨刀、电凝刀及激光烧灼等，因此可能会发生电外科和激光外科所可能发生的相应并发症。术前对相关设备的安全性检查及术中谨慎操作是避免发生这些并发症的最好方法。一旦发生，应即停止手术，并根据不同的情况进行相应处理，必要时应即刻请相关学科医师会诊，共同处理。

第二节　颞下颌关节盘复位术

一、手术适应证及禁忌证

1．适应证

颞下颌关节盘复位术是20世纪70年代末、80年代初关节造影广泛用于临床，并提出有关“结构紊乱（internal derangement）”理论的基础上，逐渐发展并用于临床的。该手术的理论基础为学者们通过关节造影、磁共振等检查方法认识到关节盘前移位的存在，并认为由于关节盘前移位的存在而导致了关节诸多临床症状，如关节弹响、开口受限等。因此，采用手术的方法恢复关节盘的正常位置在20世纪70年代末80年初极为盛行。但近10余年的研究表明，并非所有患者的弹响均需要治疗，且在无症状人群中约有1/3的人存在不同程度的关节盘前移位；此外，诸多不可复性盘前移位患者关节盘可以发生适应性变化，使开口度恢复或接近正常，不影响患者的生活质量，而无需手术复位治疗。这些临床和影像学的研究结果，对于以开放手术对关节盘进行复位的治疗方法提出了挑战。目前关节盘复位术仅主要适用于：①不可复性盘前移位伴重度开口受限；②可复性盘前移位伴重度锁结症状，影响患者生活质量，且殆垫等非手术治疗无效者。对于①和②这两种情况，在确定手术前应向患者说明其并非必须进行手术治疗，说明其预后一般是良好的，仍可通过非手术治疗而逐渐改善和提高生活质量，但需要一定的时间和患者的容忍度。在说明了这些情况后，如患者仍要求手术时，则可予手术治疗；③关节外伤、髁突骨折致关节盘移位的患者以及关节盘尚未发生严重的退行性变和骨化的早期外伤致关节强直患者可采用与本手术相类似的原则和方法予以复位，以保存关节盘，减少关节强直的发生或复发几率，有利于关节功能恢复。

2．禁忌证

无特殊禁忌证。但对患有严重的全身性疾病、严重的颈椎病者不宜进行此手术治疗；此外，术区有皮肤感染者应待感染消除后再行手术治疗。

二、手术入路选择

取耳前拐杖形切开，沿耳前皱裂由下向上作纵形皮肤切口，在耳轮脚部位切口稍向后延伸后再轻度弯曲向前延伸约2～3cm。

三、手术要点及注意事项

1．取耳前入路，翻瓣，暴露关节囊。在暴露关节囊的过程中应注意颞深筋膜上部为一层，附于颅骨颞上线，而在颧弓上方，颞深筋膜分为两层，其浅层位于颧弓外面，而其深层附于颧弓内、上面。在向前下翻瓣时应沿颧弓骨膜下方进行，可避免损伤面神经颧颞支。此外，在暴露关节囊翻瓣时，应在骨性外耳道前缘前方0.8cm以内开始，以保证不损伤面神经分支，因为面神经颧颞支一般自骨性外耳道前缘0.8～3.5cm处穿越颧弓。在翻瓣过程中，应注意寻找面横动脉并予结扎，避免盲目损伤出血。

2．关节囊暴露应当充分，以利操作便利。可于关节囊外侧行T形切口，打开关节上腔；也可用解剖剪沿关节结节后斜面进入关节上腔，再沿关节结节和关节窝外面剪开，向前、后延长切口，充分暴露关节盘上面。然后于关节盘在髁突外侧的附着处做切口，打开关节下腔，并向后延伸切口至关节盘双板区的部位，使关节盘本体部及其前、后附着充分显示，且无张力。做此切口时，应注意保留部分附着组织，以利复位关节盘后的缝合。

3．在关节盘充分暴露、且前后无张力时，对关节盘进行检查，如关节盘存在严重变形及退行性变时，不宜进行关节盘复位术。如关节盘形态和厚度基本正常，且可使关节盘无张力地复位于正常解剖位置时，则适宜进行盘复位手术。

4．术中应仔细调整关节盘的位置，并确定在关节盘双板区作楔状切除的量，一般切除楔形组织底宽为3～5mm。在双板区作楔形切除时，应注意在直角钳前方保留足够的组织边缘，以便于切除后的组织缝合。

5．如术中发现关节盘病变组织应予以清除，如关节盘异常增生、变厚时，应予修整。

6．将关节盘－髁突位置调整至正确后，仔细缝合关节盘双板区楔形切口，缝合后应再次检查关节盘的位置。如复位正确，术者以手搬动下颌骨模拟下颌运动时，应无弹响发生，且无关节盘皱折。如发现关节盘存在侧方移位时，可适当剪除关节盘外缘组织进行调整。关节盘应牢固地固定于髁突上，以使在关节运动时关节盘可在髁突上行转动运动。

7．妥善止血，用生理盐水冲洗关节腔。将关节盘向后缝于其在髁状外侧附着，关闭关节下腔。此时，应再次模拟下颌运动，如发现有关节弹响或关节盘移位时，应打开关节下腔并重新调整关节盘位置。

8．缝合、关闭关节囊，逐层缝合、关闭伤口，加压包扎。

四、手术并发症及处置

1．面神经损伤：面神经颞支损伤而造成术侧扬眉障碍相对较为常见，损伤多为暂时性的，而于术后6个月内自然恢复；但亦有少数患者可为永久性损伤。在术中暴露关节囊翻瓣时，注意沿颧弓骨膜下方进行，自骨性外耳道前缘0.8cm之内开始，且操作轻柔，则一般可以避免面神经颧颞支的损伤。极少数患者术后可能会发生面神经多个分支瘫痪，多与术中过度解剖、损伤面神经主干有关。因此，在暴露关节囊过程中，应特别注意解剖标志，避免面神经主干的损伤。如术后出现面神经损伤症状，可给予维生素B_1、维生素B_{12}等营养神经药物及理疗等，以帮助面神经功能恢复。

2．术后关节盘缝线裂开。多表现为术后突然发生关节疼痛加重伴关节杂音，需再次手术。在行关节盘复位、缝合关节盘双板区时，仔细、认真的缝合是必需的。此外，术后开口练习应注意循序渐进，不可操之过急，避免暴力，特别是术后2周内应特别注意，以保证缝合部位的正常愈合。

3．术后关节内粘连、强直。术中彻底止血、避免术后形成血肿以及正确的术后开口练习均有助防止术后关节内粘连。有的患者具有较强的发生关节内纤维粘连的生物学倾向，原因尚不够明确。

4．殆关系紊乱。部分患者术后早期可能会出现不同程度的咬合关系变化，而感到咬合不适，一般于术后 2 ～ 3 周内可以消除。少数患者可能会发生较明显的𬌗关系不稳定。如手术 3 周后患者仍存在𬌗关系不稳定，可以用𬌗垫治疗；但至少在术后半年内，不宜进行积极的正畸和修复治疗。

5．术后感染及面部肿胀、疼痛。关节开放手术对无菌操作条件要求较高，应予以足够的重视。可使用有效的、预防性抗生素，以减少术后感染的可能性。术后适当应用类固醇药物可以减轻面部肿胀，术后 1 ～ 2 周内可使用适当的镇痛剂，以减轻疼痛。

第三节　颞下颌关节盘修补术

一、手术适应证及禁忌证

1．适应证

颞下颌关节盘修补术的适应证为关节盘双板区穿孔或撕裂，伴有重度关节疼痛、开口受限，且经非手术治疗无效、患者生活质量受到明显影响的患者。多与颞下颌关节盘复位术同期进行。应当指出，如患者影像学检查显示有关节盘穿孔但无明显临床症状，或关节症状经非手术治疗可以得到明显缓解，对患者生活质量无明显影响者，无需进行关节盘修补手术治疗。

2．禁忌证

与颞下颌关节盘复位术相同。

二、手术入路选择

与颞下颌关节盘复位术相同。

三、手术要点及注意事项

1 ～ 3．与关节盘复位术相同，唯在检查关节盘时，需注意证实观察关节盘双板区穿孔的部位及大小。一般关节盘穿孔较小时，易于修复，且修复结果较好；而过大的关节盘双板区穿孔，则较难获得满意的修复效果，且此类病例关节盘往往存在严重的退行性变，属关节盘摘除的适应证，不宜再进行关节盘修补术。

4．在作关节盘双板区楔形切除时，切除的楔形组织内应包括关节盘穿孔部位。

5．与颞下颌关节盘复位术相同。

6．关节盘穿孔病例多同时存在关节盘移位，因此多需同时进行关节盘复位术。关节盘复位后进行检查及调整的原则与关节盘复位相同。

7 ～ 8．同关节盘复位术。

四、手术并发症及处置

同关节盘复位术。

第四节　关节盘摘除及颞肌筋膜瓣重建术

一、手术适应证及禁忌证

1．适应证

(1) 巨大的关节盘穿孔、严重的关节盘变性、变薄或有明显的关节盘增殖性畸形、钙化、变形而无法进行关节盘修补、复位术且存在重度临床症状、经非手术治疗无效而严重影响患者生活质量者。

(2) 关节盘复位、修补术失败者。

2．禁忌证

同颞下颌关节盘复位术。此外，颞肌过薄者（小于3mm），不宜进行颞肌筋膜瓣重建术。

二、手术入路选择

同关节盘复位术，但颞部切口应比颞下颌关节盘复位术向前约4～5cm。

三、手术要点及注意事项

1～2．与关节盘复位术基本相同，但在翻瓣时向上应达到颞上线，向前应有4～5cm的距离，以充分暴露颞肌。

3．摘除关节盘：在充分游离、充分暴露关节盘后，首先切断盘前附着，继而离断盘内侧附着，最后以直角钳尽量向后夹持关节盘双板区，并于直角钳前方切断双板区，可缝扎双板区残端，以减少出血。在离断关节盘内侧附着时，避免过深，以免误伤深部结构；在切断双板区后，术者可以手将颏部向后上方推压，使髁突压迫关节后区，有利于减少双板区出血，必要时可以明胶海绵填塞伤口止血。

4．在游离颞肌筋膜瓣前，应充分暴露颞肌拟应用部分，在颞肌后缘作第1个切口，切口应与颞肌走行方向一致，且应直达骨面。沿颞上线作第2个切口，长约4～5cm，取决于所需要的最大宽度。然后，在距第1个切口约3～5cm处作一平行切口，形成底宽约3～5cm的肌筋膜瓣。在作此切口时应注意必须与肌纤维方向平行，以避免损伤颞浅动脉主干。此外，尚应注意此切口上1/3可直接切至骨面；中1/3需在切开肌筋膜、用小弯血管钳钝分离至骨面后，再切开骨膜，以避免损伤颞深动脉分支；下1/3则在切开肌筋膜后以小弯血管钳钝剥离至肌肉一半厚度时即中止剥离和切开。最后将肌肉连同其深面骨膜一并反折，离开骨面，并用可吸收缝线将颞肌筋膜瓣的筋膜和骨膜缝合，以避免在牵拉过程中将肌肉撕裂。

5．在以颞肌筋膜瓣替换修复关节盘时，可将该瓣自关节窝外面直接放置于关节窝表面，亦可自颧弓深部由下向上伸过直角钳，将肌筋膜瓣自颧弓下方带入关节窝。两种方法均可，但均必须保证使肌筋膜瓣的筋膜面朝向髁突，而将骨膜面朝向关节窝。此外，为减少肌筋膜瓣入关节窝后的张力，可以钝剥离上述第3个切口的下1/3，并应将附于颧弓内面的颞深筋膜深层游离。缝合肌筋膜时，应注意就位缝合稳固。

6．应在肌筋膜瓣供区部位置放引流条，也可应用负压引流。

7．逐层缝合伤口后，局部适度加压包扎。

四、手术并发症及处置

1．同颞下颌关节盘复位术。

2．颞肌筋膜瓣缝线裂开，较少发生。为避免缝线裂开，在摘除关节盘时，应注意尽量保留足够的关节盘前、后附着组织，以利缝合，且应保证肌筋膜瓣就位正确，缝合稳固。术后24小时即可开始开口练习，但应特别注意不能使用暴力，而必须循序渐进。

3～4．同颞下颌关节盘复位术中的4～5。

5．肌筋膜瓣坏死，个别患者可能会发生此并发症。为防止此并发症的发生，在准备肌筋膜瓣的过程中应避免损伤其供养动脉，避免瓣基底部过分剥离。此外，在选择适应证时应注意，颞肌过薄的患者不宜行肌筋膜瓣重建术。

6．关节强直。在单纯行关节盘摘除时，可能会发生关节纤维性粘连、甚至关节强直；术中彻底止血及积极的术后开口训练有助于防止关节强直的发生。在关节盘摘除后行颞肌筋膜瓣重建者，发生关节强直的几率明显减少。

第五节　颞下颌关节髁突修整术

一、手术适应证及禁忌证

1．适应证

此术式目前主要用于治疗重度骨关节病患者，均需经影像学证实具有典型的骨关节病改变，且关节症状严重、经非手术治疗无效。常与关节盘摘除术、关节盘复位术或修补术等同期进行。

2．禁忌证

同关节盘复位术。

二、手术入路选择

同关节盘复位术。

三、手术要点及注意事项

1～2．同关节盘复位术。

3．在充分暴露关节下腔后，对髁突进行探查，可以一宽骨膜剥离器将髁突向前下按压，亦可通过夹持于下颌角部的巾钳向下牵拉下颌骨，以充分显露髁突的全貌。

4．如髁突病变局限，可仅予髁突修整手术，将局部病变去除，如局限性软骨破坏、骨质增生及骨赘等。去除局部病变后，可用骨锉对骨面进行修整，使之尽量圆滑、自然。如髁突病变广泛而严重，存在髁突骨软骨大面积破坏或骨质明显硬化等，则应予以髁突高位切除术。一般于距髁顶部2～3mm处，用小圆电钻平行于髁顶自外向内钻孔，再用小裂钻将诸孔连通，即可完成髁突高位切除。之后，可再用小圆钻将髁突骨断端进行修整，使之尽量光整、圆滑。应注意在保证病变切除的前提下，尽量减少切除髁突的高度，以尽量避免或减轻术后咬合关系的改变。

同时应注意对关节盘和关节结节、关节窝进行探查，如有关节盘和关节结节、关节窝退行性病变，亦应一并清除。如有关节盘移位应同期行关节盘复位术，如有巨大关节盘穿孔或重度关节盘退行性变而不能保存时，应同期行关节盘摘除术，必要时可同期行颞肌筋膜瓣重建术。

5～6．同关节盘复位术 7～8。

四、手术并发症及处置

1．同关节盘复位术。

2～3．同关节盘修复术 3～5。应该特别注意的是，如同时进行髁突高位切除及关节盘摘除术，而又不进行颞肌筋膜瓣重建术时，术后发生关节内纤维粘连和强直的几率较其他手术情况为高，应积极、早期进行术后开口功能训练。一般于术后 24 小时即应开始下颌开口练习，每日 5 次，每次 5 分钟，以减少术后发生关节粘连或强直的可能性。

（马绪臣）

第六节 髁突良性肥大切除及下颌骨畸形矫正术

一、手术适应证

髁突良性肥大切除术适用于髁突良性肥大、髁突骨瘤和髁突骨软骨瘤，这些病变的特点是髁突部位的组织发生缓慢的、良性的、持续性的增生，造成同侧的下颌骨不断地前伸，患者的面部出现逐渐加重的不对称畸形，部分患者可伴患侧关节区疼痛，开口受限等症状。

这些病变的进展具有一定的自限性，尤其是髁突良性肥大，可自动停止发展，因此在确定治疗方案前应对患侧髁突异常增生的潜能进行评估。临床上一般采取病史结合颌骨 ^{99m} 锝核素显像检查来评估患侧髁突继续增生的潜能，如果患者近 1～2 年内面部不对称畸形持续加重；颌骨 ^{99m} 锝核素显像检查时患侧髁突区核素浓聚度高于健侧髁突区核素浓聚度 20% 以上，则认为患侧髁突持续增生的潜能较高，应予切除；如果患者近 1～2 年内面部不对称畸形无加重表现；颌骨 ^{99m} 锝核素显像检查时，患侧髁突区核素浓聚度高于健侧髁突区核素浓聚度 20% 以内，则认为患侧髁突持续增生的潜能较低，髁突继续增生的可能性较低，可以保留髁突。

二、手术方法

（一）麻醉

手术在经鼻腔插管全身麻醉下完成。

（二）手术方法

1．经口腔入路的髁突切除术

1）切口 剥离 显露：使患者平卧，大开口，自上颌咬合平面水平，沿下颌升支前缘表面至同侧下颌第一磨牙的远中切开黏膜、骨膜，行骨膜下剥离，显露升支前缘，剥离颞肌附着至喙突根部；再沿升支外板表面向后剥离至升支后缘；向下剥离至下颌角和角前切迹，剥离咬肌附着；向上剥离至乙状切迹和髁突外侧。

2）截骨：插入“W”形牵开器（Shea 拉钩），使其钩住升支的后缘，显露升支外板，采用直角摆动锯自乙状切迹至下颌角前切迹行升支垂直截骨，截骨线应距升支后缘约 10 ～ 15 毫米；截开升支的内、外侧骨板，截骨线应尽可能平行于升支后缘。

3）切除髁突：在截骨线的下端插入一骨膜剥离器，将近心骨段的下端向外撬起，显露其内侧的翼内肌附着并将其剥离；然后将近心骨段的下端尽量向前、外侧牵拉，并剥离近心骨段内侧的软组织附着至髁突的内侧，沿近心骨段的长轴使其向内、外侧旋转，以撕脱关节囊的附着和翼外肌附着，将近心骨段连同髁突完整取出体外，观察髁突病变范围，将病变之髁突切除，修整近心骨段余部备用。

4）重建关节：将预制的唇弓分别结扎于上、下颌牙列，咬合板结扎固于上颌牙列，使下颌牙列咬入到𬌗板中，行颌间结扎固定；然后把近心骨段的余部植回原位，使其沿截骨线向上滑行，上端进入关节窝；于远心骨段乙状切迹下约 10 毫米处钻孔，近心骨段相对应位置亦钻孔，用双股钢丝（直径 0. 2 毫米）将近远心骨段固定在一起；再采用特殊的直角钻和直角螺丝刀在近心骨段下端的截骨线处，用小型钛板一块行单层骨皮质坚固固定。近心骨段上两颗螺钉可先于体外预先固定好（图 8-6-1）。

需同期行正颌外科手术矫正面部不对称畸形的患者，术中可先完成双侧升支截骨，这样下颌骨的远心骨段可以较充分地前提，有利于患侧下颌近心骨段及髁突的暴露，便于将患侧近心骨段取出；如果患侧髁突体积较大，且脱位时骨性阻力较大时，可在下颌孔以上行水平截骨，使喙突移位，进一步扩大术野，待完成颞下颌关节重建后再将喙突复位；对于巨大的髁突骨软骨瘤可将其分块后取出。剥离髁突病变的内侧时应紧贴骨面进行操作，防止损伤颌内动静脉血管，引起大出血。

2．口外下颌下入路髁突切除术

1)切口　剥离　显露：于下颌下缘下方约一横指处，平行于下颌下缘切开皮肤 7 ～ 9cm，然后依次切开皮下组织、颈阔肌，显露并结扎面动脉和面前静脉，再显露下颌下缘及下颌角，切断咬肌附着，行骨膜下剥离，显露乙状切迹、升支后缘、髁颈和髁突外侧。

2）截骨：用列钻自乙状切迹至下颌角前切迹，全层截开升支，截骨线应平行于升支后缘并距其约 1.0 ～ 1.5mm。

3）切除髁突：沿截骨线分开近远心骨段，将近心骨段向上抬起，剥离其内侧附着的翼内肌和软组织至髁突内侧，沿近心骨段长轴旋转骨段，撕脱关节囊及翼外肌附着，将近心骨段连同髁突取出体外，观察病变区域，并切除之。

4）关节重建：同口腔内入路操作。

5）缝合：充分止血后，放置引流管，将翻起的咬肌复位，缝合于下颌角，再分层缝合颈阔肌、皮下组织和皮肤。加压包扎。

3．耳前入路髁突切除术

1）切口　剥离　显露：见髁突肿瘤有关章节。

2）截骨切除病变髁突：切开关节囊显露关节下腔，暴露病变髁突，剥离其前、后、内、外侧附着，并于其外侧向髁颈部剥离，并于髁颈部向其内侧插入专用拉钩推开内侧的软组织；用裂钻截骨切除病变髁突。如果病变髁突或增生的骨软骨瘤体积过大，可将其分块切除。

3）关节重建：术中切除髁突的高度小于 10mm，关节可不予重建，术后配合有序的颌间弹力牵引和开口功能训练，可获得良好的咬合关系和开口度。当切除髁突高度大于 10mm 时，可配合口腔内入路或下颌下入路重建关节结构，手术操作如前所述。

4）缝合：缝合切开的关节盘外侧附着处，再缝合关闭关节囊和关节腔。将腮腺及其筋膜瓣复位并缝合，再缝合皮下组织及皮肤。止血完善者，伤口不必置引流条，加压包扎。

4．下颌骨体部去皮质术：有部分髁突肥大畸形的患者，患侧的下颌体部也有肥大的表现，患侧的下颌下缘明显低于健侧。摆平殆平面后，患侧的下颌下缘仍明显低于健侧，此时需行患侧下颌体部去皮质术使两侧下颌下缘高度相当。

1）评估两侧下颌下缘真实高度差：先完成双颌正颌外科手术矫正偏斜的殆平面，行颌间结扎，评估两侧下颌下缘的高度差。

2）切口与剥离：于下颌前庭沟内行环下颌黏膜切口，骨膜下剥离至患侧下缘的内侧，解剖游离部分颏神经，充分显露体部以便于手术操作。

3）截骨和解剖部分下牙槽神经血管束：于下缘最低点向上，根据评估的两侧下缘高度差，用长柄小球钻做一标记点，再由患侧颏部肥大畸形的起始部做一标记点，用球钻或裂钻将这两标记点连接起来并向后延伸至下颌后缘，截骨时仅截透颊侧骨皮质。再由此截骨线前端起约每隔 2 厘米向下缘做垂直截骨线，亦要求仅截透颊侧骨皮质，然后用骨凿自颏部起沿截骨线由前向后逐块去除颊侧骨板（图 8-6-2b）。用刮匙刮除骨松质，如果遇到下牙槽神经管，即将该管的骨皮质小心去除，将其内的下牙槽神经血管束牵向颊侧。再以裂钻配合骨凿去除其舌侧的骨皮质。

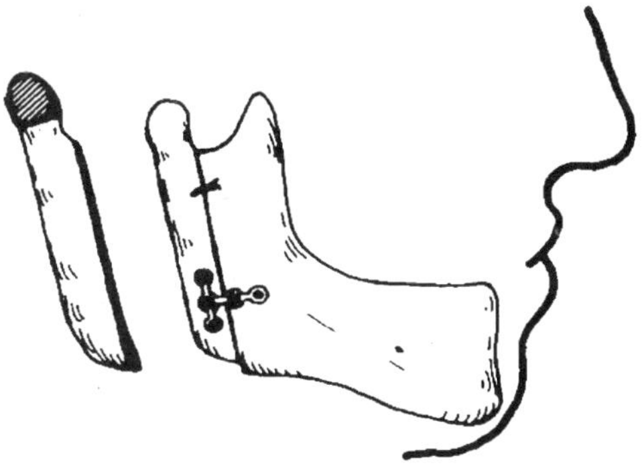

图 8-6-1a　利用近心骨段的余部重建患侧关节结构

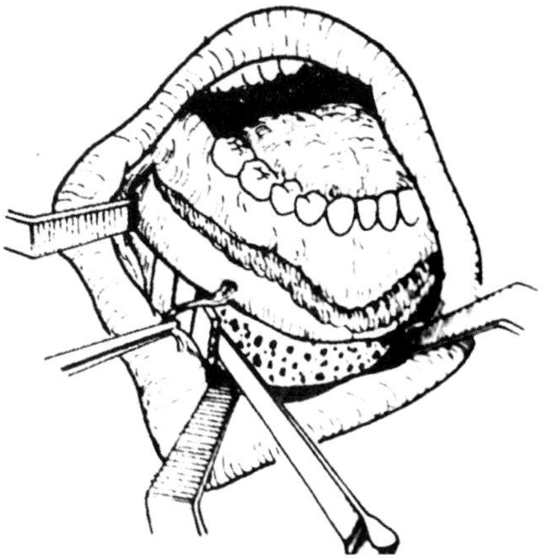

图 8-6-1b　下颌骨去皮质术截骨去骨示意

4）缝合：充分止血后缝合口内切口，口外加压包扎。

5．正颌外科手术：矫正伴发的面部不对称畸形可同期行正颌外科手术予以矫正，手术包括上颌骨 LeFort Ⅰ型截骨术、升支矢状劈开截骨术、下颌角成形术、下颌下缘成形术、颏成形术等，手术操作请参看正颌外科有关章节。

6．术后功能训练：术后第 3 天开始行颌间弹力牵引，使下颌牙列进入殆板，保持 4 个星期；再行间断的颌间弹力牵引，配合开口功能训练 4 个星期；完全去除颌间弹力牵引后继续行开口功能训练，至开口度达 35 毫米以上，开口功能训练需坚持一年以上。

三、并发症及处理

1．出血：多由于术中损伤知名血管而发生。因此术者应熟悉局部解剖结构，小心操作。切除病变髁突时应贴骨面剥离其内侧软组织附着，截骨时髁颈内侧应用专用器械牵开其内侧软组织以避免损伤颌内动、静脉。行下颌升支及体部截骨时应尽可能避开下颌管的走行位置，以免损伤下牙槽神经血管束。一旦发生术中大出血应积极止血，必要时行颈外动脉结扎术。

2．下牙槽神经损伤：多发生于下颌骨截骨时。行患侧升支垂直截骨术时，截骨线不应过度靠前，应距升支后缘约 10 ~ 15mm，并与升支后缘平行；在升支部位进行坚固内固定时，应避开下颌管的走行位置，钛钉的长度不宜超过 5 mm ；行下牙槽神经解剖术时，颊侧截骨不能过深，截透骨皮质即可，遇到下颌管时应小心仔细解剖之；实施颏成形术时，应小心牵拉颏神经。

3．面神经损伤：采用下颌下或耳前入路切除髁突、重建关节时，有损伤面神经相应分支和总干的可能，因此术者应熟悉解剖力求避免之。一旦发生面神经断裂，术中应即刻予以吻合，术后配合相应的药物治疗和功能训练。

4．近心骨段折断：多由于升支垂直截骨线设计不当和术中截骨不充分、暴力操作而发生。因此行患侧升支垂直截骨术时，截骨线应距升支后缘约 10 ~ 15mm，并尽可能使之平行于升支后缘，且应将截骨部位的双层骨板完全截开，这样近心骨段可以有足够的强度支持较大的瘤体与升支后缘一同取出体外，其余部也有充足骨量重建关节。

5．近心骨段坏死吸收：游离植入的近心骨段余部一般可成活，在术后的第一年内此骨段会有少量的吸收和塑形变化，第二年后基本保持稳定。但近心骨段有发生缺血性坏死或骨吸收影响治疗效果的可能，为防止其发生：①尽量减少近心骨段离体的时间；②近心骨段应有一定的体积；③近心骨段应有稳固的固定：利用小型钛板行坚固内固定近心骨段重建关节。该接骨板需放置于近心骨段的下缘，如果其位置较高，由于“应力遮挡”效应，其下方的近心骨段术后可发生骨吸收。

6．术后咬合关系紊乱：术中下颌远心骨段位置不佳或术后该骨段移位可发生术后咬合关系紊乱。术前行模型外科分析确定术后咬合关系并制作唇弓和𬌗板；术中固定下颌远心骨段前严格据此确定术后的咬合关系并行颌间结扎固定；稳固的骨间坚固内固定；术后有序的颌间弹力牵引和开口训练可以有效避免术后发生咬合关系紊乱。

7．术后畸形复发和关节强直：术后畸形复发多由于切除髁突病变组织时过于保守，遗留的病变软骨组织增生造成畸形复发，因此应将髁突区病变组织完全切除，尽可能减少畸形复发的机会。另外术后有发生关节强直的可能，术后有序功能训练可有效降低发生关节强直的可能。一旦发生术后关节强直，则应按关节强直治疗程序进行治疗。

8．面部不对称畸形矫正效果不佳：对于要求同期矫正面部不对称畸形的患者，术前需行 X 线头影测量分析，牙列模型的面弓转移，模型外科分析，制作中间咬合板和终末咬合板以及弯制颌间固定用的唇弓。手术时应遵循双颌正颌外科手术程序，先行上颌骨 LeFort Ⅰ型截骨术，利用中间咬合板先摆正上颌牙骨段，再行髁突及下颌骨的其他手术。

（李自力）

第七节　颞下颌关节强直假关节成形术

颞下颌关节强直是由于外伤、炎症等因素的破坏致使颞下颌关节发生器质性病变，关节的正常解剖结构消失并被增生的纤维组织、骨痂取代，导致患者出现不同程度的开口困难或不能张口。

根据X线片上的骨粘连范围可将颞下颌关节强直分为三型：Ⅰ型：骨性粘连只局限在髁状突与颧弓之间；Ⅱ型：下颌升支与颧弓广泛粘连，但乙状切迹尚存在；Ⅲ型：下颌升支与颧弓完全粘连，乙状切迹消失。病变程度不同，手术的方法亦存在较大差异。目前，假关节成形术是治疗因外伤、炎症等因素所致的颞下颌关节强直的唯一方法。双侧颞下颌关节强直必须同期完成双侧关节的假关节成形手术，以降低术后复发可能。手术前应做好全面检查，排除因颌间瘢痕挛缩等关节外因素导致的开口困难。

一、高位颞下颌关节假关节成形术

（一）适应证及禁忌证

适应证：适用于骨粘连范围局限在下颌髁状突及颞骨关节窝的病例。

禁忌证：骨粘连范围较大，超出关节窝的患者不宜使用此手术方法。

（二）手术入路选择

采用耳前拐杖形切口（图8-7-1a）。自耳屏下端开始，沿耳前皮肤皱纹由下向上行纵形皮肤切口，在耳轮脚部位进入发际，然后切口稍向后，再内弯向前上方延伸约2～3cm。如采用颞肌筋膜瓣作为插入物置于截骨后的髁状突残端与关节窝之间，发际内的切口需适当扩大。

（三）手术要点及注意事项

（1）切开：于耳前行拐杖形切口，逐层切开皮肤、皮下组织，在腮腺咬肌筋膜浅层向前翻开皮瓣。为充分暴露手术野，翻瓣范围应达到关节结节前方。沿切口后缘切开颞浅筋膜深层及腮腺咬肌筋膜，翻腮腺瓣向前，充分暴露颧弓根部及颞下颌关节外侧面的关节囊，“T”形切开关节囊及骨膜，显露关节粘连的部位及周围结构。操作过程中注意保护面神经颞支及颞面干。

（2）截骨：于粘连的骨球下方的髁状突颈部以裂钻或矢状锯完成第一条截骨线。测试开口度达到30mm以上且无阻力后，以裂钻向关节窝方向去除增生的骨球。在保证手术安全的前提下尽可能将骨球去除干净。形成一条5～10mm的截骨间隙。以球钻或打磨钻修整关节窝及髁状突残端的形态，去除锐利骨边缘。大量生理盐水冲洗创口，彻底清除局部残余骨渣，创面充分止血。

向关节窝方向和骨球内侧去骨时注意掌握好操作深度，逐层去骨，勿伤及髁状突颈部内侧的颌内动脉。

（3）固定插入物：当术后截骨间隙超过5mm时应考虑使用插入物恢复升支高度，防止术后前牙开𬌗。将插入物置于髁颈残端上，用不锈钢丝或微型钛板进行固定。再次测试患者开口度并观察插入物是否固定稳固。

如果截骨间隙小于5mm，可以不使用插入物或采用颞肌筋膜瓣作为插入物置于截骨后的髁颈残端与关节窝之间。制备方法为翻瓣暴露颞肌筋膜后，在颞肌后份行全层切开，包括颞肌及筋膜，形成一蒂在下方的 2cm × 5cm 的颞肌筋膜瓣，在颧弓深层自关节结节前方导入截骨后的间隙中，用缝线或不锈钢丝将颞肌筋膜瓣固定在髁状突残端或关节窝上。

（4）缝合：冲洗伤口后，逐层对位缝合关闭伤口。如果关闭伤口时创面无明显渗血，可不放置引流物。如果渗血较多可置放橡皮条引流。缝合伤口后局部加压包扎。术后如存在咬合紊乱，应行颌间弹力牵引。

（四）术后开口训练

术后开口训练是预防术后关节强直复发的重要手段。开口训练可于术后 5 ~ 10 天开始进行，力量从弱到强，逐渐增加。每日练习 3 ~ 5 次，每次 15 ~ 20 分钟。使用螺旋式开口器进行开口训练。开口练习初期应在医生指导和监督下进行。开口训练后开口度应超过 30mm。训练时间至少应坚持 12 个月以上。患者需要进行颌间牵引时，每次练习后，再用橡皮圈进行颌间弹力牵引。

二、低位颞下颌关节假关节成形术

（一）适应证

适用于骨粘连范围广泛的病例，是临床最常用的假关节成形术式。

（二）手术入路选择

常规采用靠近下颌角的颌下切口入路，切口长约 4 ~ 5cm（图 8-7-1b）。采用单一颌下切口入路完成低位颞下颌关节假关节成形术时需要使用摆动锯。

对于骨球粘连范围广泛的患者，为了便于切除增生骨球和降低截骨时损伤骨球内侧软组织的风险，还可以采用颌下切口、耳前切口的联合入路。

必要时还可附加口内升支前缘切口用以保护骨球内侧软组织（图 8-7-1c）。

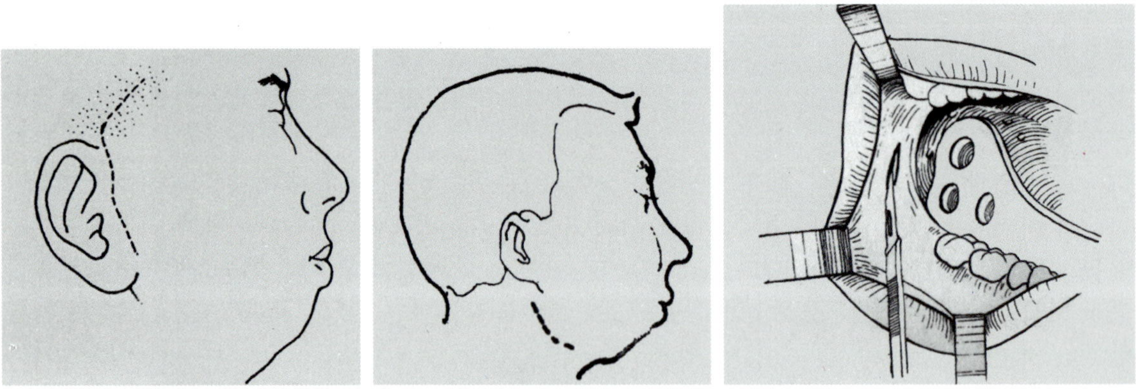

a 耳前切口　　b 颌下切口　　c 口内升支前缘切口

图 8-7-1　颞下颌关节强直手术切口

（三）手术操作步骤

（1）切开：于靠近下颌角处行颌下切口，切口距下颌下缘约 2cm 并与皮纹平行（儿童患者此距离可相应减小）。为了能更好地显露手术区域，切口可绕过下颌角向后上方适当延长。逐层切开皮肤、皮下组织及颈阔肌，分离、切断并结扎面前静脉和颌外动脉。注意保护面神经下颌缘支，钝性分离至下颌下缘。

如果需要附加耳前切口，可在完成颌下切口并剥离显露增生骨球后进行。

口内升支前缘切口应在完成截骨、解除开口受限后、去除增生骨球之前进行。

（2）剥离与显露术野：完成软组织切口，分离至下颌骨下缘后，于下颌下缘外侧 3 ～ 5mm 自下颌角至角前切迹前 10mm 切开骨膜及咬肌下缘附着，沿升支表面向上方及前后方向剥离。向前方剥离范围应达到升支前缘，剥离时注意勿在升支前缘处穿破口腔黏膜。向上方剥离应尽可能充分地暴露增生的骨球、喙突及可能尚存在的乙状切迹。向后方剥离至升支后缘，此处剥离注意勿损伤到面后静脉。升支后缘下分的骨膜及软组织可在升支骨膜剥起后沿升支后缘向上切开 10 ～ 15mm，用以减小切口张力、方便手术操作。剥离操作过程应始终在骨膜下进行，减少软组织损伤及不必要的出血。

（3）升支水平截骨，解除开口受限：结合术前 X 线片，在已显露的升支表面估计下颌孔及下颌管的位置，确定第一条升支水平截骨线的部位。如果增生的骨球尚未破坏乙状切迹，第一条升支水平截骨线可选在乙状切迹下 5 ～ 10mm 处。如果增生的骨球范围较大，乙状切迹结构已经消失，此时升支水平截骨线应位于增生骨球的稍下方，但不应低于下颌孔的高度，以避免损伤下牙槽神经血管束，造成明显出血。个别患者增生骨球巨大，已超过下颌孔，升支水平截骨线可选在下颌孔稍上方、增生骨球内外径较小的部位进行。

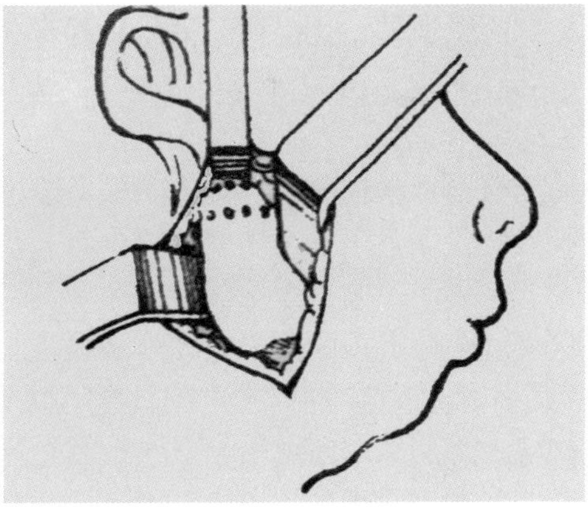
图 8-7-2　低位关节成形（截骨）

先以细裂钻标记水平截骨线的位置和方向，然后以摆动锯自截骨线的中份开始截骨，逐渐加深截骨深度并沿标记线向升支前、后缘扩展(图 8-7-2)。升支前缘的骨质较为致密，应尽可能用摆动锯将之充分截开。截骨时以宽而钝的骨膜剥离子置于升支前缘保护软组织，防止因软组织损伤造成术区与口内相通。升支后缘骨质截开时注意保护面后静脉，避免意外损伤引起的出血。截骨过程中如升支内外侧骨板较厚无法以摆动锯完全截开时，可用弯骨凿自升支前缘至后缘将内侧骨皮质凿断，然后用骨刀轻轻撬动，将升支与粘连的骨球裂开。截骨完成后检查有无活跃出血、软组织损伤和残余的粘连骨质。

（4）对侧关节的处理：如患者为单侧关节强直，此时已可获得一定程度的开口度。以螺旋式开口器对患者进行被动开口，测被动开口度。如开口度大于 40mm 且无明显阻力，则可进行去除骨球操作；如开口度小于 30mm，应考虑通过口内入路切除对侧喙突；如开口度小于 20mm 且存在较大阻力时，应进行对侧关节的探查(口外入路)。探查时可先摘除对侧喙突，如开口度无明显改善则需行对侧关节的假关节成形术。

（5）形成截骨间隙：患者获得理想被动开口度后，开始去除增生骨球，形成截骨间隙。以巾钳将下颌升支牵向下方，在第一条截骨线上方 15mm 处以摆动锯行第二条水平截骨线，两条截骨线应平行。以骨凿、裂钻将两条截骨线间的骨质分块取出。第二条水平截骨线往往进入骨球内，骨质厚且硬，常需截除外层骨质后，再截除内层骨质。去骨时应由浅入深，由下向上。注意掌握截骨高度，不可超过关节窝水平。操作中禁忌使用暴力劈凿，以免造成颅底骨折。注意保护升支内侧的重要组织，特别是颌内动脉，慎勿损伤。截骨后应形成一条 15 ～ 20mm 截骨间隙，内外侧去骨宽度应一致。然后在间隙上方骨断面制备假关节窝。

（6）植入插入物：不同的低位颞下颌关节强直假关节成形手术方法的主要区别就在于其应用的插入物的种类不同。本节着重介绍下列三种手术方法：肋骨肋软骨移植假关节成形术，人工关节植入假关节成形术和牵引成骨假关节成形术。除此之外，临床上还可采用喙突移植进行假关节成形术以及升支后缘垂直截骨倒置或上移的假关节成形术。应用趾跖关节或胸锁关节进行假关节成形术因手术操作复杂并会破坏供区生理功能，临床上较少采用。部分术者在术中使用颞肌筋膜瓣或软骨等材料进行关节窝衬垫，认为可以降低术后关节强直的复发。

①肋骨肋软骨移植假关节成形术

是目前临床最常用的插入物。多选取患者右侧第 6 ～ 8 肋骨肋软骨。切取长度为肋骨不小于 5cm，肋软骨不小于 5mm。切取时注意勿使肋骨与肋软骨分离。

先在升支外侧按照肋骨宽度制备骨槽，方向应朝向后上方的关节窝，使患者下颌处于轻度近中关系位置，避免术后发生下颌后缩。调整肋骨肋软骨长度，将其置于骨槽中，用不锈钢丝或钛板钛钉固定（图 8-7-3）。

②人工关节植入假关节成形术

适用于骨粘连广泛，去骨后局部骨组织缺损较大的病例。分为半关节重建（只重建升支和髁状突）和全关节重建（重建升支、髁状突和关节窝）两种类型。因人工关节价格昂贵，临床应用受到很大限制。

根据骨缺损范围选择人工关节型号。恢复患者正常咬合关系。于升支残端制备骨槽，将人工髁状突置于骨槽中并使之抵于新形成的假关节窝内。以钛钉将人工髁状突固定于升支残端。完成半关节重建。制备假关节窝时注意关节窝顶应保留足够厚度的骨质，防止因人工髁状突对关节窝顶的磨损造成骨质吸收，发生颅底穿孔。

全关节重建时，首先在截骨间隙上方接近原关节窝处制备容纳人工关节窝的骨床，以钛钉将人工关节窝固定于骨床上。其余操作步骤与半关节重建相同（图 8-7-4）。

③牵引成骨假关节成形术

保留升支内侧的骨膜和肌肉附着，于升支残端后缘行“L”形（左侧）或反向“L”形（右侧）截骨，制备一个可移动骨段。垂直截骨线位于下颌管后方距下颌后缘 10 ～ 15cm 处，截骨线方向指向假关节窝。水平截骨线位于下颌下缘上 5 ～ 10mm。移动骨段体积应不小于 10mm × 15mm。首先在残留升支外侧以细裂钻标记出截骨线，修改牵引器固定臂和移动臂，使牵引器整体与骨面贴合。牵引方向指向关节窝。然后以打孔钻制备固定牵引器的螺钉的钉孔位置，取出牵引器。用矢状锯完成垂直截骨线和水平骨切口。术中注意勿损伤下牙槽神经血管束。第三步将牵引器就位并用螺钉固定，测试牵引器可无阻力地工作后将其复原。操作过程中注意勿损伤或剥离升支内侧骨膜及翼内肌附着（图 8-7-5）。

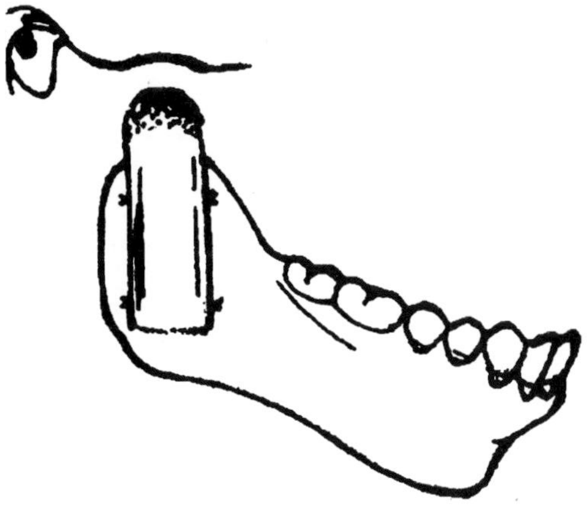

图 8-7-3　低位关节成形（肋骨肋软骨移植）

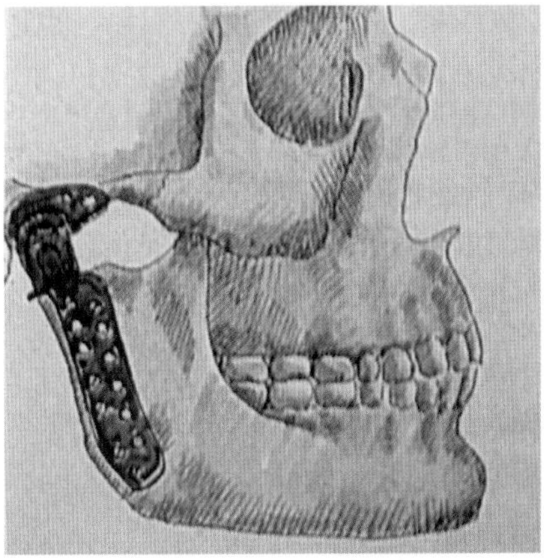

图 8-7-4　关节重建

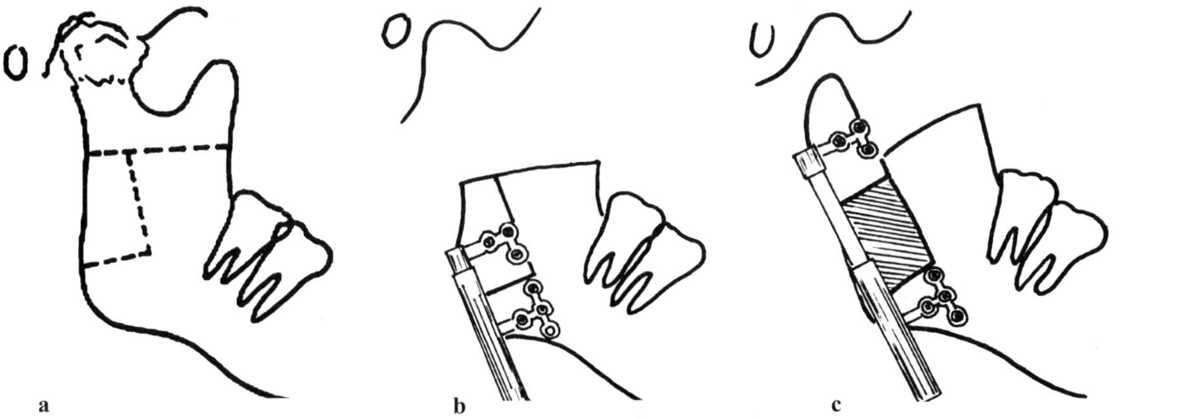

图 8-7-5　牵引成骨关节成形术

a 截骨线标记 b 截骨、移动骨段制备、牵引器固定 c 完成牵引成骨治疗

术后行常规牵引成骨治疗，3 个月稳定期结束后，全麻下再次手术拆除牵引器。

(7) 手术创口处理：大量生理盐水冲洗伤口，去除残余的骨碎屑，修整骨断端锐利边缘，探查有无影响张口的纤维瘢痕存在。在进行功能运动后检查创面有无活跃出血并充分止血。关闭伤口时应逐层对位缝合，特别是骨膜，应尽可能严密关闭。于伤口后部隐蔽处放置引流物。局部加压包扎。根据引流量的多少可于术后 24 ～ 72 小时将引流物去除。加压包扎于术后 72 小时去除。

（四）术后开口训练同高位颞下颌关节假关节成形术

三、手术并发症及处置

高位颞下颌关节假关节成形术与低位颞下颌关节假关节成形术的手术并发症及处置方法有许多相同之处，在此一并叙述。

1．面神经损伤：耳前拐杖形切口可造成面神经颞支或颞面干损伤。颌下切口可造成面神经下颌缘支和颈支的损伤。损伤多为术中面神经分支因显露或牵拉所致。此类损伤常为暂时性的，可于术后 3 ～ 6 个月内自然恢复。但亦有部分患者神经功能不能完全恢复。少数面神经解剖变异较大的患者在手术过程中神经可能会被切断，如不进行神经吻合可发生永久性面瘫。熟悉面神经的解剖位置、术中注意观察解剖标志、操作轻柔避免过度牵拉是防止面神经损伤的关键。术中如果面神经被切断应行神经吻合。术后出现面神经损伤症状时，可给予激素、维生素 B1、B12 等神经营养药物，并配合局部理疗、面神经功能训练等方法以帮助面神经的功能恢复。

2．术中出血：颌面部血运丰富，手术过程中创面渗血较多，大多数情况下通过局部压迫填塞就可达到止血目的。术中的明显出血多为损伤了知名血管造成的。熟悉手术区域的解剖结构，术前认真观察 X 线片、CT 等影像学资料以指导手术操作，术中解剖层次清楚、操作准确轻柔，均能有效避免知名血管的损伤，减少术中出血。切开过程中对干扰手术的颌外动脉、面前静脉、颞浅动脉应提前切断并牢固结扎（知名动脉近心端双线结扎）。面后静脉在升支后缘剥离或截骨时易发生损伤，应注意保护。损伤后多需通过缝合才能止血，操作较为困难。下牙槽神经血管束的损伤多发生在升支截骨时。截骨操作应保证在下颌孔上方进行，截骨深度不能超出舌侧骨皮质过多。损伤后如果手术视野清楚，尚允许完成截骨操作，应尽快完成截骨，将升支向下方牵拉，纱条填塞截骨断端减缓出血，寻找到血管破损处后结扎止血。损伤后如果出血明显，无法操作；或为双侧关节强直，另一侧尚未进行手术时，可自下颌角或升支后缘向升支内侧下颌孔方向剥离，局部纱条填塞压迫止血后，尽快完成同侧升支截骨以及对侧关节的切开、截骨，牵开截骨断端，寻找到破损血管后予以结扎。颌内动脉损伤多为截骨、去除骨球时操作深度过深，升支内侧缺乏保护时发生。颌内动脉位置较高，损伤后出血汹涌，止血困难，可危及患者生命，必须快速处理。首先自下颌角或升支后缘向升支内侧上方相当于髁状突颈部的方向剥离，纱条填塞减缓出血。可同时配合使用控制性降压技术减少患者失血。尽快找到损伤处予以结扎或缝扎。如不成功则需要行颈外动脉结扎术。在有条件的综合性医院还可请导管外科协助行颌内动脉栓塞以帮助止血。此方法效果更为肯定。

3．颅底骨折，硬脑膜撕裂：多为去除骨球时操作位置过高或使用暴力劈凿所致。为假关节成形术最严重的并发症。可造成颅脑损伤、颅内血肿、脑脊液瘘或严重出血，直接危及患者生命。此时应在控制出血的前提下立即停止手术，请神经外科医师会诊，进行相应处理。

4．外耳道损伤：发生原因与颅底骨折相同。多不会造成严重后果。如果外耳道皮肤撕裂较大可间断缝合关闭创口。如果撕裂较小可不用缝合。为防止感染和外耳道粘连导致外耳道狭窄，可于术后以碘仿纱条填塞外耳道。必要时请耳鼻喉科医师共同诊治。

5．术后血肿：可发生在术后一周之内，特别是术后前三天。血肿形成的原因主要为术中止血不充分，术后创面渗血。术后过早开口训练也可造成创面渗血。因此术中必须充分止血，关闭伤口前进行下颌被动开口运动观察有无渗血，伤口内应置放引流物，术后局部加压包扎并使用止血药物。如果术中创伤较大，术后应适当推迟开口训练开始时间。血肿形成后应手术清除，防止术后伤口感染造成手术失败。如果术后短时间内术区即出现明显肿胀，多为创面活跃性出血所致，如术中结扎的血管松脱等。此时应立即打开创口，清除血肿，找到出血来源重新结扎。防止肿胀向升支内侧发展压迫呼吸道造成患者窒息。

6. 术后伤口感染：临床症状多出现在术后1～2周。因感染位置深在，早期常不易发现。感染原因主要是伤口渗出物引流不畅所致。术后应严密观察术区肿胀变化。如果术后3～4天局部肿胀加重同时伴有伤口胀痛感，可通过放置引流物处的伤口探入术区。如果引流液尚清亮，可适当扩大伤口，局部抗生素盐水冲洗后重新置放引流物，待引流液基本消失后去除引流物。如果引流液浑浊或为脓性时，则需打开伤口进行清创，去除手术过程中填塞的明胶海绵等异物。当感染未明显累及插入物时，可每日以抗生素盐水冲洗伤口2～3次，局部置放引流物并每日更换，直至伤口二期愈合。如伤口不能愈合则需取出插入物。当感染累及插入物时，需清创后将插入物去除方能消除感染，否则伤口会经久不愈。遗留的升支缺损只能通过二期手术进行弥补。术后伤口感染可严重影响手术效果，增加关节强直复发风险，临床上应予以足够重视。

7. 插入物坏死、吸收、折断、过长，固位不良、移位、松动、脱落：自体插入物属于游离植骨，术后可发生坏死、吸收、折断，如果无明显临床症状可不用处理。如果出现不适、疼痛、功能障碍，则需重新手术更换插入物。曾有报道应用肋骨肋软骨移植为儿童进行假关节成形术后，患者进入青春期后出现插入物过长，造成下颌前突。此时应结合正颌外科方法对患者予以矫治。此外，人工材料插入物发生固位不良、移位、松动、脱落或牵引器出现故障时，需重新手术进行固定或更换。

8. 术后继发下颌后缩，咬合关系紊乱：造成术后下颌后缩、咬合关系紊乱的主要原因是下颌升支的垂直高度在手术中恢复不足、插入物固定角度不佳或自体插入物术后明显吸收。此并发症多发生在双侧颞下颌关节强直假关节成形术后。术中应选择具有足够长度的插入物以恢复升支必要的高度；在进行插入物固定前必须要首先恢复患者的咬合关系并行颌间结扎；固定插入物时应将其长轴指向后上方新形成的假关节窝；术后辅助颌间弹力牵引以稳定下颌骨的位置，防止术后插入物的松动、移位或过早负重造成的吸收。术后轻度的下颌后缩可考虑通过术后正畸解决。如果下颌后缩明显，则需要通过正颌外科技术或下颌骨牵引成骨的方法进行矫治。

9. 关节强直复发：关节强直术后复发是至今临床仍然无法根本解决的主要术后并发症。目前文献报道复发率为10%～20%。造成术后复发的因素很多，如手术者的经验、手术方法、去骨是否充分、应用的插入物种类、术中局部组织处理方法、患者年龄、局部组织条件、术后患者能否配合开口训练等。对于某些多次手术仍出现复发的患者，其复发原因还可能与患者的特异性体质即成骨能力旺盛有关。患者术后复发原因可以是单一因素造成的，也可能是多种因素共同作用的结果。因此预防术后复发应从多方面着手。要根据患者的具体情况选择手术时机和治疗方法。术中操作时充分去除可能造成术后复发的各种因素。术后指导并监督患者进行规范的开口训练。对于出现复发的患者应认真分析复发原因，择期再次行手术治疗。

（梁成）

第八节　颞下颌关节肿瘤手术

一、髁突骨瘤及骨软骨瘤切除术

髁突骨瘤及骨软骨病切除及下颌骨畸形矫正术与髁突良性肥大切除及下颌骨畸形矫正术之原则和术式基本相同，详见本章第六节。

二、颞下颌关节其他良性肿瘤及瘤样病变清除术

（一）手术适应证及禁忌证

适应证：滑膜软骨瘤病、关节盘源性软骨瘤、腱鞘纤维瘤、色素绒毛结节性滑膜炎及成软骨细胞瘤等良性肿瘤及瘤样病变，无需或行广泛性切除代价过大或患者拒绝接受广泛性切除者。

禁忌证：术区皮肤感染者及患有急性全身性疾病时，应暂缓手术。

（二）手术入路选择

同关节盘摘除、颞肌筋膜瓣重建术。若关节病变累及颅内、需颅内、外联合手术时，位于颞部的切口应向前再延伸 2 ~ 3cm，以保证足够的手术视野。

（三）手术要点及注意事项

1．同关节盘复位术。

2．在暴露关节囊时，应注意观察关节囊是否完整，病变是否已累及关节周围组织等，以做相应手术准备。

3．应充分暴露关节上、下腔，探查并清除全部病变，要特别注意探查并清除关节后部及髁突前、内侧的病变组织，以免遗留病变组织。对于有被膜的病变，应尽量于被膜外连同病变组织一道清除。若关节盘为病变所累及，应予摘除；若髁突及关节窝受累，亦应予以切除或修整。

4．若病变经破坏关节窝累及颅内时，应请神经外科医师共同手术，用咬骨钳咬除颧弓根部骨组织并经去除关节窝上方部分颞骨，暴露硬脑膜，谨慎清除进入中颅窝及贴附于硬脑膜表面的病变组织。然后，请神经外科医师用脑护板保护好脑组织后，再用刮匙彻底刮除、清理关节窝内的病变组织。

5．可用开颅时去除的颞骨块，按关节窝形态修整后修复关节窝部位的颅底骨缺损。

6．妥善止血，用生理盐水彻底冲洗伤口，尽量关闭关节腔，逐层缝合，关闭伤口。

（四）手术并发症及处置

1．同关节盘复位术。

2 ~ 4 同关节盘复位术 3 ~ 5。其中应特别注意的是，由于关节结构破坏、改变较多，较易出现术后咬合关系紊乱。因此，在术中以颞骨块修复关节窝部位颅底骨缺损时，应注意恢复、保持较好的咬合关系。

5．硬脑膜及脑组织损伤：若病变破坏中颅窝底而进入中颅窝内时，在清除病变时，极易损伤硬脑膜及脑组织，而造成脑脊液漏或其他脑并发症。因此，术前详细的影像学检查是

十分必要的。请神经外科医师共同手术，并经颅内以脑护板保护好脑组织后，再自关节窝清除病变组织，可避免损伤脑组织。

6．颅内感染：术中应严格注意无菌操作技术，可使用有效的、预防性抗生素，以减少术后感染的可能性。

三、颞下颌关节恶性肿瘤手术

颞下颌关节恶性肿瘤有着复杂的临床情况，根据其不同的组织来源、恶性程度及累及范围，可采用不同的手术方式并辅以其他治疗，如化学治疗、放射治疗、中医中药治疗等。但原则上，对于颞下颌关节恶性肿瘤应行根治性切除术，对于累及中颅窝的恶性肿瘤应结合颅底手术一并进行，详见第 5 章，在此不再赘述。

（马绪臣、李自力、梁成）

参考文献

1．张震康，张熙恩，付民魁．正颌外科学．人民卫生出版社 1994

2．柳春明，洪民，宋业光．血管蒂颞筋膜瓣间置治疗广泛骨性粘连的颞颌关节强直．中华整形烧伤外科杂志．1997.11.25; 13(6): 414-416

3．赵玉尧，贺福长，林柏等．非生物材料用于颞下颌关节强直的半关节置换术．中华整形烧伤外科杂志．1997.01.25; 13(1): 15-17

4．王兴，张震康，张熙恩．正颌外科手术学．山东科学技术出版社 1999

5．刘恭奇，李祖兵，东耀峻 等．肋骨、肋软骨移植重建颞下颌关节 27 例．中华整形外科杂志 2000; 16(3): 163-165

6．梁成，王兴，伊彪等．牵引成骨颞下颌关节假关节成形术．中华医学杂志，2002,82(12):807-809

7．梁成，王兴，伊彪等．单侧颞下颌关节强直伴小颌畸形同期牵引成骨治疗的临床研究　北京大学学报（医学版）2007，39（1）：33 － 36

8．马大权、俞光岩主编．手术创伤与意外处理．长春：吉林科学技术出版社，2000

9．马绪臣主编．颞下颌关节病的基础与临床．第 2 版，北京：人民卫生出版社，2004

10．李自力，王兴，张熙恩等．半侧颌骨肥大畸形的正颌外科矫治．中华口腔医学杂志 2001 ：36 ：371

11．李自力，王兴，伊彪，梁成，王晓霞．口腔内入路髁突切除术的临床应用研究．现代口腔医学杂志，2008 ；22（4）：341-344.

12．Kent JN, Block MS, Homsy CA, et al. Experience with a Polymer glenoid fossa Prosthesis for partial or total temporomandibular joint reconstruction. J Oral Maxillofac Surg..1986:;44:520-533.

13．MacAfee KA, Quinn PD. Total temporomandibular joint reconstruction with delrin titanium implant. J craniofac Surg .1992;3:160-165.

14．Lindquist C, Soderholm AL, Hallikainen D, et al. Erosion and Heterotopic bone formation after alloplastic tempormandibular joint reconstruction. J Oral Maxillofac Surg1992;50:942

15．Kent JN, Block MS, Halpern J, et al. Update on the Vitek partial and total tempormandibular joint systems. J Oral Maxillofac Surg1993;51:408

16．Wolforg LM, Cottrell DA, Henry C. Sternoclavicular grafts for temporomandibular joint reconstruction. J oral maxillofac Surg 1994;52:119

17．Perrott DH, Vargervit K, Kaban LB. Costochondral reconstruction of mandibular condyles in nongrowing primates. J Craniofac Surg 1995;6:227.

18. Mercuri LG, Wolforg LM, sanders B, et al. Custom CAD/CAM total tempormandibular joint reconstruction system: Preliminary multicenter report. J Oral Maxillofac Surg1995;53:106-115
19. Stucki-McCormik SU. Reconstruction of the mandibular condyle using transport distraction osteogenesis. J Craniofac Surg, 1997,8:48-52
20. Güven O. Treatment of temporomandibular joint ankylosis by a modified fossa prosthesis.J Craniomaxillofac Surg. 2004 Aug; 32(4):236-242.
21. Wolford LM, Pitta MC, Reiche-Fischel O, et al. TMJ Concepts/Techmedica custom-made TMJ total joint prosthesis: 5-year follow-up study. Int J Oral Maxillofac Surg. 2003 Jun; 32(3):268-274.
22. Tarro AW. TMJ Arthroscopy: A Diagnostic & Surgical Atlas. ed1, JB. Lippincott Co., Philadelphia, 1993
23. Thomas M & Bronstein SL (ed). Arthroscopy of the Temporomandibular Joint. WB Saunders Co., Philadelphia, 1991
24. Merrill RG(ed). Oral and Maxillofacial Surgery Clinics of North America: Disorders of the TMJ II: Arthrotomy. Vol. I. No.2., 1st ed., W.B. Saunders Co., Philadelphia, 1989
25. Cboung PH，Nam IW. An intraoral approach to treatment of condylar hyperplasia or high condylar process fractures using the intraoral vertico-sagittal ramnus osteotomy. J Oral Maxillofac. Surg. 1998，55：563-570.
26. Vezeau PJ，Fridrich KL and Vincent SD. Osteochondroma of the mandibular condyle：literature review and report of two cases. J Oral Maxillofac Surg. 1995，53：954-963.
27. Holmlund AB，Gynther GW and Reinholt FP. Surgical treatment of osteochondroma of the mandibular condyle in the adult：a 5-year follow-up. Int. J Oral Maxillofac Surg. 2004，33：549-553
28. Mizuno A，Shikimori M. Adaptive and remodeling changes in the fractured mandibular condyle after open reduction using the Kirschner Pin. J Oral Maxillofac Surg. 1990，48：1024-1028.
29. Boyne PJ. Free grafting of traumatically displaced or resected mandibular condyles. J Oral Maxillofac Surg. 1989，47：228-232.

第9章

口腔颌面部神经疾患

口腔颌面部神经疾患以三叉神经和面神经病变为主，手术和介入治疗是主要治疗手段。神经疾患治疗颇有特点，有的可达到立竿见影的效果，如三叉神经痛的半月节射频温控热凝术；有的则需较长期的恢复过程，如长距离面神经缺损的修复。熟悉神经解剖并在相应的设备监控下精细操作，是提高手术成功率和降低并发症的重要措施。神经疾患的治疗常常需要手术和其他方法相结合，如表情肌功能训练和药物治疗等。

第一节　三叉神经痛的外科治疗

根据我们的临床资料统计显示，原发性三叉神经痛（简称三叉神经痛）保守治疗的时间平均为5.9年，与国外报告的6年相当。其外科治疗有多种方法，分布在不同的学科领域，大多以损毁神经的方式取得镇痛效果。口腔颌面外科涉及的治疗方法主要有：注射毁损疗法、神经撕脱、神经干鞘膜内注射、射频温控热凝和病灶骨腔刮治等等。在此仅对半月节及感觉根射频温控热凝、神经分支射频热凝和神经撕脱术进行具体地探讨。

由于这几种方法均为破坏性治疗，术前罹患神经分支的定位至关重要（图9-1-1）。定位的手段：神经阻滞麻醉；结果应为麻效完全时相应区域的疼痛停止发作，即使触摸扳击点及进行诱发、激惹的行为，疼痛也不发作。必要时间隔4小时以上重复进行一次，以验证镇痛效果的可靠性。与此同时患者也能够体验毁损治疗后局部麻木的真实感觉，权衡自己是否能够耐受麻木、接受治疗。

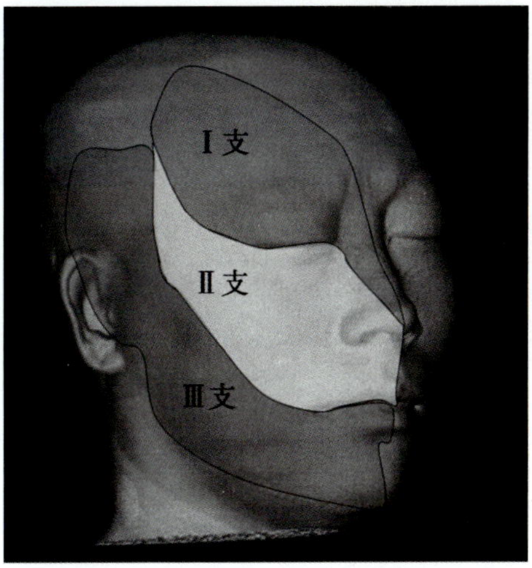

图9-1-1　三叉神经各分支支配区域　内眦和鼻背常被误认为第Ⅱ支分布区

一、三叉神经半月节射频温控热凝术

全称为“经皮穿刺半月节及感觉根射频温控热凝术”，为微创介入镇痛技术，是治疗三叉神经痛疗效确切、安全的方法之一。由于影像设备的普及、更新和神经电生理监测仪的逐步应用，使得该技术目前在国内迅速发展成为一项成熟的技术，神经外科、疼痛科以及口腔颌面外科均有应用。

与其他颌面外科的手术相比，射频热凝术最特殊一点是：患者不仅仅是治疗操作的接受者，还是操作过程的参与者，其反馈的信息直接影响到治疗效果。术中患者必须对电刺激反应的范围、程度进行体会和准确地陈述，并且配合每次热凝后三叉神经功能的检查，通过感知和表达面部感觉变化的发生、发展，为术者提供疗效的评估信息。这是因为在进行神经定位和热凝的操作中，能够准确地反映治疗部位和范围的客观依据比较有限，并且存在一定的局限性，所以即使有 X 线影像技术（包括 CT）监控穿刺的情况，而神经定位时患者的主观感觉依然是术中判断的重要依据之一。因此，在麻醉及术中医患的配合等方面，都有其较特殊的一面。神经电生理监测仪的应用能够突破完全依赖患者主观感觉的状况。

1．关键步骤：

（1）卵圆孔穿刺：需要借助三个标志点及二条参考线，A 点：患侧口角水平旁开 2.5 ~ 3cm 处，也是穿刺的进针点；B 点：外耳孔前方 3cm 处，为颧弓根关节结节的表面；C 点：眼睛平视时瞳孔的垂线与眶下缘的相交点，即眶下缘中点的稍内侧。在面部皮肤表面，分别从 B 点和 C 点向 A 点各引申出一条连线，作为进针方向的参照线（图 9-1-2）。

术前 X 线定位，常用的设备为 CT 扫描断层或 C 形臂 X 线机，也可以在 X 线视屏监视下完成操作。CT 断层以 B-A 点连线为基准，在其上下各扩展 2cm 的范围进行扫描，以 2mm 的厚度断层成像，选择卵圆孔的最佳展示层面与颊部的相应处画一连线作为穿刺路径。测量卵圆孔至皮肤的长度，即为进针的深度；连线通过皮肤的点为进针点（图 9-1-3）。

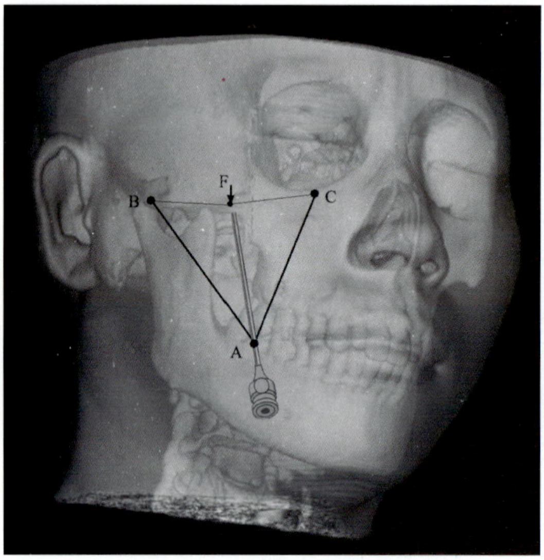

图 9-1-2　标志点及参考线

A 点：进针点　B 点：关节结节点　C 点：眶下缘点　F 点：卵圆孔。B-A 参考线及 C-A 参考线。

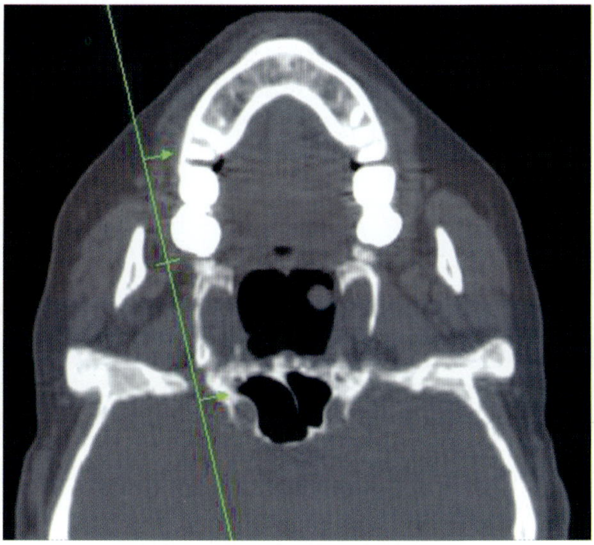

图 9-1-3　卵圆孔穿刺的最佳层面

采用 C 形臂 X 线透视机监控时，调整 X 线球管方向从患侧口角旁向蝶鞍侧壁的方向投照，精细调整后可以在上颌第二磨牙牙根与下颌升支之间的水平连线上观察到卵圆孔的影像（图 9-1-4）。在此窄小的范围内，卵圆孔与颊部相应的皮肤之间没有骨组织的阻碍。投照的方向实际是卵圆孔穿刺的路径，术者要对局部影像非常熟悉，观察的项目有：卵圆孔的位置和形态，与周围结构的关系等等。

1）前入路穿刺法：即 Hartel 法，是卵圆孔穿刺的首选方法。①穿刺针自进针点抵达颅底时的深度一般为 6.5 ～ 7.5cm。②为了减少刺入神经节时的疼痛，可注射 0.5% ～ 1% 局麻药物 0. 5 ～ 1ml，浓度及药量必须控制，否则可因麻醉下颌神经而干扰下一步骤的进行。③没有直接进入卵圆孔时可以感觉到针尖遇到骨样硬的阻力。对照参考线检查穿刺针的方向是否有偏离，若方向基本正确，用提插挪移的方法在骨面探找，探找的范围 1 ～ $2cm^2$，感觉有相对软的部位再刺入。④ CT 可以清楚地显示针尖的位置，根据提示调整方位、继续穿刺。⑤使用 C 形臂透视下操作时，进针方向要与射线投照的角度保持一致，可以连续或间断透视引领穿刺针追随投照显示到达卵圆孔。⑥刺入卵圆孔时有穿过韧带或筋膜的手感、患侧面部有电击样麻痛感，患侧眼睛流泪；同时患侧咬肌出现肉眼可见的纤维颤动，为下颌神经受到刺激的表现。

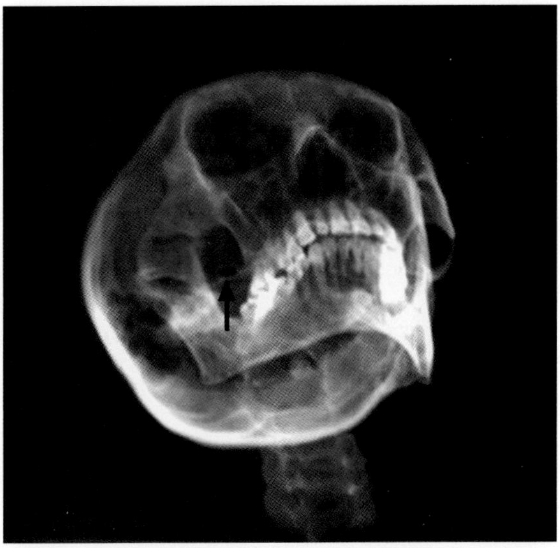

图 9-1-4 显示卵圆孔在上颌磨牙根尖与喙突之间

2）侧入路法：一般在卵圆孔朝向、周围结构变异使前入路困难时应用。

侧入路穿刺的路径与卵圆孔的方向有一定角度，成功率低于前入路法，入颅后工作尖多位于半月节第Ⅰ、Ⅱ支的区域。进针点位于患侧乙状切迹的中点下 0.5 ～ 1cm。

（2）卵圆孔穿刺的核准：影像技术检查穿刺针是否进入卵圆孔，通过穿刺针注入造影剂可以进一步显示穿刺针的位置和可波及的范围。CT 断层在观察穿刺针与卵圆孔的关系有明显的优势，三维成像技术使得局部情况更为直观。

半月节的神经分布由外下至内上分别是第Ⅲ、第Ⅱ、第Ⅰ支神经的区域，针进入卵圆孔后，仍需行进 8 ～ 15mm 的不同深度，才能抵达半月节的相关部位；有时还要进行左右或前后方向的调整，才能到达满意的位置。

1）CT 能够清楚地显示穿刺针从卵圆孔的何处入孔（将卵圆孔分为内 1/3、中 1/3、外 1/3 三等份）、进入卵圆孔内的长度、与周围骨性结构的关系等。穿刺针进入卵圆孔的长度自孔的后缘测量，在 6 ～ 12mm、12 ～ 15mm、15 ～ 18mm 时，分别对应的是半月节的Ⅲ、Ⅱ、Ⅰ支区域（图 9-1-5）。

2）投照颅底位片时，头要向健侧旋转 15°，可以较清楚地显示穿刺针进入卵圆孔的影像（图 9-1-6）。头颅侧位片显示针在颅内的深度不应超过蝶鞍后方的斜坡。

3）没有 X 线投照条件时，首先通过核对针的方向，必须与两条参考线平行，即针的方向从面部前面观察：与进针点至眶下缘点的连线平行；从侧面观察：与进针点至关节结节的连线平行。其次结合刺入卵圆孔时的临床表现，以及后续步骤中回吸、电刺激和半月节局麻后面部感觉的变化等进行分析、判定（图 9-1-7，8）。

（3）热凝镇痛：半月节热凝时的疼痛非常剧烈，治疗又要求患者在意识清醒状态下感受、表达神经毁损前后的感觉变化，因此镇痛方法有其特点。

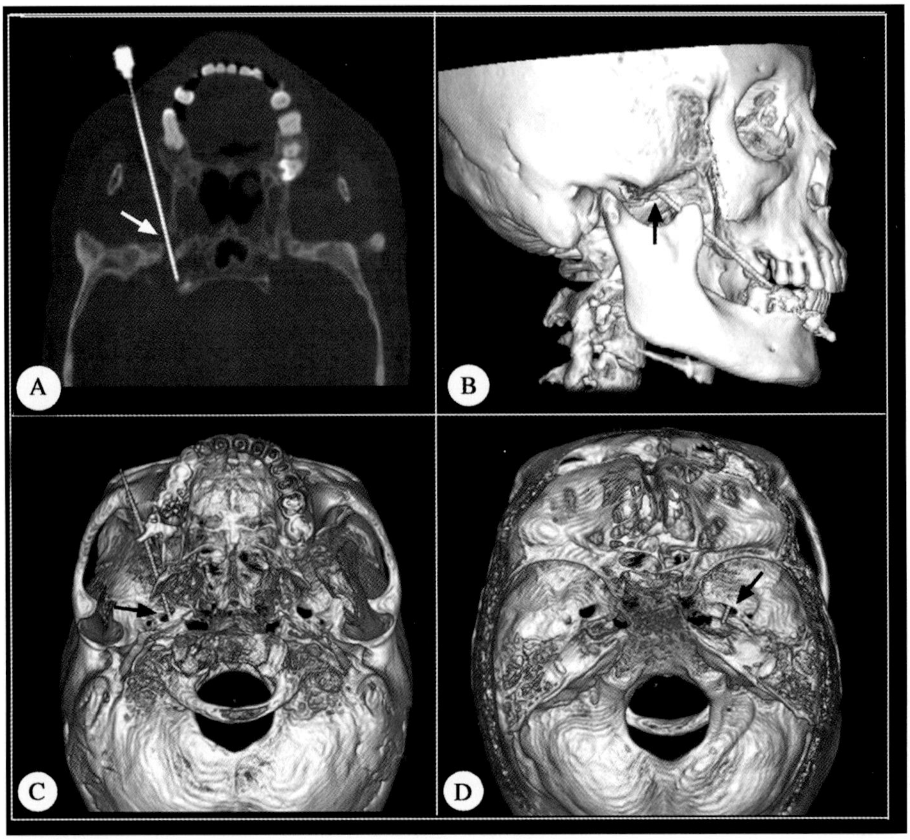

图 9-1-5　CT 下穿刺右侧卵圆孔

A 穿刺针进入卵圆孔　B 三维重建后的侧面观　C 重建后的颅底面观　D 重建后的颅内面观，穿刺针进入卵圆孔（箭头示）

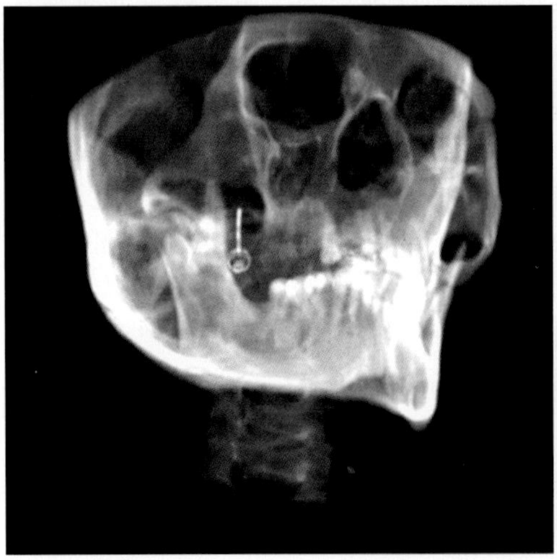

图 9-1-6　穿刺针进入卵圆孔

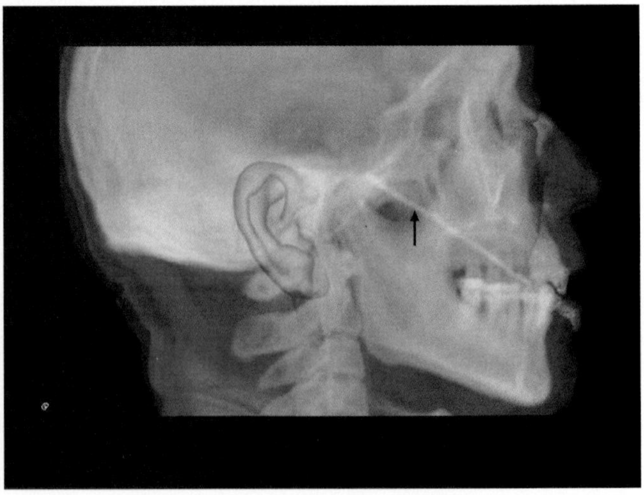

图 9-1-7　穿刺成功时侧面观穿刺针的方向与 B-A 连线平行，针尖在颅内的深度不超过蝶鞍后方的斜坡

1）半月节局麻法：麻药的配制方法是用1ml注射器抽取2%利多卡因注射液0.1ml，稀释至0.6～0.8ml，获得0.25%～0.33%利多卡因溶液，通过穿刺针注射0.1ml至半月节即可。麻效的初始时段，各神经分支区域依次出现感觉缺失，当第Ⅱ、Ⅲ支支配区痛觉消失时开始热凝。由于麻效持续时间仅10分钟，如果错过初始时段，也可等待片刻，在麻效消退期、第Ⅰ支分布区触觉恢复后进行或者继续热凝。

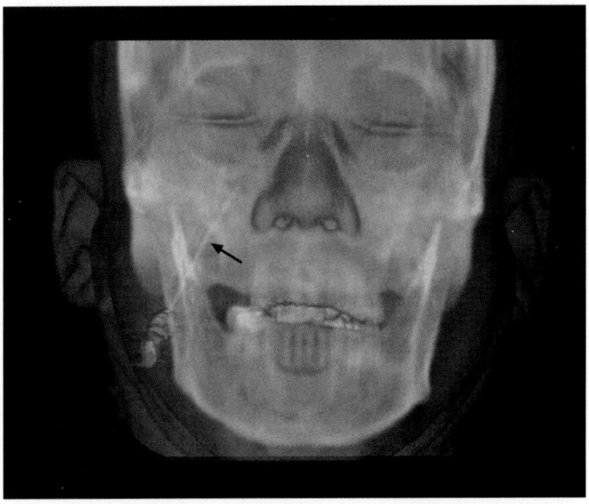

图 9-1-8　前面观与 C-A 连线平行

2）静脉全麻法：热凝前给予异丙酚静脉注射，一般1分钟左右患者已深睡，此时即可热凝，停止注药几分钟后患者苏醒，检查毁损情况。热凝需要分次才能完成，麻醉也要相应重复数次。

3）重复低热度热凝法：在正式热凝治疗前，先选择40～50℃的温度反复热凝数次，使局部形成一定的毁损灶后，再逐步升至治疗温度，可以减轻热凝毁损时的疼痛程度。由于热凝时仍有明显的疼痛，现已很少应用。

（4）热凝：热凝是程序化的操作，也是出现并发症的关键时段之一。①热凝的最终温度为75～80℃，并且持续3分钟。每次升幅5～10℃，时间半分钟～1分钟。②神经阻滞麻醉、意识清醒的患者，热凝开始后即应检查面部神经的功能。③静脉全麻的患者每次热凝后，必须等待患者意识完全恢复后检查三叉神经的功能。④检查内容有局部的痛觉、触觉、咬肌功能、睫毛反射及角膜反射、有无复视、眼球运动、球结膜有无充血以及充血的类型等等，并注重与健侧进行对比。⑤如果除慾损毁神经分支的功能障碍外，没有其他异常表现，继续下一步热凝。温度越高，升温幅度及持续时间应越小、越短，检查的频度应越高。⑥发现有超范围毁损或异常表现时应立即停止热凝。

检查必须仔细、到位，局麻麻效未完全消退和全麻苏醒不全均影响评判，特别是静脉全麻下热凝要经过数次麻醉与清醒的过程才能完成。需要认真和有足够的耐心。

下列情况禁忌热凝：①不能确定穿刺是否到位、电刺激反应范围与罹患分支不吻合。②回吸物为血液。③电刺激时出现三叉神经反应以外的现象，如表情肌抽动、眼球异常运动等。④某些品牌的射频热凝仪设计了穿刺针尖浸于液体时不能启动热凝的自动保护程序，使得回吸有脑脊液时亦不能启动热凝，同样需要调整针尖位置。

脉冲射频已经用于临床，它是一种非神经毁损性射频治疗技术。国外用其治疗各种神经痛的时间已10年，近年来国内也开始应用在三叉神经痛的治疗。

2．手术难点及对策

双侧痛者不能在短时间内相继进行神经毁损治疗，必须保持一侧面部感觉正常或轻度障碍。否则术后面部两侧均麻木，可以造成流涎、进食及喝水遗漏等表现，非常影响日常生活及社会活动。

（1）穿刺：穿刺的最终部位是半月节，需要经过卵圆孔才能到达，因此能否进入卵圆孔是实施治疗的先决条件，必须熟悉相关的应用解剖。

卵圆孔的具体位置为：从颅底面观，两侧的卵圆孔呈“八”字形排列，紧贴于蝶骨大翼根部的后或后外方。结合具体标志的描述是：在两侧颧弓的关节结节之间设一条横线；从眶下缘中点的稍内侧（即平视时瞳孔垂线对应的眶下缘处），与上述横线相垂直、划一条纵线，两条线的交点处即是卵圆孔（图 9-1-9，10）。

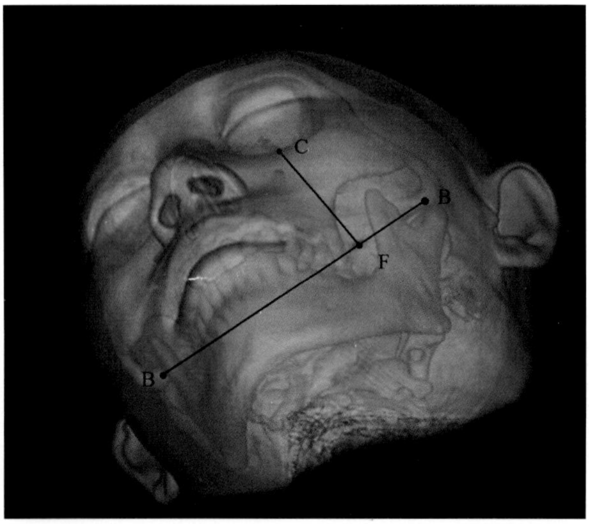

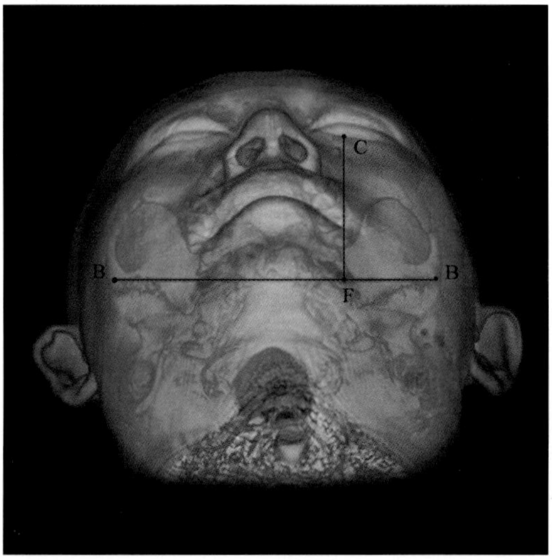

图 9-1-9，10　颅底面卵圆孔的位置：位于两侧关节结节的（B 点—B 点）连线与眶下缘中点稍内侧 C 点垂线的交点处

卵圆孔的长度平均 7.2mm，宽度平均 3.6mm，开口朝向前、下、外者占 94.2%，其体表投影的位置在口角水平旁开 2.5 ～ 3cm 范围。从该点进针，穿刺针到达卵圆孔的路径与卵圆孔的朝向吻合，同时避开了骨组织的阻挡。这也是 C 形臂 X 线透视投照的方向。

卵圆孔及其周围组织结构发生变异者成为穿刺的疑难病例。临床可以观察到的表现有：卵圆孔本身钙化、孔径过小、孔的前壁过厚致使其开口方向向下、向内甚至向后；孔前组织因以往的治疗发生纤维化、翼外板形态异常在卵圆孔前形成遮挡等。借助 CT 断层扫描，通过调整进针点及改变进针路径大多能够解决。否则，须改用其他治疗方法。

卵圆孔的后方有重要的血管等组织，其痛觉非常敏感，穿刺针由前向后探寻卵圆孔不仅安全而且能够减少疼痛。

脑脊膜包裹着神经根及神经节，并在以神经根为主的范围内形成一个腔隙，即 Meckel’s 腔；其容积平均 0.4ml，内有脑脊液，与蛛网膜腔相通，穿刺回吸流出的脑脊液即来源于此。当注射药液量过大时，可造成药物迅速进入蛛网膜下腔，引起头晕、恶心、呕吐、眼球震颤、意识障碍症状，应予以重视。

（2）穿刺针通过颊部时，可能刺破颊黏膜而进入口内，常发生在与磨牙相对应的颊黏膜处，多见于颊部组织薄的消瘦患者。对于颊部组织较薄者，术者用一个手指在口内感觉、引导的同时，其他手指在其颊部皮肤侧向内按压，可暂时改变黏膜侧的丰满度，减少误入口腔现象的发生；穿刺的深度到达颊部时，如果遇有韧带样的阻力时，不要盲目通过，检查有无欲穿破黏膜的现象。刺入口腔的穿刺针必须更换，否则污染可造成严重的后果，应予以足够的重视。

(3) 发生心率失常及心搏骤停，三叉神经痛的患者多为中老年，常伴有心血管系统疾病，可能导致治疗中出现频发室性早搏、心动过速、阵发性房颤等多种心律失常或者心肌缺血、血压升高的改变。有些心电图检查未见异常者，在穿刺针刺入半月节时，也可能出现心率失常，危害最大的是心率骤然减慢，甚至心搏骤停，为副交感神经受到激惹兴奋所致。其中有的患者甚至稍微调整、移动穿刺针尖，心率随即下降，停止操作很快恢复，但是反反复复的出现就非常影响操作。当心率突然减慢＞ 20 次 / 分时，可出现心悸、面色苍白、出冷汗等症状，严重时出现血压下降，大多在 10 秒钟内自行恢复。少数患者发生阿 - 斯综合征，出现心跳极慢或骤停、血压下降、面色苍白、意识丧失、抽搐等一系列症状，来势凶险危急。如果心率减慢等发生在原有心血管疾病的患者，情况会更复杂。对于高危患者术中使用体外临时心脏起搏器，可以预防恶性心率失常的危害。

术前要经过内科医生控制原有疾病，必要时可请麻醉师甄别不适宜治疗的病例；刺入卵圆孔时动作要轻柔并给予恰当的镇痛；心率减慢 10 次 / 分以上并且恢复较慢时，给予阿托品治疗。心搏骤停必须早发现、心肺复苏要及时。识别可能出现心率减慢、心搏骤停的高危个体十分重要，即使没有心血管系统疾病，但是副交感神经张力较高、平时心率＜ 50 次 / 分、术前情绪紧张时心率也无明显增快者，应予以高度警惕。

术中与麻醉师密切配合，要特别关注穿刺卵圆孔、半月节时段心脏、血压的变化，需要时阿托品抽入注射器内，并与静脉输液的三通连接以备急需之用。相关人员配合默契、处理及时，确保操作过程的安全。

(4) 毁损的部位、程度与复发　毁损的部位和程度决定着射频热凝治疗的效果和复发。神经的生物学特性决定：只有神经细胞毁损才能获得持久的效果，而神经纤维毁损后的修复再生功能使复发成为可能。在半月节，节细胞按照神经分支依次分区排列，其中Ⅲ支的区域最宽，Ⅰ支最窄。下颌支在半月节的前下方发出，在颅内行走平均 8mm 后穿出卵圆孔。这一段神经的组织结构是神经纤维，若热凝在该处仍然属于神经干的毁损，只是部位位于神经的起始部而已。因此，穿刺针进入卵圆孔后还需继续深入平均 8mm 才能到达半月节（图 9-1-11）。

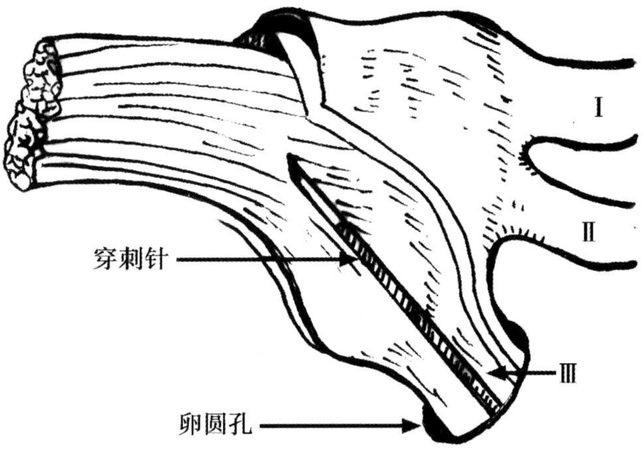

图 9-1-11　穿刺针尖抵达半月节的某一区域

另外，毁损的程度亦与复发有关，过轻时复发率高；痛触觉完全消失时，易发生疼性麻木（去传入神经性痛），其治疗也非常棘手。我们总结毁损的程度以痛觉消失、触觉迟钝为最佳。

术中观察到：在X线影像证实穿刺成功的病例中，存在刺激电压超过0.3V时面部仍无刺激反应，表明针尖不在半月节的实质内。此时需要调整针位，甚至重新穿刺，否则治疗效果也不理想。但是应注意排除仪器、电极导线故障造成无反应的假象。

（5）有神经毁损治疗史者，局部的感觉可以消失或迟钝，对电刺激的反应有明显影响。术者必须在术前就非常熟悉患者面部感觉异常的区域和程度。如果是原位复发，治疗史较久远，局部的感觉表现为迟钝者，通过适当增大电刺激的电压可以解决；若毁损治疗的时间不长、局部存在感觉缺失时，可在神经分支区域内找出感觉迟钝和基本正常的部分，例如下颌支的舌、颊、耳颞区，上颌支的颧、腭、上后牙颊侧黏膜等，术中要利用这部分的感觉进行判定。如果是其他分支发病，新患部位的处理与感觉正常者相同。总之，此类患者的情况比较复杂，需要准确的分析和判断。

（6）热凝时的镇痛　如何处理术中患者感知患区痛、触觉与镇痛的矛盾一直是射频热凝技术的难点之一。术中应用神经电生理监测毁损是发展趋势，可以摆脱了完全依赖患者主观感觉的桎梏，凭借诱发电位监控定位、毁损过程，使神经损毁更精确，热凝操作可以在麻醉下连续进行。目前受设备的限制，临床应用还不普遍。

1）半月节局麻法：低浓度局麻药弥散速度相对慢，使各神经分支的起效时间出现差别，由于穿刺针尖位置的关系，第Ⅰ支区域的感觉大多最迟消失。利用感觉消失的时间差和顺序，收获镇痛的同时达到监控毁损的目的。通过临床观察利多卡因0.3%± 的浓度最适宜。实施前应告之受术者，要及时、准确地报出麻醉起效的感觉和先症部位，热凝中应该怎样配合痛、触觉的检查，以便充分地利用麻效的初始时段。如果此时段内没能完成监控，可等待片刻在麻效消退的过程中继续进行（该浓度的利多卡因麻效持续时间短，约10分钟）。在麻效消退期，感觉恢复的顺序与起效时感觉消失的顺序相反，第Ⅰ支区域的感觉最先恢复，对监控神经毁损非常有力。回吸有脑脊液不妨碍麻醉的实施，但是麻效的起效、弥散明显增快，1分钟之内额面部的感觉可以完全消失，需要利用麻效恢复期进行毁损。

由于患者始终处于清醒状态，能够很好地配合，镇痛效果好，操作方便。如果麻效不好，毁损的效果也不会理想，在缺少X线影像技术的支持时，本方法也可作为验证穿刺是否准确及到位的指征之一。

2）静脉全麻法：临床应用中观察到：丙泊酚（异丙酚）有苏醒快、醒后遗忘的特点，但镇痛作用有限。热凝时因为疼痛患者可出现身体扭动和心率、血压的波动，应采取相应的预防保护措施。静脉给药至患者呈深睡状态即可开始热凝，热凝的同时停止给药，可以减少等待意识清楚的时间，从而缩短手术时间。

（7）预防角膜麻痹　角膜麻痹可以引发麻痹性角膜炎造成失明，因第Ⅰ支毁损过重所致，是较为棘手的并发症之一。在治疗第Ⅰ支痛时，毁损温度相对低、警惕高、监控严密，很少出现过度损伤。在热凝第Ⅱ、Ⅲ支时，如果发生超范围热凝的意外、第Ⅰ支损伤往往较重。意外损伤是因穿刺过深所致，静脉麻醉时更不易发现。

1）电刺激时要十分关注眼睛及额部有无反应，可在患者已能够适应电刺激并且比较放松的状态下，适当地增加电流的输出，让病员进一步体会第Ⅰ支区是否确无感觉。

2）临床操作中观察到，当第Ⅰ支受到热凝的毁损时，上睑缘充血的出现常早于巩膜充血，并且易于观察；睫毛反射迟钝的出现亦早于角膜反射；额部皮肤的触觉与角膜反射的关系密切并呈正相关关系，即触觉迟钝时角膜反射亦迟钝，触觉丧失时角膜反射则消失。角膜反射迟钝时不会发生麻痹性角膜炎。

3）对于第一支罹患的病例，毁损的程度以额部皮肤的痛觉消失、触觉基本对称为标准。在热凝时，温度以5℃递增，持续30秒，最高温度控制在70℃，须频繁检查，有利于对毁损程度的掌握。

4）发现额部皮肤的感觉出现异常时立即停止热凝，根据具体情况后退穿刺针2～3mm、确认安全后再继续。神经电生理监测热凝过程，能够提高毁损的精确度，减少并发症。

5）在电刺激和热凝的关键步骤中，术者要仔细监控，并保持注意力的高度集中；操作仪器的人员必须密切配合，需要停止热凝时不能有延误。

3．并发症及处理：

（1）术后反应：①术后当天可能出现头疼头晕、恶心甚至呕吐，没有其他神经系统症状。大多持续数小时自行消失，对于症状较重者可以对症治疗。②张口受限，穿刺的损伤性刺激所致，一般3天±可以自行恢复。如果穿刺困难损伤较重时恢复需要5～7天。③面部患区麻木，术后所有患者的面部均有程度不同、范围不等的麻木。绝大部分患者术后即刻止痛，其中一部分存在蚁走感或跳、窜的感觉。

（2）痕迹反应：发生率约10%。为术后仍有神经痛，其疼痛发作的性质和程度可以与术前完全相同，甚至包括扳机点的存在，一般1～2周自愈。对于症状严重者，可以继续应用卡马西平等药物对症治疗，直至症状消失。患者及家属对于疼痛症状常表现出明显的不安，对于“痕迹反应”的解释也会抱有不信任的态度，需要耐心解释。

痕迹反应与治疗效果不佳的鉴别要点是：疼痛的部位与疼觉丧失的范围是否完全重合，如果不能重合则是热凝毁损的效果问题。

（3）唇、舌、颊咬伤：由于面部感觉或运动协调障碍，进食时可能发生咬伤下唇、舌缘、颊部的现象，术后要告知注意事项。当出现损伤时，按照溃疡给予相应处理。

（4）咀嚼肌麻痹：为运动支受到损伤，电刺激时必须排除对咀嚼肌的影响，热凝时温度不宜过高时间不宜过长。通过对比两侧咬肌和颞肌收缩力可以判断损伤的情况。如果咬牙时患侧肌肉收缩消失、开口无偏斜，其咀嚼力可在四周内恢复。倘若肌肉收缩无力伴有开口偏斜，则恢复的较慢，绝大多数1～3个月可完全恢复。开口偏斜的程度越明显，功能的恢复也越差，少数人可出现肌肉萎缩，应注意肌肉功能的康复训练。

（5）颊部及颞下间隙血肿：发生在穿刺中及术毕退出穿刺针时，尽量减少术中反复穿刺，拔出穿刺针局部要压迫15分钟。发生血肿后应立即采取局部压迫，颞下间隙出血需压迫上颌结节、乙状切迹和颧弓上，尽可能减小血肿的体积。如果血肿较大而穿刺已到位或只需小幅度的调整针位即能进入卵圆孔时，可继续进行，否则改期。血肿的治疗按常规处理。

（6）角膜麻痹及麻痹性角膜炎：角膜麻痹处理及时一般不会发生角膜炎，若角膜上皮损伤并反复感染，可导致角膜溃疡、云翳、斑翳而失明。当热凝造成角膜麻痹时，术毕立即给予抗生素及有助于角膜修复的药物滴眼，遮盖眼睛；次日眼科检查角膜上皮的情况并治疗，必要时进行睑粘连手术。嘱日常生活中佩戴护目镜，注意避免异物进入眼内，出现球结膜充血时要及时到眼科就诊。

（7）去传入神经痛：面部的痛触觉完全消失时，有可能出现去传入神经痛，亦称痛性麻术。表现为浅感觉完全丧失，但局部仍有持续性刺、烧、麻样痛，难以忍受；缺少有效的治疗方法，应给予解释、鼓励及对症处理。预防发生的措施是：毁损时保留部分触觉，此点很重要。

（8）疱疹：多发于唇部。术后 2 日内局部皮肤出现红斑，随后转变为成簇的小水疱，无疼痛（神经毁损所致）。按唇疱疹处理，10 天左右愈合。

（9）术后第三天出现头疼发烧、恶心呕吐及颈强直以及白细胞升高等症状者，可能发生了颅内感染，应积极地请内科协助予以治疗。预防感染特别是颅内的感染，除物品消毒严密，术中严格遵守无菌操作外，应术前掌控血糖、围术期给予抗生素预防。用药时间 3 天，选择在正常状态下也能够通过血脑屏障的抗生素为最佳。

对于初学者来说本技术确实有一定的难度，不仅对术者的要求很高，团队的配合也要十分默契。影像技术能够解决常规卵圆孔穿刺的难题，但是在半月节定位毁损等方面，需要不断地积累经验和技巧。

二、三叉神经周围支射频温控热凝术

周围神经干射频温控热凝是从半月节射频温控热凝术演变而来，规避了后者的技术难度和对设备的高要求；有其效果确切易于掌握、安全、年老体弱者也适用的特点。也可用于继发性三叉神经痛的镇痛。虽然复发率较高、但是能够重复治疗，使其具有临床应用价值。

X 线影像技术对上颌神经、下颌神经和蝶腭神经的穿刺有指导作用。穿刺眶上神经、眶下神经、颏神经时，由于部位表浅，盲穿的方式也能顺利完成。

需要注意的是：神经干毁损术后痕迹反应的发生率高于半月节毁损，可达 30%。治疗的部位越接近终末支，复发率越高，止痛的范围也越局限。

眶上神经、眶下神经射频热凝可作为半月节射频热凝治疗的补充。

1．眶上神经射频热凝镇痛术

1）主要步骤：①触定眶上孔：眶上孔位于眶上缘内 1/3 和中 1/3 交界处，手指尖按于交界处的骨面，推动软组织在骨面上左右、上下的移动，能够感觉到眶上缘圆钝部分与薄锐部分的接合部，薄锐眶缘起始处的上方、紧邻眶缘有一小凹陷即为眶上孔。②在眉弓的中点进针，垂直刺入皮肤，再调整至内下方向，针与骨面约 45° 的角度，进至眶缘、经探找可刺及眶上孔。眶上孔比较小，没有明显落空的手感，有滑入凹陷、针尖被固定的感觉（图 9-1-12）。③电刺激或注射少量麻药定位后，以 80℃热凝治疗、时间 1 ~ 2 分钟。④调整穿刺针与骨面约 15° ，距眶缘 2mm、深度为骨膜上向中线方向行进，于眶上缘与内缘交界处额切迹

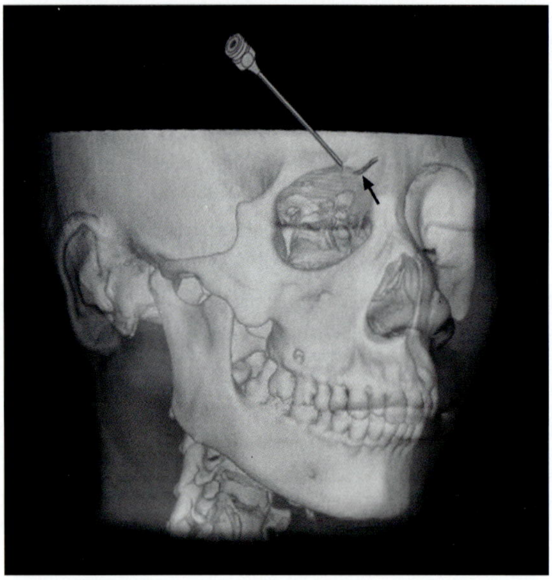

图 9-1-12　眶上孔穿刺及滑车上神经

（相当于眉头水平）的部位毁损额支和滑车上神经。也可以另行穿刺额切迹毁损滑车上神经。热凝温度 80℃，持续时间 1 ～ 2 分钟。

眶上神经出骨孔后，在骨膜上向额、顶部走行，其方向与眶上缘垂直。所以也可选择不经过眶上孔的穿刺方法。在眶上孔外侧 1cm 进针，穿刺针与骨面约 15°，距眶缘 2mm、沿骨面以水平方向向中线行进至额切迹为止，其间先后热凝毁损眶上神经、额支和滑车上神经。

2）手术难点及并发症处理：①鼻背、内眦区域受第Ⅰ支滑车上神经支配，临床常将该部位的疼痛误为第Ⅱ支痛，影响治疗效果。②如果穿刺右侧的眶上神经，术者的位置在病员的头顶处更便于操作。③局麻时局部皮下浸润麻醉即可，药量不宜多，不要进入眶上孔内，否则麻药浸润到神经，对电刺激定位有影响。热凝时可再次注射少量麻药。④穿刺时持针的手一定要有可靠的支点，防止滑动；同时另一只手触及眶上缘，感觉针尖的位置，避免误入眶内。⑤穿刺针工作端的长度不可长于 5mm。进行热凝前，应检查针尖的金属裸露部分要完全埋没于软组织内。否则要捏起局部软组织向上提或者旁移进针点，以增加工作端在组织内的深度，防止皮肤在热凝时发生损害。如果皮肤被烫伤，愈合后遗留瘢痕。⑥术后局部及上眼睑可出现水肿，3 ～ 4 天消退。⑦可出现痕迹反应。

2．眶下神经射频热凝镇痛术

1）主要步骤：①感知眶下孔：术者将食指尖置于眶下缘中点稍内侧、眶下缘下方 1cm 的皮肤、并施力按压于骨面，然后按住软组织在骨面上做上下及左右方向的移动，注意不是手指在皮肤上移动，即可感觉到眶下孔处的凹陷，患者有酸胀感。②穿刺的方法与眶下神经阻滞麻醉完全相同（图 9-1-13）。根据需要决定继续进针 0.5cm±，深度以不超过眶下管为度。③回吸无血液、无空气，如果有空气必须调整针位。④电刺激或注射少量麻药定位后，选择 80℃热凝，时间 2 ～ 3 分钟。

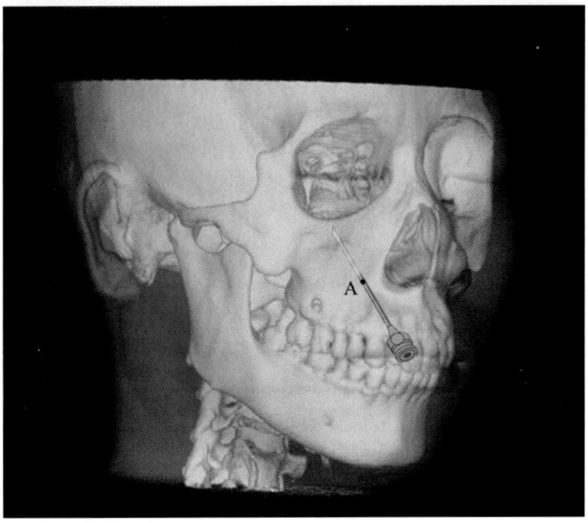

图 9-1-13　眶下孔穿刺

A 点：进针点

2）手术难点及并发症处理：①局浸麻醉时至皮下即可，不要将药注入眶下孔内，否则影响电刺激定位。②穿刺时必须用手指在眶下缘处感觉、保护，避免针尖越过眶下缘。针入孔不宜过深，以免进入眶内引起出血，甚至造成热凝后眼球颞侧视物时的复视。入孔后遇有阻力，不要盲目通过。③镇痛的区域不含前牙时，针尖到达眶下孔缘即可；疼痛包括前牙时，需入孔 0.5cm± ；疼痛波及双尖牙时则要进入 1cm±。④回吸有空气，为上颌窦前壁或眶下管的下壁有骨缺损，穿刺针尖刺破上颌窦黏膜所至。易发生在眶下管的角度比较平直的病例，也与上颌窦窦腔的发育程度有关。⑤热凝时采取在神经管内分次、逐渐后退至眶下孔缘的热凝方式，可以增加神经变性的长度，以提高疗效。⑥术后眶下区出现水肿，如果刺入眶下管深处，可以出现下睑水肿，3 ～ 4 天消退。⑦可出现痕迹反应。

3．颏神经射频热凝镇痛术

镇痛范围非常局限，很少用于治疗神经痛，只是在其他治疗后有残余痛时作为补充而已。局部没有重要的组织，操作安全。

颏孔朝向后上方，大多数位于第二双尖牙根尖的下方，距离下颌骨下缘平均 1.5cm±，与下牙槽神经管之间呈锐角关系，使穿刺针进入神经管的深度有限，因此入孔后即会遇有骨阻力。

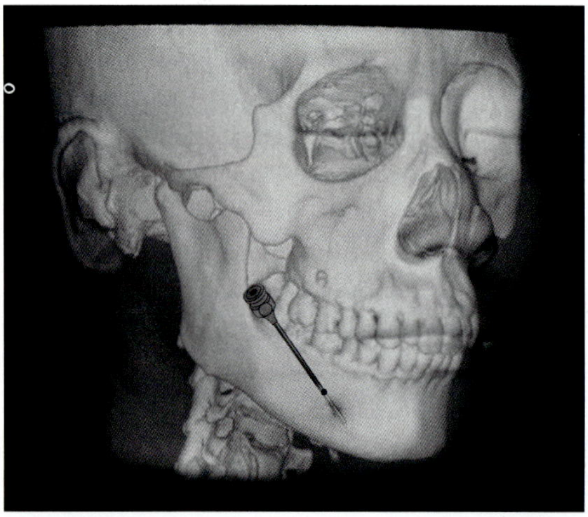

图 9-1-14　颏孔穿刺(口外法)

1）主要步骤：穿刺有口内和口外两种方法。①确定颏孔位置：食指尖按在第二双尖牙根尖下方的皮肤或黏膜上、并施力压于骨面，然后推动软组织左右、上下移动，指尖即可感觉到颏孔的凹陷。②口外法：颏孔穿刺的首选方法，从颏孔的后上方 1.5cm 处进针，垂直刺入皮下后，沿骨面以 45° 的方向向前下方行进，入孔时有落空感和刺激痛（图 9-1-14）。③口内法：在与第二双尖牙远中相对应的黏膜转折处进针。针进入黏膜下后，用另一手的手指触摸颏孔，在其引导下，针呈 45° 沿骨面向前下方行进 1.5cm 左右，入孔时有明显的落空感和刺激痛。④电刺激或局麻药定位后即可热凝，温度 80℃，时间 2 分钟。

2）手术难点及并发症处理：①局麻药物不要进入颏孔内，否则对电刺激定位有影响。热凝时疼痛可追加局麻药镇痛。②口内穿刺时，由于颏孔的部位比较偏后，又受到口角的限制，因此口裂小的患者不易操作。口角、口内黏膜有病损者应暂缓治疗。③穿刺针尖的工作长度 3 ～ 5mm，以免造成浅表组织的热凝损伤。④拔出针后按压局部片刻，防止血肿。

4．下颌神经射频热凝镇痛术

1）主要步骤：穿刺目标是卵圆孔前的下颌神经。采用半月节射频热凝术的侧入路法或前入路法均能够完成，具体的操作步骤及程序与其大致相同，只是穿刺针不进入卵圆孔（图 9-1-15，16）。X 线检查方法同半月节射频热凝术，显示针尖位于卵圆孔前方。

有些情况下可单独对下牙槽神经实施射频热凝，穿刺方法同下牙槽神经阻滞麻醉，步骤与神经分支射频热凝相同。由于解剖的原因穿刺针不能进入下颌孔，成功率较低，热凝时针位的固定也不易掌控。

2）手术难点及并发症处理：①下颌神经射频热凝虽然明显地提高了安全性，相对地降低了技术难度，但是盲穿时判断穿刺到位的客观参照条件，也少于半月节穿刺法。仅为刺及下颌神经时，患者有电击样、神经疼样的反应，对电刺激的依赖性更大。②穿刺的路径中除翼丛外没有重要的组织结构，但是动作应轻柔，方向力求准确，以减小针位调整的幅度，防止深部血肿。③电刺激时，下颌出现与之同步的闭口运动，为运动神经受到波及，针尖应稍后退调整至消失。④电刺激定位后给予局部麻醉，可以通过麻效出现的时间进一步验证穿刺

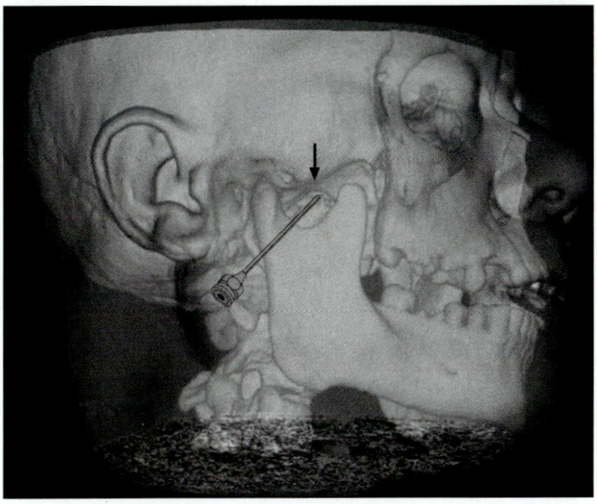

图 9-1-15 下颌神经穿刺

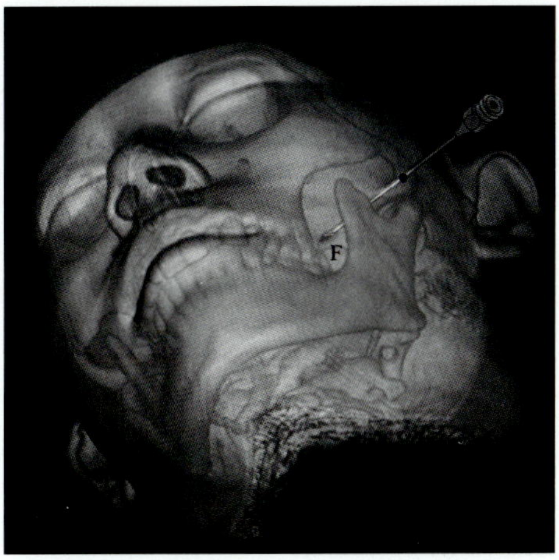

图 9-1-16 针尖位于卵圆孔前方

的准确性。因为射频热凝毁损的范围非常小，局麻药物的用量以 0. 5ml 为宜，避免出现镇痛有效的假象。⑤穿刺到位后固定穿刺针避免针尖移位。⑥穿刺针误入口腔时要更换，防止感染。⑦对术后预防感染药物的选择无特殊要求。⑧可能发生痕迹反应。

5．上颌神经射频热凝镇痛技术

上颌神经出圆孔后分为翼腭窝段、眶内段和面前段，本方法的治疗部位是在翼腭窝段。由于圆孔前方有上颌骨的阻挡，上颌神经穿刺的入路只能在侧方。

1）主要步骤：①从开始至穿刺针抵达翼板后、退至皮下的操作，与下颌神经射频热凝术的侧入路法完全相同。当要再次进针时，将针的方向调整为向上 10 度、向前 15 度，进针至橡皮片标记深度，患者可出现神经疼样反应。② X 线头颅侧位片检查针尖应位于翼腭窝内（图 9-1-17）。回吸无血，电刺激定位，更换热凝电极，逐步升温至 70 ～ 80℃，持续时间 2 分钟。

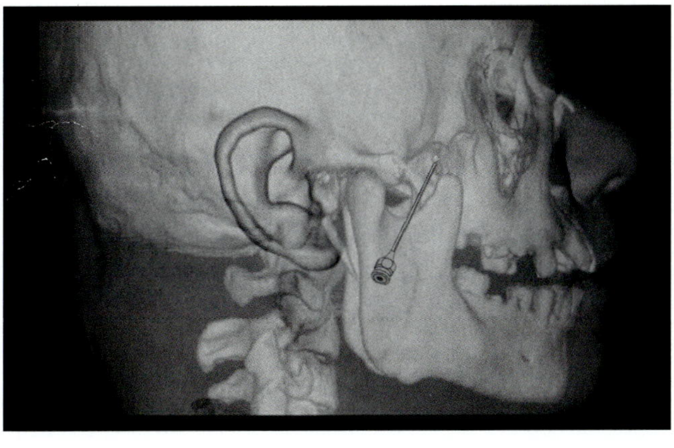

图 9-1-17 上颌神经穿刺，针尖位于翼腭窝内

2）手术难点及并发症处理：①严格掌握穿刺角度，特别是向上的角度，防止损伤眶尖的组织，引起失明的严重并发症。②必须在定位明确的情况下方可热凝，否则宁愿放弃也不得冒然进行。③动作轻柔，防止深部血肿。④电刺激定位后给予局部麻醉，可以通过麻效的出现进一步验证穿刺的准确性。避免出现假象。⑤对术后预防感染药物的选择无特殊要求。⑥可发生痕迹反应。

三、三叉神经周围支撕脱术

三叉神经周围支撕脱术应用于临床已有二百余年的历史，经过不断的改进和提高，特别是耿温琦提出了上颌神经窦内撕脱、翼颌间隙内下颌神经三条分支同期撕脱的术式改进，使得手术在神经干切断的部位、撕脱的长度以及相邻分支的处理等方面均达到了较高的水平。目前上颌神经的撕脱或切断的部位能够达到颅底圆孔前，下牙槽神经、舌神经的切断可以达到平乙状切迹的高度。由于撕脱术的治疗部位是神经干，组织结构为神经纤维；上、下颌神经分支多、手术部位深在、不易切除完全等决定了撕脱术镇痛效果确切、复发率较高的特点。

三叉神经周围支射频热凝镇痛治疗的开展，其微创的优势使撕脱术的应用进一步萎缩。但是由于撕脱术不需要特殊的医疗设备，临床仍有需求。

1．眶上神经撕脱术

手术除撕脱眶上神经外，还应撕脱包括同属于三叉神经第一支的额支和滑车上神经。术区除下方邻近眼部外，没有其他重要的组织结构，与眶上神经伴行的血管也比较细，除可能眶内出血外，很少有其他危险。

1）主要步骤：①眶上孔位于眶上缘内 1/3 和中 1/3 交界处，紧贴眉弓的上缘，设计与眉弓平行的切口，长度约 2.5cm。切口的中点应在眶上缘中点的内侧，有利于显露额支和滑车上神经（图 9-1-18）。②在骨膜上找出与切口方向相垂直走行的神经干并分离，一般为 2 ～ 3 支。③用两把血管钳分别夹持眶上孔外的神经干，于两钳喙之间将其切断。以持续而柔和的牵拉力慢慢牵拉远端神经，向一个方向连续转动血管钳，将牵出的神经卷缠在钳喙上。反复进行牵拉、卷缠直至神经被抽出。④锐剥离近端神经周围的骨膜，使神经与周围充分分离，用血管钳牵拉神经，将近端尽可能地牵出后，用另一血管钳紧贴眶上孔钳紧神经，并在钳表

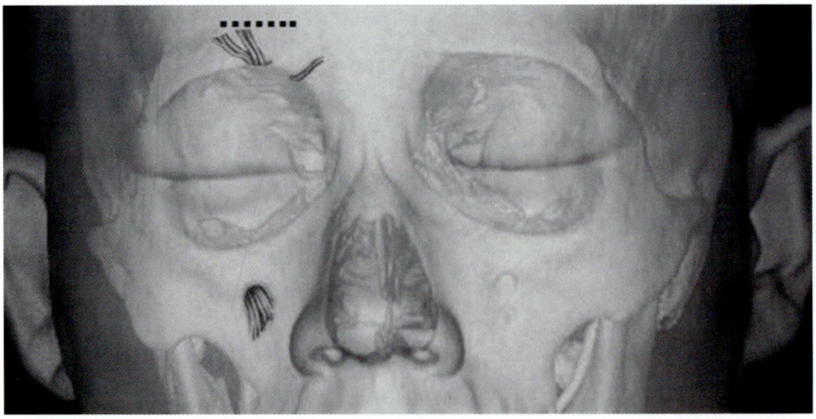

图 9-1-18　眶上神经撕脱术切口及眶上神经、滑车上神经

面将神经切断，持续片刻后取下血管钳。⑤如果切开的深度达到骨面，此时神经已被切断，在切口上缘骨膜上的层次大多能够找到神经干的断端。若没有找到，可先向眶缘的方向探及眶上孔，分离出神经的近端，再据此仔细找出孔外残端。⑥在眶上神经的内侧，找寻额支和滑车上神经，其走行方向与眶上神经基本平行，以同样的方法撕脱远段，近端自眶缘处切段即可。由于神经纤细，分离时需仔细，如果切断很难找出断端。⑦术后加压包扎 1 ~ 2 天。

2）手术难点及并发症处理：①术前不需要剃除眉毛。②切口不要设计在眉弓内，以免切口的瘢痕影响眉毛的形态。③由于局部软组织很薄，致使器械不易固定，因此操作中术者的手始终应有支点、有控制，以免误入眶内。④必须将可视及的神经分支均撕脱。切断神经前要用血管钳夹持固定，以免直接切断神经后不便找寻。血管钳在夹持被撕脱神经时，不得夹带周围的组织，否则神经不易撕脱。撕脱神经的长度能够达到皮下组织为最佳，因此牵拉神经时，不可猛然施力，以免造成神经在中途断裂。撕脱神经时，逐支分别进行要比几支同时进行更容易操作。⑤与眶上神经伴行的血管一般比较细，但是对于近端血管的处理仍不能大意，牵拉近脑段神经的操作不可粗暴，切断前要用血管钳钳紧，切断后停留片刻再取下血管钳。不要直接撕断神经，以免形成眶内血肿。⑥作为关键标志的眶上孔或眶上切迹，术中应予以显露。寻找眶上孔时，分离不应超过眶缘，以免损伤眶膈，引起眶内脂肪疝出。

部分人的额支自额孔中发出，额孔位于眶上孔的内侧，因此存在与眶上神经混淆的可能性，影响术后的效果，应注意区别。鉴别点：①眶上孔位于眶上缘由厚变薄的转折处，在眶上缘中点的内侧；额孔则位于眶上孔的内侧、眶缘圆钝的部分，更接近内眦的延长线。②两者相比眶上孔稍大，开口向外上方；额孔小，开口向前或前上方。③在出孔处眶上神经较粗大，分为 2 ~ 3 支；额支则明显细小，多为 1 支。

痕迹反应：撕脱术后的发生率约 30%，术后仍有神经痛，其疼痛发作的性质和程度可以与术前完全相同，甚至包括扳机点的存在，一般 1 ~ 2 周自愈。对于症状严重者，可以继续应用卡马西平等药物对症治疗，直至症状消失。患者及家属对于症状常表现出明显的不安，对于“痕迹反应”的解释也会抱有不信任的态度，需要耐心解释。

2．眶下神经撕脱术

撕脱的是上颌神经的面前段，即穿出眶下孔以后的部分。眶下神经在面部的单一支配区是：面前部上至下睑、下至上唇，内界为内眦经鼻侧面至鼻翼的连线，外侧以口角至外眦连线的区域。有口内及口外两种入路，口内切口隐蔽，术野暴露可以满足手术的需要；口外切口位于面部明显部位，术野暴露好，但可能留下清晰的瘢痕，已较少采用。本节只讨论口内法。

1）主要步骤：①于侧切牙的近中至第一磨牙近中的前庭沟底偏外处，做平行前庭沟的水平切口，深度达骨面。②从切口中部、相当尖牙和第一双尖牙的位置开始，沿着骨面向上剥离、暴露出眶下孔，可见到由孔内穿出、进入软组织瓣中的血管神经束。在血管神经束的两侧，分别切开两条与神经平行的 1cm 切口，分离出神经。③用两把血管钳，分别夹持已分离出的神经，在两钳之间将其切断。用夹在远段上的血管钳，以柔和而持续的力量牵拽神经，牵出部分后，再向一个方向连续地旋转血管钳，使牵出的神经卷缠在钳喙上，经过几次反复地操作，可将神经自皮下撕脱。④提起夹持神经近端的血管钳，充分分离神经及眶下孔周围的骨膜，用比较柔和的力量牵拉神经，达到尽可能的长度后，用另一把血管钳紧贴眶下孔处将神经钳紧，沿着钳喙表面切断，片刻后取下血管钳。⑤检查无活动出血后，冲洗、缝合、加压包扎 1 ~ 2 天。

2）手术难点及并发症处理：①口内切开时要确实切开骨膜，否则不易剥离，并且出血多。②剥离唇颊组织瓣时，从切口的中部开始，并保持向上到达尖牙窝，再向外上方剥离的路径，可以避免剥离的范围过大，减少不必要的损伤。术中要充分显露眶下孔，但不应超过眶下缘。③切开组织瓣包裹的血管神经束的骨膜时，方向要与血管神经束平行，切开骨膜即可，尽可能只分离出神经，以便于撕脱。实际操作中有可能分离出的是血管神经束。④切断神经前必须用血管钳夹持固定，以免切断后不便找寻，或者其中含有血管，造成出血。⑤在撕脱远段神经的操作中，钳喙夹持神经时，不得夹带周围的组织，否则可阻碍神经的牵出和撕脱。牵拽神经时，猛然地施力，可致神经断裂，影响撕脱的长度。⑥由于从血管神经束中分离出神经的操作不是很容易，所以在牵拉近段神经后的再切断，必须遵守切断前用血管钳夹持固定的原则，电凝或持续片刻后再取下血管钳，一般不会有活泼出血。⑦术后加压包扎1天。⑧可能出现痕迹反应，

3．上颌神经窦内撕脱术：

目的是提高近脑段的离断水平，通过开放上颌窦达到上颌神经眶内段的撕脱，解除上牙槽前、中神经甚至后神经支配区域的疼痛。

有前庭沟和眶下两种入路，前者受软组织瓣的限制，光线、视野及操作均有一定难度；后者术野暴露好、便于操作，但面部留有瘢痕。需要根据患者的年龄、口裂的大小、上颌骨骨壁和软组织的厚度等进行选择，也可以联合直视下的射频热凝，使操作更便捷、更安全。

1）主要步骤：手术步骤与眶下神经撕脱术不同的是：①行翼腭管麻醉可减少上颌窦腔内深部处理时的疼痛。②前庭沟外切口的长度稍长，从中切牙远中至第一磨牙的远中。眶下切口在眶下缘下1cm，以眶下缘中点为中心并与之平行，长度3cm左右。切开皮肤、皮下组织分离至骨面，显露眶下孔及血管神经束。③撕脱眶下神经后，取下夹持在近端神经上的血管钳，此时神经末端露于眶下孔外5毫米左右。④形成骨窗，充分显露上颌骨前壁，用骨钻在前壁标记出一直径2cm的类圆形，其内上界应为眶下孔的上缘，然后沿标记形成骨窗，取下的骨组织用生理盐水纱布保存备用。⑤开放眶下管，其走行方向向后外方，长10mm左右。自骨面完整剥离上颌窦黏膜，暴露窦顶前部眶下管下壁的骨壁；如果上颌窦黏膜已破损可不必剥离，在窦顶前部眶下管下壁的部位沿着眶下管的走向切开上颌窦黏膜。用骨钻或窄骨凿，从眶下孔的下缘开始，钻开或轻力凿开眶下孔下缘、然后用持针器钳取眶下管及眶下沟下壁的骨板，使下壁形成一条与其走向平行的缺损，直至眶下裂。⑥用血管钳夹紧眶下孔外的神经末端，通过骨缺损的窄隙，自前向后将眶内段的神经向下游离至上颌窦，并在尽可能的深度将其钳紧、断离，断端电凝处理。⑦直视下射频热凝可以不开放上颌窦，探明眶下管的角度后即可进行。借助X线影像技术观察穿刺针的方向，可以行进至眶下裂或更高的部位；若不具备X线监控的条件穿刺针进入眶下管的深度不要超过15mm。⑧不需要做下鼻道的对孔。清理创面，生理盐水冲洗、前壁骨板可以复位，钻孔、钢丝结扎或微型钛板固定，严密缝合切口、加压包扎1～2天。

2）手术难点及并发症处理：①开骨窗时，切忌位置过于偏内、上方向，否则可能损伤鼻泪道，引起术后患侧溢泪。另外，神经在眶内的走行是自眶下孔向后、外方向，偏内的骨窗也使局部暴露不良，不利于后续步骤的操作。②开放眶下管时可用器械探入眶下管的方法，给予方向的指导。③骨窗的骨壁应整块取下，可减少出血及操作时间，并且利于游离骨板的复位和固定。④去除眶下管下壁及眶下缘的骨质时，要求方向准确、支点稳定、力量轻柔，

以免引起眶底骨折或器械滑脱，造成眶内组织的损伤。⑤操作中注意保护上颌窦黏膜，以减少出血和感染。切断神经近脑段前，必须用血管钳钳紧，电凝断端防止出血。止血时使用明胶海绵或止血纱布填塞。⑥可出现痕迹反应。

4．下颌神经多分支撕脱术

颏神经，下牙槽、舌、颊神经同期撕脱。在下颌支内侧的翼颌间隙，自后向前顺序排列着下牙槽神经、舌神经和颊神经（图 9-1-19），因此在该间隙能够一次撕脱三条神经。本方法具有多条神经分支一次撕脱、神经缺损的长度较长、面颈部没有切口、可以预防下颌神经分支间的“转支”复发，降低复发率等优点。

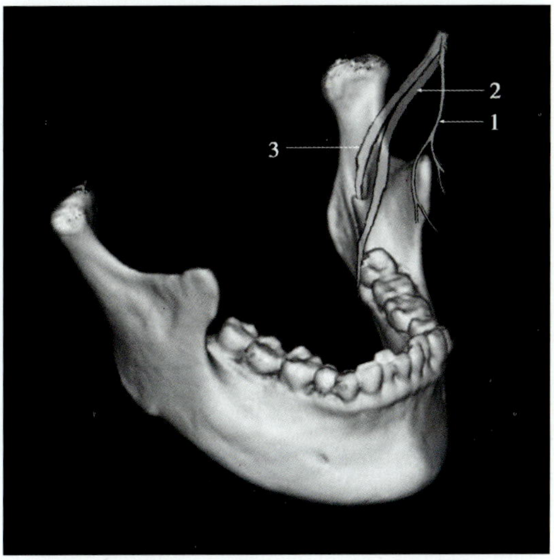

图 9-1-19　下颌支内侧的神经分布

1．颊神经 2．舌神经 3．下牙槽神经

1）主要步骤：撕脱的顺序是颏神经，下牙槽神经，舌神经，颊神经。

颏神经撕脱：根据需要，颏神经撕脱也可以单独成为的术式，步骤基本相同。

①确定颏孔位置：食指尖按在第二双尖牙根尖下方的皮肤或黏膜上、并施力压于骨面，然后推动软组织左右、上下移动，指尖即可感觉到颏孔的凹陷，患者有酸麻感。②充分暴露出下双尖牙区，在其颊侧的游离龈处，设计一弧形切口，凸度向上，长 3cm 左右。从颏孔远中的前庭沟切入，深达骨膜；然后弧形切开，经过颏孔的上方，到达其近中的前庭沟处。在骨膜的表面向下翻开黏膜瓣，显露出颏神经。③钝分离出神经后，在距颏孔 5mm 处用两把血管钳夹持住颏神经，在两钳之间切断。用中号血管钳，以持续柔和的牵拉力拖曳远段的神经，边牵拉边用血管钳卷缠神经，同时用另一只手固定、推按颊部软组织，如此反复进行直至神经分支被全部撕除。④提起近端的血管钳，使神经保持一定的张力，用手术刀分离其周围及附着于颏孔的骨膜，使神经完全游离，颏孔充分暴露。⑤取下止血钳，用生理盐水纱布覆盖创面。无论近端还是远段的血管，均不需要特殊处理。

下牙槽神经撕脱：①切口近似于“S”形，位于翼下颌皱襞外侧 0.5cm 处（下颌支前缘的内侧），垂直切口长度 3cm 左右，切开颊肌。上端附加切口的方向与大张口时上磨牙𬌗面平行，长 1cm 左右，深达颊肌，为便于撕脱颊神经而设置。下端附加切口的方向为内下方，切开磨牙后垫，长 1cm 左右，深达黏膜下，有助于撕脱舌神经。两附加切口与翼下颌皱襞外侧的垂直切口均呈钝角相交。②持中弯血管钳，从垂直切口的中部插入，向后外方分离，找到颞肌肌腱，沿肌腱继续向后分离，即达下颌支的内侧骨面。在下颌磨牙𬌗面上 1cm 的水平，用手指沿骨面扩大间隙，并触及到下颌小舌，拉钩牵开翼内肌可清楚地显露出下颌小舌及其周围。③用较窄的骨膜分离器、手指推开附丽于下颌小舌的骨膜和蝶下颌韧带。能够看到一白色条索从后上方进入下颌孔，即为下牙槽血管神经束。分离下牙槽神经，用神经钩牵出神经。④使用大弯血管，钳喙的方向向上，以钳尖夹紧神经干；然后将钳柄抵于手掌部，握紧钳柄并向后上方用力推，即可将下颌管内的神经部分抽出。用另一把血管钳在该钳下方再夹住神经干，继续上提至神经被全部抽出。如果不易推动时，需要检查、核实撕脱的对象是否正确，颏孔部位的处理是否到位。用两把血管钳交替上提、卷缠的方法，亦可抽出神经管内的神经。⑤用一血管钳夹持固定抽出的神经，并稍做牵拉使之有一定的紧张度。另一血管钳沿神经干深入近段，在尽可能的部位夹住神经、切断，并将离断的神经取出。⑥检查离体的神经，如无伴行血管，几分钟后再取下近脑端血管钳。否则近端应结扎处理。

舌神经撕脱：①在下颌孔前方的内侧，翼内肌的表面找出自后上向前下走行的舌神经。②用中弯血管钳，张开钳喙向下方按压住神经周围的软组织，用另一把中弯血管钳夹紧舌神经、反复上提，然后在下磨牙的水平切断。③在近段尽可能达到的部位钳紧神经并切断，并将离断的神经取出。通常能够切除舌神经干 3cm±。④上提舌神经时，能见到同侧半舌的同步抽动，此可作为鉴别点。

颊神经撕脱：①在切口上端的附加切口处，相当于大张口时上颌磨牙殆面的水平，于颞肌腱表面的颊肌内用神经钩钩出颊神经。②用相同的方法撕除远段及尽可能长的近段。③由于颊神经在术野中不能视及，钩出神经的操作，对经验的依赖性比较强，需要积累。

生理盐水冲洗后，分别严密缝合后颊部及颏孔处切口。颏孔处加压包扎。后颊部以纱布局部压迫一小时。

2）手术难点及并发症处理：①颏孔处切口的弧形必须包绕着颏孔。绝大部分的颏孔位于下颌第二双尖牙根下方，或者第一、二双尖牙根下之间，因此，切口中心设在第一、二双尖牙之间，有比较好的包容性，即使颏孔和颏神经在手术野稍偏远中的位置显露，也不影响暴露和操作。否则切口偏前，虽然操作便利而神经的暴露受影响；切口偏后又受口裂的限制，不便于操作。②颏部切口不需要切开骨膜。只在颏神经的近端的处理时，切开颏孔周围的骨膜，以免妨碍抽出下颌管内的神经。③后颊部的垂直切口必须在翼下颌皱襞的外侧，下颌支前缘的内侧。④推开附着于下颌小舌的蝶下颌韧带及其周围的骨膜，使下牙槽神经更好的显露。如果仍不能暴露下牙槽神经，必要时可去除下颌小舌。⑤用力推动血管钳撕脱下牙槽神经时，术者的肘部屈曲，上臂应于胸壁的侧方，并以一定的紧张度贴于胸部，以保证所施的推力为可控制力。避免在神经脱出的瞬间，失去抵抗力，血管钳戳伤深部组织。⑥有无水乙醇注射等毁损治疗史者，局部发生粘连、纤维化等改变，致使解剖层次紊乱，对分离操作的影响较明显。⑦注意下牙槽血管近端的处理，需要结扎时，离断的水平不宜过高，以免不便于操作。有渗血或一般的出血时，用碘仿纱布填塞止血。明显的活泼出血，必要时可结扎颈外动脉。⑧颊神经较细，并且不能视及，寻找时应耐心、仔细，熟练后有较高的成功率。⑨术后加压包扎 1 天。如果留置引流条 24 ～ 48 小时撤除。因出血填塞的碘仿纱布 3 ～ 5 天取出。⑩可能出现痕迹反应。

（翟新利）

第二节　面神经外科手术

面瘫畸形的手术治疗，目的在于不仅要获得面部的静态表情自然、对称，更重要的是要能保持表情运动时的对称与协调。自 1829 年 Bell 最先提出面神经疾患以来，对于面神经疾患的研究从认知到治疗经历了从无知到认识，从迅猛发展到目前的“瓶颈”时期的发展过程。面神经外科也不例外，自 1932 年 Ballance 及 Duel 使周围神经修复术规范化以来，以 Ugo Fisch、Mark May 等为代表的学者在 20 世纪后三十年推动面神经外科向前迈了一大步。除了较早应用于面瘫矫治手术包括肌筋膜悬吊术和肌瓣转位术等静态非神经化的矫治技术外，许多新技术应用于面神经外科领域，其中包括：面神经与其他邻近部位的运动神经转接术、自体神经移植术、血管化神经移植术、跨面神经移植术、血管化游离肌肉移植术及血管神经化游离肌肉移植术，以及非神经组织移植修复面神经缺损的技术已广泛应用于面神经外科领域，并获得良好效果。

一、周围性面瘫的静态矫治术

面瘫的静态矫治手术主要包括筋膜悬吊、真皮悬吊、组织代用品植入和肌瓣转位术等方法。笼统的可以分为简单悬吊和肌瓣转位两种方法。其中简单悬吊为非动力化的，常用的肌筋膜供区为颞肌筋膜或大腿外侧阔筋膜，该法近期有较好的静态恢复，但远期纤维挛缩，悬吊松弛，效果欠佳，它主要适用于对永久性、难治性面瘫的矫治，特别是对于面瘫后的严重上睑下垂和口角歪斜在静态时能起到一定的矫治目的。该术式的不足在于其不能解决表情运动时不对称畸形，仍为姑息性治疗手段。

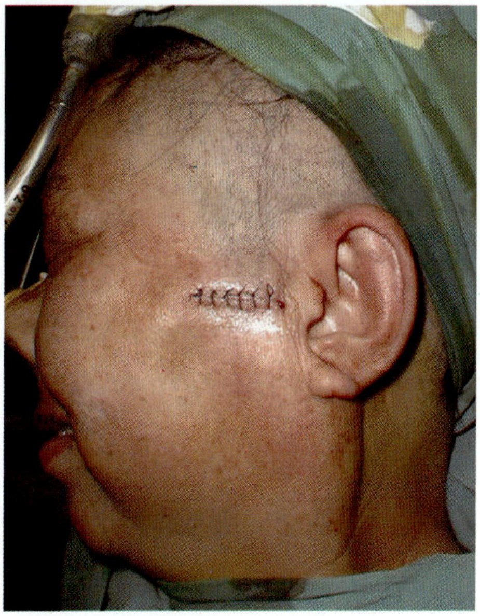

图 9-2-1　晚期面瘫采用 Gortex 膜悬吊术

由于用自体肌筋膜作悬吊，术后容易发生筋膜萎缩、张力减低，因而疗效难以持久，目前已少用。随着生物材料的发展，已有许多高弹性的生物材料代替肌筋膜用于该手术。其优点在于：可以免除供区的手术；不会因供区肌筋膜长度或量不足而引起手术中悬吊不到位，最后导致复发；高分子材料不易发生老化从而保证了疗效的可靠；固定也容易而简便。缺点则是价位较高，而且材料来源尚不丰富。（图 9-2-1）病例就是用 Gortex 膜做的悬吊，如图 9-2-1 所示我们仅需在悬吊区和颧弓表面做小切口即可完成手术，需要指出的是为了加强固定的可靠性，可以用微小钛板或直接用钛钉将上端 Gortex 膜固定在颧弓的骨面上。

肌瓣转位法则试图用邻近的其他肌肉代替表情肌行使面部表情功能，经排除额肌、颈阔肌和胸锁乳突肌的应用价值后，肯定了颈肌瓣、颞肌或咬肌瓣提拉眼睑和口角的可行性。Gillies 首先应用颞肌及其筋膜移转治疗面瘫，20 世纪 60 年代至 70 年代被广泛应用，众学者认为颞肌及其筋膜移转的长度是足以矫正眼与口的畸形的。May 等应用颞肌瓣治疗 224 例面瘫，随访 13 年，效果良好，特别适合于眼睑闭合不全者。该法的优点是：消除了无血供组织（筋膜）易坏死，缺损，萎缩，滑动及伸展性差的缺点；可直接将肌肉插入要矫正的部位，充填萎缩的面部；若面肌尚有功能，可将颞肌与之交叉，提高了颞肌的支配神经长入面肌的机会。而其他局部肌肉如胸锁乳突肌、颈阔肌、额肌移转治疗面瘫，由于肌肉的方向不利于口角的恢复，肌肉力量不足以完成面部运动，不如颞肌瓣转移有优势。而目前更适用的是带血管、神经的邻位肌瓣转位术，多用带血管、神经的颞肌肌束矫治面瘫后的眼睑不能闭合畸形，实际上它已将以前的静态矫治技术发展为动态的。

利用颞肌瓣转位矫治面瘫手术的关键在于：①切取颞肌筋膜瓣时一定要切取足够的长度，如图 9-2-2 所示如颞肌筋膜不够长，可延长切取部分帽状腱膜；②蒂部应保持一定的宽度以保证血运和神经支配；③在保证血运和神经支配的基础上，充分游离蒂部以获得充足的组织量；④与面肌的贴附最好是面与面的接触，禁忌仅做点对点的缝合；⑤矫正量应略大于正常范围，以避免术后悬吊不足或下垂复发；⑥悬吊高度可以通过调整瓣的蒂部获得（图 9-2-3），先完成面肌与瓣的缝合，然后牵拉瓣的蒂部直至获得理想的位置后，再将瓣的蒂部与周围组织严密缝合固定；⑦如患者年轻，面部萎缩不明显可选择部分颞肌而不用全层颞肌，对于面部肌肉萎缩明显的患者，通常选择切取全层颞肌以获得良好的术后丰满度；⑧颞部缺损畸形可采用残余颞肌回旋封闭缺损的方法，也可用人工皮片填充缺损（图 9-2-4）；⑨面部切口应尽量短小，而且应注意选择隐蔽的部位（图 9-2-5）。

该方法的主要缺点是：破坏了颞肌的完整性，主要靠在手术当中的处理来尽量减少供区凹陷畸形的发生；面部通常有切口瘢痕，Brunner 曾将之改良经口内途径移转肌瓣，避免了面部瘢痕；长期效果其动态效果仍然欠佳，还不能达到表情肌功能的真正恢复。

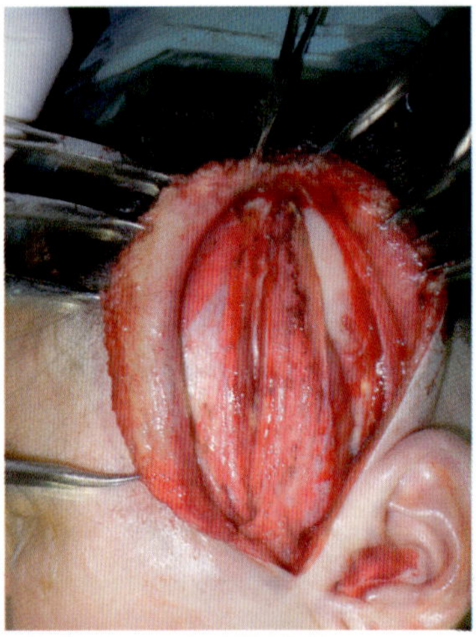

图 9-2-2　如颞肌筋膜不够长，可延长切取部分帽状腱膜

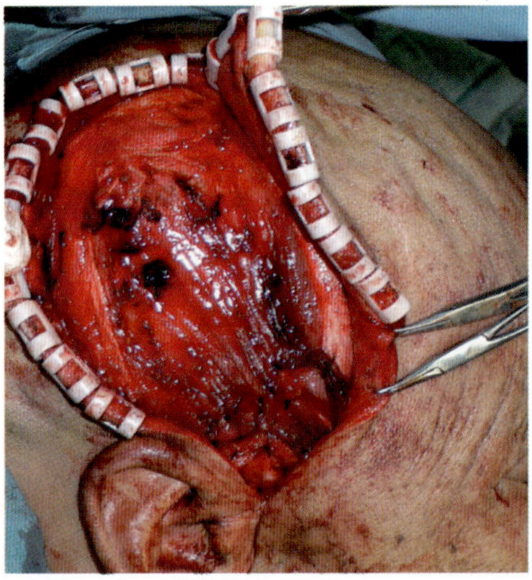

图 9-2-3　悬吊高度可以通过调整瓣的蒂部获得

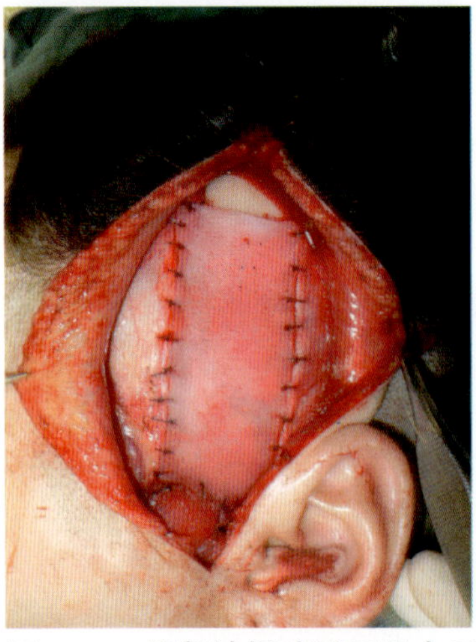

图 9-2-4　颞部缺损畸形可用人工皮片填充缺损

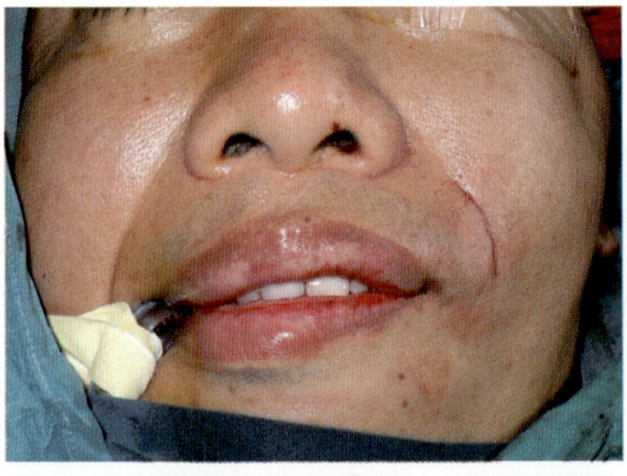

图 9-2-5　面部切口应尽量短小，而且应注意选择隐蔽的部位

二、邻位其他运动神经转接术矫治面瘫

指应用舌下神经、副神经、舌咽神经或膈神经等其他面神经的邻位运动神经转位修复患侧面神经的方法，多用舌下神经、膈神经和副神经。1879 年 Drobnike 应用副—面神经吻合治疗面瘫，术后产生舌肩带运动及颈肩带运动；Bulance（1878），HardyMay（1957）及 Perret（1967）尝试膈—面神经吻合，患者术后静止时出现面部抽搐，当深呼吸，咳嗽及大声说话时面部出现明显不对称，伴半膈麻痹等畸形；舌下—面神经吻合术自 1903 年由 Korte 首例报告后，Conley 和 Baker 等沿用之，患者获得静态下良好的肌张力及一定的运动功能，但随后易产生半侧颜面萎缩，舌萎缩及自主怪相等畸形。他们认为此种方法适用于早期病例，在肌肉尚未萎缩，无退行性病变时方可获较好效果。该法适用于即刻的面神经损伤，面神经主干缺损较多，其近心端不能被利用，而远心端神经组织结构正常的病例。多见于腮腺区恶性肿瘤侵犯面神经近心端时，或是尚需作选择性颈淋巴清除术者。该法可使瘫痪的面部恢复一定的运动功能，遗憾的是神经转位后表情肌并非由面神经支配，术后往往出现表情运动的不自然和不对称，甚至面部表情运动不是由面神经支配的自如的运动，而是和所转接的神经支配区域肌肉的运动相关（图 9-2-6）。

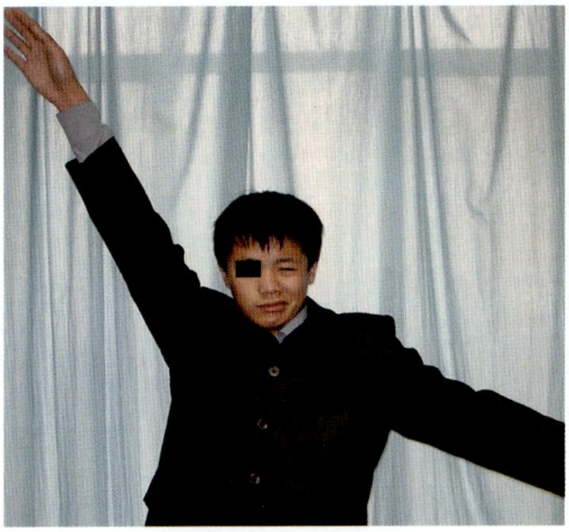

图 9-2-6　采用副神经转接面神经远心端后面部表情随副神经功能运动

鉴于以上特点目前该术式临床应用已经很少，但在应用时仍应注意以下问题：①一定是在面神经主干不能暴露的情况下的姑息手术；②在选择供区神经时首选对供区功能影响不大的，比如舌下神经降支（图 9-2-7，8）；③如迫不

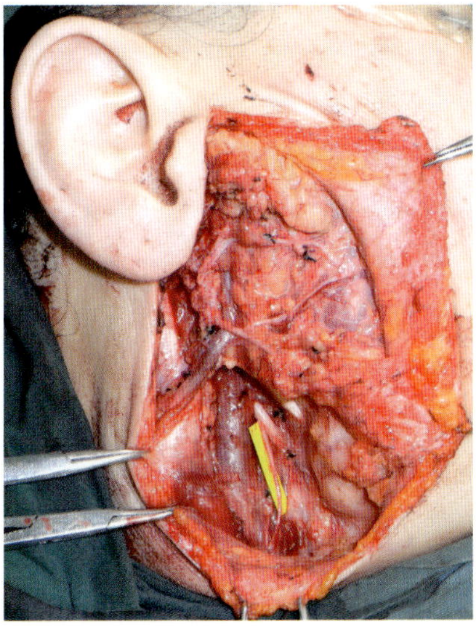

图 9-2-7　面神经损伤后主干无法找到

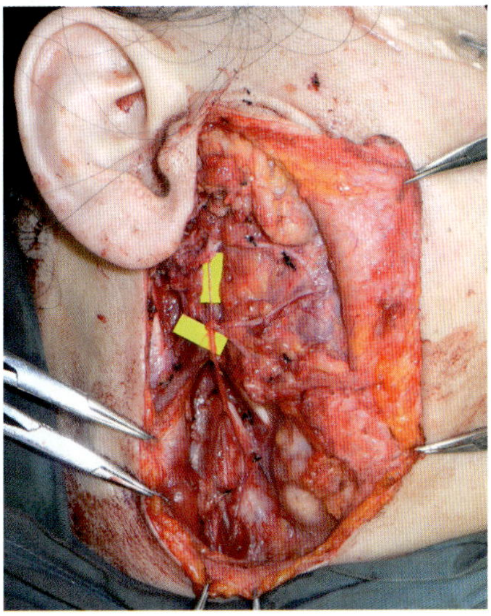

图 9-2-8　采用舌下神经降支转接到面神经远心端

得已必须选择副神经时切忌将副神经主干切断，可寻找其支配胸锁乳突肌分支或将神经劈开用其部分，以免造成副神经支配功能的丧失（图 9-2-6）；④由于端侧吻合技术的发展，如面神经残端为多个断端时常可选用该技术（图 9-2-8）；⑤术后应加强面肌的表情功能训练，以防止表情肌的萎缩，从而巩固效果；⑥要使表情肌功能恢复到最接近正常，在保证表情肌不发生萎缩的前提下，尽早行跨面神经移植手术。

三、神经修复术矫治面瘫

20 世纪 70 年代以来，随着显微外科技术的发展，面瘫的矫治技术向前迈了一大步，特别是各种不同的面神经修复技术为面瘫患者带来了福音。

1．神经吻合术　是面神经外科修复手术中均需采用的基本技术，适用于较新鲜的神经损伤，且神经缺损短直接缝合无张力，神经断端损害轻的病例。按照吻合方法的不同又分为神经外膜缝合术、神经束膜缝合术和神经外膜束膜联合缝合术，其中以神经束膜缝合术效果为佳，但在实际操作中有一定困难。该法是所有面神经修复技术中效果最佳的。也有学者研究了神经端侧吻合技术对神经功能恢复的影响。

神经吻合术是面神经外科的最基本手术，在面神经颅外段损伤的患者中大多数需选择该术式。其手术操作及术后指导要点在于：①首先应该对面神经颅外段的解剖关系有清楚的了解（图 9-2-9），对于每个分支的分布区域及解剖层次应牢记在心；②手术通常为探查性手术，

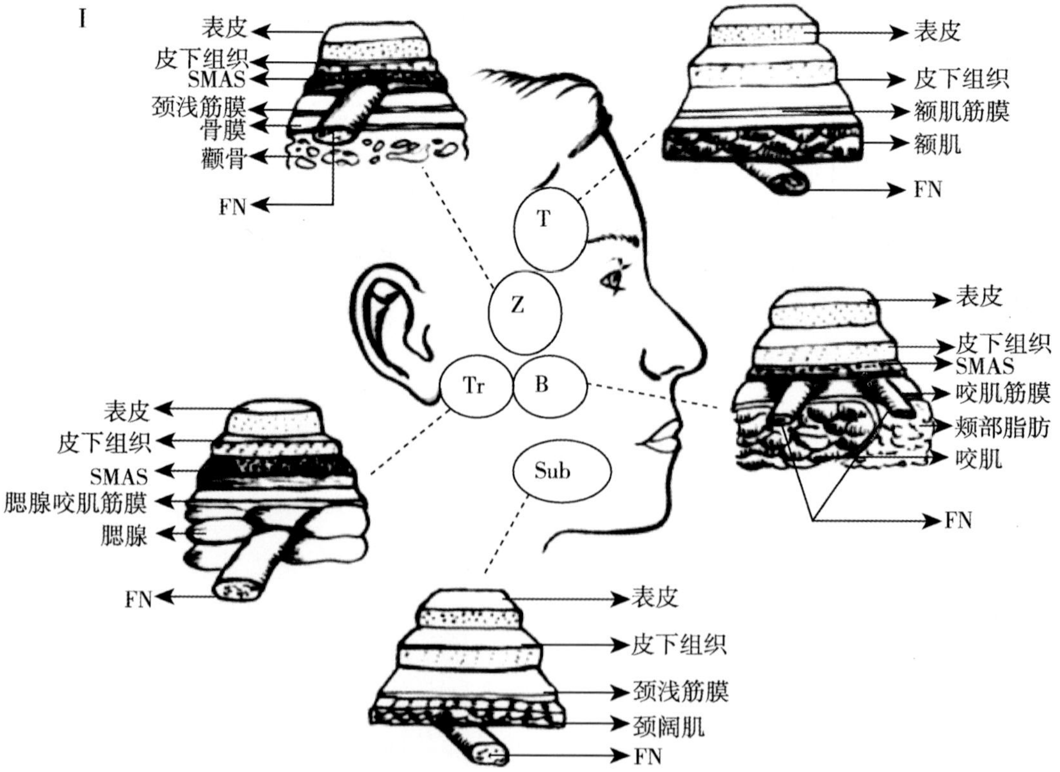

图 9-2-9　面神经颅外段各个分支走行区域的解剖层次

手术入路多选择原创伤切口（图 9-2-10）；③寻找神经断端时最好在原创伤范围内（图 9-2-11），部分延期手术创口瘢痕粘连明显者可于创口两侧正常组织内分别寻找到未受损伤部分神经，再延神经走行方向解剖至神经断端；④在粘连明显，术区内很难辨别神经断端时，最好追踪神经至面神经总干或主分支，直至能够证明其为损伤神经的远心端或近心端；⑤应注意在行神经吻合术的神经断端应保证新鲜，神经色泽应明亮，外膜及束膜结构明显（图 9-2-11），如为嵌压损伤、压榨损伤或神经撕裂伤神经断端一定要修整至符合以上要求；⑥神经吻合应在无张力情况下进行，而且要对位准确，并应保证吻合口基底有正常组织支撑（图 9-2-12）；⑦神经吻合后吻合口部位应妥善保护，防止在术后关闭创口时造成二次损伤；⑧最好有充分的软组织覆盖吻合神经部位，术后加压要适当；⑨术后给予神经营养药物，并在术后一定时间指导患者做面肌功能训练。

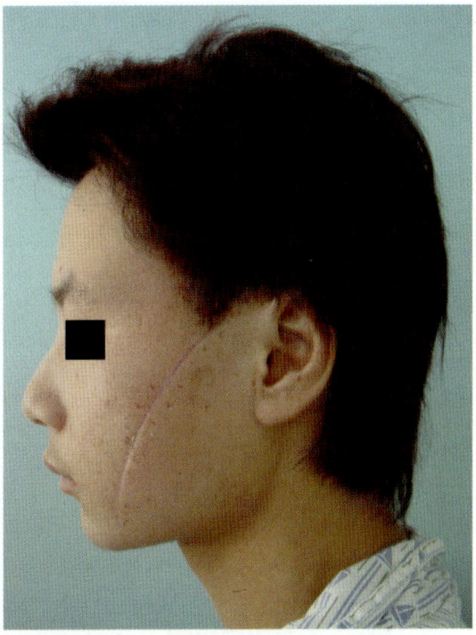

图 9-2-10　面神经损伤后探查吻合手术入路多选择原创伤切口

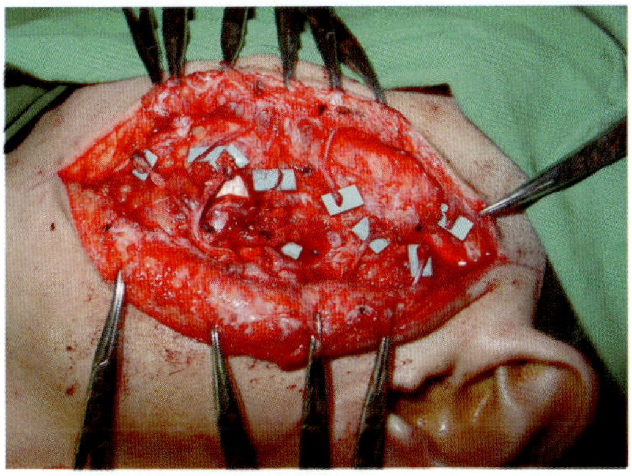

图 9-2-11　神经吻合术的神经断端应保证新鲜，色泽应明亮，结缔组织膜结构明显

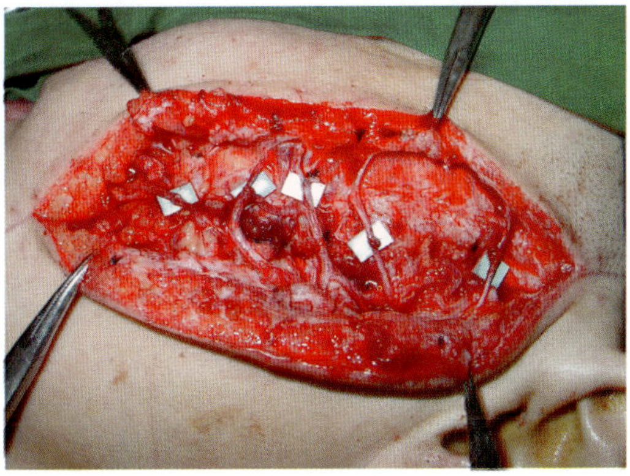

图 9-2-12　神经吻合应在无张力情况下进行，要对位准确，保证吻合口基底有正常组织支撑

2．自体神经移植术　即在神经缺损处移植一段自体的感觉神经来恢复受损神经的连续性。多在神经缺损长、不能直接吻合时使用，植入神经可来自于耳大神经、腓肠神经、股外侧皮神经以及前臂的感觉神经。其中以耳大神经为首选，因其位于腮腺手术的手术野内，便于获得（图 9-2-13），并且切取后供区感觉丧失对患者正常生活影响不大。另外耳大神经在上颈部常有多个分支，对于面神经多个分支损伤的患者比较适合（图 9-2-14 ~ 16）。采用耳大神经移植修复面神经缺损的手术要点为：①关于神经断端暴露的要点同神经吻合；②移植神经段长度以吻合后没有任何张力为基本要求；③耳大神经为感觉神经，取材后应注意倒置以便保证正常的轴浆运输方向；④在修复多个分支损伤时，如耳大神经自然分支不够，可将神经束劈开。

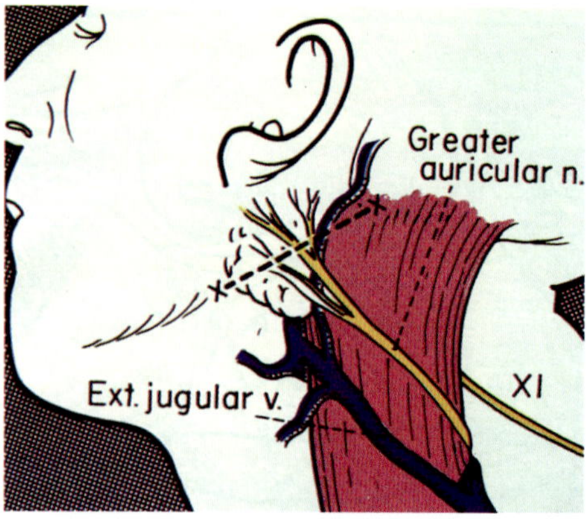

图 9-2-13　耳大神经解剖示意图

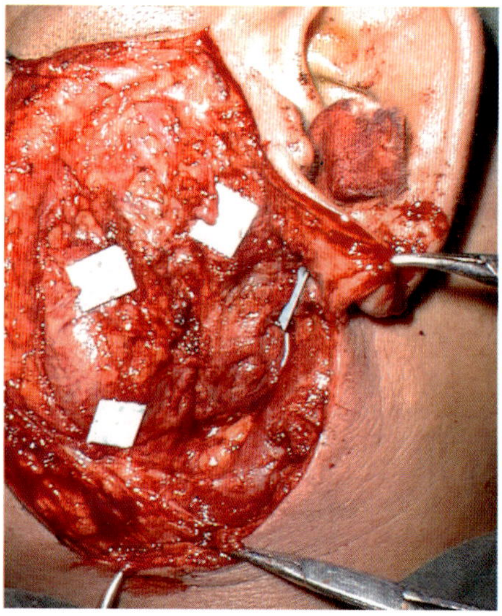

图 9-2-14　面神经断端示意，可见主干及三个分支断端

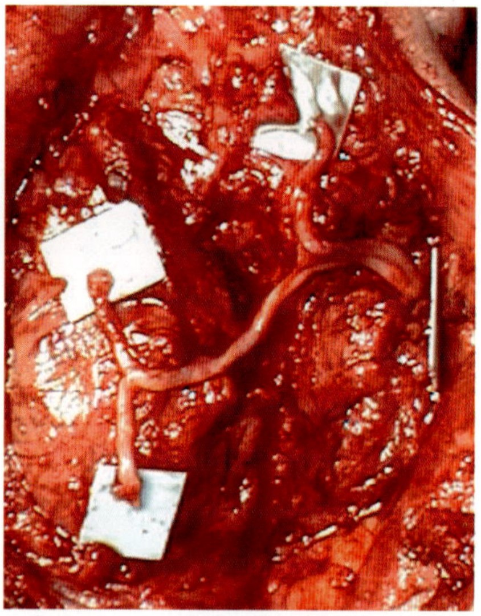

图 9-2-15　耳大神经制备完成，已倒置于移植区

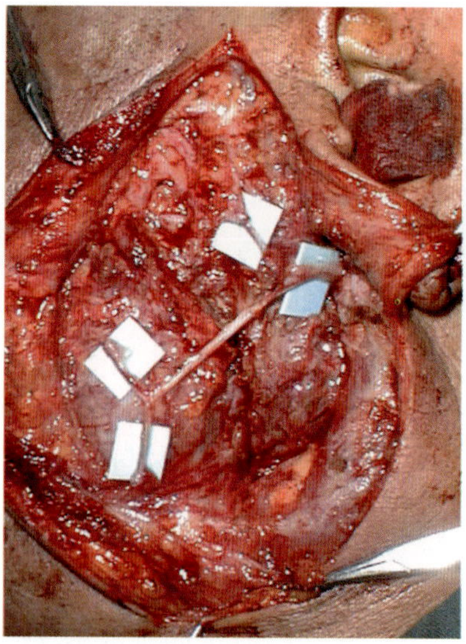

图 9-2-16　各吻合口已完成吻合，耳大神经修复面神经缺损完成

除耳大神经外腓肠神经也是面神经移植的良好供体，它可以提供足够的可利用的神经段，特别是为横跨面神经移植提供了足够的供体神经。横跨面神经移植是由 Scaramella 与 Smith 首先创用的一种自体神经移植矫治面瘫的手术方法，是将一段游离自体神经移植于面部，一端与健侧面神经分支相吻合，另一端通过面部皮下隧道引至患侧用以支配患侧的表情肌运动，由此使患侧表情肌能够接收面神经核的冲动（图 9-2-17 ~ 19）。该法适用于患侧面神经不能利用，但表情肌尚未萎缩，且组织床血运尚佳的病例。最近观点认为：在患侧表情肌尚未变性萎缩前，应尽快利用同侧邻近的神经，如舌下神经，与面神经进行吻合，意在尽可能减少表情肌丧失神经支配的时间；与此同时，实行横跨面部神经移植，待数月后应用移植的神经取代舌下神经，建立双侧同步运动。该法最大限度地保护和利用了患侧面部的表情肌，具有一定的优越性。若患侧面肌已萎缩变性，失去再生能力，横跨面部的神经移植即需结合吻合血管神经的游离肌肉移植完成功能重建。

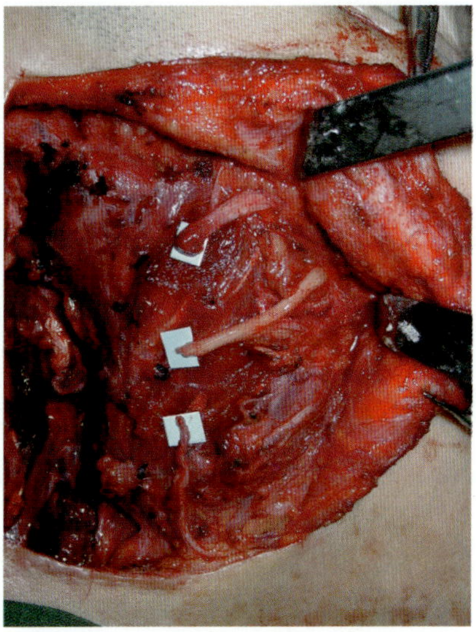

图 9-2-17　受区面神经远心端断端制备完成，近心端已随肿瘤切除

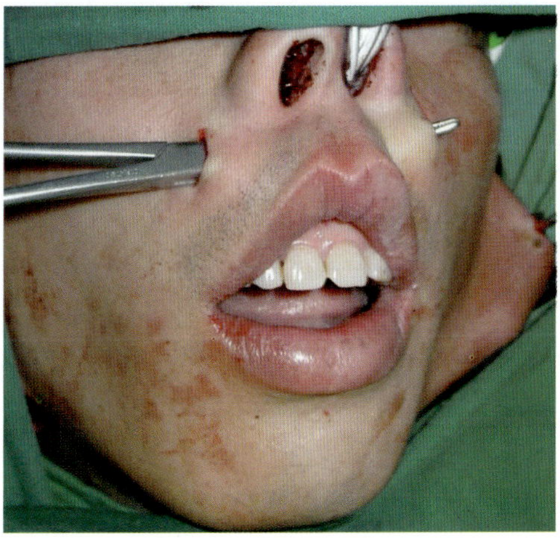

图 9-2-18　隧道的制备

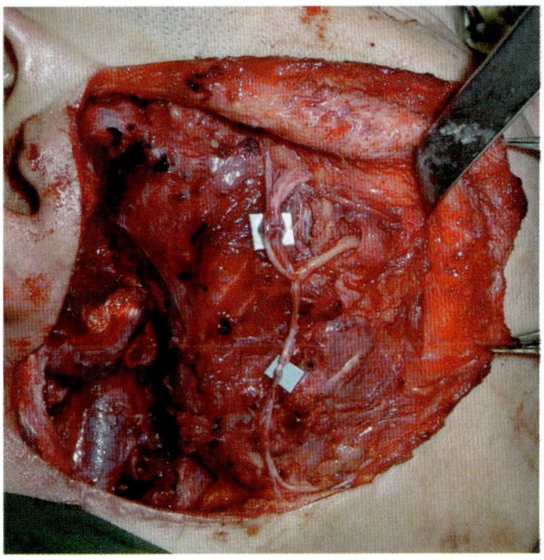

图 9-2-19　跨面移植神经吻合完成

（蔡志刚）

参考文献

1．倪家骧．CT 引导射频热凝术治疗三叉神经痛．中国疼痛医学杂志 .2005,11(3):183-186

2．卢振和，高崇荣，宋文阁主编．射频镇痛治疗学．郑州：河南科技出版社．2008,17-33.

3．翟新利，张晔等．小剂量利多卡因半月节局麻在三叉神经痛射频热凝时的应用．现代口腔医学杂志，2003, 17(4):323-325.

4．张朝佑主编．人体解剖学．北京（第二版）：人民卫生出版社 .1998, 1466-1475.

5．王文英，翟新利等．三叉神经痛射频热凝术中发生心律失常的临床分析．现代口腔医学杂志，2009, 23(3):255-257.
6．王文英，翟新利．治疗三叉神经痛出现阿 - 斯综合征 3 例分析．现代口腔医学杂志，2008, 22(4):443.
7．佟小强主译．疼痛介入治疗图谱．北京：北京大学医学出版社．2006, 25-48.
8．王修成，耿温琦等．关于三叉神经痛射频治疗时第一支损伤问题的探讨．临床口腔医学杂志，1997, 13:171-172.
9．耿温琦，张建国．原发性三叉神经周围支撕脱术的改进．临床口腔医学杂志，1986, 2(3):137-142.
10．杜小铭，孙树平等．窦内法切断撕脱术治疗原发性三叉神经第Ⅱ支痛 40 例报告．现代口腔医学杂志，2009, 23(1):93-94.
11．邱著文，郑德春等．三叉神经高位切断撕脱术治疗三叉神经痛临床应用．中国耳鼻喉颅底外科杂志，2007,13(3):235-236.
12．蔡志刚．面神经损伤及治疗．马大权主编：涎腺疾病，第一版．北京：人民卫生出版社 2002.396-421
13．顾晓明，雷德林，周树夏，等．面部运动神经损伤后的手术治疗时机与疗效分析．中华口腔医学杂志，2001;36(2):96.
14．顾晓明：陈旧性面瘫矫治术．马大权，俞光岩主编：手术创新与意外处理－口腔颌面外科卷，第 1 版 pp417 － 425. 长春，吉林科学技术出版社 2000
15．宋维铭，孙广慈，冯越蹇，等．外伤性面瘫的早期手术治疗．中华医学美学美容杂志．2001;7(5):244.
16．俞光岩，顾晓明，蔡志刚主编．周围性面瘫．北京：人民卫生出版社，2005.
17．William HS, Current concepts the treatment of trigeminal neuralgia [J]. The New England Journal of Medicine, 1986(315):174
18．Taha JM,Tew JM. Honored guest presentation: Therapeutic Decisions in Facial Pain. Clin Neurosurg,2000,46:410-431
19．Van Zundert J, Brabant S, Van de Kelft E, et al. Pulsed radiofrequency treatment of the Gasserian ganglion in patients with idiopathic trigeminal neuralgia [J]. Pain, 2003, 104(3):449-542
20．Conley，Baker DC：Hypoglossal-facial nerve anastomosis for renervation of the paralyzed face.Plast Reconstr Surg,1979,63:63.
21．Eaton D, Hirsch B, Mansour O. Recovery of facial nerve function after repair or grafting:our experience with 24 patients. Am J Otol–Head and Neck Medicine and Surgery.2007;28:37.
22．Falcioni M, Taibah A, Russo A, et al. Facial nerve grafting. Otology & Neurotology. 2003;24:486.
23．House JW, Brackmann DE. Facial nerve grading system . Otolaryngol Head and Neck Surg, 1985;93:146.
24．IJpma F, Nicolai J, Meek M. Sural nerve donor-site morbidity, thirty-four years of follow-up. Ann Plast Surg. 2006;57: 391.
25．Mark K, David M. Does a positive neural margin affect outcome in facial nerve grafting? Head & Neck, 2007; 29: 546.
26．May M. Schaitkin BM(ed): The Facial Nerve. May’s Second Edition. New York. Thieme Inc. 2000.
27．Patel N, Har-El G, Rosenfeld R, Quality of life after great auricular nerve sacrifice during parotidectomy. Arch Otolaryngol Head Neck Surg. 2001;127(7): 884.
28．Taylor EG: The free vascularized nerve graft. Plast Reconstr Surg 1976; 57:413
29．Yen TL, Driscoll CL, Lalwani AK. Significance of House-Brackmann facial nerve grading global score in the setting of differential facial nerve function. Otol Neurotol,2003;24:118.

第10章

口腔颌面部创伤手术

口腔颌面部创伤是口腔颌面外科的常见疾病之一，既可以是软组织伤，也可以是骨折；可以是较轻微的软组织撕裂伤，也可以是非常复杂的多种组织复合伤；可以是新鲜的创伤，也可以是陈旧性创伤；可以是局限在口腔颌面部的创伤，也可以有全身多处创伤。治疗时应分清轻重缓急，针对不同创伤的特点进行恰当处理。

第一节　口腔颌面部软组织清创术

一、手术适应证及禁忌证

原则上，软组织清创术应尽早进行，但口腔颌面部创伤常伴发颅脑或其他部位严重损伤，如抢救不及时可能致死或严重致残。因此，对软组织开放性伤的处理应在生命体征平稳后和/或重要脏器损伤得到妥善处理后再进行。在此期间，要注意保护伤口，用浸润抗菌药液的纱布湿敷伤口，以防伤口干燥或污染。

急性呼吸道梗阻和出血性休克是导致伤员死亡的两个主要原因。在清创检查过程中，要重点发现进行性出血和可能造成呼吸道梗阻的异物或原因，并予以及时处理。因颌面部创伤而表现休克征象常见于：(1) 创伤广泛而复杂，伴有广泛性颌面骨折或口咽部损伤或两者兼有，常合并颅内损伤；(2) 治疗延误过久，伤口长时间或反复出血。

颈椎是否存在损伤常与头部受冲击和撞击力量大小和方向有关，口腔颌面部创伤伤员在没有明确颈椎损伤的情况下，不应在椅位上进行检查和处理，否则可能因搬动头部或以颈部做支抗，加重颈椎损伤，导致严重并发症，对此必须予以足够的重视。

二、手术要点及注意事项

清创术包括清理创面、完善止血、组织处理和关闭伤口几个步骤。关键技术在于：保证组织床足够清洁，微小扩创，保留组织，彻底止血，消除死腔，“成形”缝合，控制感染。

1. 清理创面　目的是清除进入伤口内的细菌和异物，防止感染，减轻炎性反应，促进伤口正常愈合。清创手术应争取在伤后 6 ~ 12 小时内完成。清理伤口前应常规拍摄照片记录伤情，以备保险和法律诉讼之需，也有助于评价伤口愈合和畸形的形成，为进一步整形提供资料。

创面或伤道经冲洗后可能仍残留沙砾、金属物、牙碎片、玻璃、草木或各种有机物质等，必须仔细检查，彻底清除。扩创应遵循“保守”原则，尽量保留组织。组织切除只限于已经坏死的或严重污染的部分。不规则或斜面的皮肤创缘应予切除，形成整齐的创缘，以减少愈合瘢痕。

2．完善止血　头颈部创伤多伴有出血。面部血管直径较小，但富含弹力纤维，完全断裂后易于收缩或形成血栓而自动止血或经适当压迫后停止出血。如果血管呈不完全横断或撕裂，则会出现持续性出血或发生二次出血。持续性出血应在适当扩创后进行伤口探查。二次出血常见于去除敷料或清除血凝块时发生，应在备好吸引器、光源，并充分暴露创面后进行止血。

常用的止血方法包括：指压止血、包扎止血、填塞止血和结扎止血等。鼻咽及面侧深区严重出血压迫颈总动脉抵住 5、6 颈椎横突表面进行止血时，只能做单侧压迫，每次压迫持续时间不得超过 3 ～ 5 分钟；颈部包扎止血时要注意压力适度，切勿因压力过大造成呼吸不畅；腔窦填塞止血时，要求由深及浅“S”形顺序填塞，并记录纱条数目，防止抽除时遗留纱条。动脉止血时，先要备好吸引器、调好光源、扩大切口、充分显露手术野，然后清除血肿和异物，再行止血。一时难以找到出血点时，可先用纱布填塞止血，然后从一端逐渐撤出纱布，同时跟踪吸引，直达出血点，迅速钳夹止血，再予以结扎或缝扎。在腮腺咬肌区或上颈部止血时，应注意与血管伴行的神经，避免钳夹或缝合结扎时损伤神经。

颌面部大出血经局部止血难以控制时，可行颈外动脉结扎。作为手术的必须程序，在结扎颈外动脉之前应仔细辨认颈外动脉和颈内动脉，以防误扎。从解剖位置观察，颈外动脉位于颈内动脉的浅面内侧。从解剖结构观察，颈外动脉有多个分支，颈内动脉的颅外段没有分支。通过供血途径鉴别，用粗线提拉动脉作暂时性阻断，同时触摸颞浅动脉，如搏动消失即证明为颈外动脉。结扎部位通常选择在甲状腺上动脉和舌动脉之间。

3．缝合伤口　伤后 48 小时以内的清洁伤口做初期缝合。延迟 2 ～ 3 天后的头皮伤口也可以初期缝合。如果伤口污染严重或已有早期感染，必须认真清创，关闭伤口时不应过于紧密缝合，而且要放置引流。组织高度肿胀或张力较大的伤口，可以先做定向拉拢缝合(图 10-1-1)，待肿胀消退、张力减小时再细致缝合。有些直接拉拢缝合困难的较小的皮肤缺损

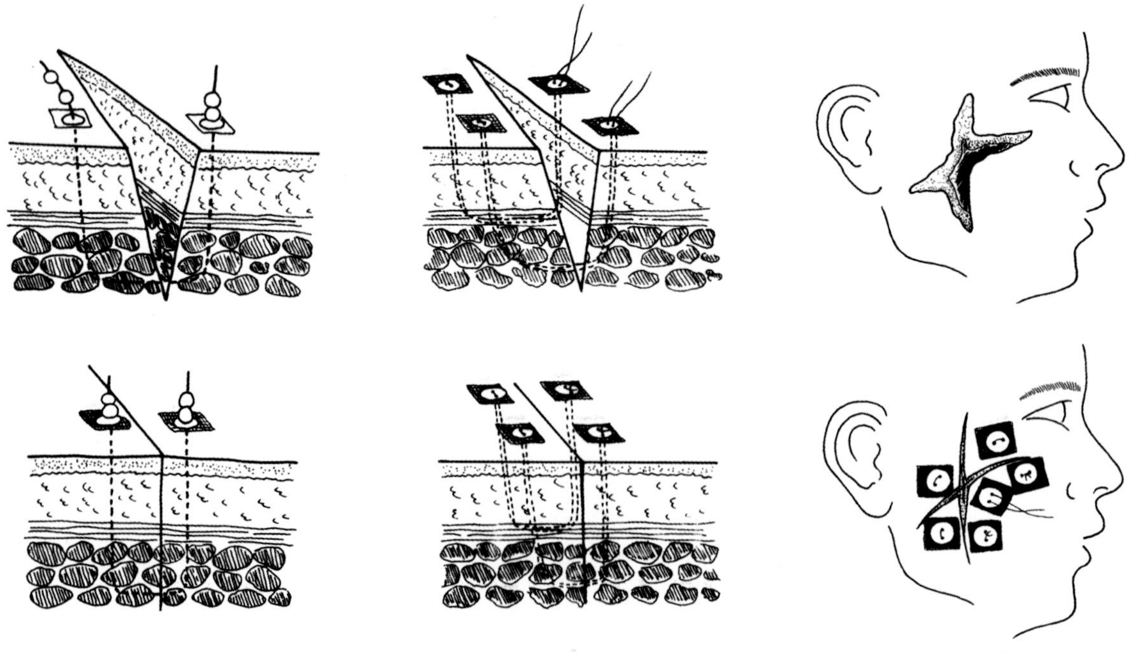

图 10-1-1　A. 铅丸拉拢缝合；B. 纽扣拉拢缝合；C. 面部挫裂伤定向拉拢缝合

创面可以做附加切口，形成局部皮瓣关闭伤口。遇有较大的皮肤缺损创面时，可以考虑先行断层皮片游离移植，消除创面，后期采用皮肤扩张技术进行修复。

4．特殊部位损伤的处理

（1）唇具有显著的容貌美观意义。最常见的问题是创伤后唇红缘错位愈合，即使是很小的错位，看起来也很明显。其次是瘢痕或缺损影响口轮匝肌的活动，或肌肉运动不协调，出现扭曲畸形。清创处理最好采用阻滞麻醉，以免组织过度肿胀影响对位。肌纤维断裂会有回缩倾向，如果不加修复，愈合后会出现局部凹陷和隆突。常规采用3-0或4-0可吸收线准确对位缝合。皮肤伤口缝合特别要注意唇缘轮廓线的正确衔接，用6-0尼龙线缝合。斜行经过唇红－皮肤交界的创缘应修整成与唇缘轮廓线90°角，唇缘轮廓线才会衔接整齐（图10-1-2）。上、下唇组织缺失1/4，可以直接拉拢缝合。但创缘需要先进行修整平直，并切除楔形、全厚的唇组织以便于缝合。如果组织缺损过大，应考虑采用交叉唇瓣或扇形瓣修复。

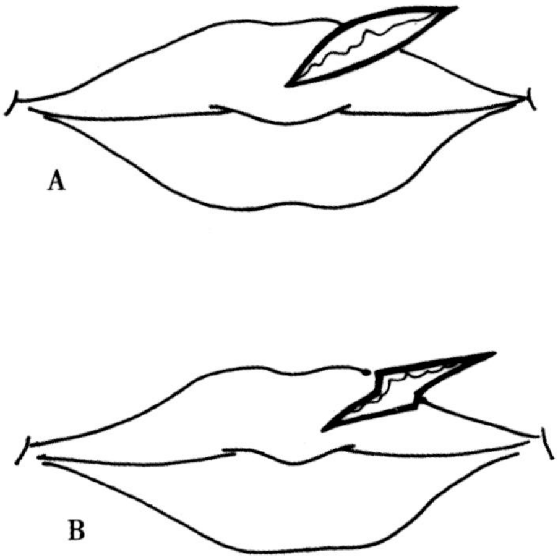

图10-1-2　斜行经过唇红—皮肤交接得创缘应修整成与唇缘轮廓线90°角

A：错误；B：正确

（2）外耳损伤清创处理时应尽量保留组织。伤口缝合首先对合关键解剖标志点，用6-0或7-0尼龙线直接缝合皮肤，撕裂的软骨一般不需要缝合。部分耳廓断离或只有很少组织连接的耳廓撕脱伤或切割伤，可以将撕脱的部分复位缝合，适当包扎固定，包扎压力不宜过大。大块或全耳廓断离，应采用显微外科技术吻合血管再植。也可以去除耳廓背面的皮肤和皮下组织，暴露耳廓软骨，在软骨上开几个窗孔，以便于组织液的交通。将耳廓前面皮肤和软骨原位缝合，然后在耳后乳突区掀起一个旋转皮瓣，覆盖于耳廓的背部创面。外耳血肿机化可使耳廓增厚，形成菜花耳，处理时用细针抽吸或做小切口引流，然后按局部形态衬垫敷料，加压包扎5～7天。

（3）鼻损伤机会较多，且多为复合组织损伤。皮肤裂伤用6-0尼龙线先做关键点缝合以恢复解剖标志。黏膜撕裂伤鼻中隔软骨暴露，只要其一侧黏膜完整，一般能正常愈合。如果软骨分离，至少要将一侧黏膜修复完整。皮肤缺损可以考虑用全厚皮片移植，一般取自耳后皮肤，颜色和质地较为匹配。鼻翼缺损可用耳廓复合组织移植。前提条件是：创缘整齐有活力；伤后时间短无感染；移植物的任何部分距创缘不超过5mm。

（4）眼睑损伤的修复关系到容貌美观，且有重要的功能意义（保护眼球、防止角膜干燥、排出泪液）。不累及睑缘的简单裂伤应做初期清创缝合。下睑缝合注意不要缝到眶隔膜上，以免愈合后形成瘢痕性睑外翻；上睑缝合的同时，要修复上睑提肌，恢复上睑提肌与睑板的联系。累及睑缘的裂伤应准确恢复睑缘的平滑连接，一般用6-0或7-0尼龙线，缝合3针。眼睑撕脱伤造成的皮肤缺损，可用耳后全厚皮片游离移植进行修复。小于睑全长25%的全层缺损可以直接拉拢缝合，更大的缺损需要用移植或转移皮瓣修复。

（5）舌体血供丰富，组织脆嫩，活动度大。深部伤口可能出现血肿，应予清除和妥善止血。不规则伤口的缝合要注意保留舌体的长度和活动度，应做纵向缝合（图10-1-3）。缝合

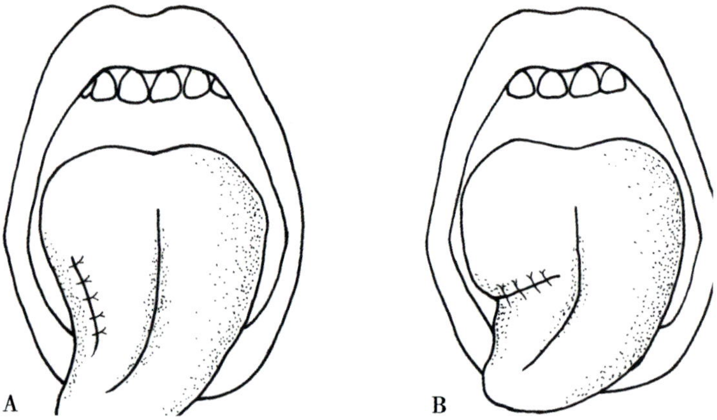

图 10-1-3 舌裂伤的缝合

A：正确　B：错误

要求用粗线、远离创缘（5mm）、多带组织、打 4 叠结。

（6）腮腺、腮腺导管损伤多见于刀砍伤，常合并面神经损伤。腮腺断裂可行断端缝扎。导管损伤视情况行断端吻合、改道或结扎。导管在出腮腺前缘以后断裂，先从口腔导管开口插入细的硅胶管，自远心端穿出，衔接导管的近心端，用细的可吸收线做端对端吻合。远心端导管缺损无法吻合者，可以将近心段导管充分游离，穿过颊肌，缝合固定于新的黏膜开口。导管缺损或近心端位置偏后，可将近心端结扎，术后腮腺加压包扎。

面神经断裂应争取在伤口处理的同时做神经外膜或束膜吻合。寻找神经断端直接从组织断面寻找比较困难，可在表浅肌肉腱膜系统下向伤口两侧潜行分离 1 ~ 2cm，在下层组织的平面上仔细分离寻找。已愈合的伤口，可以像做腮腺手术一样，由某一分支或总干向特定的分支寻找神经的近心段。将神经适当游离延长，切除神经断端毁损的部分或瘢痕，在无张力的情况下，用 9-0 或 11-0 无创伤缝线，进行端对端神经外膜或束膜吻合。神经缺损不能直接吻合时，可以取耳大神经做移植。

（7）动物咬伤易继发感染，伤口感染由多种微生物引起。犬和猫咬伤最多见 Pasteurella 菌属（*P. multocida*），其次是 *S. aureus* 菌属感染，并且感染多在 24 小时以内发生。24 小时以后发生的感染主要为葡萄球菌或链球菌属。伤口应做彻底的清创和冲洗。在关闭伤口的处理上应区别对待。对大多数撕裂性损伤，可以做初期缝合。对刺入性伤口，由于伤口不易清洁，不应初期缝合。伴有广泛的组织挤压碎裂、需要较大范围扩创的损伤，最好延迟关闭伤口。任何动物咬伤都应考虑发生狂犬病的可能，建议采取暴露后预防措施。包括立即给予人狂犬病免疫球蛋白（human rabies immune globin, HRIG），10IU/kg 注射于咬伤处，10IU/kg 肌肉注射；并肌肉注射人倍数细胞狂犬病疫苗（human diploid cell rabies vaccine, HDCV），每次 1ml，分当日、3、7、14、28 天 5 次给予。

三、手术并发症及处置

颌面部软组织损伤因伤情严重或处理不当可以产生各种各样、轻重不一的并发症。以下就作者的经验着重谈几个主要问题。

1．涎瘘　多因腮腺咬肌区开放性损伤，特别是纵裂伤，造成腮腺涎漏或导管断裂，清创处理时未妥善缝扎破裂的腺体，导致涎液在组织内储留所致。根据瘘口所在部位，涎瘘可分为腺体瘘和导管瘘。腺体瘘可见腺体区皮肤有点状瘘孔，从瘘口经常有少量的清亮唾液流出。如瘘口闭锁，可形成皮下积液，穿刺可抽出大量的淡黄色清亮的唾液样积液（图 10-1-4）。液体经生化定性分析，其中含有淀粉酶。腮腺造影有助于涎瘘的诊断。

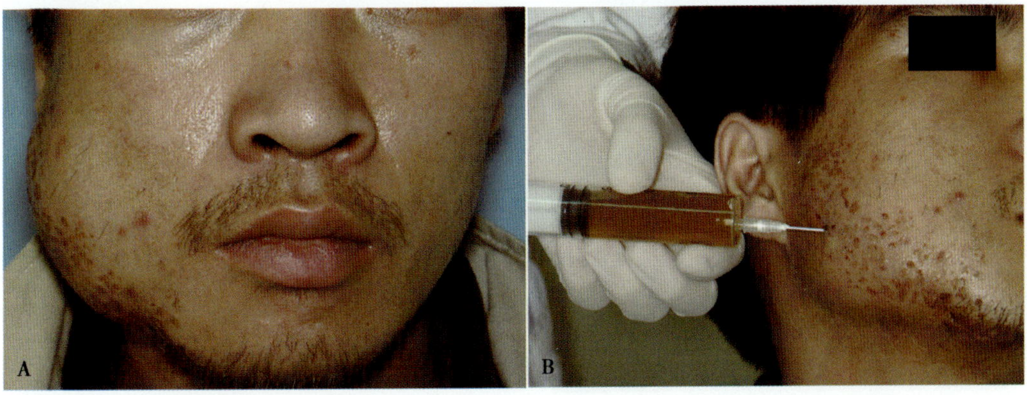

图 10-1-4　A. 腺体瘘形成皮下积液；B. 穿刺抽出大量唾液样淡黄色液体

腺体瘘唾液分泌量少者，用电凝烧灼瘘管及瘘口，术后加压包扎，服用阿托品限制唾液分泌，大多可以愈合。如腺瘘严重，经久不愈，可以考虑作腮腺切除术。导管瘘可作导管改道术，如手术失败，可行导管结扎术。

2．神经损伤　面颈部运动性神经损伤最多见于面神经（多发生在周围支），其次是舌下神经，偶见迷走神经和副神经。作为并发症的损伤原因，最常见的并不是损伤严重度本身，而是不恰当的医疗处理。许多后期残留的神经功能丧失系首诊清创时未发现神经损伤，或是虽然发现了神经损伤，但未做处理或处理不当所致。发生这种情况一般与急救时抢救生命或止血过程有关。作者近期治疗的一例患者即是这种典型情况。

患者为面颈多处切割伤继发大出血，运至首诊医院时因出血过多已经处于休克状态。急救当时以积极止血和抗休克治疗为主。两周后发现面瘫Ⅴ度（House-Brackman 评判标准），伸舌向患侧偏斜，声嘶，呛咳。追问病史，急救止血主要集中在面侧深区和上颈部。伤后一个月手术探查时发现，功能障碍所涉及的神经中，面神经上颊支和颧支完全断裂，舌下神经在二腹肌后腹深面不完全性断裂。考虑到与临床表征不吻合，继续向止血点探察。结果发现，面神经总干被结扎，迷走神经有明显的痕迹。显然这是一例典型的医源性损伤示例。

（关于面神经损伤后的治疗，请参看相关章节）

3．畸形　软组织损伤造成的面部畸形多种多样，按发生原因可以归结为三类：组织缺损畸形（图 10-1-5）；组织移位畸形；感染和 / 或瘢痕挛缩畸形（图 10-1-6）。

严重的软组织畸形的手术矫治是非常困难的，特别是当多种因素混合存在时，想要恢复伤前容貌几乎是不可能的。因此，清创术中对软组织损伤的正确处理就显得十分重要了。一个基本原则是，宁可留有组织缺损（通过植皮或创缘缝合消灭创面），也勿为关闭伤口强行牵拉组织造成器官周围的组织移位。消灭死腔，预防感染是另一个不可忽视的重要原则。对继发畸形的矫治原则，因畸形程度和原因不同，方法很多，需要具体分析。总体按整形原理进行，常常需要分期手术。

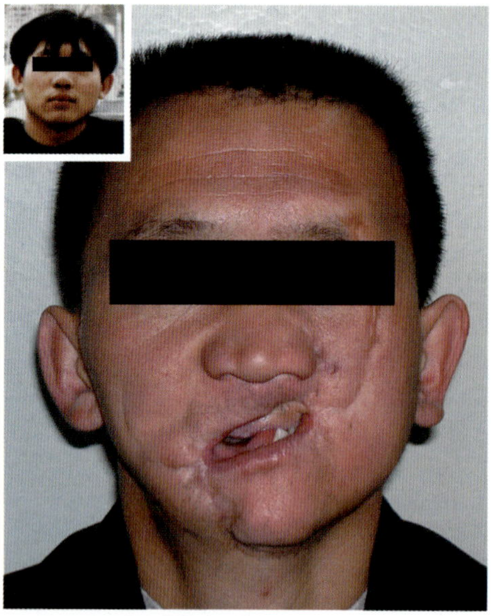

图 10-1-5　唇部组织缺损和组织移位继发畸形（伤前和伤后面相）

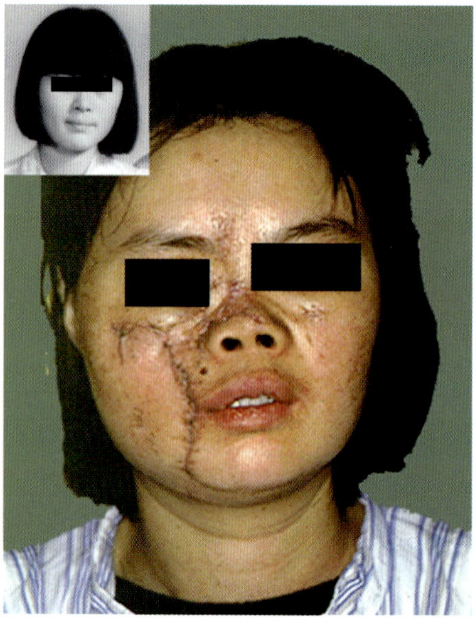

图 10-1-6　面前部损伤后组织移位和瘢痕挛缩继发畸形（伤前和伤后面相）

第二节　口腔颌面部异物取出术

一、手术适应证及禁忌证

外伤植入颅颌面的异物可归结为：环境之物（泥砂、碎石、金属片等）、自身之物（牙齿或碎牙片等）、火器发射物（子弹、弹片、铁砂等）、医源性异物（棉球、纱布、缝针、折断的钻头、橡皮引流条等）。异物存留可能引起感染，以及咀嚼、吞咽、语言等功能障碍。异物的处理有时会非常棘手，该不该取，何时取，如何取，都需要认真考虑和周密计划。

1．异物摘除的时机　对于表浅和容易取出而不致引起严重出血的异物，可在清创手术时直接取出。对于深部的、周围解剖复杂的异物，或者伤情严重者，应在异物定位明确和伤情稳定的情况下取。早期清创未能成功取出异物或伤口感染，应在感染控制、伤口尚未闭合时经伤口探取异物。由于各种原因错过早期摘除异物时机、伤口已经愈合的伤员，可以择期取出异物。

2．异物摘除的指征和禁忌证

取异物的指征：浅表的异物；清创过程中发现的伤口内异物；引起反复化脓感染的异物；对功能有影响的异物；患者坚决要求取出的异物。

取异物的禁忌证：伤情严重或全身情况不稳定；伤口急性炎症；异物定位不明；手术危险性较大；手术条件不具备或技术达不到者。

二、手术要点及注意事项

1．手术进路　术前应准确判断伤道的方向和深度将有助于手术进路的正确选择。通常情况下异物存留的位置与伤道的方向一致，且多位于伤道的末端或其附近。对于伤道未闭合者，原则上应争取从原伤道进入。如果原伤道过深或弯曲或伤道已愈合，应附加切口或另作切口。术前通过阅读正、侧位平片或 CT，准确描述异物周围结构的三维影像，根据异物所在的位置，选择安全的入路，可以有效地避免重要血管和神经的损伤。手术进路的解剖层次对成功取出异物十分重要，达不到或超过了层次都不可能找到异物。

2．术前定位和术中寻找异物

（1）术前定位：通过 X 线三维定位确定异物的空间位置、大小和形状；转动头颈部，用手指按压可疑的异物位置，当触及硬结或按压时感到疼痛，并且符合伤道方向，可以确定异物就在其深面；透视下，经皮肤插入两个针头，调整头颈部的角度和插针的方向，使针尖抵达异物，固定针头，手术时可以寻针尖的位置找到异物。

（2）寻找异物：按术前异物定位所确定的伤道方向和层次接近异物，用手指探知异物周围可参考的骨性标志，对照 X 线片或 CT 所显示的异物位置寻找异物。在软组织较厚的部位，也可以用细针刺探触到硬物（异物高突于骨面，可能有一定的浮动），然后沿针刺硬物的方向寻找异物。对于伤口愈合时间较长和较小的异物，最好在透视下寻找异物。

（3）摘除异物：一旦发现异物，小心用血管钳夹持异物或该处组织，观察异物是否随之移动，估计异物与钳尖的距离和方位，继续分离。在摘除异物的过程中，要防止异物移位，禁忌在伤口内作不适当的挑拨。存留时间久的异物，其周围已经形成纤维包裹，不易移位，取出前应用器械打开包膜。靠近大血管或重要神经的异物，在取出时要注意保护，用手指或器械将血管或神经与异物分开，再稳妥取出异物。

三、手术并发症及处置

颌面颈部表浅异物比较容易取出。深部异物则不然，或者可能损伤血管神经或者可能继发感染，或者可能取出异物失败。手术取异物的难易程度、成功与否以及并发症的发生因人而异、因伤而异、因异物种类而异。

火器伤伤势较重，早期处理以抢救生命和止血为主，清创通常只做简单处理，留滞深部异物延期取出。此时，异物已经被纤维包绕，特别散发枪弹伤的弹片或弹丸散在于不同层面的组织之间（图 10-2-1a）或窦腔间隔区（图 10-2-1b），使手术变得十分困难。如果异物数

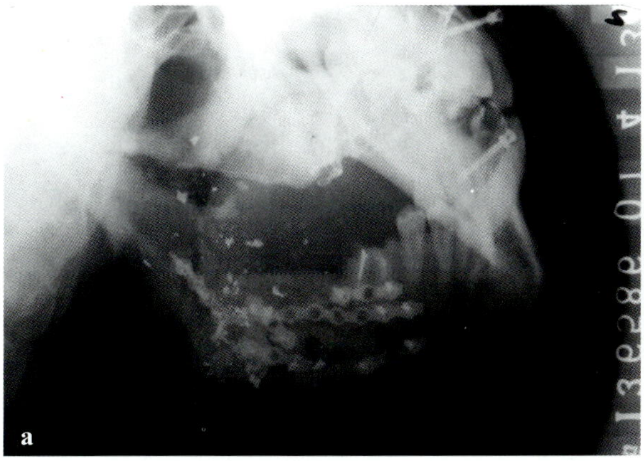

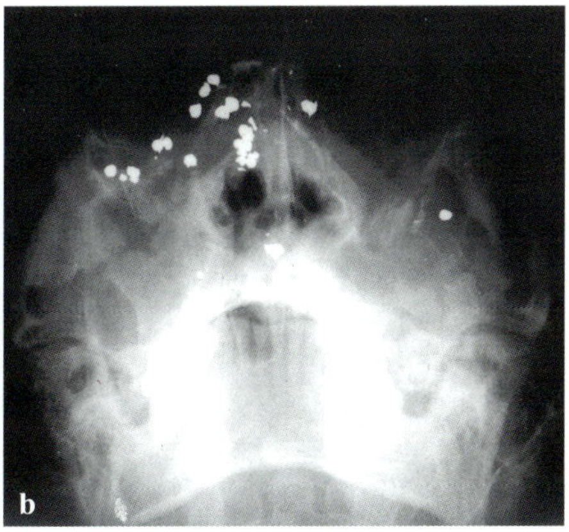

图 10-2-1　a. 下颌骨周围散发的枪弹伤，弹片散在于组织间；b，眶周散发枪弹伤，弹丸散在于眶腔和筛窦区

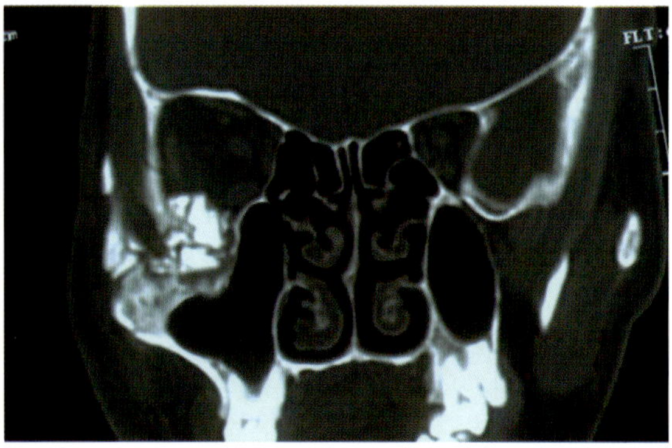

图 10-2-2　汽车铅玻璃碎片植入眶底，影响眼球运动

量少、体积小、且无功能障碍或炎症肿胀，可以不取。相反则应尽量取出。

有些异物临近器官，影响功能，如眶周异物影响眼球活动（图 10-2-2），必须取出。取异物应视为单独的手术，如同肿瘤切除一样对待。有些异物是自身异物（如牙齿），因外伤植入口底或咽旁深区，可能会引起感染或吞咽困难，也要设法取出（图 10-2-3）。手术可经原伤口如路，也可以另择切口。

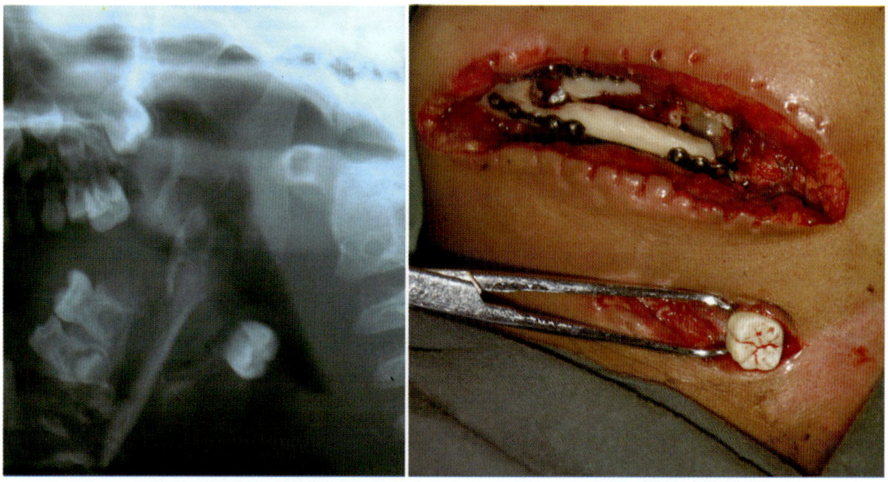

图 10-2-3　牙齿进入咽旁（左），在颈部另做切口取出（右）

第三节　颌间牵引复位及固定术

一、手术适应证及禁忌证

颌间牵引和固定是借助牙齿附着各种装置（钢丝和牙弓夹板），依据殆关系，将上下颌骨结扎在一起的口内固定技术。这种技术的优点是能较好地恢复骨折前殆关系(即颌间牵引)，并将这种关系保持直到骨折愈合（即颌间固定）。临床主要用作坚强内固定的辅助手段，也用于上颌骨低位骨折、下颌骨简单骨折和髁突骨折的保守治疗。儿童及老年患者、意识丧失的伤员、有呼吸道疾病、心脏病和精神病的患者禁忌使用颌间固定。无牙颌或多数牙缺失的患者因条件所限不能使用颌间固定。

二、手术要点及注意事项

临床常用预成的带勾牙弓夹板做颌间牵引及颌间固定。固定前，需将牙弓夹板弯制成形，与牙齿唇颊面贴合，并形成后牙的补偿曲线和斯皮曲线。然后用 0. 25mm 的细钢丝将牙弓夹板拴结在双侧第一磨牙间的每颗牙齿上。

如果骨折移位导致前牙开殆、后牙早接触，或一侧开殆、另一侧早接触，可以在早接触区放置 2 ~ 3mm 厚的橡皮垫，再牵引开殆区使骨折复位。复位后，撤除橡皮垫，改为钢丝栓结固定（图 10-3-1）。牙齿承托区骨折牵引复位时，须将牙弓夹板于跨过骨折线处切断作分段牵引。复位后，更换整体夹板或直接用钢丝作硬性固定。颌间固定时间一般为下颌骨骨折 4 ~ 6 周，上颌骨骨折 3 ~ 4 周，髁突骨折 2 ~ 3 周。

无牙颌或大部分牙齿缺失的患者，不能直接用牙弓夹板做颌间固定，可以选择骨悬吊（环颌钢丝结扎、环颧弓悬吊式结扎、梨状孔悬吊式结扎）或特制的螺钉固位做颌间固定。

颌间固定是靠上下牙齿殆面尖窝锁结，单面（颊侧）相互牵拉使骨折制动的。这种固定方式的稳定性有限，受上颌颊侧牙弓夹板向上牵引力和下颌舌侧肌肉向下牵引力的力偶作用，下颌骨呈旋转趋势，很容易造成下颌骨外倾，导致上下颌牙齿颊尖接触，舌尖不接触（图 10-3-2），术后出现殆干扰。所以颌间固定仅限于颌骨简单骨折。

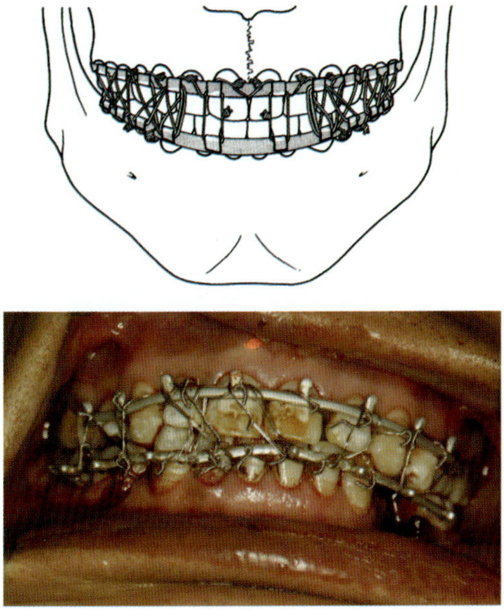

图 10-3-1　牙弓夹板颌间固定。示意图(上)，临床应用 (下)

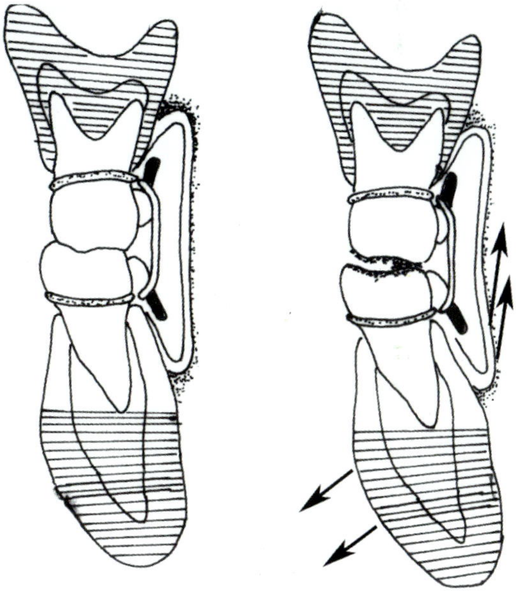

图 10-3-2　颌间固定时，颊侧牙弓夹板的向上牵引力与下颌舌侧肌的向下牵引力使下颌骨旋转外翻，造成颊尖接触，舌尖不接触

三、手术并发症及处置

牙弓夹板颌间牵引是恢复颌骨骨折殆关系紊乱的有效手段。当上颌骨骨折并有明显移位时，颌间牵引复位的有效性应以上颌骨骨折块的复位可移动性为前提。骨折线位置越高，骨折块的可复位性越差，低位水平骨折通常可以采用颌间牵引达到复位，高位水平骨折，特别是上移或侧移嵌顿者必须通过手术进行复位。如果忽视了上颌骨复位的可移动性，一味强行牵引，就可能导致下颌骨或下颌骨骨折段的错位。

在作者经治的患者中即有这种案例。患者因车祸致上下颌骨多发骨折，咬合关系紊乱，前牙对刃，左侧后牙反𬌗，右侧后牙深覆盖。X线诊断左侧下颌角骨折、无明显移位，上颌骨高位（LeFort Ⅱ型）骨折，并右侧移位。在当地医院行颌间牵引三周（以下颌为基础牵引上颌），𬌗关系恢复不佳，转入我院。复查X线片发现上颌骨仍处于右侧偏移状态，而原先无明显移位的下颌角骨折则发生移位。手术复位时发现上颌骨右偏，并向右后旋转，骨折片嵌顿，下颌角骨折线在水平和垂直平面均为有利型，但骨折断面彼此分离，近心骨段向上向右移位。治疗采用上颌骨低位水平截骨复位，下颌角骨折切开复位并坚强内固定。

分析该病例造成下颌角骨折断面分离错位的原因，是由于上颌骨高位水平骨折，骨折旋转移位，骨折片嵌顿，仅靠颌间牵引不能解除嵌顿使上颌骨复位。相反，持续牵引使得下颌骨错误地向错位的上颌骨就位。

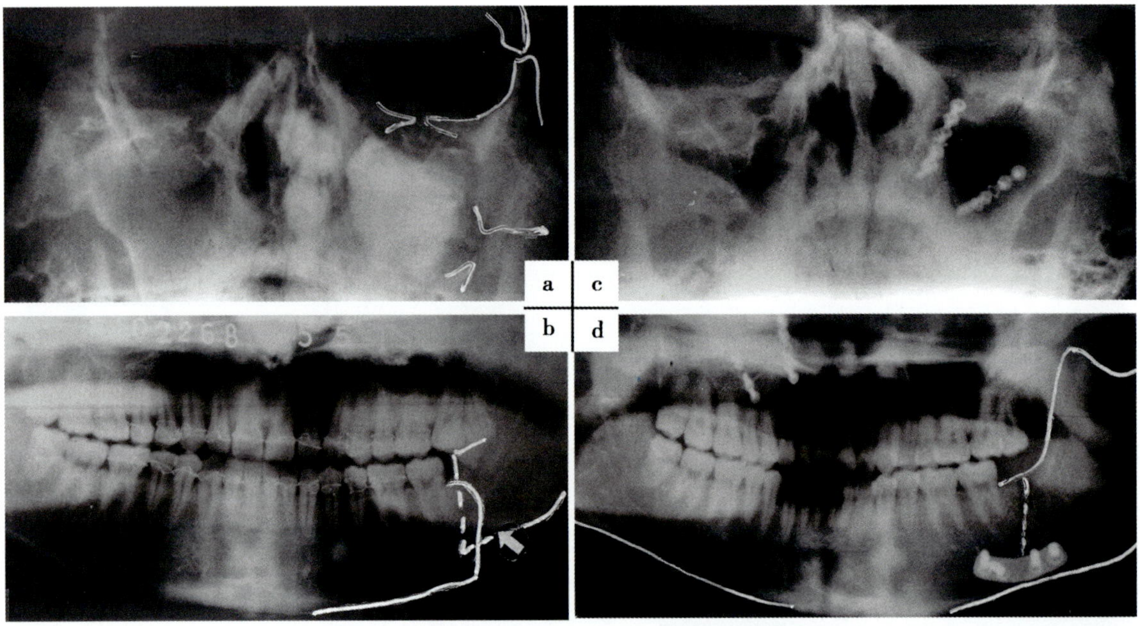

图 10-3-3　上下颌骨骨折，颌间牵引导致下颌角骨折错位愈合。
a，上颌骨 Lefort Ⅱ型骨折，骨折块向右侧旋转移位，上颌窦内高密度影像为第一次手术时填塞的碘条；b，颌间牵引导致下颌角骨折错位愈合；c，第二次手术行上颌骨截骨复位；d，下颌角切开复位，钛板固定。

如果设想下颌角没有骨折，强行颌间牵引还可能继发关节脱臼。作者经治的患者中也有这样的案例。患者因车祸致面中部多发骨折，经颌间牵引6周后发现面部向右侧偏斜扭曲，左侧出现开𬌗，且张口受限。转入我院时经CT及X线检查发现颧骨骨折，右侧下陷，左侧前移，上颌骨 LeFort Ⅰ、Ⅱ、Ⅲ型骨折，向右侧旋转移位，与颧骨骨折块嵌顿。下颌骨未见骨折，但左侧髁突前脱位。术中发现左侧髁突前移至关节结节前方，并与周围粘连，呈纤维性强直状态。该病例提示，由于上颌骨为高位水平骨折，向右旋转移位，与颧骨骨折块嵌顿，不复位颧骨就不能解除嵌顿使上颌骨复位。在这种情况下作颌间牵引，不仅不能使上颌回位，相反造成下颌错动，以致关节脱臼。

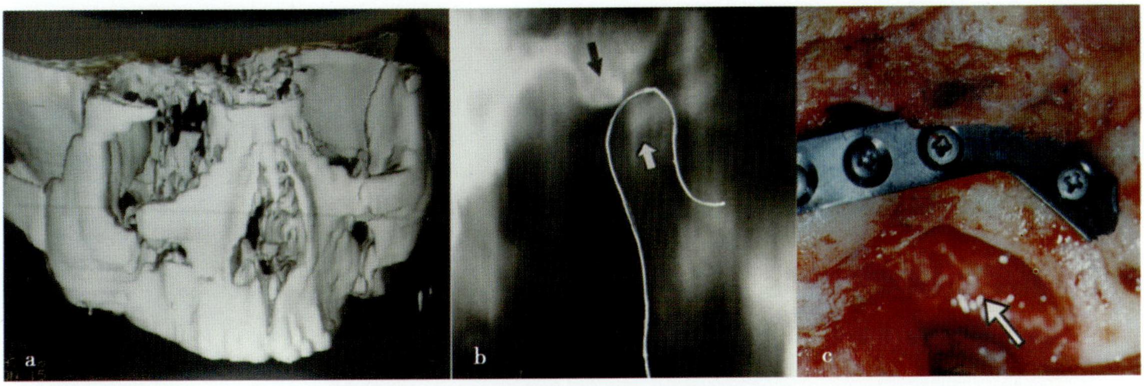

图 10-3-4　上颌骨骨折颌间牵引继发关节脱臼

a，CT 显示颧骨骨折外下移位，上颌骨骨折右侧移位；b，侧位断层片显示髁突脱位于关节结节前下方；c，术中见关节窝内空虚

第四节　髁突骨折切开复位及坚强内固定术

一、手术适应证及禁忌证

适应证：髁颈下重叠、内弯移位或脱位性骨折；髁颈严重移位或脱位性骨折，造成升支垂直距离降低及𬌗关系紊乱；双侧髁颈移位性骨折，升支垂直高度降低，前牙开𬌗，至少一侧行手术复位固定。

手术治疗主要适用于成人新鲜骨折。一般在伤后 12 小时内或骨折 5 ～ 7 天时实施手术。此阶段，软组织尚未出现明显的反应性肿胀，或肿胀已经基本消退。

儿童骨折一般不主张或不首选手术治疗。成人髁突粉碎性骨折，由于无法复位，也难以固定，一般也不采用手术治疗。如果经保守治疗后，不能恢复咬合或出现张口困难时，才考虑手术，但术式为髁突摘除及关节成形。

二、手术要点及注意事项

1．手术入路　髁颈下骨折复位手术通常经绕下颌角的颌下切口入路。手术路径中要注意避免损伤面神经下颌缘支。该神经通常位于下颌角下缘水平，斜行向前下，一般随颈阔肌向上翻起，不致损伤。为了充分显露髁突骨折，可以适当游离腮腺下极，同时切开升支后缘的腮腺鞘深筋膜，以增加升支表面软组织向上可提拉程度，以此来扩展手术视野和可操作空间。

髁颈骨折位置较高，如果患者升支较长（长面型），经颌下切口入路很难获得复位和固定髁突的便利空间。遇此，可以采用经腮腺路径的颌后切口。手术入路经面神经下颌缘支和下颊支之间穿过（图 10-4-1），剥离咬肌，可以直接达到髁颈区。关闭伤口时，要缝合腮腺包膜，以防涎漏的发生。

2．骨折复位　骨折复位时，先用布巾钳夹持下颌角牵拉下颌升支向下，以扩展复位空间。寻找、牵拉、复位骨折块时，要紧贴骨面操作，以免损伤颌内动脉和面后静脉，同时要注意保留翼外肌附着，不使骨折块游离。骨折复位后，要仔细检查咬合关系。同步确认骨折线准

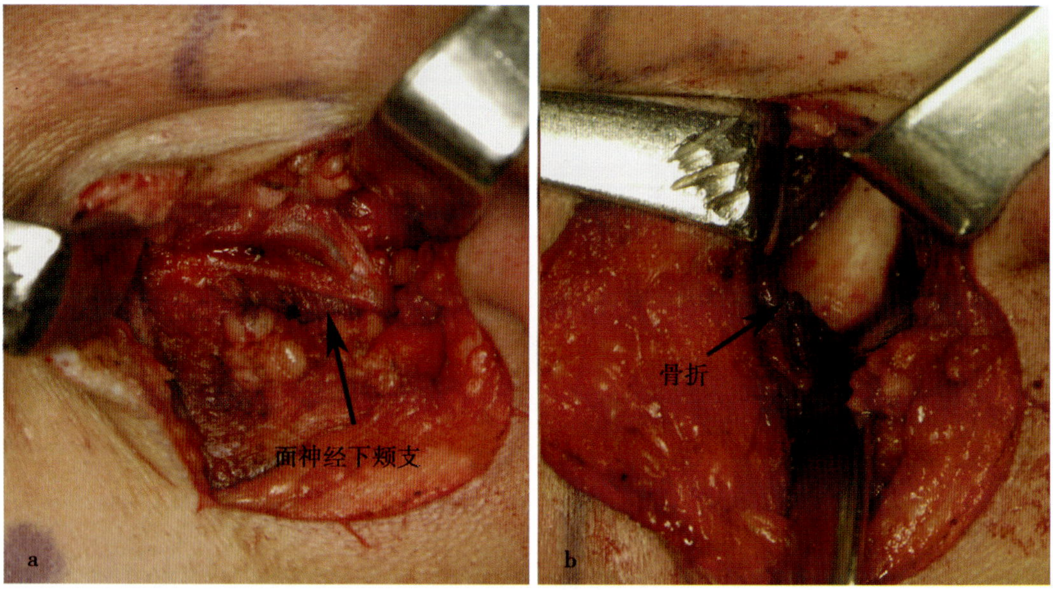

图 10-4-1　经腮腺颌后切口入路

a，在下颌缘支和下颊支之间横断腮腺；b，显露骨折

确对位和咬合关系的恢复可以帮助确定髁突已经回到关节窝内，这一点十分重要。

3．接骨板固定　选择 4 孔带桥的 2.0mm 小型接骨板，弯制成形，使之与骨面贴合。先用一颗螺钉将接骨板固定在骨折块上，拉接骨板向下，使骨折线对位密合，再次检查咬合关系，确认无误后，再固定螺钉于骨折线下方的升支段。每个骨段至少要固定两颗螺钉，每颗螺钉都要求穿透对侧皮质骨，把持在双侧皮质骨上。

接骨板的选择和使用应视骨折位置而定。高位髁颈骨折因骨折块不能垂直放置两颗螺钉，可以用一个“L”型接骨板固定（图 10-4-2a）；低位髁颈骨折用一个接骨板放在髁颈后外侧缘固定即可（图 10-4-2b）；而髁颈下骨折要用两个接骨板固定，一个放在髁颈后外缘，另一个放在髁颈前或乙状切迹外侧作张力带补偿固定（图 10-4-2c）。

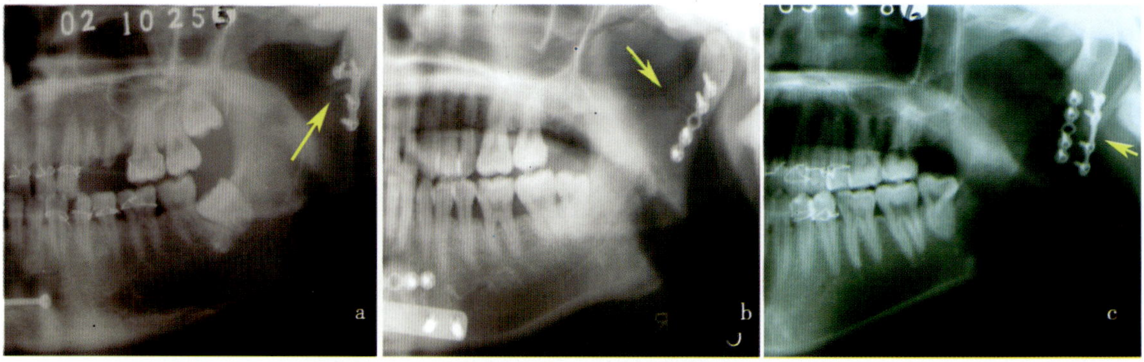

图 10-4-2　髁突骨折内固定中接骨板的选择和使用。

a，高位髁颈骨折用 2.0mm“L”型接骨板固定；b，髁颈骨折用 2.0mm 直形接骨板沿髁颈后外缘固定；c，髁颈下骨折用两个 2.0mm 直形接骨板固定。

4．螺钉固定　斜断面或矢状骨折可以用 2 ～ 3 颗螺钉做穿接固定（图 10-4-3）。手术经耳屏前切口入路。面神经颞支位于颞浅筋膜和腮腺咬肌筋膜融合的结缔组织层内，注意翻瓣时勿损伤之。复位骨折块时要尽可能保存翼外肌附着，防止剥脱造成类似游离骨移植的情况。

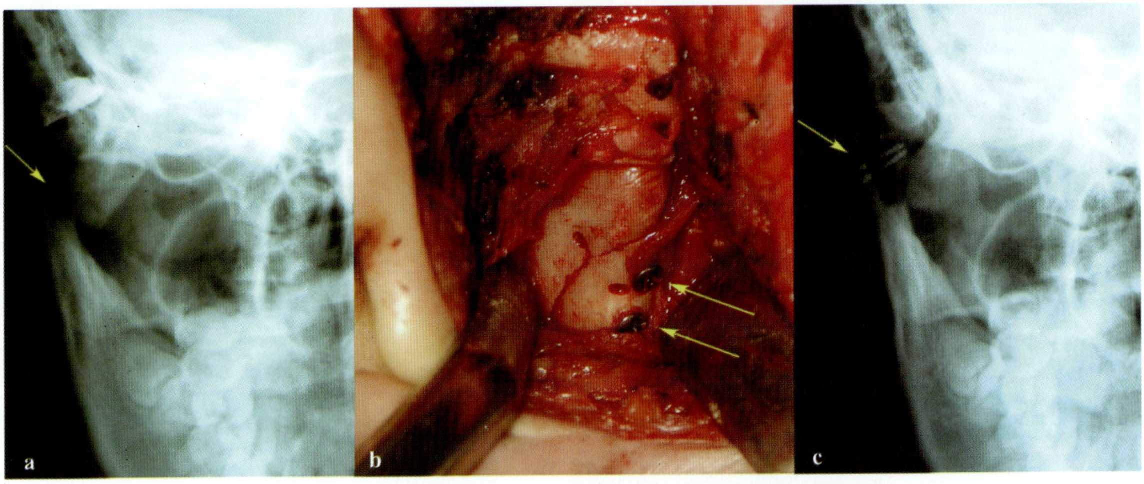

图 10-4-3　髁颈斜断面骨折两颗 1.5mm 皮质骨螺钉穿接固定

a，术前下颌开口后前位片；b，术中显示骨折复位和固定；c，术后下颌开口后前位片

髁突拉力螺钉固定是一项特殊技术，可作为接骨板技术的替代选择，临床主要适用于髁颈低位横断面骨折。固定时，需要在升支骨段的外侧面开窗，以便确认螺钉方向。固定时，螺钉的有螺纹段必须全部拧入髁突骨折块内（图 10-4-4）。与接骨板固定方法相比，这种方法的主要优点是取出容易。

三、手术并发症及处置

1．接骨板断裂　复位不良和接骨板的错误放置是导致接骨板移位和断裂的主要原因。髁突前内侧有翼外肌附着，功能状态下，髁颈前内侧表现为压应力，后外侧表现为张应力，按照生物力学固定原则接骨板应放在张应力区，作张力带固定，否则就会影响固定稳定性，在周而复始的功能负载作用下，接骨板将发生变形，直至最终断裂（图 10-4-5）。

接骨板断裂可以引起局部疼痛，部分患者出现下颌运动障碍。如果髁突未因接骨板移位、断裂发生再移位而影响咬合关系，只要将接骨板和螺钉取出即可。如果因髁突移位（早期），有时是吸收（后期），导致咬合关系紊乱，必须再次手术复位髁突，并实施更稳定的固定。在髁突不能再利用的情况下，要考虑通过植骨或骨牵引进行髁突重建。

2．髁突吸收　不恰当的复位（如，髁突“游离”复位，骨折间隙过宽）和不稳定的固定是导致术后髁突吸收的两个主要原因。髁突轻度吸收一般不会引起功能障碍，在保持良好咬合的前提下任其自行改建，无需特别处理。髁突严重吸收，甚至完全吸收，特别是双侧髁突吸收时，可以发生渐进性错𬌗和面部偏斜或后缩畸形。原来固定在髁突上的螺钉也会“裸露”在组织内，继发接骨板松动（图 10-4-6）。遇此情况需进行关节重建。

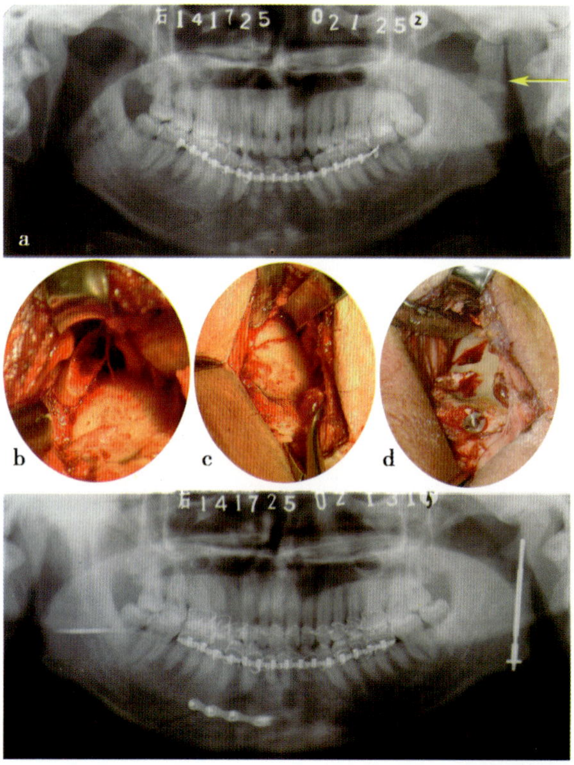

图 10-4-4　骨折拉力螺钉固定

a，术前 X 线片显示髁颈骨折；b，暴露骨折；c，骨折复位；d，拉力螺钉固定；e，术后 X 线片显示固定状态。

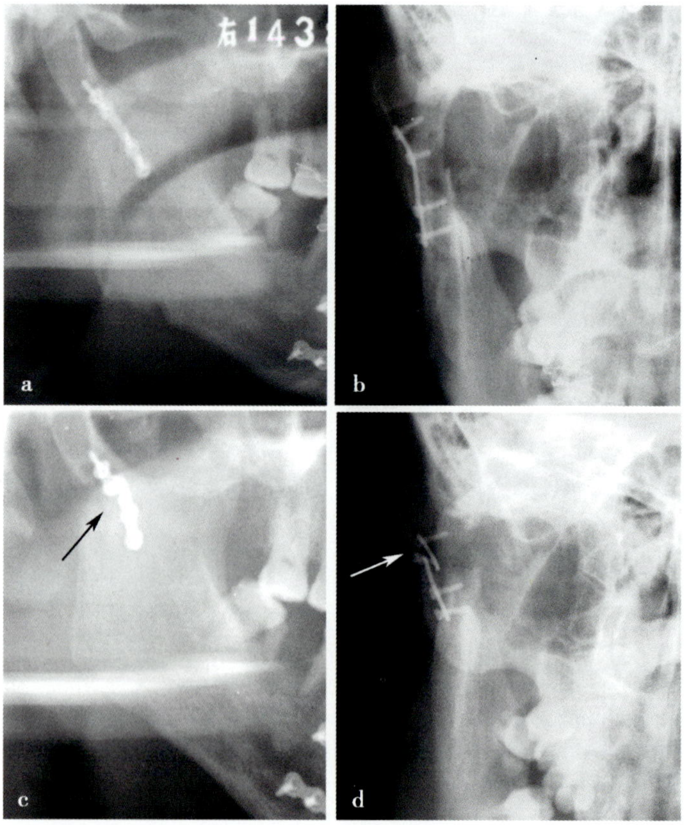

图 10-4-5　髁颈骨折，骨折断面对位不好，单板固定不稳定，接骨板位置过于靠前（a，b）；术后 3 个月接骨板断裂，骨折块又移位（c，d）

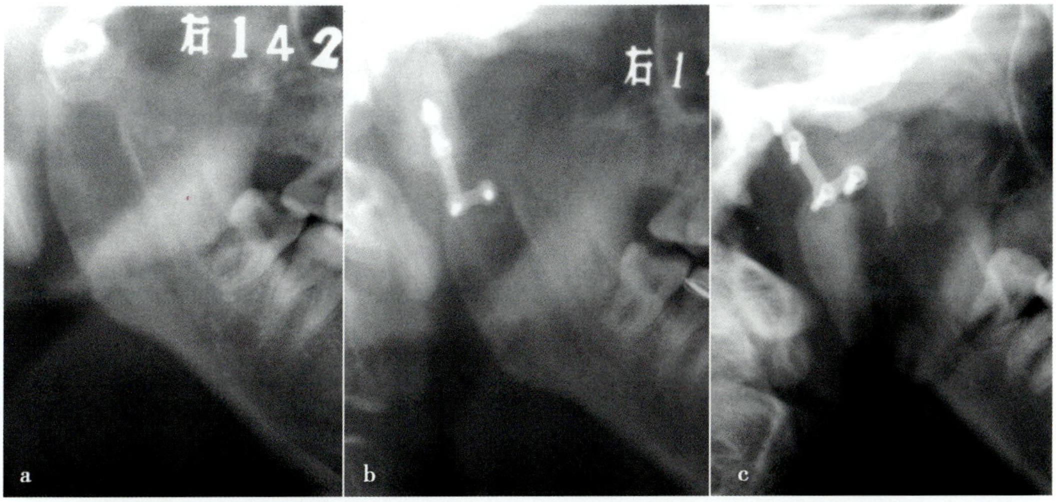

图 10-4-6　髁颈骨折（a）游离状态复位，且骨折线对位不佳，骨折断面间存在较大间隙，单板固定也不稳定（b），1.5 年后髁突完全吸收（c）

以往关节重建多采用升支垂直截骨提升或倒置，但部分病例经长期复查发现新建的髁突头端会发生再吸收。目前临床更多采用升支垂直骨牵引（图 10-4-7），近期效果较好，但远期效果还有待时间检验。

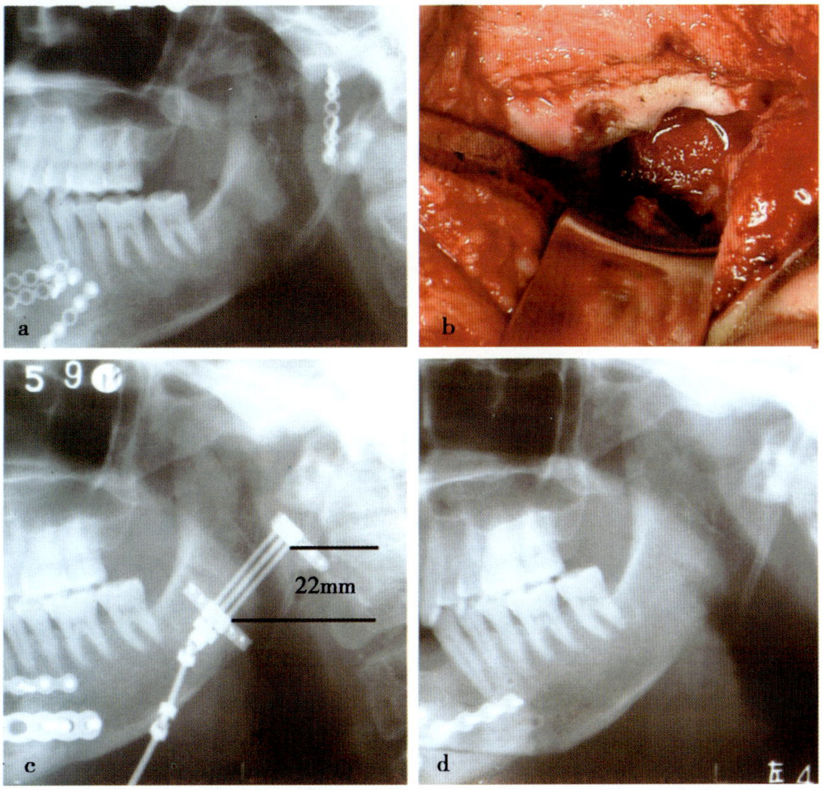

图 10-4-7　髁颈骨折游离复位后半年髁突完全吸收（a）；手术清理关节（取出接骨板和螺钉，切除关节内炎症和瘢痕组织，修整升支残端），形成 2cm 的髁突缺损（b）；采用升支垂直骨牵引，提升 22mm；6 个月后新建髁突改建，未发生明显吸收（d）

3．张口受限　少数患者可能关节粘连继发张口受限，关节粘连可视为早期关节强直，即纤维强直，如不及时治疗，可能转为骨性强直。对此，首先应尝试保守治疗，经张口训练和关节理疗 2 ～ 3 个月后，如张口度仍不能改善，应尽早手术，行关节松解成形。已有多项研究证实，关节盘移位是关节强直形成的主要原因之一，而关节盘复位可以有效地预防关节强直。所以，关节成形手术应包括切除强直组织，摘除粉碎或畸形的骨折块，争取关节盘复位（图 10-4-8）。

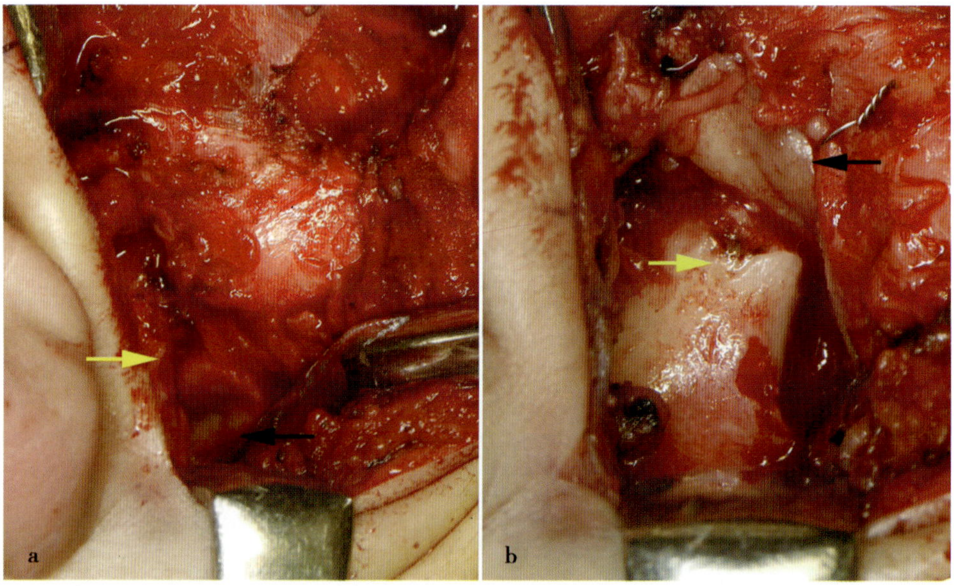

图 10-4-8　松解关节后发现关节盘移位于髁突前内侧（a），复位关节盘，用钢丝固定在关节窝外侧（b），黑色箭头指关节盘。

第五节　下颌角骨折切开复位及张力带固定术

一、手术适应证及禁忌证

下颌角的有利型或移位不大的骨折，经解剖复位后，可以单独采用张力带固定。下颌角不利型或严重移位的骨折在张力带固定的同时，还需要在下颌角下缘附加固定。

下颌角斜面状骨折可以采用拉力螺钉或皮质骨螺钉按拉力方式作穿接固定。下颌角垂直断面骨折宜用小型接骨板固定。下颌角粉碎性骨折则以重建接骨板固定为好。

二、手术要点及注意事项

1．口内入路　采用磨牙后区角形切口（类似下颌第三磨牙阻生齿拔除的切口），近中切口可向前延伸至第一磨牙远中，远中切口可向后外延伸，直至暴露骨折和外斜线。注意尽量避免损失颞肌附着，防止术后张口受限。

2．解剖复位　撬动远中骨折块，使骨折断面对合。外斜线处是张力区，下颌角下缘是压力区，张力部位经撬动复位后，压力部位可自动闭合。即使如此，仍需剥离下颌角颊侧骨膜，仔细检查下方骨折线内是否有肌肉嵌顿，并予以清除。如果骨折线上牙齿移位，阻碍骨折复位，应予以拔除。

3．固定　由后外向前内的斜面状骨折（一种有利型骨折）用拉力螺钉或皮质骨螺钉按拉力方式做穿接固定（图 10-5-1a）。螺钉直径 2.4mm，长度必须保证螺钉能把持在双侧皮质骨上。如果骨折呈垂直断面状或是由后内向前外的斜面状，不便采用拉力螺钉固定，可以用 2.0mm 小型接骨板固定。接骨板沿外斜线放置（图 10-5-1b），中间跨越骨折线，并按复位好的骨面弯制，使之与骨面贴合。骨折线每侧至少用两颗螺钉固定，螺钉为单层皮质骨螺钉，一般不会伤及牙根和下牙槽管。对于不利型骨折或严重移位的、多发的和粉碎性骨折，仅作张力带固定不足以维系骨折的稳定性，可以在张力带固定的基础上，经口外入路或经皮穿刺借助穿颊拉钩在下颌角下缘用接骨板作补偿固定（图 10-5-1c）。

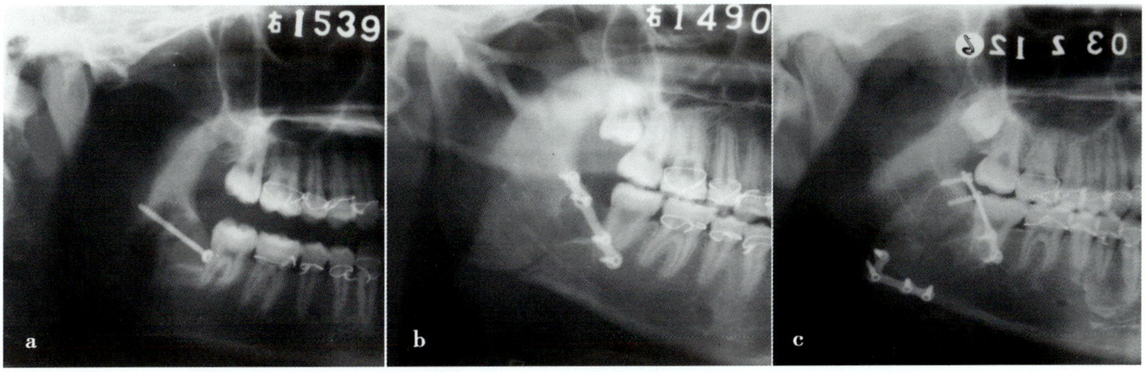

图 10-5-1　下颌角骨折固定

a，拉力螺钉固定；b，2.0mm 接骨板沿外斜线作张力带固定；c，用两个 2.0mm 接骨板固定，下缘的接骨板起补偿固定的作用

三、手术并发症及处置

下颌角应力集中，受力大；皮质骨厚、血运差；第三磨牙阻生，易感染，是下颌骨骨折中最容易产生并发症的部位之一。

1．术后𬌗干扰　这是最常见的并发症，原因见于：①骨折固定的方法有误。有些复杂骨折仅采用小钛板作张力带固定，因固定稳定性不足，下颌下缘可能发生张裂，术后出现𬌗干扰。但此类错𬌗比较轻微，通过颌间牵引使关节发生适应性改建，多数可以得到纠正。②骨折复位不当，多见于第三磨牙卡在骨折线上，障碍了骨折线解剖对位。虽然通过颌间固定似乎恢复了咬合关系，实际上它所复位的只是有牙骨段，牙槽嵴端张裂的错位都体现在骨折线后方的升支骨段（图 10-5-2）。当解除颌间固定时，会发现前牙开𬌗或偏𬌗。遇此情况必须再次手术，拔除阻生牙，重新复位骨折。

2．骨不连接　下颌骨发生骨不连接并不多见。相对下颌骨各部位骨折而言，下颌角最容易发生骨不连接。造成骨不连接的原因常见于：①骨折感染。严重损伤、第三磨牙阻生和

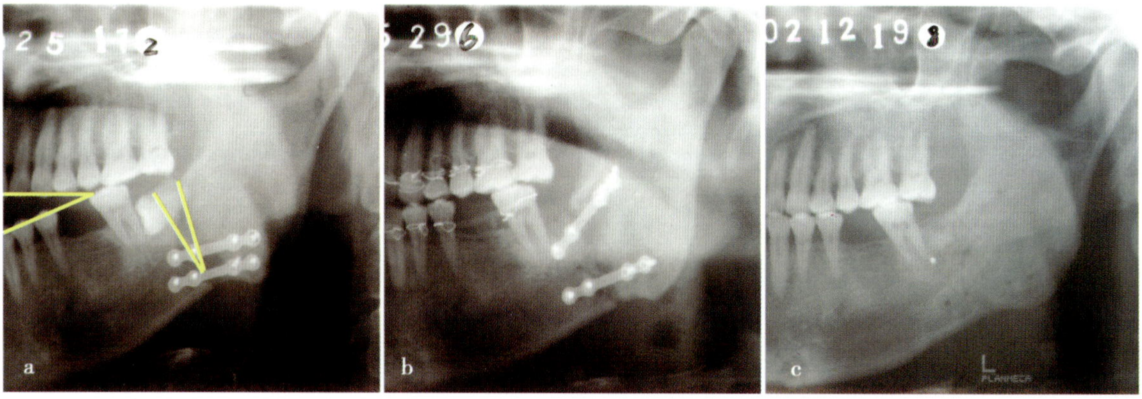

图 10-5-2　下颌角骨折复位时未拔出阻生齿，阻挡了骨折线对位，使上端处于张裂状态（a），术后造成前牙开𬌗；重新手术拔出阻生齿，使骨折复位（b）；术后半年骨折愈合（c）

不稳定固定是骨折感染的潜在诱因。②固定不稳定。严重移位、粉碎性和缺损性骨折采用小钛板固定，由于稳定性不足，术后必须辅助颌间固定，否则便可能影响骨愈合。长期达不到愈合强度的骨折，必须由接骨板承担所有功能负载，最终将因金属疲劳发生断裂，继发骨不连接（图 10-5-3）。

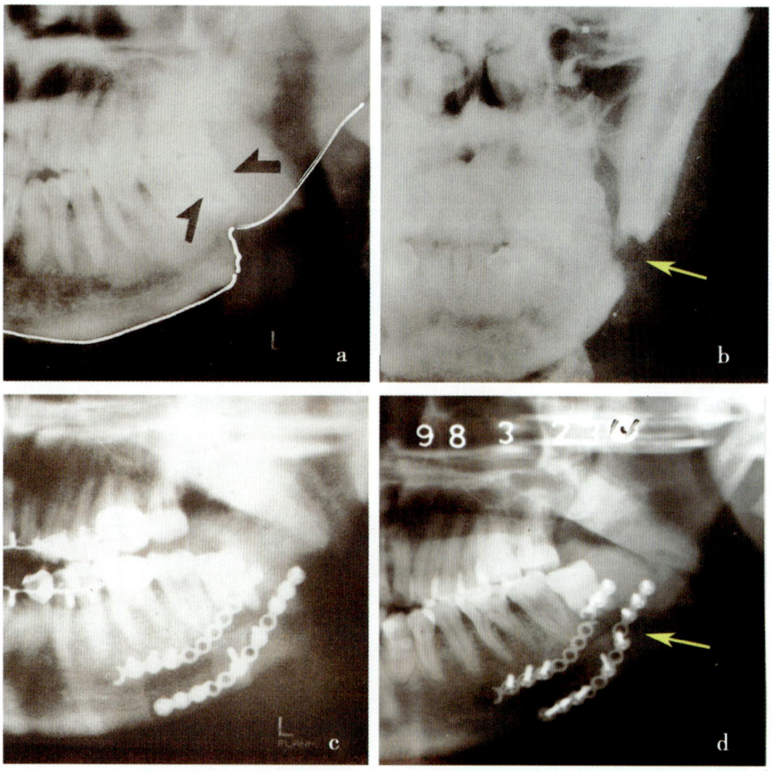

图 10-5-3　下颌角骨折，严重移位（a）伴骨缺损（b），采用两个小钛板固定（c），术后半年，钛板断裂，骨不连接（d）

骨不连接必须采取手术治疗，造成新鲜骨创面，骨缺损区需要植骨，建立稳定的固定。2cm 以内的骨缺损在缺损间隙内植入松质骨颗粒可以诱导骨生长实现骨愈合，前提条件是必须有充足软组织严密覆盖。超过 2cm 的骨缺损最好植入骨块，但在骨段复位过程中，黏膜常常发生撕裂或由于瘢痕因素形成软组织缺损，结果造成植骨失败。骨牵引是一种可选择的方法，它既可以通过牵引成骨，使较大的骨缺损变窄，再植骨愈合，又可以同时牵引软组织，避免了软组织不足的问题（图 10-5-4）。

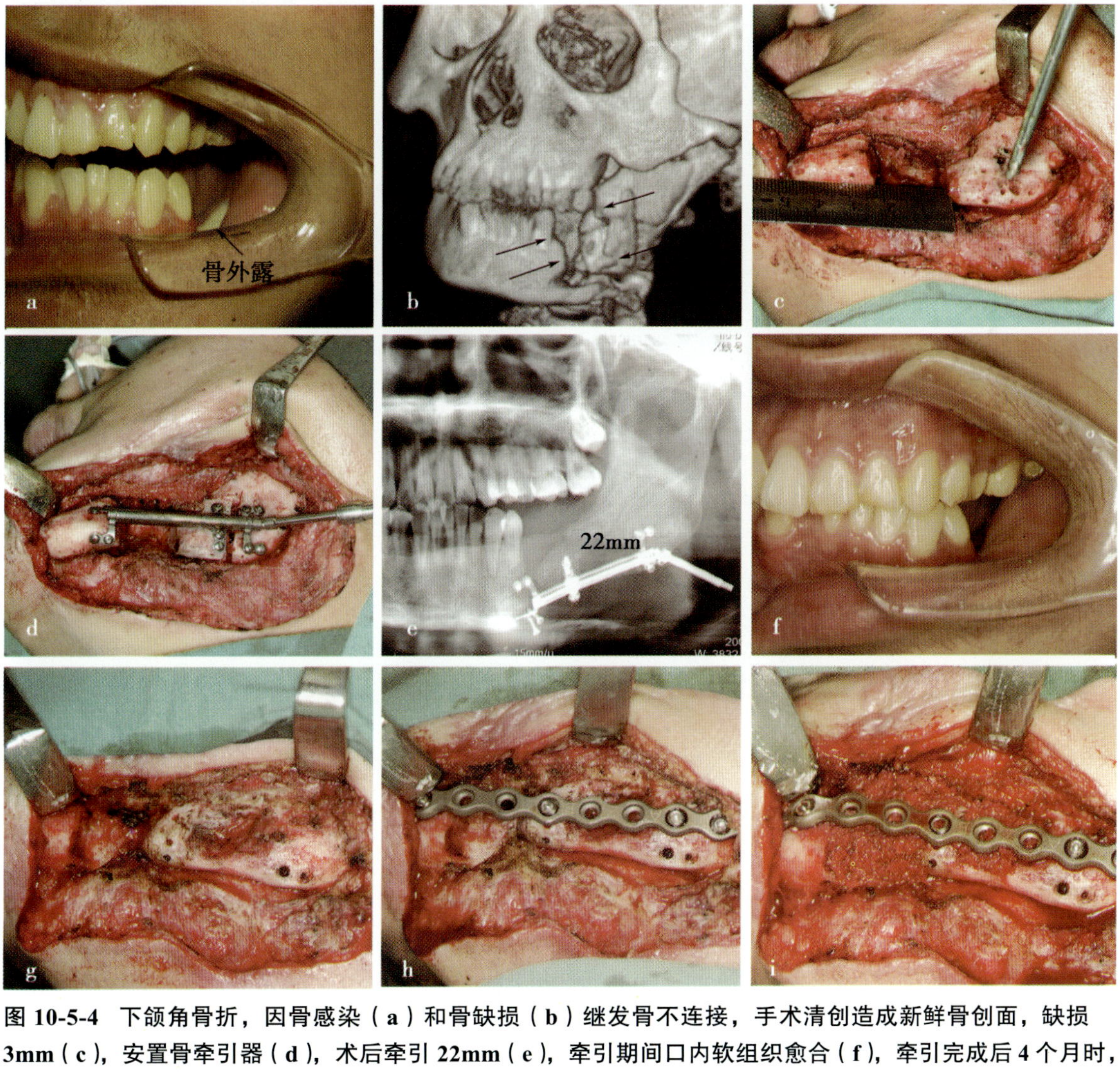

图 10-5-4 下颌角骨折，因骨感染（a）和骨缺损（b）继发骨不连接，手术清创造成新鲜骨创面，缺损 3mm（c），安置骨牵引器（d），术后牵引 22mm（e），牵引期间口内软组织愈合（f），牵引完成后 4 个月时，骨断端间相互接触，但仍存在不规则的缺损（g），用重建板建立稳定的固定（h），在不规则缺损区植入颗粒骨（i）

第六节　下颌体及颏部骨折切开复位及内固定术

一、手术适应证及禁忌证

发生于颏部及下颌体的简单骨折，经手法复位后，用牙弓夹板做单颌固定，并辅助头帽颏兜制动 4 ～ 6 周即可。如为复杂骨折，特别是斜线、双线、层片状和粉碎性骨折，通常伴有明显的移位，应切开复位，并行坚强内固定。

二、手术要点及注意事项

1．直线和垂直断面状骨折　手术经口内入路。解剖复位后，用骨折复位钳或颌间固定保持复位，直至完成固定。颏 / 颏旁骨折通常用两个 2.0mm 小型接骨板固定，平行放置，彼此间隔 5mm 以上，固位螺钉长度 6 ～ 8mm（图 10-6-1）。下颌体骨折多使用 2.0mm 小型接骨板固定。对于复位后再移位倾向不严重的骨折用单板固定即可，接骨板放在下牙槽管和牙根之间，用 6mm 长的螺钉固位。如为双线或多线骨折必须用两根接骨板固定。为了避免过度牵拉颏神经导致术后下唇麻木，固定前可以先在颏部适当分离神经。

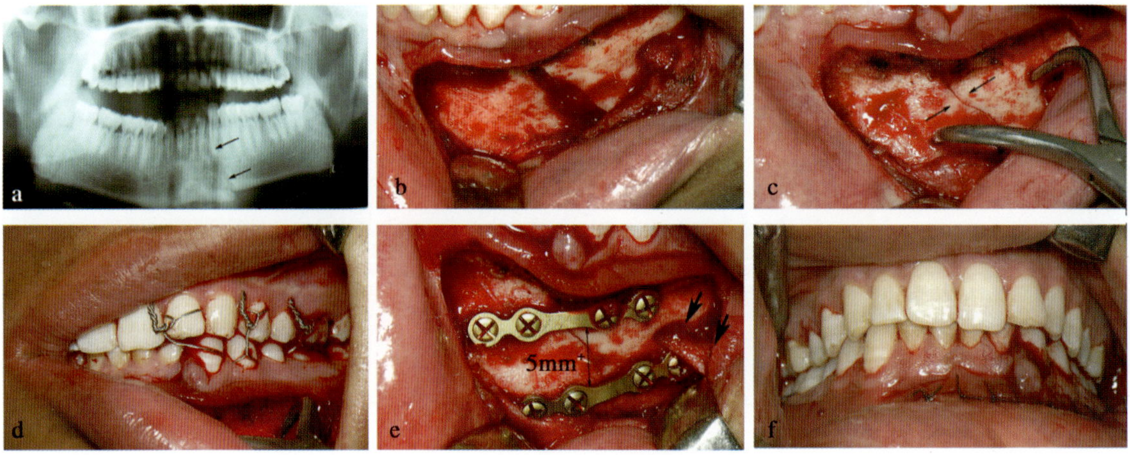

图 10-6-1　颏旁骨折解剖复位与固定

a，颏旁骨折移位　b，手术显示骨折间隙　c，用骨折复位钳复位骨折线　d，暂时性颌间固定　e，用两个小钛板平行放置，间隔 5mm 固定　f，固定完成后，即可拆除颌间固定

2．斜线和斜面状骨折　颏 / 颏旁斜线骨折首选 2.4mm 拉力螺钉固定，一般用单根螺钉横穿固位，再配合单颌牙弓夹板作张力带，即可获得稳定的固定（图 10-6-2）。这种方法的优点是稳定性好，易取出。

斜面状骨折可以采用 2 ～ 3 颗皮质骨螺钉按拉力螺钉方式做对穿固定（图 10-6-3）。

下颌体容易发生层片状的骨折，复位有一定难度。这种骨折在 X 线片上通常显示为两条骨折线，实际上是同一个骨折断面的颊舌侧骨折线的平面投影。复位时要彻底清除断面间纤

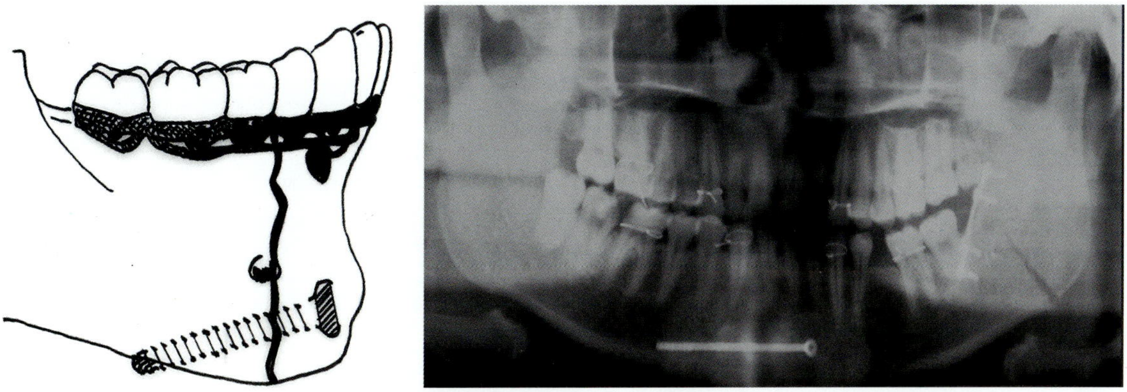

图 10-6-2 颏旁斜线骨折 2.4mm 拉力螺钉固定

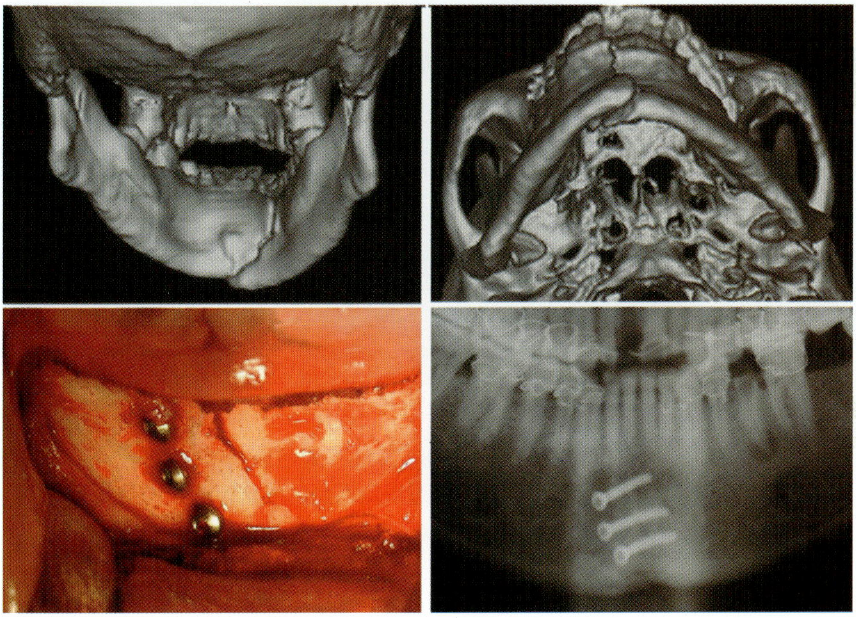

图 10-6-3 颏部斜面状骨折用三颗皮质骨螺钉按拉力螺钉方式做对穿固定

维骨痂和碎骨片，并且用骨折复位钳从颊舌向夹持骨折使之密合，骨断面的任何错动或断面间嵌顿物都可能影响复位效果，术后出现殆干扰。此类骨折不宜使用小型接骨板固定，应采用皮质骨螺钉按拉力螺钉方式做对穿固定。通常用三颗螺钉固定，成角分布（图 10-6-4）。

3．粉碎性骨折　发生于颏 / 颏旁及下颌体的大范围粉碎性骨折，应按骨折前殆关系实施功能复位，不必过于强调解剖复位，否则可能造成小骨折片的游离，以致影响愈合，甚至发生骨坏死。由于粉碎性骨折缺少骨连续性支撑，最好采用重建接骨板固定。重建接骨板主要用于桥接骨折区两侧的骨段，骨折区内的小骨片可以用小型或微型接骨板连接，也可以直接用螺钉做穿接固定（图 10-6-5）。使用锁定重建板的好处在于可以获得更稳定的固定，接骨板的弯制允许有误差，而不会造成骨段的错位。

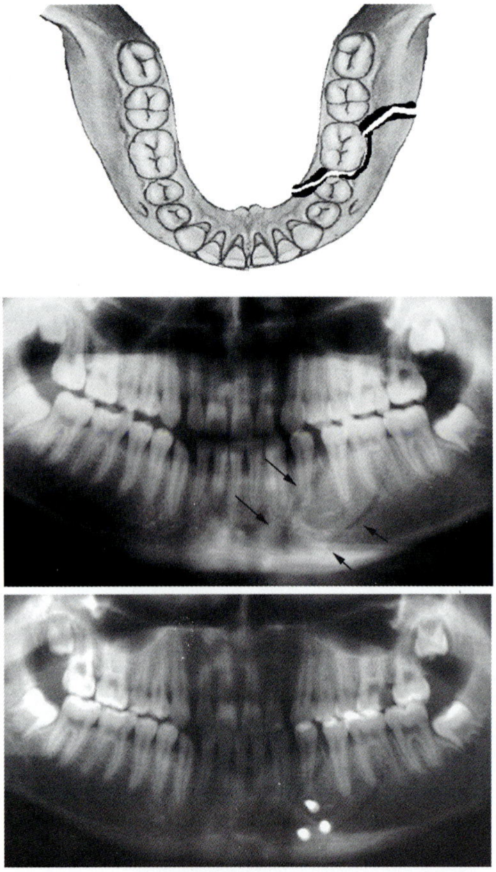

图 10-6-4　下颌体层片状骨折用三颗皮质骨螺钉成角分布、对穿固定

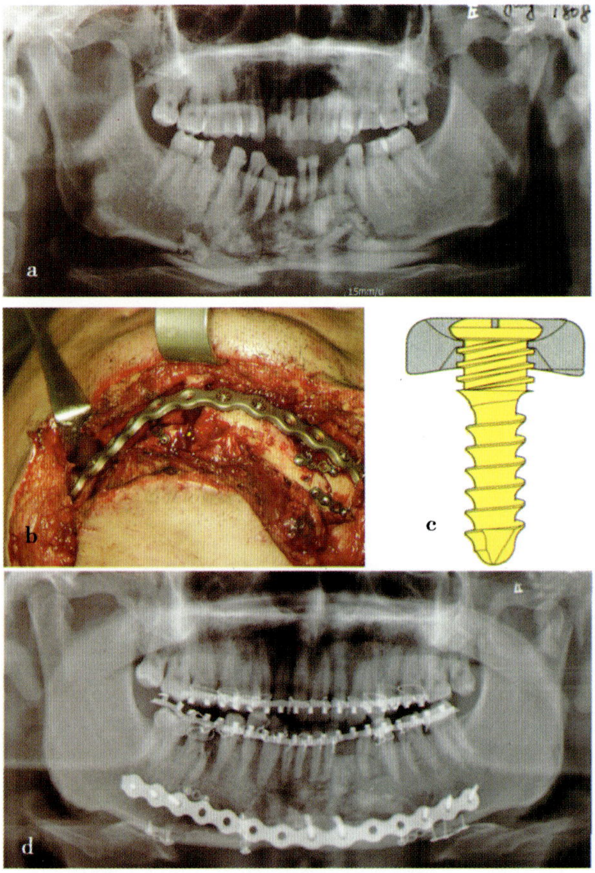

图 10-6-5　下颌骨粉碎性骨折的复位与固定

a，X 线片显示骨折范围；b，恢复咬合关系后，用重建板桥接两侧的骨折段，用小钛板和螺钉连接粉碎的骨折块；c，锁定接骨板结构示意图；d，术后固定状态

三、手术并发症及处置

颏部及下颌体骨折的手术并发症主要发生在一些特殊骨折类型。

1．大范围的粉碎性骨折继发骨坏死、骨缺损或骨不连接严重的粉碎性骨折由于骨块间缺少相互支撑，必须实施坚强（固）内固定。常规做法是经口外入路，用重建板桥接固定。如果患者拒绝皮肤切口，在骨折块较完整、可以拼接对位的情况下，也可以使用两个 2.0mm 小钛板固定，但术后需要辅助 6 周的颌间固定。但是，用小钛板固定往往受骨折块大小、形状，以及不全复位等因素的影响，难以获得稳定的固定效果。结果可能导致骨折延迟愈合、不愈合、错𬌗，有时会继发骨感染。对此，必须通过延期手术重新复位骨折，并建立稳定的固定，遇有骨缺损时应视缺损大小和软组织条件选择即刻或二期植骨。

在强调实施稳定固定的同时，还必须注意“过度手术”的倾向。因为任何手术复位都有可能破坏骨折块周围的血运。当粉碎的骨块发生颊舌侧骨板分离时，更容易造成骨折块的游离。多个骨块的游离，加上软组织严重撕裂，便可能继发广泛的骨坏死（图 10-6-6）。从而使治疗变得复杂化，植骨将不可避免，而且效果欠佳。遇此类骨折，应在术前通过 CT 仔细评估手术复位的损害程度。如果不能保证骨折块的有效血供，宁可采取保守治疗。遗留的骨畸形和错𬌗可以等骨折畸形愈合后Ⅱ期截骨整复。

2．颏部骨折合并双侧髁突骨折继发错𬌗与关节强直　当骨折外力作用于颏下，外力方向指向髁突，伤时患者处于张口位时，常常造成颏部单线垂直断面骨折和双侧髁突内 2/3 纵向骨折。这是一组特殊骨折类型，下颌骨弓呈展翅状扩展，双侧髁突外移位，关节窝外侧面形成骨创面。对于这种骨折，在颏部使用重建板固定是关键。只有重建板才能有效地控制下颌骨宽度，使复位的、但缺少内侧限制性支撑的髁突保持在关节窝内。如果在颏部使用小钛板，由于钛板强度不足，难以控制下颌骨宽度，很可能使髁突再次外移位，并与关节窝外侧面发生粘连，造成张口受限（图 10-6-7），严重者可继发强直。这时，需通过手术松解关节，摘除内髁骨折块，复位髁突于关节窝，同时复位并用重建板固定颏部骨折。

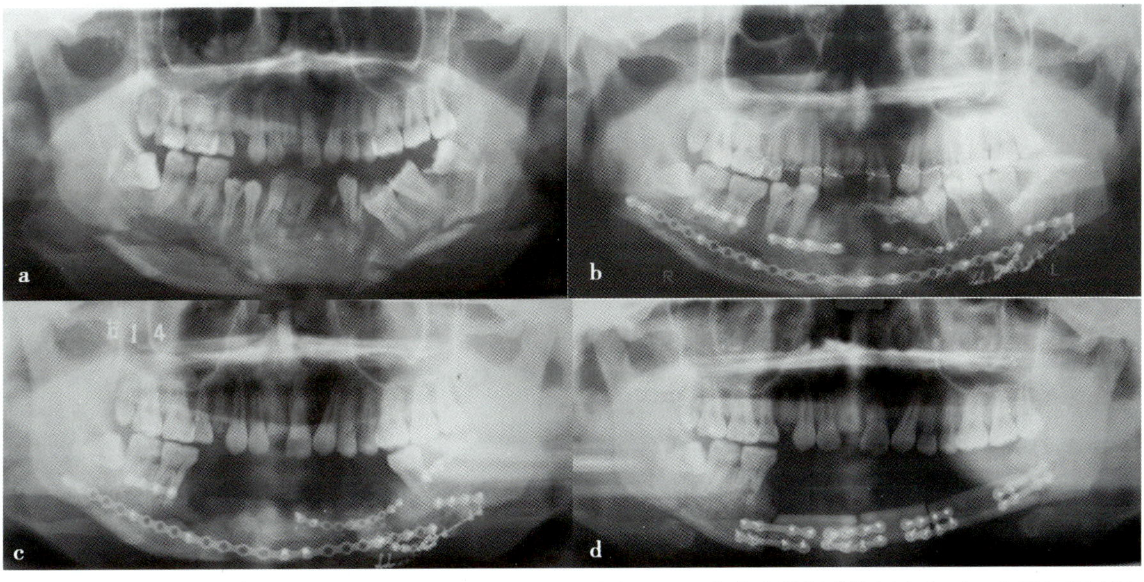

图 10-6-6　下颌骨双侧下颌角间广泛性粉碎骨折（a），手术复位，用多个小钛板连接固定（b），由于复位过程中，多个骨块游离，固定不稳定，3 个月后出现大面积骨坏死（c），清创后用血管化腓骨瓣修复（d）

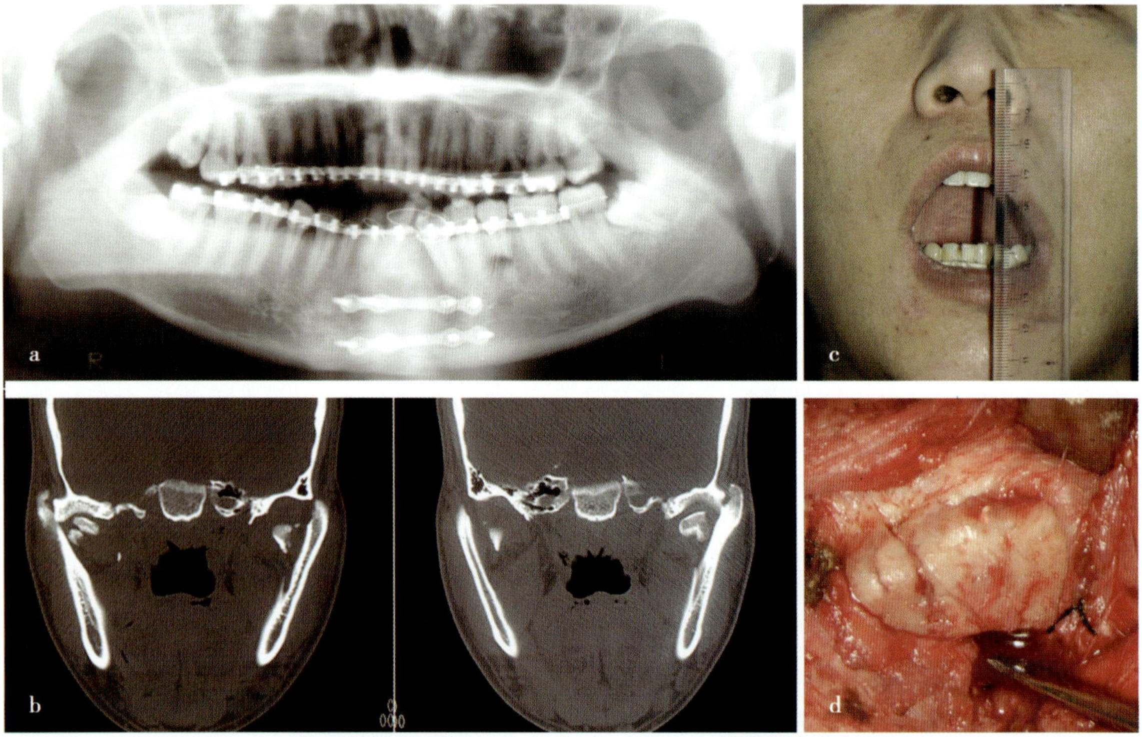

图 10-6-7　双侧髁突矢状骨折外脱位及颏部骨折，用小钛板固定，术后继发关节强直，张口受限。a. 曲面断层显示双侧髁突骨折，颏部骨折小钛板固定；b. CT 显示双侧髁突残端外脱位；c. 张口受限；d. 术中见关节强直

第七节　上颌骨骨折切开复位及坚强内固定术

一、手术适应证及禁忌证

上颌骨低位（LeFort Ⅰ型）和矢状骨折，骨折片有嵌顿，不能闭合性复位者应手术治疗；上颌骨中和高位骨折（LeFort Ⅱ、Ⅲ型骨折），伴咬合紊乱和 / 或面部畸形者，也应采取手术复位。

上颌骨矢状骨折或高位骨折往往伴有前颅窝底骨折和脑脊液鼻漏。通常情况下，需待脑脊液漏愈合 2 周后再行手术。否则撬动骨折进行复位时，可能造成尚未愈合的筛骨水平板或颅底其他薄弱区重新碎裂，使硬脑膜撕裂，嗅神经损伤，继发或加重脑脊液漏和嗅觉丧失。

二、手术要点及注意事项

上颌骨骨折移位多数因外力所致，造成上颌骨后退、下垂或向一侧偏斜，伤后一周内的骨折，容易撬动复位。时间较长的骨折，发生纤维愈合，特别是骨折片有嵌顿时，复位有一定困难，可以剥离鼻底和鼻侧壁黏膜，沿鼻棘凿断鼻中隔与上颌骨连接，将上颌钳插入鼻底，牵引下降上颌，然后使之复位。

上颌骨高位骨折有时因翼上颌连接处骨片绞索嵌顿，直接复位很困难，如果强行撬动、牵拉，可能会损伤颌内动脉及其分支腭降动脉，导致大出血。遇此，可以在复位前，先凿断翼上颌连接，然后复位。

将上颌骨松解后，先要拼对𬌗关系，做暂时性颌间固定。然后托下颌向上，使骨折线闭拢。用“L”型小型接骨板沿颧牙槽嵴和梨状孔边弯制成形，与骨面贴合，做坚强内固定。如果颧牙槽嵴有超过5mm的骨缺损，需要植骨。

上颌骨骨折复位时，上颌窦被开放。除非上颌窦已有明显感染，一般不主张行上颌窦刮治。上颌骨骨折时常伴有眶底骨折，经上颌窦探查，如果发现眶底破裂，眶内容物下垂，需做睑缘下切口，复位眶内容物，修补眶底。

三、手术并发症及处置

上颌骨骨折复位术很少发生感染、骨不连接、骨坏死等并发症，唯一常见的并发症是由于复位不当导致错𬌗，个别患者可能继发面部畸形。一旦发生这种情况，必须通过手术予以矫治。手术设计需借助模型外科完成。术式按正颌外科截骨方法进行。

低位骨折行LeFort Ⅰ型截骨应充分照顾原骨折线，尽可能与之吻合。如果在尚未完全愈合的骨折线附近截骨，势必造成两条线之间的骨片碎裂，形成骨缺损。中低位骨折的翼板多数在骨折时已有断裂，凿开翼上颌连接时会感到缺少支撑，不易完全断开，用力劈凿又容易造成翼板碎裂，血管损伤，引起出血。

上颌骨矢状骨折并有错位时，需在LeFort Ⅰ型截骨的基础上，进一步分块截骨。当矢状骨折的一侧骨块垂直移位，上颌水平截骨折断降下后，必须沿矢状骨折线分块，而不能像正颌截骨那样可以选择性分块。矢状骨折线腭侧黏膜常有裂痕，分块复位时很容易造成穿孔，形成创伤性腭瘘，对此应予以注意，一旦腭部裂开，要严密缝合。

上颌骨骨折时常伴有鼻中隔断裂、扭曲和错位，继发不同程度的鼻塞，手术同期应尽可能从鼻底矫治鼻中隔。另外，鼻底黏膜多有损伤性瘢痕，剥离鼻底黏膜显露硬腭鼻腔面时，很容易造成黏膜撕裂，继发术后鼻出血。

LeFort Ⅱ型截骨适用于上颌骨中高位陈旧性骨折继发面中部和鼻眶部后缩畸形，要求上颌骨高度基本正常，可整体移动。由于颅底平面与𬌗平面成45°角，受外力作用，上颌高位骨折通常沿颅底斜面向后下滑行移位。错位愈合后，面中1/3变长，后牙𬌗平面下降（图10-7-1a）。对此，采用LeFort Ⅰ型截骨矫治，必须通过磨短后部骨块，抬高后牙𬌗平面矫正错𬌗（图10-7-1b）。而不能简单地将骨块向前、向下旋转，这样势必造成面中1/3进一步加长（图10-7-1c）。

LeFort Ⅱ型截骨采用头皮冠状切口或者双侧内眦旁弧形切口暴露鼻根区和眶内下缘。游离保护泪器和内眦韧带，用微型骨锯横行断开鼻额缝，绕过泪沟后方截开眶内侧壁，转而向外下截断眶下缘，再从口内截断颧上颌缝，上颌骨下份和翼上颌连接的截骨类似于LeFort Ⅰ型截骨，最后用弯凿经鼻额缝向下、向后凿断鼻中隔骨部（筛骨垂直板和犁骨）与颅底连接。借助上颌持骨钳松解骨块，使LeFort Ⅱ型截骨块整体向前移位，直到校准𬌗关系和面形。眶下、眶底局部凹陷和缺损用自体髂骨填充修补。

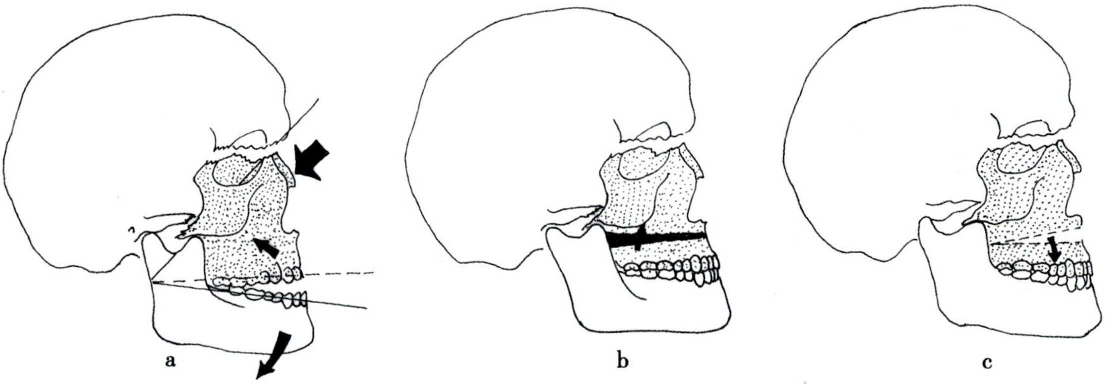

图 10-7-1　上颌骨高位骨折向后下移位，后牙𬌗平面降低，面中 1/3 变长（a），采用 LeFort Ⅰ型截骨，必须通过磨短后部骨块，抬高后牙𬌗平面矫正错𬌗（b）。而不能简单地将骨块向前、向下旋转，这样势必造成面中 1/3 进一步加长（c）

第八节　颧骨及颧骨复合体骨折切开复位及内固定术

一、手术适应证及禁忌证

颧骨、颧弓可以单发骨折，也可以与上颌骨骨折伴发，形成颧上颌骨复合体骨折。颧骨和上颌骨参与构成眼眶外侧壁和底壁，当受到高速暴力致伤时，波及眼眶，使复合体骨折更加复杂化。

颧骨或颧骨复合体骨折导致面部畸形、张口受限、眼功能障碍，应尽早切开复位，并稳定固定。

二、手术要点及注意事项

1．手术入路　颧骨骨折一般采用口内上颌移行沟上黏膜切口，有时需要附加眉弓切口和下睑缘下切口，以便多部位（颧额缝、眶下缘）选择性固定。如果颧骨体粉碎或颧骨颧弓骨折外移位，常常需通过头皮冠状切口入路进行复位。

下睑缘切口距睑缘下 2 ~ 3mm，经眼轮匝肌，沿眶隔膜外向下至眶下缘，经此入路途径中，注意勿损伤眶隔膜，以免眶脂体脱出丢失。眼轮匝肌由面神经颧支支配，面神经颧支一般有 2 ~ 3 支，自颞面干发出后，出腮腺前上缘，上部分支较细，行向前上方，经耳轮角与外眦角连线的中 1/3 段越过颧骨体表面，进入上、下眼轮匝肌，下睑缘下切口向外延伸时要适当弧形向外下，避开神经同时也可以保存眶周淋巴回流，避免术后持续水肿。

头皮冠状切口自耳屏前切迹，经耳屏前向上，于颞部沿颞浅动脉额支后方 0.5cm 向顶部，在发际后 1cm 切开，直至中线（图 10-8-1）。颞浅筋膜由帽状腱膜延续而来，向下逐渐变薄后消失，面神经颞支、颞浅动、静脉额支位于切口前方的皮下组织内。在颞部冠状瓣沿颞深筋膜（即颞肌筋膜）表面，向前下翻转皮瓣。行至颧弓上 1.5cm 水平，切开颞深筋膜浅层，在筋膜下间隙脂肪组织内向下走行。继续翻瓣，先暴露颧弓根部和颧额缝，然后在同一层次内沿颧骨额蝶突后缘和颧弓上缘连接切口，直至暴露颧弓、颧骨体上 1/2 和颧骨额蝶突，并分离、暴露颧骨颞面肌肉及软组织附着。如果同期行鼻根部矫治术或行 LeFort Ⅱ型截骨，则必须暴露眶上缘。此时，需在眶上缘的中内 1/3 交界处找到眶上孔，凿开眶上孔边缘嵴，游离眶上神经。

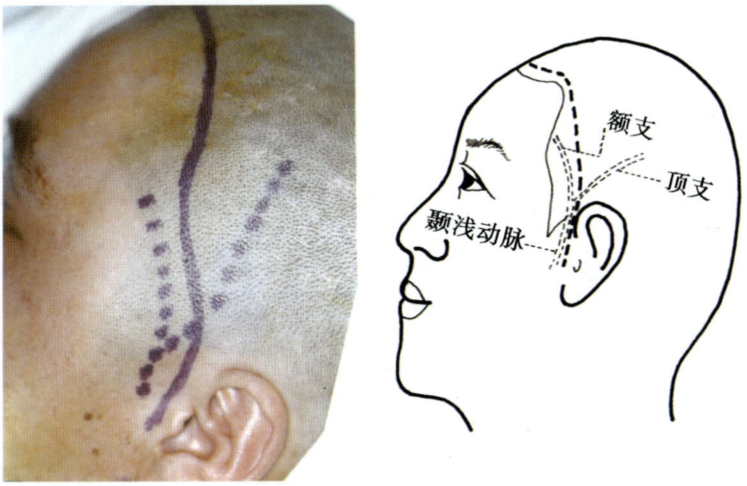

图 10-8-1　冠状瓣切口示意图

2．骨折复位、固定　颧骨骨折内陷移位，用单齿钩经口内插入颧骨颞面，上提颧骨使之复位。如果颧额缝分离，骨折间隙内常有软组织嵌顿，需经眉弓外切口暴露骨折，解除嵌顿，进行复位。颧骨骨折旋转移位，必须经口内、眉弓外、下睑缘下三处入路，多点协同复位，同时对位颧牙槽嵴、颧额缝、眶下缘。颧骨外移位，复位比较困难，尽可能广泛暴露骨折，找出骨折分离和嵌顿部位，撬动骨折块使之完全松解，然后复位。颧骨体粉碎性骨折或颧骨骨折伴发颧弓骨折移位，最好直接做头皮冠状切口充分显露骨折区，将骨折块逐个对接复位。

颧骨完善复位本身便可取得一定的稳定性，多数单方向移位的骨折，或在下端内陷或外翘，复位后只固定颧牙槽嵴处即可，如果骨折内陷并有下垂，还必须固定颧额缝。对于有旋转移位的骨折，一定要做三点固定，包括颧牙槽嵴、颧额缝和眶下缘。

3．眶底探查与修复　颧骨和上颌骨共同构成眶底。颧上颌骨复合体骨折由于颧骨外移位，以及眶底缺损和眶内容物嵌顿或疝入上颌窦内，可以造成眼球移位和复视（图 10-8-2）。根据 CT 提示，在颧骨复位后，要探查眶底，松解嵌顿的或疝入上颌窦内的眶内容物，如果眶底缺损（主要是球后部分）大于 5mm，应当植骨，10 ～ 20mm 以上的缺损最好用肋骨或颅骨外板修补，目前常用的高分子材料 Medpor（聚乙烯聚合物）生物相容性较好，是临床普遍采用的理想眶底修补材料。植骨要作固定或用耳脑胶黏结。

三、手术并发症及处置

1．张口受限　造成术后张口受限的原因有多种。最常见的是颧骨或颧弓不全复位，压

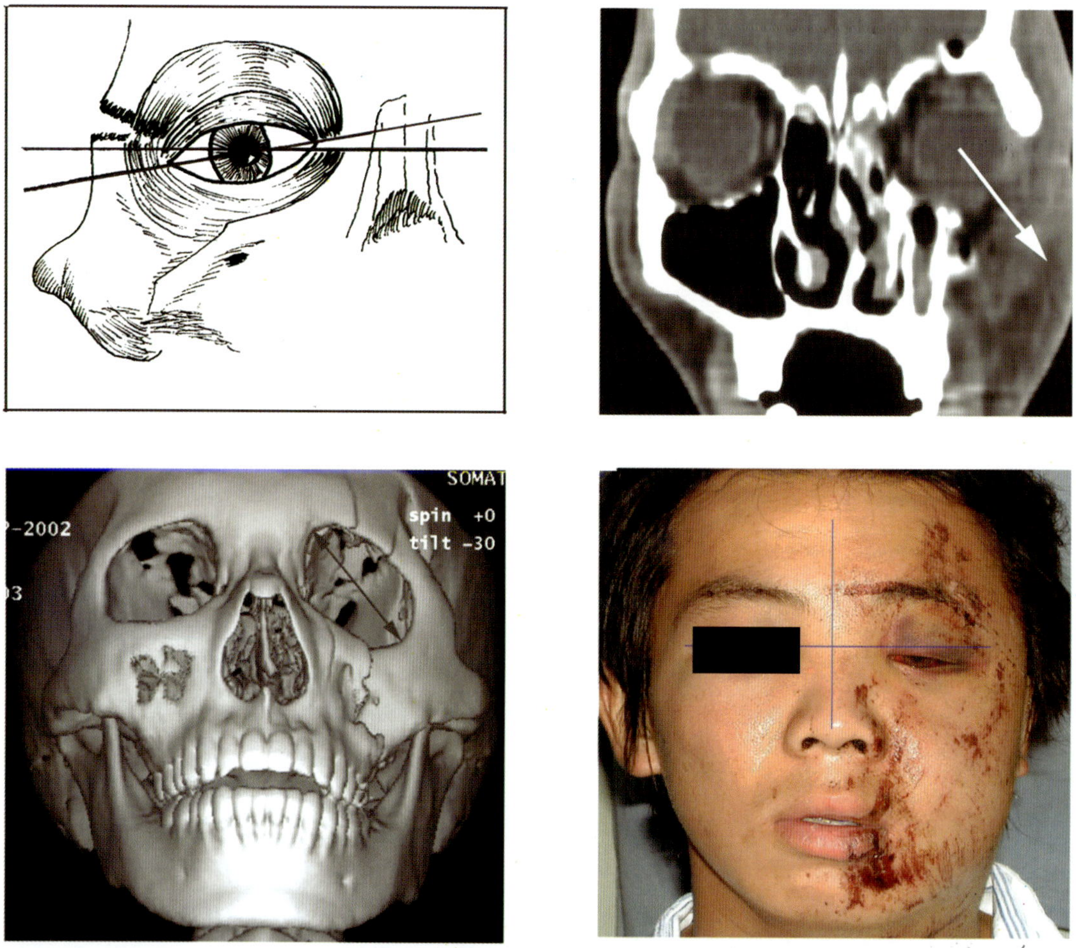

图 10-8-2 颧骨骨折向外下移位，导致眶腔扩大，眼球下陷

迫喙突所致。这时，如果患者面侧塌陷不明显，或仅以解决开口功能为主诉，只要单纯切除喙突即可达到治疗目的。

颌间瘢痕也是导致张口受限的一个重要原因，这种情况常发生于颧骨粉碎性骨折。虽然粉碎的、移位的骨折块得到基本复位，喙突也被摘除，但由于创伤及手术瘢痕的缘故，患者仍有可能在术后出现了渐进性加重的开口困难（图 10-8-3）。颌间瘢痕的治疗比较困难，切除瘢痕，用血管化软组织瓣（不带表皮）移植进行替代是可以选择的方法。但多数情况下也只能达到功能的部分改善。

还有一种情况需要提醒注意，就是颧弓根部骨折，它又可以诊断为关节结节和关节窝骨折。如果在颧骨骨折诊断时忽略了这一问题，或者在颧骨复位时未予同期处理，由于关节结节压迫髁突，术后也可导致张口受限（图 10-8-4）。再次手术复位关节结节（颧弓根），或者消除关节结节对髁突的阻挡，是解决这种并发症的可供选择的方法。

2．面部畸形　多因伤势严重，如骨折粉碎、缺损，或因手术不全复位所致。畸形的进一步矫治主要依据颧骨破坏程度而定。

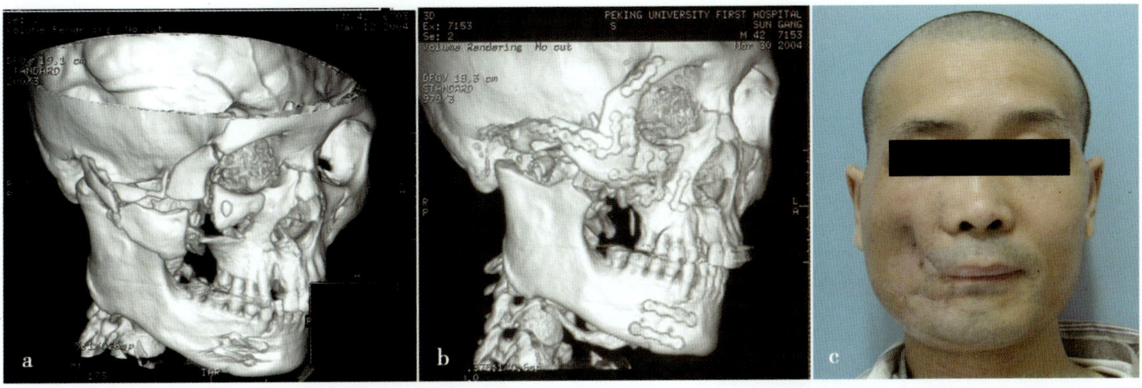

图 10-8-3　颧骨粉碎性骨折（a），复位及内固定术后（b），由于颌间瘢痕（c）造成张口受限

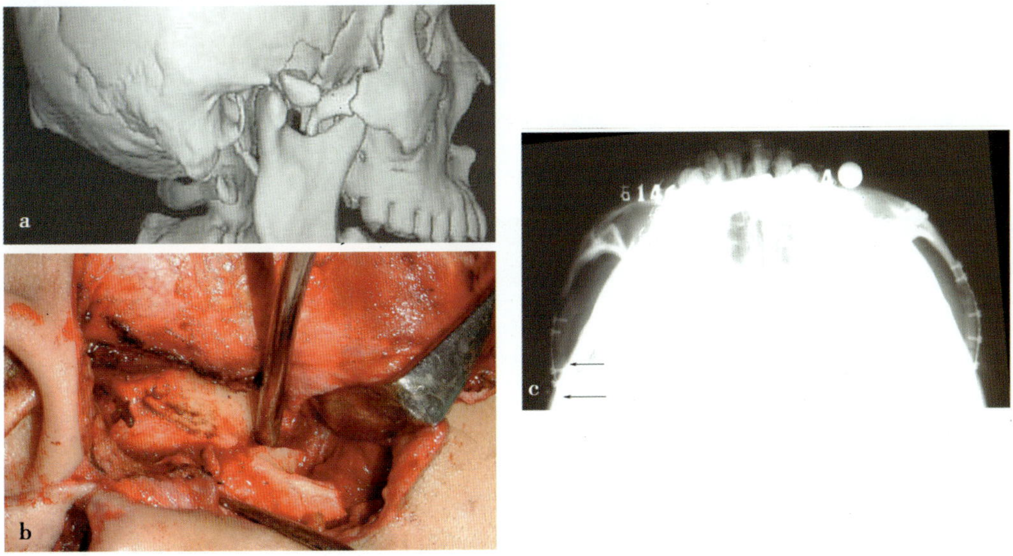

图 10-8-4　颧弓根骨折，致关节结节下移位，压迫髁突（a），手术经耳屏前切口入路，复位颧弓（b），术后显示颧弓得到完善复位（c，箭头所指）

如果颧骨体完整，颧骨外形突点没有破坏，可以采用截骨矫治术进行整复。骨折发生错位愈合后，骨折线消失，不能沿原骨折线重新截开复位。应通过 CT 测量，确定以颧骨外形突点为中心的颧骨截骨块各断端的移动方向和距离。手术截骨分别在颧弓段、颧上颌连接、眶外缘和眶下缘内侧 5mm 处离断颧骨体，参照术前设计的标志线或借助三维面弓装置准确移动截骨块。用钛板做坚强内固定（图 10-8-5）。

如果颧骨体不完整，颧骨外形突点被破坏，见于粉碎性骨折错位愈合，应通过局部植骨或植入代用品矫治畸形（图 10-8-6）。一些下移内陷的颧骨可能会阻挡喙突，造成张口受限，在植骨同期可行喙突切除术。如果颧骨粉碎性骨折错位愈合后，形成局部隆起，造成外形不对称畸形，可通过局部磨削去骨矫治畸形。

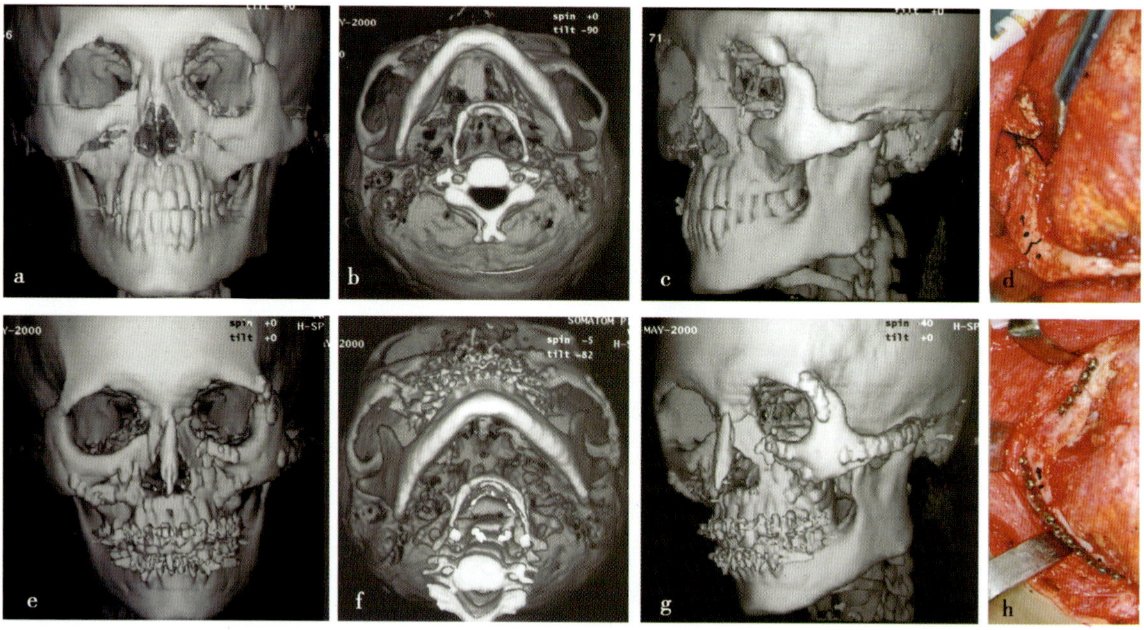

图 10-8-5　颧骨陈旧性骨折截骨矫治。a-c，术前 CT 显示颧骨骨折错位愈合　d，术中显示颧骨截骨块前移距离的标记　e-g，术后 CT 显示颧骨形态及固定　h，术中显示颧骨截骨块前移后的间隙和固定

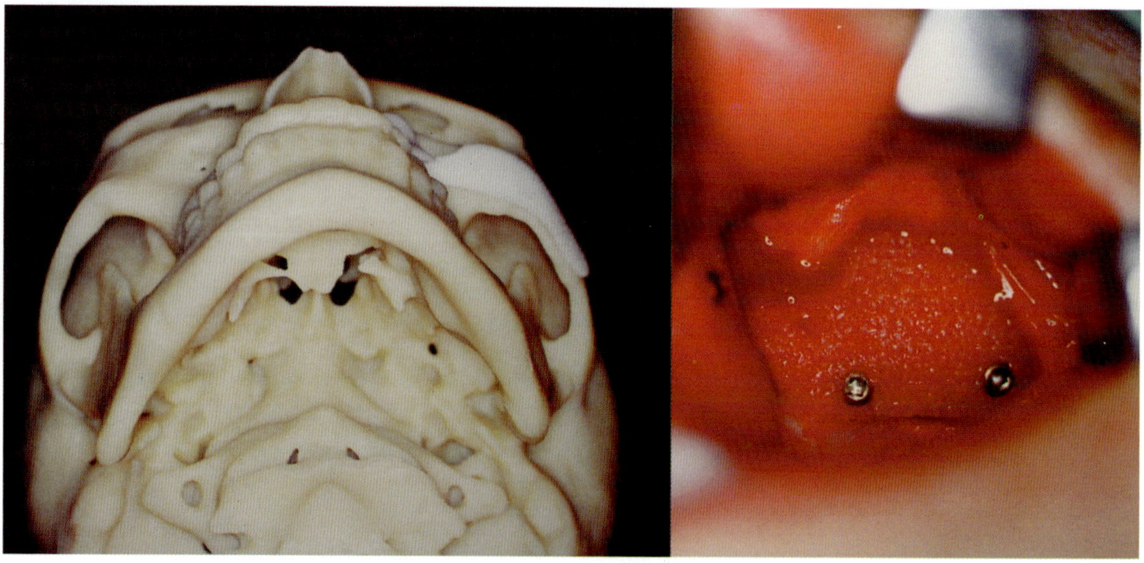

图 10-8-6　用 Medpor 材料，借助三维头模成形后，植入颧骨塌陷区，矫治畸形

第九节　鼻眶筛骨折整复术

一、手术适应证及禁忌证

NOE 骨折可以单独发生，但更多的是与上颌骨高位骨折或眶颧骨折同时发生。NOE 骨

折多伴发颅脑损伤，早期处理首先应正确评估、及时处理危及生命的颅脑创伤。在颅脑伤情得到控制后，应尽早实施颌面部手术，术前应会同神经外科、眼科医师共同制订治疗方案。

二、手术要点及注意事项

1．手术切口　一般情况下采用内眦区开窗入路（图 10-9-1）。对于广泛性骨折，尤其是伴发颧骨颧弓骨折时，采用头皮冠状切口较为方便，但还要增加下睑缘下切口。当冠状瓣向前翻至眶上缘时，需继续沿眶上壁向深分离，至少达眶缘后 2cm 处，只有这样才能将冠状瓣翻至鼻梁水平，为此必须松解眶上神经血管束，并将滑车从其附着处游离。

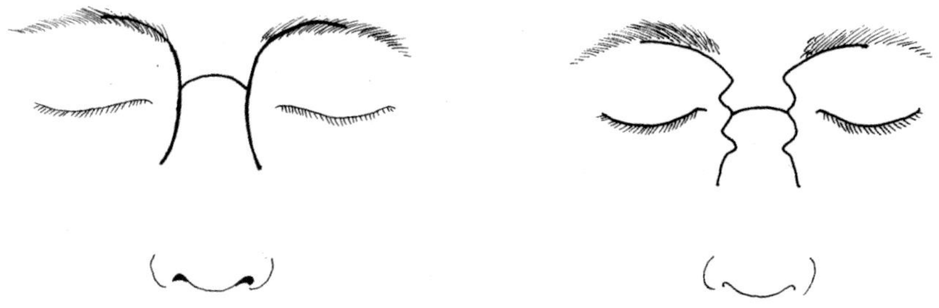

图 10-9-1　NOE　骨折内眦切口

2．中央骨段的复位与固定　上经额骨鼻突，下经上颌骨额突，于骨膜下分离找到中央骨段，确认内眦韧带附着点。对 Hopkins Ⅰ型骨折复位后用 1.3mm 钛板固定眶下缘和梨状孔边缘（图 10-9-2a）；对Ⅱ型骨折先用钢丝暂时固定骨段，再用 0.3mm 的钢丝经中央骨段于泪窝上后方钻孔穿鼻结扎，以保持中央骨段的位置和内眦间正常距离，最后用钛板固定四周骨段（图 10-9-2b）；对Ⅲ型骨折先恢复破坏的骨结构，然后再用钢丝将内眦韧带经鼻悬吊于眶内壁植骨片上（图 10-9-2c）。

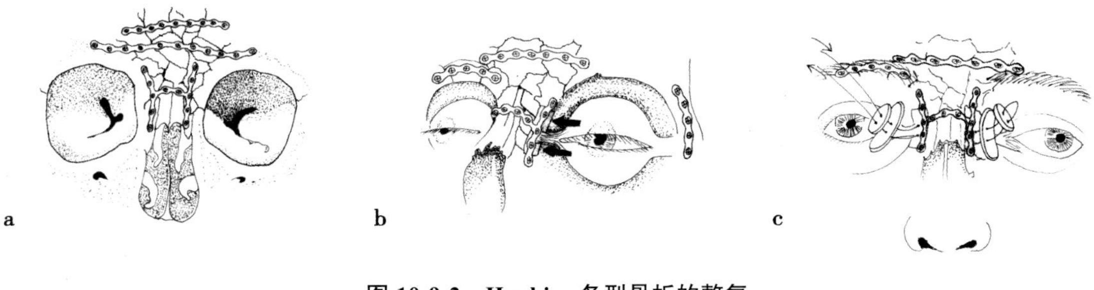

图 10-9-2　Hopkins 各型骨折的整复

a：Ⅰ型骨折复位固定；b：Ⅱ型骨折及内眦韧带复位；c：重建眶内壁，行内眦韧带悬吊

3．内眦韧带悬吊　常在内眦鼻侧 5mm 处做一长约 10mm 的弧形切口，找到韧带及其附着。如果内眦韧带仍然附着，待骨折复位并用钢丝穿鼻固定后便可恢复其解剖结构。如果内眦韧带已经断裂、剥脱，或者所附着的骨块太小不能固定，则要将其断端游离，用缝线贯穿缝扎后备内眦悬吊用。经鼻内眦韧带悬吊是在泪窝后上方钻孔，经鼻横穿钢丝，悬吊固定于

对侧额骨鼻突上。如果双侧韧带均需悬吊，则可对穿结扎固定。有时泪窝眶壁骨折粉碎，经鼻悬吊之前必须通过薄骨片移植重建眶壁，钢丝穿过植骨片悬吊于对侧。悬吊钢丝应尽量拉紧，拉紧时可见内眦向鼻侧移动，上下睑被绷张。内眦悬吊过于靠前，泪小点与眼球不能自动贴合，可能影响眼泪排泄，这时应重新悬吊。

4．重建眶壁　眶内壁与眶下壁在结构上相互移行，NOE 骨折的眶壁骨折通常波及眶内壁及下方移行区，使眶内容嵌入上颌窦或筛窦，从而导致眼球运动障碍、眼球内陷和复视。对此必须通过手术松解还纳嵌顿的眶内容组织，同时用骨片或 Medpor 移植修补眶壁，以恢复正常的眶容积（图 10-9-3）。

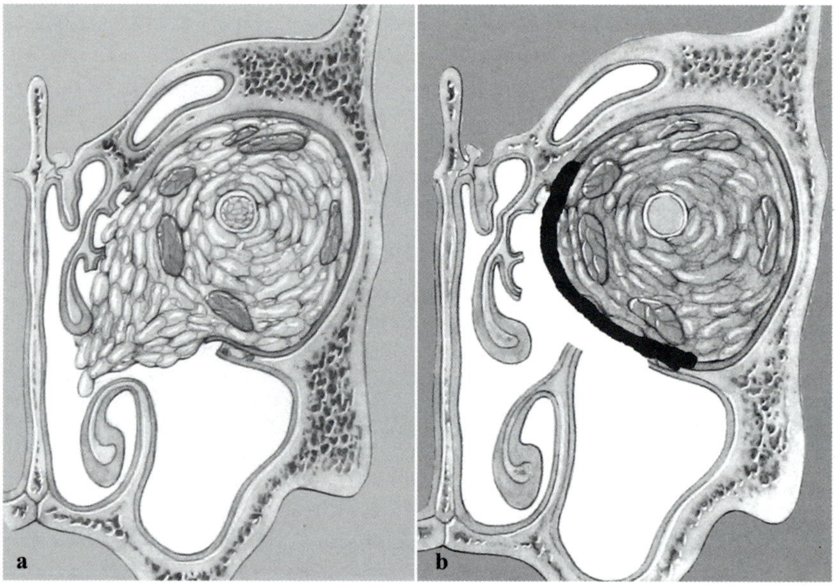

图 10-9-3　眶内壁及移行区骨折，眶内容疝出（a），植骨或用 Medpor 薄片修复眶壁（b）

三、手术并发症及处置

NOE 骨折因延误治疗或初期治疗不当或创伤过于严重常常继发各种畸形，如眦距增宽、鼻梁塌陷、眼球内陷、泪道堵塞，局部软组织畸形等。国内报道约 60% 以上的病例需Ⅱ期整复。

治疗面中部骨折继发畸形首先要重建面骨三维结构，其次才是鼻眶筛区的精细矫治。要掌握先骨组织，后软组织的原则，二者要分期手术。对于 NOE 骨折继发畸形，为了使附着内眦韧带的骨块复位，可采用眶内截骨术，骨块向内、向上、向后移动，单侧眦距过宽的矫治以正常侧为参照移动骨块，双侧眦距过宽的矫治要与鼻支架重建结合，以伤前面相、标准测量值为参考，确定眶间距与鼻梁高度的三维比例关系。单纯内眦韧带悬吊往往效果不佳。总的看来，NOE 骨折后期，由于软组织挛缩、内眦区瘢痕、骨折错位愈合使Ⅱ期整复难度增大，手术很难达到十分理想的效果。

鼻畸形是 NOE 骨折最常见的继发畸形之一。鼻成形所用供骨源可以是颅骨外板，也可以是肋骨，还可以选用 Medpor 材料等。将植骨块修成冲浪板形状，由中间向两头逐渐变尖，宽度要与患者的面宽协调，长度由黄金分割点（两侧内眦连线与中线交点，再与眉间点连线的中点）至鼻尖区。用颅骨外板隆鼻适用于冠状瓣入路，颅骨外板用螺钉直接固定在额骨骨基上。用肋骨移植适用于鼻孔内缘 M 形切口入路，仅做缝合固定即可。在鼻骨性支架修复过程中，要注意内眦窝软组织的复位，以减少内眦区水肿或血肿，使软组织尽量贴合于骨面，以维持内眦窝形态。

NOE 骨折中，约 10% 的患者伤及泪道系统，造成泪道堵塞和溢泪症状。骨管外的泪道前方有内眦韧带保护，故泪道阻塞多发生于骨性鼻泪管内。泪道阻塞后可以出现溢泪、泪囊炎、泪囊黏液囊肿或脓肿等。根据泪囊造影，行泪道探通术或鼻腔泪囊成形术，这部分工作应由眼科或鼻科医师来完成。

（张益）

参考文献

1．丁鸿才，周树夏．口腔颌面损伤治疗学．北京：人民卫生出版社，1988: 101-105,172-223.
2．邱蔚六，张震康，王大章．口腔颌面外科理论与实践．北京：人民卫生出版社，2000: 337-469.
3．王亦璁．创伤早期处理．北京：人民卫生出版社，1994:76-113.
4．张震康，张熙恩，傅民魁，正颌外科学．北京：人民卫生出版社，1994 ：144-210.
5．陈华，陈日亭．颌面颈部创伤．北京：人民军医出版社，1984:74-81.
6．王炜．整形外科学．杭州：浙江科学技术出版社，1999:538-542.
7．张益．眼眶骨折的重建和眼球内陷的外科矫治．北京口腔医学 2008,16 (6):301-303.
8．李祖兵．口腔颌面创伤治疗．武汉：湖北科学技术出版社，2002:204-209.
9．张益，孙勇刚．颌骨坚固内固定．北京：北京大学医学出版社，2003:247-327.
10．Ellis E. Rigid skeletal fixation of fractures. J Oral Maxillofac Surg,1993,51:163-173.
11．Assael LA. Treatment of mandibular angle fractures: Plate and screw fixation. J Oral Maxillofac Surg, 1994, 52: 757-761.
12．Ellis E, Dean J. Rigid fixation of mandibular condyle fractures. Oral Surg Oral Med Oral Patho, 1993,76: -15.
13．Spiessl B. Internal fixation of the mandible // A Manual of AO/ASIF Princeple. Berlin,Heidelbeg, New York,London:Springer-Verlag,1989.
14．Kruger E, Schilli W. Oral and Maxillofacial Traumatology. Chicago, London, Berlin, Riode Janeiro, Tokyo: Quitessence Publishing Co. Inc, 1986, Vol I,308-390;Vol II,19-71,107-124.
15．Cawood J. Small plate osteosynthesis of mandibular fractures. Br J Oral Maxillofac Surg, 1985,23:77-91.
16．Champy M, Loddle JP, Schmitt R, et al. Mandibular osteosynthesis by miniature plates via a buccal approrch. J Maxillofac Surg, 1978,6:14-21.
17．Ellis E, Ghali G. Lag screw fixation of mandibular angle fractures. J Oral Maxillofac Surg, 1991,49: 234-243.
18．Ellis E. Treatment of mandibular angle fractures using AO reconstruction plate. J Oral Maxillofac Surg,1993,51:250-254.
19．Prein J, Kellman R M. Rigid internal fixation of mandibular fractures-basics of AO technique. Otolaryngol Clin North Am,1987,20:441-456.
20．Ellis E, EI-Attar A, Moos KF. An analysis of 2067 cases of zygomatico-orbital fracture. Int Oral Maxillofac Surg, 1985,43:417-428.
21．Ellis E, Kittdumkerng W. Analysis of treatment for isolated zygomaticomaxillaty compound fractures. J

Oral Maxillofac Surg,1996,54:386-400.
22. Manson PN, Clifford CM, Su CT, et al. Mechanisms of global support and posttraumatic enophthalmos: I. The anatomy of the ligament sling and its relation to intramuscular cone orbital fat. Plast Reconstr Surg 1986,77 :193-202.
23. Manson PN, Grivas A, Rosenbaum A, et al. Studies on enophthalmos: II. The measurement of orbital injuries and their treatment by quantitative computed tomography. Plast Reconstr Surg 1986,77 :203-214.
24. Kellman RM, Bersani T. Delayed and secondary repair of posttraumatic enophthalmos and orbital deformities. Facial Plast Surg Clin North Am 2002,10 :311-323
25. Hoffmann JF. Naso-orbital-ethmoid complex fracture management. Facial Plast Surg, 1998,14:67-76.
26. Crust CW, Blevins PK, Luce EA. Naso-ethmoid-orbital fractures. J Trauma, 1980,20:551-556.
27. Rodriquez RL, Zide BM. Reconstruction of the medial canthus. Clin Plast Surg,1998,15:209-223.

第11章

唇腭裂整复术

唇腭裂是最常见的口腔颌面部先天性畸形，手术是最主要的治疗手段。尽管唇腭裂整复术是口腔颌面外科最经典的手术，但在术式和手术技巧上有不少改进，手术并发症得以减少，手术效果不断提高。唇腭裂，特别是腭裂，常需要进行序列治疗，手术只是序列治疗过程中的一部分。因此，针对患者的个体特点，制定并实施个体化的序列治疗方案，对于全面提高治疗水平至关重要。

第一节　唇裂修复术

一、唇裂的解剖特点及唇裂修复的目的

单侧唇裂的程度不同，从完全裂到黏膜下裂，但不同程度的单侧唇裂的畸形特点非常相似，唇裂的解剖特点表现在三个方面，形态和表面标志点的异常；肌肉走行及附着的异常以及鼻部的异常（图 11-1-1）。

患侧上唇形态及表面标志点的异常包括：唇峰点一分为二；与健侧相连部分的唇峰点高，唇高不足；独立部分唇峰点不明显；人中嵴解剖形态消失或不明显。

患侧肌走行及附着异常包括：口轮匝肌完全或部分不连续；口轮匝肌异常走行斜向上方附着于患侧的鼻小柱基底及鼻翼基底。

患侧鼻部异常包括：鼻底不连续，鼻孔横径过大；鼻底皮肤嵴的正常解剖结构消失；鼻底塌陷（无骨组织支撑）；鼻尖、鼻小柱及鼻中隔偏斜至健侧；鼻翼塌陷。

同单侧唇裂相比较，双侧唇裂多为对称畸形，其解剖异常包括：双侧唇峰点丧失，一分为二；双侧人中嵴解剖结构特点丧失；前唇的唇高严重不足；前唇的唇峰唇谷的解剖标志不明确。双侧口轮匝肌完全或部分不连续，口轮匝肌异常走行斜向上方分别附着于双侧鼻翼基底；前唇内无肌纤维的组织结构，组织量严重不足；双侧鼻底不连续，鼻孔过大；鼻小柱过短，随前颌骨的突出程度而加重；双侧鼻底无骨组织支持；鼻尖正常的解剖特点丧失（图 11-1-2）。

唇裂修复术应达到以下几个目的：恢复正常的上唇形态，单侧唇裂在患侧修复后要尽量同正常侧对称，双侧唇裂的患者不仅要两侧对称，而且要尽量符合上唇正常的解剖形态；恢复口轮匝肌的连续性，使上唇在行使功能时具有正常的形态；恢复双侧鼻孔大小及鼻翼基底水平的对称性；对于在初期手术中不易矫正的畸形应采取保守方法，初期唇裂修复手术应为后期的继发畸形矫正奠定基础。

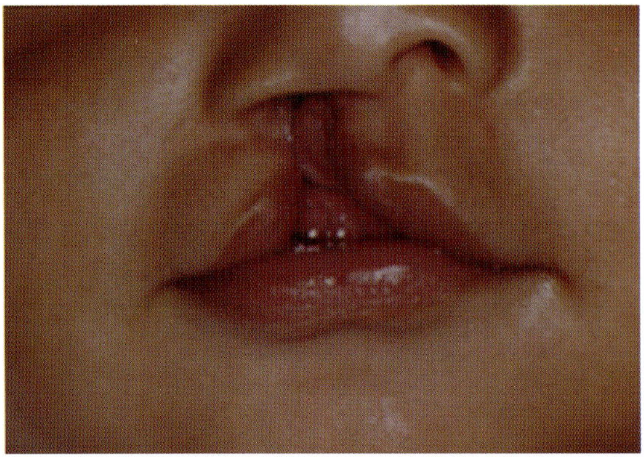

图 11-1-1 单侧完全性唇裂

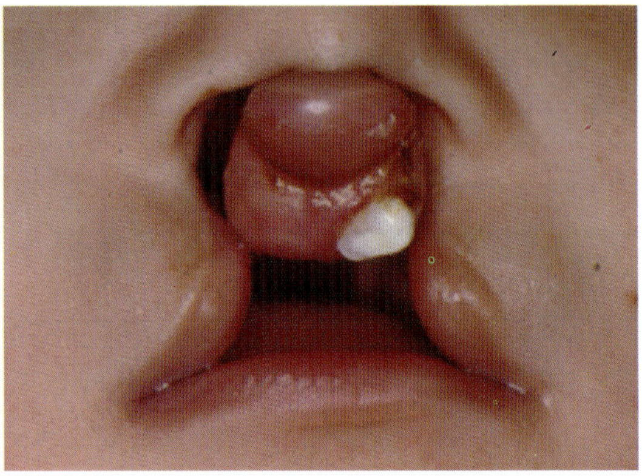

图 11-1-2 双侧完全性唇 / 腭裂

二、唇裂修复术的几种常用技术及要点

单侧唇裂修复术较常用的修复方法包括直线修复法（rose-thompson）；上三角瓣修复法（Millard Ⅰ式和 Millard Ⅱ式）和下三角瓣修复法（Tennison）（图 11-1-3a, b, c）。

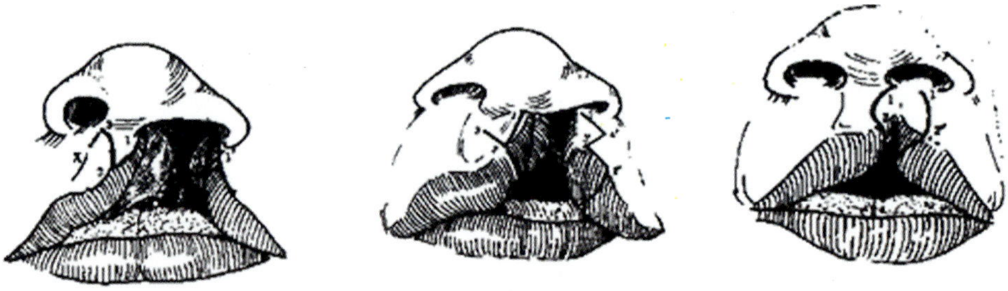

a　　b　　c

图 11-1-3 单侧唇裂修复术的术式

a. Millard 修复法　b. Tennison 修复法　c. Rose-Thompson 法

双侧唇裂修复术的修复方法包括前唇原长修复法（保留前唇红唇组织，不保留前唇红唇组织）和前唇加长修复法（Barsky），前唇原长修复法是目前最常用的修复双侧唇裂的方法（图 11-1-4a, b, c）。

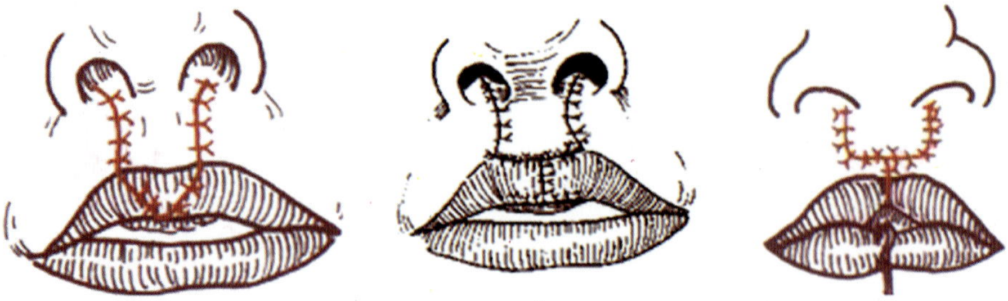

a　　b　　c

图 11-1-4 双侧唇裂修复术术式缝合后示意图

a. 前唇原长法（保留前唇红唇组织）　b. 前唇原长法 1（不保留前唇红唇组织）　c. 前唇加长修复法

技术要点：

1．术式的选择原则上根据畸形的程度，不同程度的不完全唇裂可以采用直线缝合或下三角瓣的方法，而完全性唇裂则多采用上三角瓣的方法。

2．唇裂的鼻形态异常的产生是由唇裂畸形本身的生长方式决定的，初期手术很难一并矫正，但是初期唇裂手术时进行鼻底的修复可以很大程度上改善患侧的鼻形态，同时鼻底口腔侧的修复对裂隙侧的两腭骨板的牵拉作用可减小两牙槽骨段间的距离。

3．认真分析畸形本身的特点，对于患侧裂隙两侧唇高不等的畸形，在修复中两侧延长的程度不同。

4．术中尽量避免直接向唇部的术区注射局部麻醉药物，以免组织变形影响对形态的判断，术中可辅以小功率电凝止血。

5．双侧唇裂修复时，上唇肌肉需通过中线拉拢缝合，但两侧肌肉不需要对位。

6．红唇的处理是最灵活的部分，根据不同情况而定，但大部分情况下为直线对位缝合，黏膜下需要用可吸收线缝合。

7．术后患侧鼻孔的支撑是临时性的，如果长期应用鼻塞（至少半年以上）可能会改善鼻孔的形态，但是大部分患儿的家长不能很好坚持。

三、手术并发症及处理

（一）近期并发症

1．术后围术期呼吸道梗阻　术后4小时内患儿仍处于全麻状态的恢复期，各种反应仍较弱，口腔分泌物或口内伤口的少量渗血均可以引起呼吸道的梗阻。

在围术期应持续检测血氧饱和度，注意观察患儿的呼吸情况，注意观察患儿是否有频繁的吞咽动作，在患儿未完全清醒之前避免强行灌喂液体。

2．唇裂复裂　唇裂在拆线后即刻或24小时裂开的主要原因为感染、张力过大或外力所致，大部分情况下为混合的因素。

术后可口服抗生素预防感染，避免患儿哭闹，带勺奶瓶或勺子喂养至拆线，但在患儿非常不适应勺喂，哭闹严重的情况下，在拆线前也可以吸吮母乳，手部的制动不是必须的，以患儿安静舒适为目的。局部可用胶条粘贴减张代替唇弓，注意各种胶条及胶布引起的皮肤过敏情况。

3．全身并发症　包括恶性高热，水电解质紊乱等，虽然发生的几率较少，但是为严重并发症，甚至于致命。恶性高热为特殊体质对全身麻醉中肌松药物的过敏反应所致，多可致命。需要详细询问病史和家族史，以及同麻醉医生积极地进行沟通，在麻醉时、手术中及术后认真观察体温的变化。水电解质平衡紊乱的发生主要是对患儿进液体量及内容管理不够，在围术期过后尽快恢复患儿术前的自然饮食状态（喂养方式及内容遵医嘱）。术后的体温和出入量的监测尤为重要。

（二）远期并发症

1．瘢痕过大　术后或皮肤外伤后会产生瘢痕，术后三个月左右的瘢痕显现最为明显，六个月后趋于稳定，一般情况下随时间推移瘢痕的显现会逐渐减轻。造成瘢痕过大的原因主要由于瘢痕体质、术后感染以及手术因素（手术创伤及手术用材）等。术后的伤口减张、感染的预防、局部伤口的清洁、术中的轻柔操作、适宜的手术材料的使用以及术后长期的伤口按摩及伤口的护理均是减小瘢痕的措施。

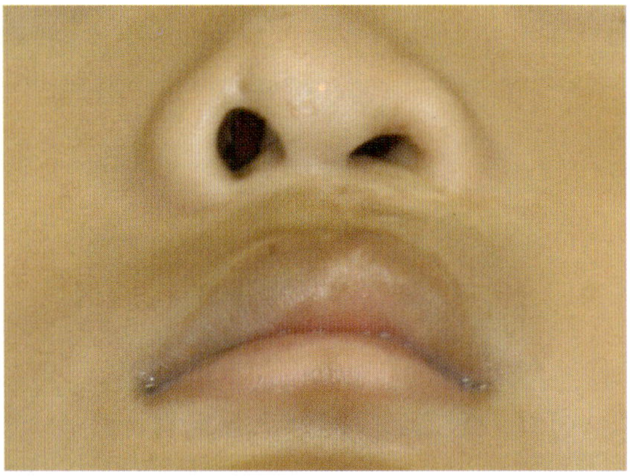

图 11-1-5 唇裂术后继发畸形，患侧鼻孔过小

2．唇继发畸形　唇裂继发畸形的产生主要为两方面因素，第一方面为唇裂畸形本身造成，如牙槽嵴的骨缺损，鼻中隔的偏曲，鼻翼软骨的错位，在初次手术不宜且难以一次矫正的；第二方面为手术的技术技巧以及其他不可料的因素造成。唇继发畸形的产生还存在其他因素影响，如：唇裂的程度，两侧牙槽嵴骨段的位置，是否为综合征等。唇裂的初期手术修复很难达到一次性满意效果，初次唇裂修复手术时要避免产生不可复性的继发唇鼻畸形，如：患侧鼻孔过小（图 11-1-5），正常组织去除过多，正常解剖形态破坏等（图 11-1-6a, b）。

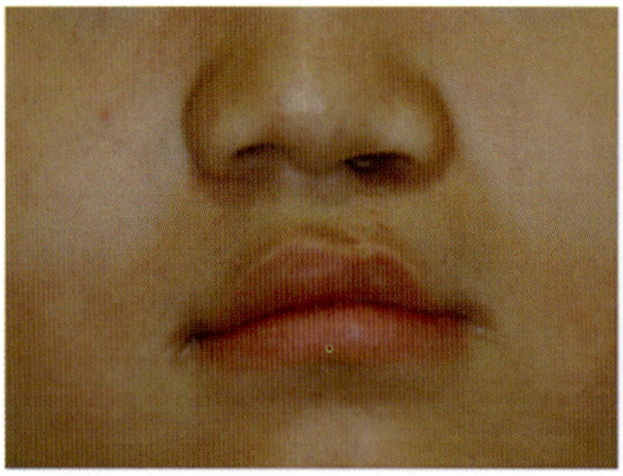

a

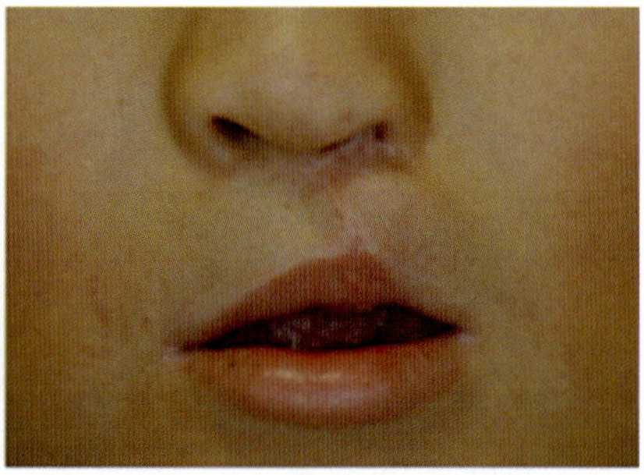

b

图 11-1-6　唇裂术后继发畸形。a. 患侧红唇组织去除过多。b. 患侧红唇组织去除过多，解剖结构破坏

第二节　腭裂修复术

一、腭裂的解剖特点及腭裂修复目的

腭裂可分为单侧或双侧完全性唇腭裂，不完全腭裂（硬软腭裂，软腭裂），软腭裂硬腭隐裂，腭隐裂等（图 11-2-1a, b, c）。

腭裂的解剖特点分为硬腭畸形和软腭畸形。在单侧完全性唇腭裂的硬腭畸形表现为硬腭部自后向前全部裂开（包括牙槽嵴），鼻中隔与健侧硬腭相连，健侧硬腭与正常腭部的解剖形态相似，腭大孔和腭小孔的位置基本正常，切牙孔裂开，主要部分在健侧，鼻腭

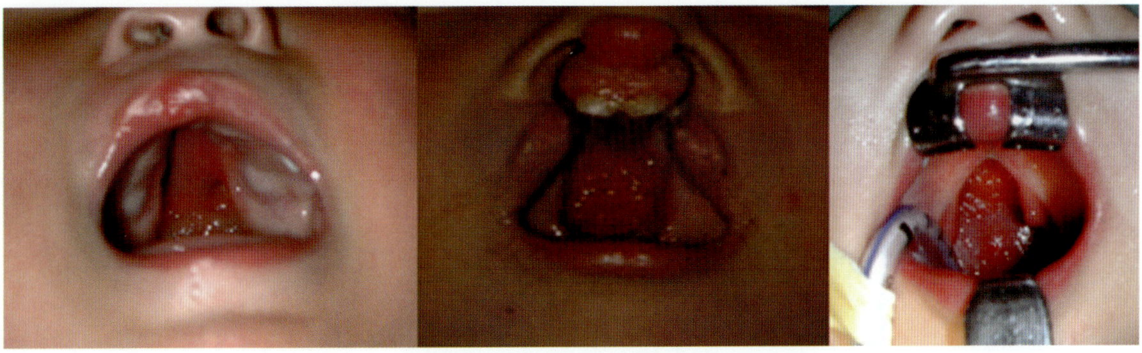

a b c

图 11-2-1 常见的腭裂类型

a. 单侧完全性腭裂。b. 双侧完全性腭裂。c. 不完全腭裂

神经束的主要部分也在健侧。患侧腭大孔及腭小孔位置常较健侧前移，鼻中隔发育差。在双侧完全性唇腭裂的硬腭畸形表现为硬腭部自后向前全部裂开（包括牙槽嵴），两侧腭骨水平板均不与鼻中隔相连，鼻中隔仅与前颌骨相连，其余部分完全暴露于口腔内，且发育较差前颌骨位置常呈明显前突状态。在不完全腭裂患者其硬腭后部呈不同程度的裂开，可由后向前至切牙孔，也可仅仅表现为“V”形缺损或后缘完整，硬腭的其他解剖标志同正常大致相同。当发生硬腭隐裂时，表面硬腭完整，但骨的解剖畸形同单侧完全性或不完全性腭裂相似。软腭的畸形在完全性腭裂和不完全腭裂（累及硬腭）基本相同，主要表现为腭帆提肌的止点前移，由于软腭两侧未融合而不能形成吊带。腭帆张肌在中线不连接，由于前部缺乏腭腱膜该肌同腭帆提肌的部分肌束以及腭咽肌和腭垂肌融合，形成“腭裂肌束”，止于腭板中线两侧的骨裂隙缘。腭咽肌在中线不连接，与腭帆提肌，腭帆张肌以及腭垂肌纤维相混合。在腭隐裂的情况下，虽然软腭的表面是完整的，但其肌肉的畸形情况同上述相似，在有些病例，腭帆提肌止点前移更明显，舌腭弓及咽腭弓发育不全，表现为短小。

腭裂修复的目的：恢复软腭肌肉的正常解剖位置和腭咽闭合的功能，尽可能恢复正常的软腭解剖形态，而不能以恢复软腭的绝对长度为主要目的。

二、腭裂修复术的常用技术及要点

腭裂常用的修复术包括：改良兰氏腭裂修复术（图 11-2-2）、二瓣及单瓣后推（图 11-2-3a, b）以及反向双“Z”腭裂修复术（图 11-2-4）。目前最常用的技术为改良兰氏腭裂修复术。

技术要点：

1．是否需要松弛切口以及松弛切口位置的确定主要取决于裂隙的宽度和长度，在不完全腭裂的患者，当裂隙最宽宽度小于 5mm 时可不需要松弛切口，而从裂隙缘进入折断翼钩。在需要松弛切口的病例，其长度一般延至裂隙前 5 ~ 10mm，距牙龈缘 5mm 左右，或距牙槽嵴顶 8mm 左右（在乳牙未萌的婴幼患儿）。

2．腭垂部分尽量避免注射局麻药物，以免腭垂肿胀后黏膜变脆使缝合更加困难。

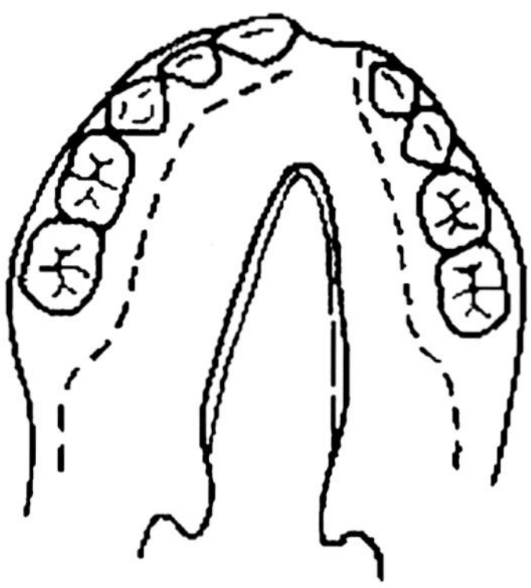

图 11-2-2 改良兰式腭裂修复示意图

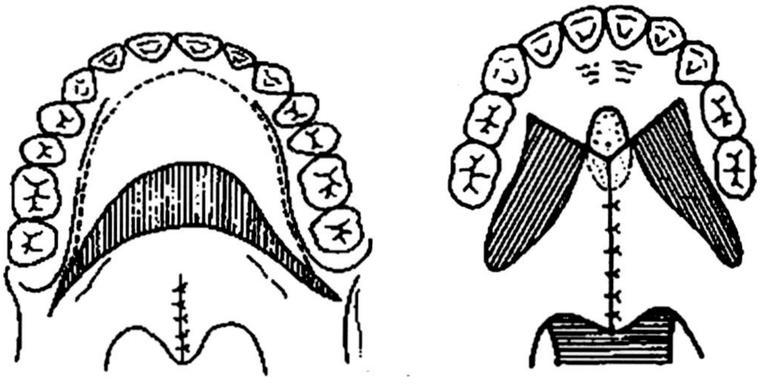

a　　b

图 11-2-3 腭裂后推修复术

a. 单瓣后推修复术。b. 二瓣后推修复术

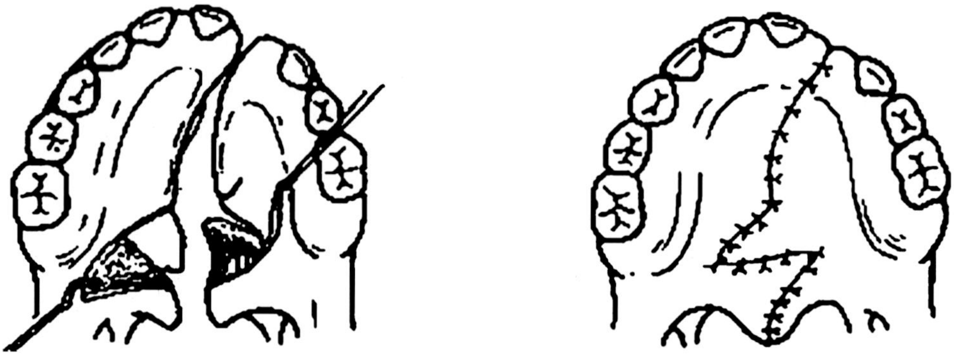

图 11-2-4 反向双“Z”腭裂修复术

3．注意不同年龄的腭部解剖特点的不同，比如：腭弓深度、腭黏骨膜的厚度、腭大神经血管束的位置等。

4．腭腱膜应在裂隙缘剖开后用剪刀进行锐剥离。

5．翼钩的断离及肌肉的松解应在翼内肌及腭帆张肌之间的间隙进行，切忌进入软腭的肌肉群以及翼内肌的肌腱中，翼内肌的肌腱非常强大，有时易错将其作为翼钩进行剥离。

6．如果前端需要断蒂，一定首先保证腭大神经血管束的完整，在后者松解完成后最后行前端断蒂，断蒂后一定将前端牢固缝合固定。

7．在绝大部分情况下可将松弛切口拉拢缝合，不需要完全对位。如有活动出血可填塞明胶海绵或其他可吸收止血材料，但要固定牢固防止脱落。

三、手术并发症及处置

（一）近期并发症

1．呼吸道梗阻　一般在术后3～4小时（围术期）出现，是危及生命的并发症之一。常见的原因为血凝块或呕吐物或分泌物的梗阻或误吸，或因刺激引起的喉头水肿。在患儿未清醒前不能强行灌喂；患儿需要侧卧或头偏向一侧。床旁看护，备吸引器，并进行指尖脉搏血氧饱和度监测；观察口唇颜色和呼吸频率。肾上腺皮质激素的使用可以缓解喉头水肿。

2．出血　首先正确判断活动出血，渗血，以及唾液中带血等术后不同情况，还应正确判断出血量，以及患儿可耐受的出血量。腭裂术后围术期及12小时内唾液中带血或少量渗血可不进行处理。术后一周内鼻腔偶有少许血性渗出也是腭裂术后较为正常的现象。作为术后并发症的出血是指短期内从口中或鼻中有新鲜血液持续流出或不断吐出新鲜凝血块或被吞咽。对于小年龄腭裂患者（7～8个月）可耐受出血量非常有限，除精湛的手术技术外，术后的密切观察也非常重要。

术后即刻出血主要是由于术中损伤腭大神经血管束，或在翼钩松解时误入翼内肌；术中止血不完善；或患儿过度哭闹。出血的部位可见上颌结节向后延伸的松弛切口；松弛切口腭黏骨膜瓣的边缘，切口前端的鼻腭血管（常见双侧唇裂）以及损伤的腭大神经血管束及分支。而迟发出血则多因术后感染或血液系统性疾病所致。术后即刻出血的处理主要以压迫为主，将黏骨膜瓣紧压至腭骨，患儿头稍高位，防止误吸，全身应用止血药，必要时松弛切口内填塞止血，如鼻腔出血则可进行局部喷麻黄碱或沾有麻黄碱的纱条填塞止血，或碘仿纱条填塞止血。在患儿不配合或压迫止血困难的情况下可以采用全麻下止血。对于迟发出血的处理除局部压迫止血外，还应进行全身系统疾病检查。

腭裂术后出血的预防主要为：术中避免损伤知名血管；避免肌内剥离；术前或术中应用止血药物，术后患儿清醒后尽早饮水，呈头高位，尽量保持孩子安静，在无特殊情况下无需束缚四肢的运动。

3．复裂　作为术后近期并发症，发生的时间大致在术后7天左右，常见部位在硬软腭交界处，有时可见于腭垂处。主要原因为张力下缝合、术后感染、仍采用奶嘴方式喂养、口内负压增加或外力所致（食用硬食等）。如果术后近期复裂发生，立即修复的成功率很小。发生在小年龄段的小腭瘘可自愈，对于需要修复的复裂或腭瘘至少要在术后半年进行。

（二）远期并发症

1．腭瘘　腭瘘是术后近期发生的远期结果。腭瘘可发生在腭部的不同部位，大小各异(图11-2-5)，对于患者（儿）造成的影响也不同。在少数情况下可以因为术中由于腭大血管的损伤造成大面积黏骨膜瓣坏死而造成大腭瘘（图11-2-6）。如果瘘口小于2mm×2mm一般不影响发音，偶尔有液体反流，对于大的腭瘘不但影响发音而且影响腭咽闭合功能。由于有限的

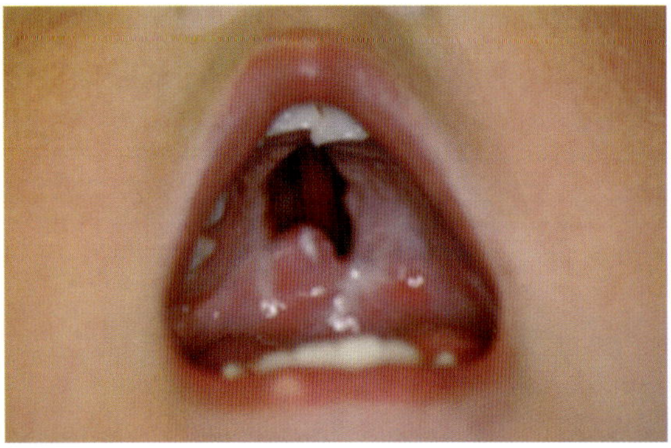

图 11-2-5　腭裂术后腭瘘

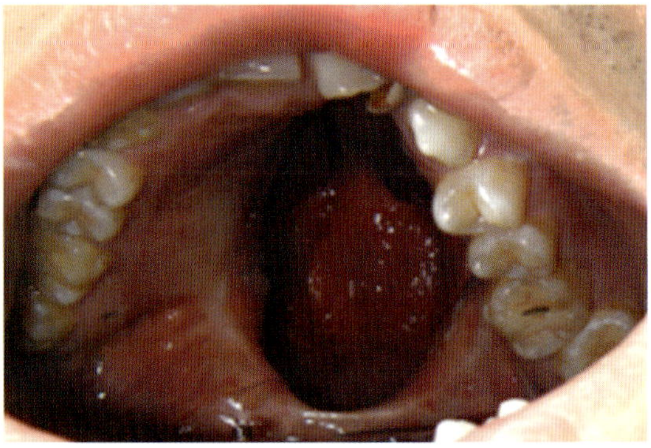

图 11-2-6　腭裂术后由于黏骨膜瓣坏死造成的大腭瘘

局部组织量以及瘢痕，腭瘘修复的复发率较原发腭裂的修复的复裂率高。腭瘘的修复时间不定，尽量同其他手术合并进行，对于大面积腭瘘可暂行腭托修复。手术的方法包括：局部瓣、颊瓣、舌瓣和游离化血管皮瓣等。

2．腭咽闭合不全　腭咽闭合不全是腭裂术后的功能性并发症，是指腭裂术后在发音时腭咽口不能完全关闭进而影响鼻共振以及语音清晰度（图 11-2-7a, b）。造成的原因为患者自身因素以及医源性因素。自身因素包括：解剖条件、是否伴有综合征、患者的学习能力、智力情况和手术年龄等，医源性因素主要指手术的技巧和对肌组织的保护程度，而手术的类型则影响较小。矫正腭咽闭合不全的年龄一般在学龄前，其方法以手术为主，必要时辅之以语音训练。

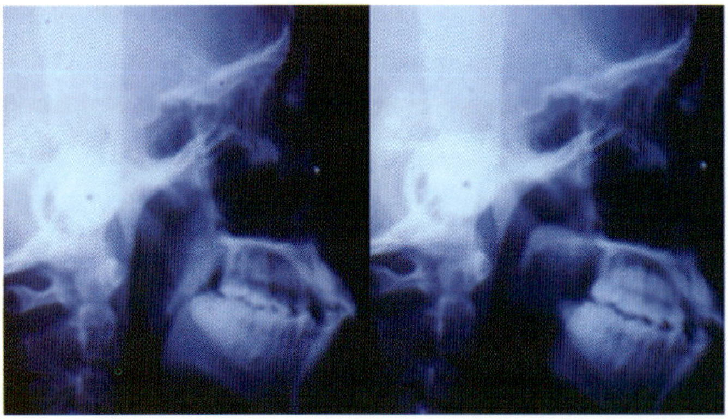

a

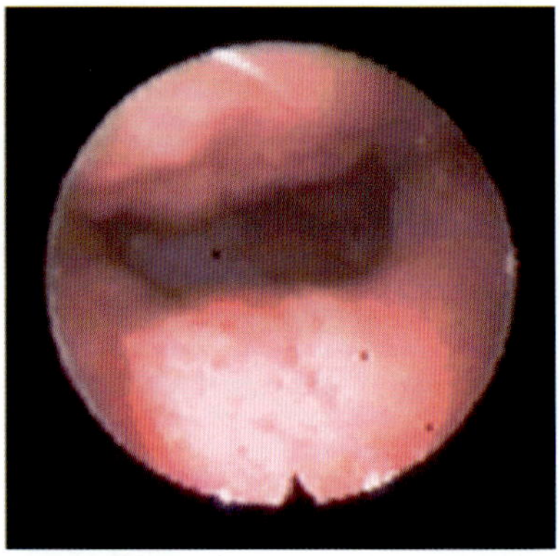

b

图 11-2-7　头颅侧位片及鼻咽纤维镜检查显示腭咽闭合不全

a．头颅侧位静止及发 /i/ 音片。b．鼻咽纤维镜示发 /i/ 音时腭咽闭合不全

3．上颌骨发育不全　腭裂患者术后的上颌骨发育不足的发生率高于一般人群中的发生率。发育不足表现在三个方向，即：前后向、水平向和垂直向。其原因也为两种：一种为畸形本身所致，另一种为手术创伤所致。手术年龄越小，术后硬腭骨面暴露时间越长，暴露面积越大，对上颌骨的生长发育影响越大。对腭裂患者的上颌发育不足治疗需要序列程序，即：

牙槽嵴植骨—正畸—正颌外科（或牵引成骨）。治疗时间应在上颌骨生长发育完成或基本完成时进行。

4．牙殆紊乱　牙齿的排列紊乱，是牙槽嵴裂和腭裂的另一术后长期并发症，同上述的情况相同，一部分原因是由于畸形本身的影响而另一部分则是因为手术中的黏骨膜的剥离等操作造成。主要通过正畸解决。

5．张口受限　是比较少见的并发症，主要是由于上颌结节后方松弛切口的延伸方向错误造成。当松弛切口过于向内且过长时，在上颌结节与下颌后磨牙区间形成瘢痕，导致张口受限。必要时进行瘢痕松解术。

四、腭裂手术相关的几点考虑

1．术中及术后减少张力的措施

（1）在腭裂修复术中断离翼钩；松解腭帆张肌肌筋膜；黏骨膜瓣腭大神经血管束周围的游离以及异常附着的腭腱膜的游离。

（2）术后避免哭闹，两周流食，两周半流食，术后一个月后普食。

（3）术后一个月内严禁奶瓶喂养，避免吸吮动作，用勺喂食。

2．腭裂手术的风险　腭裂手术的风险主要来自出血与呼吸道梗阻，有关腭裂手术出血以及围术期的呼吸道的问题已经在有关章节进行了叙述，除此之外，综合征性腭裂所带来的手术风险不容忽视。据报道，30% 左右的不全腭裂伴有小下颌或先天性心脏病，以 Pierre Robin 序列征及腭 – 心 – 面综合征为主（图 11-2-8，9）。因此对于不完全腭裂患者术前的评估尤为重要，对于小下颌或先天性心脏病的患者首先进行充分地评估，主要为麻醉的风险。

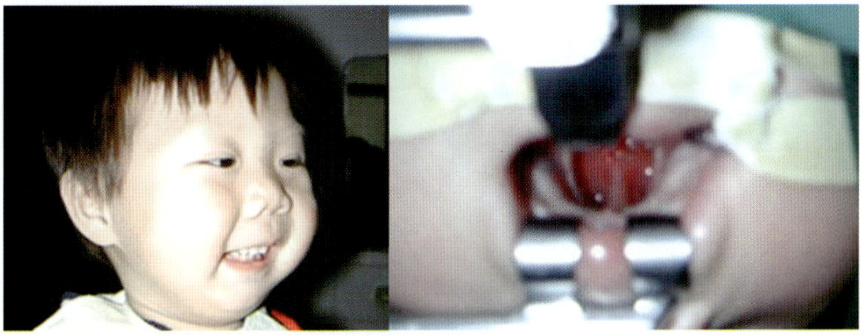

图 11-2-8　pierre Robin 序列征的患儿，显示二度腭裂及小下颌

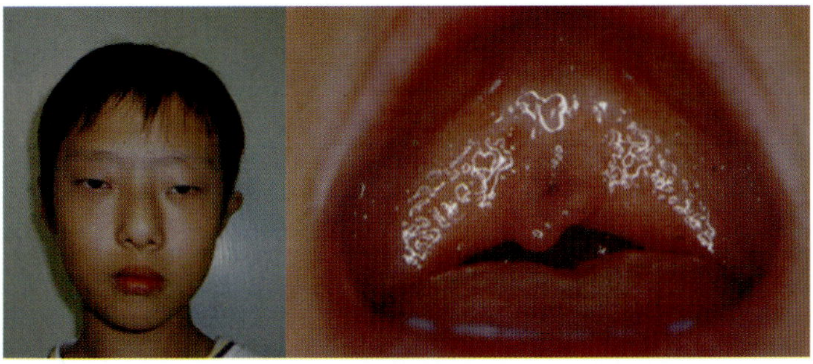

图 11-2-9　腭 – 心 – 面综合征患儿，先天性腭咽闭合不全或腭裂并伴有明显的面部特点

第三节　咽成形术

一、咽成形修复术原理

（一）咽部的肌肉及功能

咽部上起颅底，下端在大约第 6 颈椎下缘或环状软骨的高度与食管相接，是肌性管状通道，其上口大，下口小，左右径大于前后径。咽的前壁自上而下分别通入鼻腔、口腔和喉腔，其后方为椎前筋膜。在两侧有颈部的重要血管和神经。

咽部肌肉分为三组：咽缩肌组，提咽肌组和软腭肌肉。

咽缩肌组由咽上缩肌，咽中缩肌和咽下缩肌组成，这三组肌依次呈叠瓦状排列（图 11-3-1）。咽上缩肌为四方形薄片状，起自翼突内侧板下部及翼钩、翼突下颌缝、下颌骨内侧面、下颌舌骨肌的后部以及舌根的侧面，水平走行，依次位于咽侧壁、后壁、在正中线与对侧同名肌会合。在吞咽及说话时均有收缩，在发音时的作用更大，动作快且作用时间长。咽中缩肌起自舌骨小角，大角，茎突舌骨韧带。纤维呈扇形，其上部纤维向上遮盖部分咽上缩肌，下部纤维向下被咽下缩肌覆盖，在正中线与对侧同名肌会合。咽下缩肌是三个缩肌中较强的一块，并覆盖咽中缩肌的大部分。起自甲状软骨及环状软骨外侧，呈扁形之于正中线。咽中及咽下缩肌位置低，主要功能为吞咽，不参与腭咽闭合。

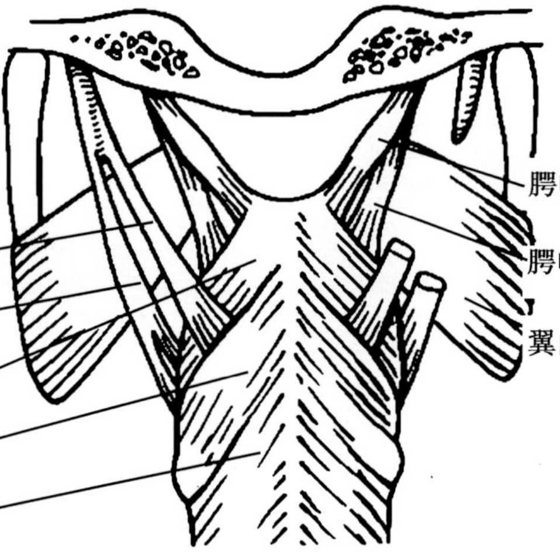

图 11-3-1　缩咽肌组示意图

三对咽缩肌由舌咽神经和迷走神经组成的咽丛支配。

咽提肌主要由茎突咽肌、腭咽肌及咽鼓管咽肌组成，咽肌还包括软腭肌等。

（二）腭咽闭合在语音中的作用

腭咽闭合是指软腭肌及咽肌共同作用，形成机械性屏障将鼻咽腔和口咽腔分隔，腭咽闭合的功能是发音及吞咽所需要的，但是两者闭合的水平不同，参与闭合的肌肉也有不同。

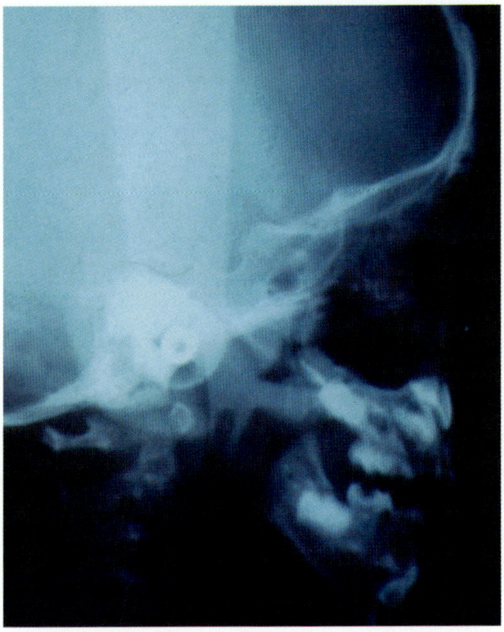

图 11-3-2　头颅侧位 /i/ 音 X 片，可见软腭上抬，与咽后壁接触，显示完全腭咽闭合

腭咽闭合是产生清晰的语音不可缺少的条件，在发绝大部分汉语拼音音节时，软腭向后上运动，抬高至硬腭水平，向第一颈椎水平或以上的咽后壁接近及接触，形成腭咽闭合，将鼻腔及口腔完全分开，在整个过程中咽后壁也参与了闭合（图 11-3-2）。

任何原因的软腭过短、运动不良，咽侧壁运动不良等都可以引起发音时的腭咽闭合不全，进而影响元音的共振以及辅音的清晰度。

二、咽成形修复术的常用技术及要点

腭裂术后腭咽闭合不全的治疗以手术修复为主，目的在于在不影响软腭和咽部功能的前提下缩小咽腔，使发音时达到完全的腭咽闭合。

手术的方法主要为：咽后壁瓣手术（图 11-3-3），腭咽肌瓣手术（缩咽术）（图 11-3-4）和咽后壁增高术（图 11-3-5）。

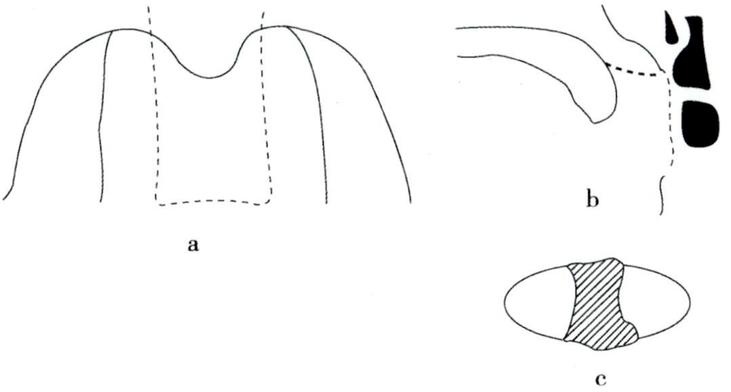

图 11-3-3　咽后壁瓣手术图示

a. 手术切口示意。b. 矢状面示意图。c. 水平面示意图，斜线部分为咽后壁瓣

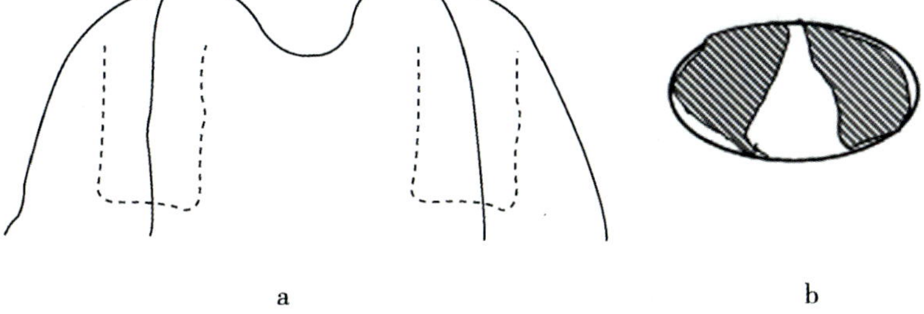

图 11-3-4　腭咽肌瓣手术图示

a. 手术切口示意图。b. 水平面示意图，斜线部分为腭咽肌瓣

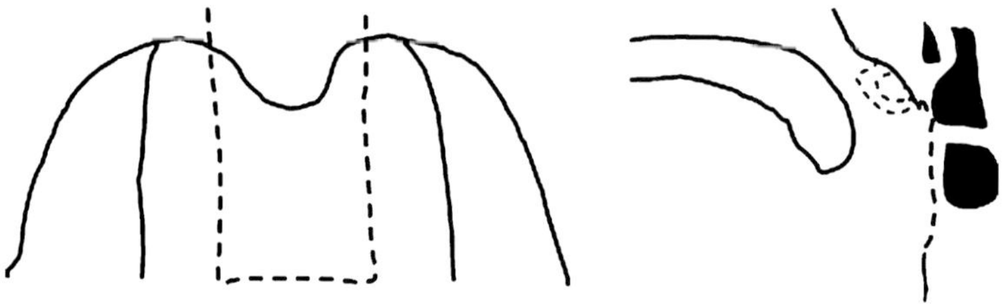

图 11-3-5 咽后壁增高术图示

a. 手术切口示意图。b. 矢状面示意图，显示卷起的咽后壁瓣

咽后壁瓣修复术改善腭咽闭合功能的原理在于利用良好的咽侧壁的运动，咽后壁瓣封闭中央部分的腭咽间隙，达到完好的腭咽闭合；腭咽肌瓣修复手术的原理是通过改善咽侧壁的运动达到完好的腭咽闭合；而咽后壁增高术是通过增加咽后壁向前的突度改善腭咽闭合的功能。

技术要点：

1．咽成形术的手术龄应该在 5 岁以上，否则可能因为咽扁桃体（腺样体）的存在影响咽瓣在咽后壁的附着水平。

2．视野的暴露和显现非常重要，咽部的部位较深，除了需要适用的开口器外还需要在相当的部位用缝合牵引线的方法进行牵引。

3．局部含肾上腺素局麻药物的注射可以有效地帮助止血。

4．咽后壁瓣的宽度，长度要根据客观检查结果确定，蒂的高度在第一颈椎水平（环椎）或以上；深度在椎前筋膜的浅面。

5．缩咽术的咽瓣在咽后壁对位缝合的水平应在第一颈椎水平（环椎）或以上。

6．封闭切取组织瓣后咽后壁的遗留创面。

7．因腭裂术后腭咽闭合不全而发音不清的小下颌患者应该首先治疗小下颌畸形，然后再进行咽成形手术，如果必须先解决发音问题者，对于呼吸道的管理要高度注视。

三、咽成形术并发症

（一）近期并发症

1．呼吸道梗阻　咽成形手术是用手术的方法将咽腔缩小，机械性协助腭咽闭合，使得术后更易发生呼吸道的梗阻，特别在围术期，患者的吞咽反射及其他反应较弱，出血或咽腔分泌物的反流至呼吸道也是造成呼吸道梗阻的原因之一，咽成形术后对患者的呼吸道管理应该高度重视，应放置 ICU 病房或全麻恢复室 2 ～ 3 小时，进行指尖脉搏血氧饱和度监护，观察患者的呼吸频率，口唇颜色，床旁备氧气及吸引器。呼吸道梗阻需要早期发现，早期处理。对于伴小下颌畸形的患者尤为提高警惕。

2．出血　咽成形手术部位在咽部，相对口腔部前部的手术其出血的表现不同，口腔前部术后的出血一般经口流出，而咽部的手术出血则往往表现为患者的吞咽动作增加。出血的部位通常为咽瓣切取后的咽部创面。如果有疑似出血患者应该平卧观察咽部的创口出血的情况，清理口腔，然后采取头高位，如患者清醒，可饮少许温开水，全身可用止血药物。在极少数情况下需要麻醉下插管止血。

（二）远期并发症

1．鼾症及阻塞性睡眠呼吸暂停综合征　咽成形术后由于鼻咽腔的缩小以及伤口的水肿，可产生一过性打鼾，随时间逐渐减轻，一般在术后 3 ～ 6 个月消失，但仍有小部分患者发展为阻塞性睡眠呼吸暂停综合征（以小下颌患者为主），过短的咽后壁瓣和腭咽肌瓣可增加该并发症的发生率。必要时需行断蒂术以缓解症状。

2．鼻腔分泌物引流不畅　咽成形术后特别是腭咽肌瓣术后，部分患者主诉鼻腔分泌物引流不畅，为日常生活带来不便。大部分情况下可通过自身调节逐渐适应，对于极少数患者必要时采用断蒂术。

3．腭咽过度闭合　术后部分患者可因为咽瓣的过短或过宽引起咽腔过窄，发音时不能正常开放咽腔而出现过低鼻音（表现在需要鼻共振的元音，如：/a/ 以及鼻辅音 /m//n//ng/），如同患感冒时出现鼻塞症状。因为在普通话中鼻辅音所占比例较小，因此过低鼻音对语音的清晰度的影响较小，但是可能对从事以语音为工具的工作如教师、口语翻译或播音员等造成影响。

4．腭咽闭合不全　咽成形术后形态上的腭咽闭合不全的情况仍有可能存在，主要原因是未能很好掌握不同手术方法的适应证，或咽瓣的宽窄以及位置不适。如术后半年至一年仍有过高鼻音及鼻漏气的存在，需要重新进行腭咽闭合功能评价，有的放矢，再行咽成形术。

5．代偿性语音　由于咽瓣的位置过低，限制了发音时软腭的上抬动作，导致代偿性语音的产生，主要以汉语拼音的擦音为主，如：/s//x/。对不能通过语音训练改变的患者，则需要重新评价，行断蒂术或再次咽成形。

四、咽成形术并发症预防

（一）腭咽闭合的评价

对发音时腭咽闭合的正确评价是防止术后长期并发症的关键一环，评价方法包括形态学（直接）及生理学（间接），及声学特性评价。

形态学评价包括：1．头颅侧位静止及 /i/ 音 X 线片，从矢状面观察软腭的长度，咽腔的深度，软腭抬高的角度，以及发音时的腭咽前后方向的间隙。2．鼻咽纤维内窥镜，从水平面观察腭咽闭合的状态，可观察到咽侧壁动度，增殖体状况，软腭的动度以及闭合时腭咽口的形态。

生理学评价主要是指鼻音计测定，通过发音时口、鼻腔的能量比反映腭咽闭合的状况。其比值越高说明发音时通过鼻腔的能量越大，腭咽部为未闭合状态。

（二）手术适应证的选择

根据不同的腭咽闭合形态选择不同的手术方法，也是有效避免长期并发症产生的关键。对于软腭短，咽侧壁运动好，闭合类型为环状或矢状的患者（图 11-3-6ab）咽后壁瓣是首选的方法，而对于软腭长度适中，咽侧壁运动较差的患者（图 11-3-6c）则选用腭咽肌瓣的方法；咽后壁增高术主要应用于边缘性或轻度腭咽闭合不全的患者。

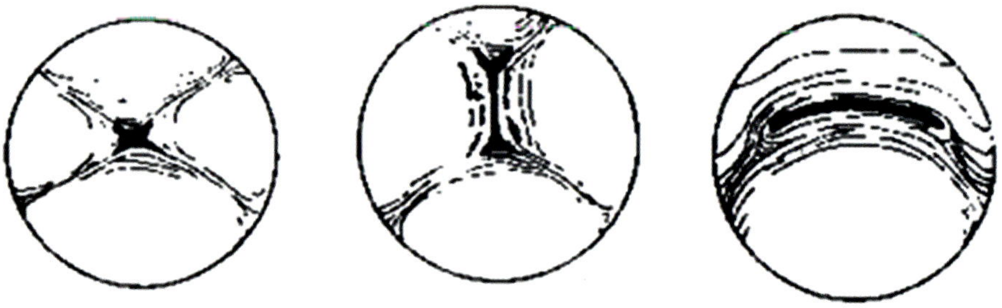

a b c

图 11-3-6 鼻咽纤维镜发音时不同类型示意图

a. 环状闭合。b. 矢状闭合。c. 冠状闭合

第四节 牙槽嵴裂植骨术

一、牙槽嵴裂植骨的意义及目的

牙槽嵴裂是唇腭裂畸形的一部分，裂隙的存在影响上颌骨的连续性；患侧鼻翼基底无骨支持而导致鼻底塌陷畸形；口鼻腔前庭瘘的形成；相应区域的乳牙滞留、恒牙阻萌或错位萌出，影响面容及咀嚼功能（图 11-4-1a, b）。因此牙槽嵴裂是序列治疗中非常重要的中间步骤，其意义及目的在于：①重建牙弓的完整性，在合适年龄应用正确的植入物采用正确的手术操作，可以完全重建裂隙侧牙槽骨，恒牙可以从植骨区萌出，使唇腭裂患者拥有正常完整的牙弓。如果植骨区恒牙已经萌出，也可以通过正畸的方法将错位的牙移至植骨区。②改善裂隙侧鼻底及鼻翼基底的高度，改善鼻外形为修复鼻畸形准备条件，提高鼻再次成形的效果。③增加上颌骨的稳定性，为正颌外科矫正上颌骨发育不足打基础。④提高关闭口鼻腔前庭瘘的成功率，改善口腔卫生。

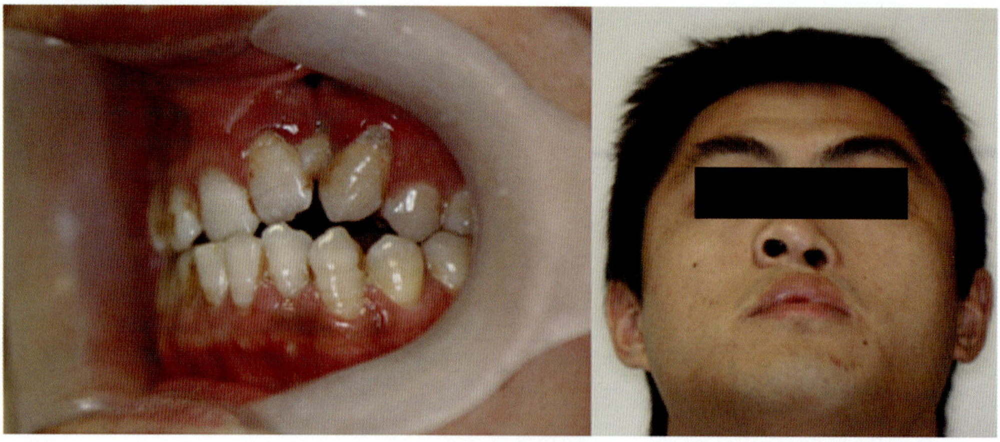

a b

图 11-4-1 牙槽嵴裂照片

a. 牙𬌗紊乱 b. 鼻底塌陷

二、牙槽嵴裂植骨材料的种类

牙槽嵴裂植骨材料的种类有自体骨，异体骨，生物制品和替代品，目前应用最多的植骨材料为自体髂骨松质骨。其他自体植入骨包括：颅骨外板，下颌骨，胫骨，肋骨等。生物制品主要为诱导骨再生材料，替代品目前较少应用（主要指：羟基磷灰石或珊瑚等）。与皮质骨相比较，松质骨更易成活且易塑形。

三、手术的适应证及技术要点

牙槽嵴裂植骨手术适用于任何牙槽嵴部位的骨缺损患者，其中 98% 为唇腭裂患者，在在 9 ~ 11 岁(恒尖牙未萌出之前，牙根形成 1/2 ~ 3/4 进行植骨手术可以达到最多的手术目的。患者的裂隙区应具有足够的操作空间，必要时需要进行术前正畸，特别是双侧牙槽嵴裂患者中切牙腭侧倾斜患者。

技术要点：

1．在植骨区如果有需要拔牙，应在至少术前两周拔除或者在术中拔除。

2．开始手术入路可从颊侧或腭侧，主要取决于组织状况。

3．腭侧及鼻底要严密缝合，并可以内衬生物膜以辅助封闭伤口。

4．颊侧黏骨膜瓣要足够松弛患侧远端松弛切口需要向后上再转向前上（图 11-4-2）。

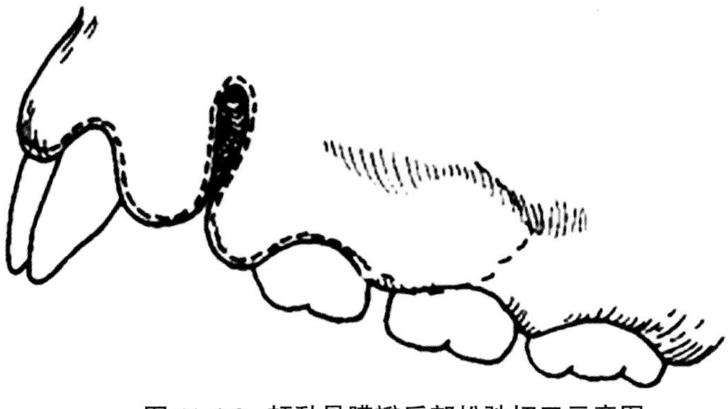

图 11-4-2　颊黏骨膜瓣后部松弛切口示意图

5．松弛切口不需缝合。

6．术中电切及电凝对于保持视野的清晰非常重要，但是应避免用电刀直接切开黏膜。

四、手术并发症及处置

（一）近期并发症

1．出血　牙槽嵴裂植骨术后即刻出血可发生在唇颊黏膜瓣的松弛切口，也可出现在腭部前方的切牙孔部位的神经血管束，后者出血可表现在口腔内也可表现在鼻腔出血，是较少见的并发症。可进行加压止血，必要时缝合止血，鼻腔可以采用填塞止血。全身应用止血药物。术后两周内鼻腔可有少量分泌物中带血的现象，可逐渐自行消失。

2．伤口裂开　术后受区伤口裂开，植入骨暴露一般发生在术后 7 天左右，在日后的 1

周内逐渐加重，引起的原因可为缝线脱落或软组织瓣减张不够致创伤张力过大，有时植入骨量过多也可引起伤口裂开。对于暴露的植入骨不急于处理，做好采取措施（如覆盖碘仿纱条）将伤口覆盖加以保护两周以上。全身应用抗生素。由于术后感染发生的伤口裂开一般发生在术后两周左右，裸露骨面有渗出物，有异味，应继续服用抗生素，伤口局部清洁，表面保护性覆盖，保持口内清洁。

（二）远期并发症

1．慢性感染及植入骨吸收　植入骨吸收从术后3个月的影像学可以观察到，至术后1年稳定，主要原因为术后急、慢性感染；缺乏功能性刺激及手术方法不适当造成。如果手术年龄过大（成年后），也可因为成骨能力下降而导致骨吸收，而极个别的原因不明的骨吸收可能与自身免疫有关。

2．尖牙阻萌　如果适时进行牙槽嵴裂植骨术，术后尖牙萌出至植骨区的平均时间为2.5年。植骨区尖牙阻萌指松质骨植入后2年内尖牙牙根发育无变化，牙胚位置无变化；或植骨后3年内牙齿尚未萌出者。常见的原因：术中牙胚损伤、牙齿萌出部位无咀嚼黏膜覆盖，不适当的供骨，手术年龄过大。对于不同原因引起的尖牙阻萌可通过外科助萌、外科结合正畸治疗解决。

（三）牙槽嵴裂植骨并发症的预防的几个问题

1．感染的预防　恒牙列患者术前口腔洁治，口内漱口水清洁，术中无菌操作，伤口无张力下严密缝合，必要时应用生物膜帮助严密封闭创口，术后全身应用抗生素至少5天，术后第二天开始口腔冲洗消毒，一星期流食，一星期半流食。防止伤口裂开。

2．植骨材料选择　对于适时年龄进行植骨，且进行序列治疗的患者最好选择髂骨松质骨或其他供骨区的自体骨。而替代品只能单纯起到抬高鼻底的效果，但不能恢复上颌骨的连续性，牙齿不能向替代品植入区移动。骨诱导再生材料同自体骨混合使用效果更好，如果单独使用往往因为植骨区的腔隙难以维持而无法诱导骨再生。

3．骨吸收的预防　主要以预防急性慢性感染为主。口腔生物膜及骨诱导再生材料的应用可能对预防骨吸收有一定的作用。另外应尽快使植骨区发挥功能，三个月即可以开始正畸，在有条件的患者可以进行种植牙的修复，对于骨吸收程度的评价（图11-4-3）要在植骨6个月后进行，对于临床失败型可以在感染彻底控制后6个月进行。

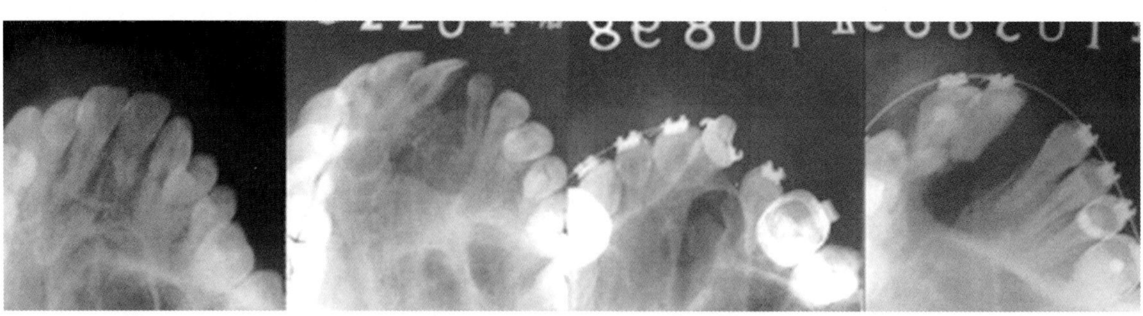

Ⅰ型　Ⅱ型　Ⅲ型　Ⅳ型

图 11-4-3　上颌前部咬合片评价植骨术后效果的临床分型

（马莲）

参考文献

1．王光和 主编．唇腭裂的序列治疗．第一版，北京：人民卫生出版社，1995 年．

2．张震康，俞光岩 主编．口腔颌面外科学．第一版，北京：北京大学医学出版社，2007 年．

3．马大权，俞光岩 主编．手术创新与意外处理口腔颌面外科卷，第一版，长春：吉林科学技术出版社，2000 年．

第12章

正颌外科手术

牙颌面畸形是颌骨生长发育异常所引起的骨性错殆畸形，现代正颌外科手术是矫正骨性牙颌面畸形的主要手段。不同类型的畸形需采取不同的手术方式，有时需要几种术式结合应用。正确的诊断、精确的治疗设计、精细的手术操作，以及密切的术前术后口腔正畸的配合是手术成功的保证。

第一节 上颌骨 LeFort Ⅰ型截骨术

现代 LeFort Ⅰ型截骨术的概念既包含了按照 LeFort Ⅰ型骨折线的上颌骨截开，也包含了使截开的上颌牙骨段下降折断（down fracture），并在此基础上去骨、分块，使上颌牙骨段在三维方向上移动，以矫正各类上颌畸形

一、适应证

（一）单纯上颌畸形的矫治

1．上颌后缩畸形、上颌后缩伴上颌垂直方向上发育过长或过短畸形。

2．上颌前突畸形、上颌前突伴上颌垂直方向上发育过长或过短畸形。

3．开殆畸形：一些由于不良吐舌习惯，或上颌后部牙槽高度异常造成的开殆畸形。

（二）双颌畸形的矫治

1．上颌后缩下颌前突畸形。

2．上颌前突下颌后缩畸形。

3．长面综合征。

4．短面综合征。

5．各类牙颌面不对称畸形：常见的不对称的情况包括上颌中线偏离面中线；左右殆平面高度的不一致；或因早期不适当拔牙造成的左右牙弓形态差异等。

6．复杂颅颌面外伤导致的牙颌面畸形

二、手术步骤

（一）麻醉

LeFort Ⅰ型截骨术必须在经鼻腔气管插管全身麻醉下进行，并应给予低血压控制麻醉，使血压维持在 12.0/9.33kPa（90/70mmHg）左右。在无法给予低血压控制麻醉的情况下，一般采用 1% 利多卡因加 1/10 万的肾上腺素，进行局部浸润也可有效地减少术中出血。

（二）手术方法

1．切口 LeFort Ⅰ型截骨术的水平黏骨膜切口位于上颌牙龈与唇颊侧黏膜交界处上方

的前庭沟处。起自一侧第二磨牙止于对侧第二磨牙，切口不宜过分向两侧扩展，以免损伤颊颞筋膜造成颊脂垫溢出而影响视野。为减少出血先用一锐利小圆刀片切开黏膜，然后再用电刀切开黏膜下组织及骨膜，这样不仅可以减少出血，也有利于术后软组织切口的愈合。

2．剥离与暴露　用骨膜剥离子于骨膜下紧贴骨面剥离，暴露梨状孔、前鼻棘、上颌窦前外侧壁、颧牙槽嵴，并沿上颌结节的弧形骨面，向后潜行剥离直达翼上颌连接处。然后再剥离双侧鼻底黏骨膜。剥离鼻底黏骨膜时可先行剥离梨状孔侧方的黏骨膜，然后逐渐向鼻底中央及鼻中隔方向扩展，掀起鼻底黏骨膜，靠近鼻中隔基底部的上颌鼻腔面骨壁常较粗糙，有时有骨嵴存在，容易在剥离时损伤黏骨膜，应特别小心，然后沿鼻中隔基底部向上（约5mm）稍加剥离，以暴露鼻中隔基底部的犁骨。剥离鼻底黏骨膜以及潜行剥离至翼上颌连接处时，应在完成一处剥离后立即用纱条填塞压迫止血。

软组织切口下方应避免不必要的剥离，保存其完整性有利于术后牙骨段的血供及愈合。

3．截骨　截骨线应从梨状孔边缘起，沿距上颌牙齿根尖上至少5mm设计截骨线走向。一般因单尖牙牙根最长，且牙根粗大，在视野中最易判断，因此前部截骨线的设计常以单尖牙根尖上5mm作为标志；至磨牙区时，要求截骨线距龈缘距离至少相当于第一磨牙牙冠高度的2倍以上。用一细裂钻按上述设计做好截骨标记线。

在矫正上颌骨垂直方向发育过长畸形时应设计两条截骨线，但最低的截骨线应遵循上述原则，以避免损伤牙根并维持由根尖孔进入牙髓的血液供应。

截骨时，先自一侧梨状孔外侧缘，插入一骨膜剥离子保护鼻腔黏骨膜，沿已设计好的截骨标记线，用来复锯（reciprocating saw）或裂钻自梨状孔边缘开始向后跨过尖牙窝，越过颧牙槽嵴截开上颌内侧壁及前外侧壁。当上颌窦壁较薄时宜用裂钻截骨。越过颧牙槽嵴后，沿上颌结节的外侧面插入一带角度的牵开器直达翼上颌连接处，保护周围软组织不受损伤，用来复锯或裂钻继续完成上颌窦外侧壁后半部的截骨。有时可用来复锯直接沿已完成的截骨线向后走行，截开此处骨壁。然后用一薄刃骨凿沿梨状孔外侧缘及上颌窦内侧壁向后轻轻凿劈，凿断剩余的骨连接。此时应注意，腭降动脉常常走行于上颌窦内后壁交界处的骨壁内，凿劈上颌窦内壁时切勿过深，以免损伤此动脉。然后再由上颌窦外侧壁向深方凿劈，离断上颌窦后壁，此时凿刀应略向上颌牙殆面倾斜，避免凿子向上内深方深入损伤知名血管，引发术中大出血。

4．离断翼上颌连接　将专用于离断翼上颌连接的弯形骨凿于截骨线下方，沿上颌结节弧形外侧面稳妥向后内方滑行，使凿刃正对着翼上颌缝。然后另一手食指伸入口腔，触摸翼上颌连接相对应的口腔上腭部黏膜，以便感觉凿开翼上颌连接时凿刃的深度并保护腭侧黏骨膜不受损伤。术者应紧握弯形骨凿不使其滑脱，并确保弯凿位置方向的准确。敲击凿柄时，不可用力过猛，当术者示指在口内感觉到凿刃时立即停止（图12-1-1）。同法完成另一侧翼上颌连接离断。

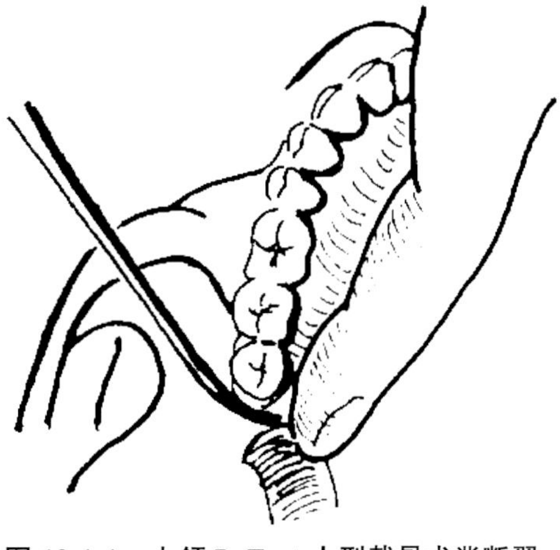

图12-1-1　上颌LeFort Ⅰ型截骨术凿断翼上颌连接

5．凿断鼻中隔　用专门设计制作的鼻中隔骨凿

（前端呈分叉状，凿刃位于中央，分叉的尖端呈圆钝的球状）紧贴鼻中隔基底部向后完全凿断鼻中隔。

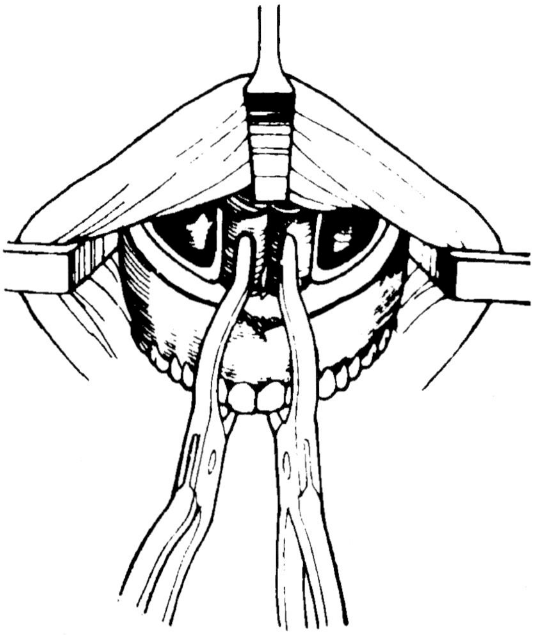

图 12-1-2　上颌 LeFort Ⅰ型截骨术中骨段折断降下

6．降下折断（down fracture）　完成上述截骨后，使助手固定患者的头部，术者将双手拇指置于牙骨段的前部，用力向下压迫，使上颌骨向下折断。当折断比较费力时，可重新检查是否有骨连接，补充离断剩余骨连接，再行徒手下降折断。此时亦可由术者和助手各持一把骨刀，插入颧牙槽嵴处的截骨线内（因此处骨壁较厚，不易使上颌窦壁骨折），同时向下撬动上颌牙骨段，使其下降折断。然后在上颌鼻腔面充分暴露的条件下，用两把上颌钳握持住上颌牙骨段，向各个方向慢慢摆动使其进一步松动游离。如果在上颌牙骨段未下降折断时，插入上颌钳，并依靠上颌钳下降折断，常常会发生上颌钳的鼻侧喙穿过鼻底黏骨膜插入鼻腔，严重撕裂鼻底黏骨膜，污染手术野，而且出血也较多（图 12-1-2）。

7．分块截骨　通常分块截骨的部位在单尖牙与第一双尖牙间和两侧中切牙间。不同截骨部位的组合可将上颌牙骨段分成 2 ～ 4 个小牙骨段。如两侧单尖牙与第一双尖牙间分块截骨，使上颌分为前后两个牙骨段；两侧中切牙间分块截骨可将上颌牙骨段分为左右两个骨段。

牙骨段太小可增加术后牙骨段发生血运障碍的风险，增加发生骨坏死的危险性，因此如能开展术前正畸尽量避免过多的分块截骨，无疑对外科医生和矫治效果都是有益的。

分块截骨时，术者一手持骨锯或骨钻，另一手持一骨膜剥离子抵住截骨线所在部位的牙槽嵴顶，同时其中指或食指需触摸于腭侧黏膜以感觉骨钻或骨锯的深度，保护腭侧黏骨膜不受损伤。分块截骨前用一小圆钻或细裂钻标记截骨线，然后使用裂钻或矢状锯（sagittal saw）截骨。中切牙间截骨时，截骨线在前鼻嵴处偏向一侧，绕过正中腭侧骨板于鼻腔面行矢状截骨，这是因为正中骨板很厚，截骨不易，而且正中腭侧黏骨膜较薄容易撕裂，因此最好避开这一部位。同样在上颌（鼻腔面）后部的矢状分块截骨也应在上颌两侧鼻腔面的正中或偏上颌窦侧，而不沿中线截骨。

为了避免在截骨时损伤牙间龈乳头，造成术后牙龈乳头萎缩，影响美观（在前牙部位尤为重要），当截骨距牙槽嵴顶还有 1 ～ 2mm 时，即不再截开，只要其他部位截骨充分，轻轻使其撬裂开即可。

分块截骨时，如向腭侧截骨过深可能损伤走行于腭侧黏膜下的腭大动脉及其分支，造成活跃出血，此时术者将一手食指伸入口腔压迫腭侧对应截骨线处的黏膜 5 ～ 10 分钟常可有效止血。

分块截骨术前除需拍摄曲面断层 X 线片外，需加照牙片，对邻牙牙间间隙，牙根走向作出精确判断，仔细设计截骨线，避免损伤邻牙牙根。若牙根过于靠近，无充分间隙，应先用正畸方法，控根移动相邻牙齿，使截骨线处有充分骨间隙，而不致在截骨时伤及牙根。

分块截骨时，也可能因牙弓扩展幅度过大或操作不慎而撕裂腭侧黏骨膜，此时应在完成截骨并使牙列就位结扎于殆板后，仔细缝合腭侧黏骨膜裂口。

8．移动和固定　按设计完成截骨，整体或分块截开的牙骨段就位于中间殆板后，将下颌牙列亦就位于此中间殆板并行上、下颌间结扎固定。然后以髁突为轴心旋转上推下颌骨，带动上颌牙骨段就位于术前设计位置。此过程中如有骨性干扰应予去除。

一般在 LeFort Ⅰ型截骨术中，多采用厚度 0.6mm、不同长度的“L”形四孔钛板以及直径为 1.5mm、长度为 5mm 的螺钉，即微型钛钉固定系统（micro osteosynthesis system）行骨内固定。

固定部位选用梨状孔边缘及颧牙槽嵴处骨结构较厚部位。于截骨线两端分别固定两个螺钉。“L”形钛板的垂直部置于截骨线上方，水平部置于截骨线下方。避免固定螺钉安放位置过低而损伤上颌牙根。钛板常需根据固定部位骨面的形态进行适形调整。螺钉须垂直于骨面拧紧。

9．缝合软组织切口　完成骨内固定后，因手术区域上颌窦、鼻腔、咽腔相通，为防止术野污染，一般不再冲洗上颌创面；仔细检查有无软组织活跃出血并做相应处理；应行双侧鼻翼基底复位缝合手术，将双侧鼻翼适当拉拢，防止术后出现鼻低增宽现象；可在软组织切口中线处做 V—Y 改形缝合，以适当延长上唇并防止红唇变薄。最后用尼龙线或可吸收缝线间断或连续缝合关闭切口。

三、手术并发症及处置

（一）出血

1．术中渗血　如果术中血压控制不当，即便是中轻度的血压升高都会引起术中大量的渗血。因此 LeFort Ⅰ型截骨术应在低血压控制麻醉下或全身麻醉加上局部浸润含有血管收缩剂的局麻药物的情况下进行，一般出血量并不多，可控制在 200 ~ 300ml 以内，可不需输血。术中收缩压控制在高压 13.3kPa（100mmHg）以下，毛细血管的渗血以及小血管的出血都会控制在最低限度。

2．术中大出血　多发生于术中大血管损伤情况下，因此要求外科医生对重要血管所在部位的局部解剖要有透彻的了解。LeFort Ⅰ型截骨术中可能导致严重出血的血管为翼腭动脉、腭降动脉、后上牙槽动脉以及颌内动脉、颈外动脉等。这主要是在行离断翼上颌连接时，或凿子安放不当，或暴力操作致翼板骨折、颅底骨折等所引起。近年来有关这一重要解剖部位的研究表明翼上颌连接的高度在 11 ~ 18mm，颌内动脉的翼腭段下端距翼上颌连接的上端约有 10mm 的距离（图 12-1-3）。因此了解这一重要解剖结构关系可有效地防止这一并发症。近年来有人建议将翼上颌连接离断的操作改为自上颌结节处截骨可避免这一并发症（图 12-1-4）。如果术中出现上述动脉的意外损伤，需迅速完成截骨，降下折断牙骨段，在直视条件下行有效止血，必要时可行颈外动脉结扎术。

3．术后延迟出血　多由于鼻腔黏膜出血以及因损伤腭大动脉或后上牙槽动脉而引起。遇到鼻出血的情况，应立即去除颌间结扎固定，判断是动脉性出血还是静脉性出血，并用浸有血管收缩剂的纱条填塞压迫止血。若为上述损伤的动脉出血，则应打开伤口，暴露出血部位，缝扎或用可吸收性止血纱布填塞止血，必要时行颈外动脉结扎。

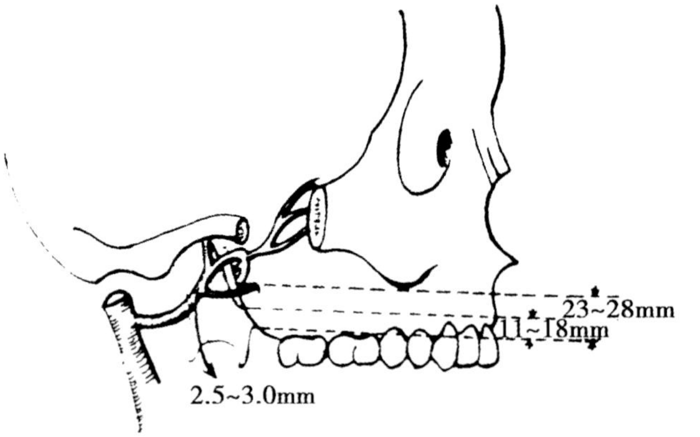

图 12-1-3　翼颌连接与颌内动脉的距离关系图示

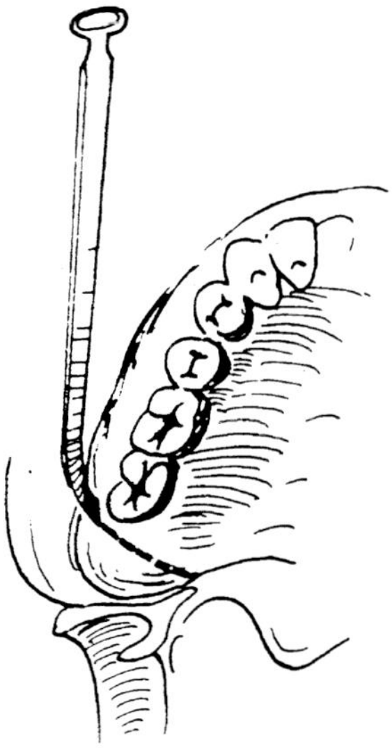

图 12-1-4　上颌 LeFort Ⅰ型截骨术凿断上颌结节

对于出血患者应对其全身情况特别是出凝血机制进行全面检查，并配合给予全身止血药及输血或成分输血。

（二）血运障碍导致的延迟愈合或骨坏死

上颌 LeFort Ⅰ型截骨术中，血运障碍主要是由于知名血管的损伤或者软组织血运蒂的损伤而引发。此外过多的分块截骨，不适当的软组织剥离与骨段移动以及不良的固定方法，均可导致血运障碍，进而出现骨愈合不良或延迟愈合以及缺血性骨坏死。当然引起骨愈合不良或延迟愈合的因素还包括了骨断面间是否有良好接触，骨结构的特征以及颌骨移动距离的大小、患者的全身健康状况等。

术中应尽可能避免对知名血管的损伤；尽可能避免对软组织蒂的损伤；避免对牙骨段上附着的软组织的过度剥离。

术前、术后正畸治疗，可避免术中过多的分块截骨。即便不得不分块截骨，也应避免截骨块过小；避免骨段间过大的移动或旋转；在术中选用可靠的坚固内固定方法；术中截骨间隙较大时应于骨裂隙处植骨。

在分块截骨、移动固定牙骨段之前，应仔细检查唇腭侧的黏骨膜蒂有无被挤压在骨断端之间的情况，若发现有受挤压的黏骨膜应立即解除，否则不仅会使受挤压的黏骨膜坏死，而且易导致其提供血供的牙骨段的坏死。

截骨时应保证骨钻或骨锯是在充分冷却的条件下进行，以减少对截骨线处骨组织的损伤及发生骨愈合不良或坏死的机会。

黏骨膜的损伤、坏死还可形成与鼻腔、上颌窦以及口腔交通的瘘孔，需行二次手术修复。

（三）骨折

上颌 LeFort Ⅰ型截骨术易发生骨折的部位：

1．上颌窦前外侧壁　此处骨壁常较薄，截骨时或使上颌下降折断时均易出现骨折。

2．上颌骨水平板与腭骨水平板交界处的骨折　造成这一骨折的原因多为上颌窦内侧壁，外侧壁后份以及后壁的离断不充分，而强行折断降下牙骨段造成。此处的骨折对上颌骨在不同方向的移动都会造成障碍。

3．上颌窦内后壁交界处的高位骨折　由于这一部位中常有腭降血管走行，离断上颌骨壁时遗留在该部位的骨连接过多，从而易造成高于截骨线水平的异常骨折。

4．翼板和／或颅底骨折　发生这类骨折较危险，常合并致命血管的损伤，可危及患者生命。这种情况多因暴力凿劈、下降折断所造成，因此应绝对避免。

对于第1类骨折，因可能造成骨断端间接触不良，导致骨愈合不良，因此固定后应予植骨。2、3类骨折，当上颌骨降下折断后，应仔细检查清楚，予以补充截骨，使之可随颌骨移动而移动，不致造成颌骨移动的障碍。

（四）感染

上颌 LeFort Ⅰ型截骨术后合并感染的情况已极为少见。但是在一些重度牙周病患者，原本伴有上颌窦慢性炎症的患者，或存在其他潜在感染因素的情况下，术后也会发生感染。一旦发现感染，合理充分引流，每日2次冲洗感染创面，并选用敏感抗生素，感染是可以控制的。

（五）肿胀

LeFort Ⅰ型截骨术后的肿胀主要表现为面中部的反应性水肿，一般不累及咽侧壁，加之局部引流条件好，多不致发生呼吸道梗塞。

有时可伴发局部血肿，主要为创面的渗血所致。为避免因知名血管损伤而造成大的出血及严重术后血肿，关闭切口前应仔细检查各个创面，充分有效止血后方可关闭切口，术后头两天可局部冷敷，并配合应用止血药物，皮质类固醇类抗炎药以预防血肿和水肿。

（六）神经损伤

LeFort Ⅰ型截骨术涉及的神经主要是眶下神经，前、中、后上牙槽神经等感觉神经，与运动神经关系不大。因此，在剥离和暴露上颌窦前壁上份时应仔细保护眶下神经不受损伤。上牙槽神经的损伤在截骨及分块截骨时难以避免，但术后一般不遗留局部感觉障碍，尚未见患者术后主诉上颌存在有感觉障碍的情况。

（七）鼻及鼻中隔变形

鼻中隔变形、鼻翼基底变宽、鼻孔变扁平以及上唇变短、红唇变薄等，这是由于软组织广泛剥离、上移上颌牙骨段以及术后局部软组织收缩等多种原因造成的。为避免上述问题的发生，可同期行鼻翼基底复位术、上唇改形缝合术。

（八）鼻泪管损伤

高位 LeFort Ⅰ型截骨时，可能伤及鼻泪管，引起术后流泪或需行鼻泪管吻合术。应熟悉局部解剖予以避免。

（李自力）

第二节　上颌前部截骨术

一、适应证

上颌前部截骨术适用于矫正双颌前突畸形、上颌前突畸形、上颌前部垂直向过长造成的露牙过多畸形和上颌前部垂直向发育不足造成的开𬌗畸形。

二、操作步骤

（一）麻醉

上颌前部截骨术截骨术多须在经鼻腔气管插管全身麻醉下进行，并应给予低血压控制麻醉。使血压维持在 12.0/9.33kPa（90/70mmHg）左右。在无法行低血压控制麻醉的情况下，一般采用 1% 利多卡因加 1/10 万的肾上腺素，进行局部浸润也可有效地减少术中出血。

（二）手术方法

在上颌骨前部截骨术手术时，保证被移动的牙骨块有足够的血供是应考虑的基本问题，有三种手术入路被认为较成熟且被大多数颌面外科医生所接受。

1．Cupar 法（亦称 Down fracture 法）此种手术方法在临床应用较为广泛，术中在上颌前部两侧双尖牙间黏骨膜做一个切口，腭侧不做任何切口切口，保持腭部软组织完整无损。

1）切口及暴露：牵引口唇显示上颌前庭部，在上颌前部两侧双尖牙间附着龈上 5mm 处黏膜上做水平切口，切开黏膜、黏膜下及骨膜。向上剥离黏骨膜，暴露上颌骨前壁，梨状孔外下缘，用专用骨膜分离器剥离，分离鼻腔前份鼻底、侧壁和鼻中隔黏膜，剥离后用纱布填塞止血。在双尖牙处设计的垂直截骨处，向下潜行剥离牙槽突黏骨膜，附着龈直至牙槽嵴顶，注意勿使黏骨膜撕裂损伤（图 12-2-1）。

2）截骨：首先完成牙槽突部分的垂直截骨，如需后移上颌前部骨块，则首先应按设计拔除牙。先用细裂钻标记需截骨的界限，注意不要损伤邻近牙根。然后用矢状锯或裂钻完成垂直截骨。操作时须以一只手的食指置于垂直骨切口腭侧相应的黏骨膜表面，根据震动确定钻或锯仅穿透骨组织而不损伤腭侧黏骨膜。牙槽嵴顶部可用小而薄的骨凿完成截骨，以避免损伤邻牙。当截骨线接近梨状孔时，应在鼻腔黏膜与鼻腔侧壁之间插入一骨膜剥离器保护鼻腔黏膜，以防止钻头或锯损伤鼻腔黏骨膜引起较多出血(图 12-2-2)。同法完成对侧垂直截骨。

3）腭部截骨：先将牙槽突垂直截骨处骨组织去除，然后从垂直截骨的间隙里用长柄球钻、粗裂钻或薄骨凿完成腭部截骨术，注意必须用一只的手食指置于腭部相应黏膜处，以控

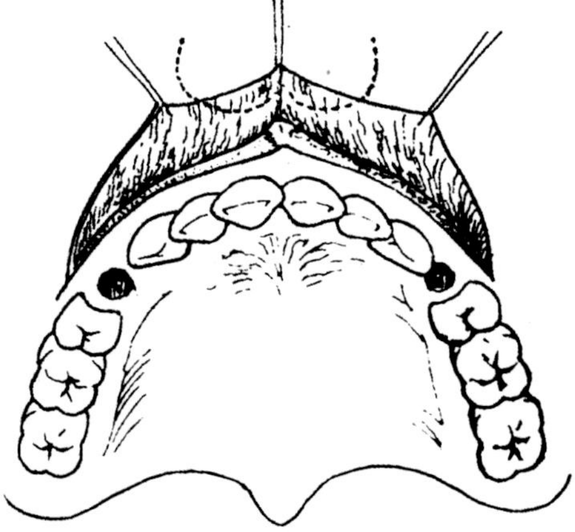

图 12-2-1　上颌前部截骨术 Cupar 方法、软组织切口

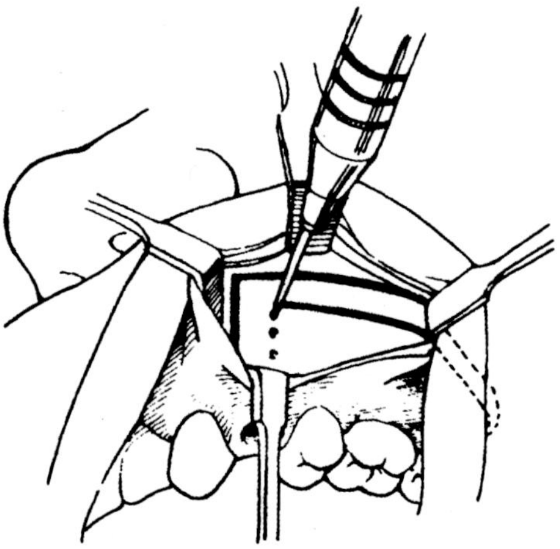

图 12-2-2　上颌前部截骨术 Cupar 法截骨示意图

制器械仅截开硬腭骨组织而不伤及黏骨膜。

4）折断降下牙骨段：先完成上述截骨，再用骨刀或宽骨凿插在截骨线内轻轻撬动，确认骨性连接都已截开，然后用手将上颌前部骨块上、下轻轻摇动，再将其向下方旋转下降，此时牙骨块的整个上面及后缘都在直视之下，再根据骨块向上、向后需移动的距离，直视下用球钻或咬骨钳去除鼻中隔、上颌外侧壁、前壁多余的骨组织。

5）牙骨段就位和固定：去除骨块移动方向上的骨阻力后即可戴入𬌗板，并结扎唇弓于牙列上，以微型钛板进行坚固内固定。

此法手术入路好，视野好，骨块血供好，中线截骨容易，从骨块上方去骨容易，故上移骨块容易；若设计拔除 14 和 24，则后移骨块也较容易。但是如果手术不需拔牙，则做腭部骨板骨截开时难度较大。

2．Wassmund 法

1）切口与剥离：需 4 个软组织切口，上颌牙槽嵴唇侧正中，两侧第一双尖牙区颊侧做垂直切口，腭部正中矢状切口。然后潜行剥离黏骨膜显露骨面（图 12-2-3）。

2）截骨：先用细裂钻标记截骨线的走行，再用裂钻或锯完成两侧牙间的垂直截骨，用球钻经腭部中央纵行切口及两侧垂直切口下方潜行完成腭部横行截骨（图 12-2-4）。用专用鼻中隔凿凿开上颌前部鼻中隔，注意不能过深，以恰好越过腭部横行截骨线为度。

3）牙骨段就位和固定：向下稍用力分离上颌前部骨块，去除骨段间的骨性干扰戴入预制的定位𬌗板，结扎唇弓检查骨块就位情况，准确无误后以微型钛板实施坚固内固定。

此方法由于保留了骨块唇侧和腭侧的软组织蒂及血供，被认为是上颌前部截骨术式中最为安全的一种。另外该方法在中线上截骨容易，既可纠正鼻中隔区域的畸形又可在直视下做中线上截骨。但术中骨块的上前部及腭部截骨基本是在盲视下进行的，视野较小，若骨块需向上向后移动较多时，去骨量较大，操作不易，难度较大，且手术时间较长。

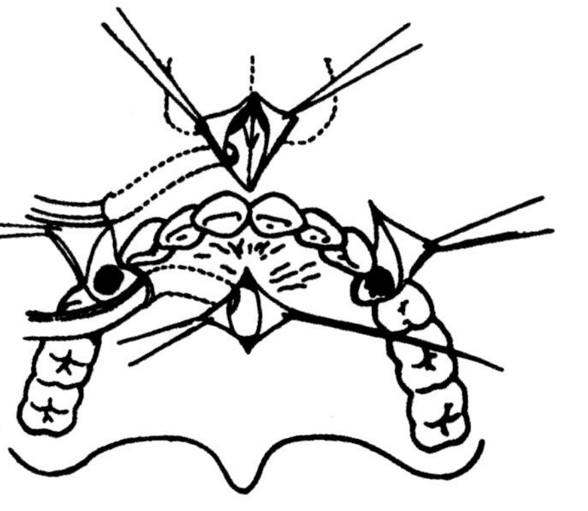

图 12-2-3　上颌前部截骨术 Wassmund 法、软组织切口示意图

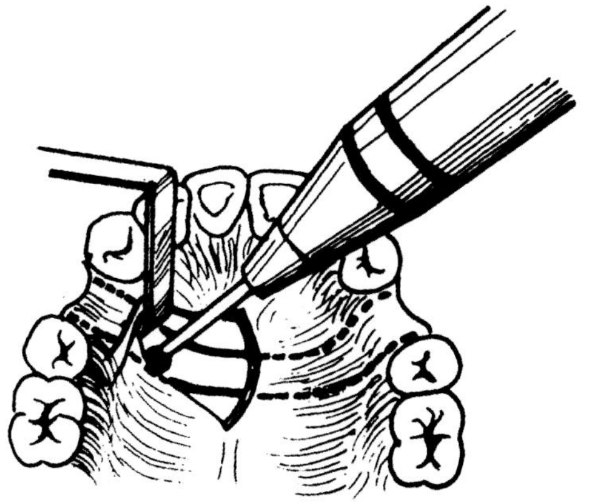

图 12-2-4　上颌前部截骨术 Wassmund 法、腭侧去骨操作示意图

3．Wunderer 法与 Wassmund 法不同的是该方法除在双尖牙区的颊侧做黏膜垂直切口外，还采用腭侧入路，仅以唇侧软组织作为上颌前部骨块的血供蒂，该方法对腭部去骨较容易，故适用于上颌前部骨块需后移较多的病例。

1）颊侧切口、剥离与截骨：首先在双尖牙颊侧做垂直骨切口的稍前方做黏骨膜垂直切口，以避免截骨线和软组织切口在同一断面上。用裂钻或矢状锯平行牙根完成垂直截骨。然后在第一双尖牙或尖牙根尖上 5mm 左右向前潜行剥离骨膜达犁状孔外下缘，于隧道内用裂钻或锯将截骨线拐向前至犁状孔下缘。相同方法完成对侧垂直截骨。

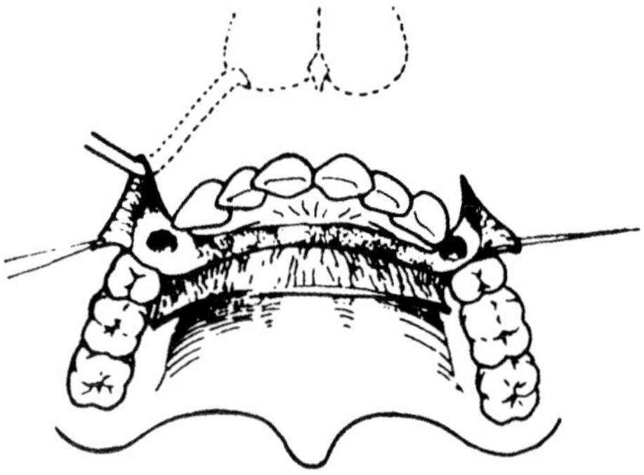

图 12-2-5　上颌前部截骨术 Wunderer 法、软组织切口示意图

2）腭侧切口、剥离与截骨：横行切开腭部黏骨膜，使切口与两侧尖牙颊侧的黏膜切口相连并稍凸向前方。将腭部黏骨膜切口线后方的腭黏骨膜向后剥离（图 12-2-5），用球钻截开上颌腭部骨板。用手将上颌前部骨块向前向上掰动，折断残余的鼻中隔骨连接。

3）牙骨段就位与固定：根据上颌前部骨块需后退的距离用球钻或枪式咬骨钳去除相应腭部的骨组织，经腭部截骨线入路，仔细剥离移动骨块上的鼻腔黏膜，将上颌前部牙骨段就位于殆板中，结扎唇弓，以微型钛板行坚固内固定。

该方法较易于使牙骨段向上向后移动，直视下做腭部骨切开，即使在不拔牙的情况下，亦能安全行腭部骨板及牙槽骨的截开术。但上颌前部骨块血供较差；不易分离鼻中隔；有时会引起口鼻腔瘘；从中线截开上颌前部骨块较困难。

三、手术并发症及处置

（一）出血

容易出血的部位：①根尖上截骨至梨状孔边缘时，常有动脉血从骨内渗出，系切断上牙槽前动脉之故，可用电凝止血；②做垂直截骨或腭部横行截骨时，可能会损伤腭大动脉分支造成出血，可用手指从腭部按压黏膜止血。

（二）牙根损伤

术中损伤牙根可致术后牙髓坏死、牙齿变色，甚至牙齿松动脱落。术前应仔细观察截骨线两侧邻牙牙根的走行方向及牙根间间隙大小，术中观察骨表面形态判断牙根走行，采用锯或薄骨凿操作；根尖上截骨线应在尖牙根尖上至少 5mm ；万一术中损伤了牙根，先不急于拔除，术后观察一段时间，若无症状可不处理；若有变色、松动时可先做牙髓治疗、固定等处理，必要时再拔除后修复。

（三）医源性腭裂或腭瘘

腭侧伤口关闭不好（在 Wassmund 法和 Wunderer 法）或腭侧黏膜损伤后未发现或未处理（Downfracture 法）可致腭瘘形成。腭侧黏骨膜撕裂后应尽量给予严密缝合；如缝合有困难时应于伤处覆盖碘仿纱条，并在其两侧牙间穿钢丝以固定碘仿纱条，术后 2 周拆除碘仿纱条；若遗留有穿孔，可在一年后修复。

（四）术后感染及骨块坏死

偶有患者术后因口腔卫生较差、术后血肿形成等原因造成伤口感染。除应加强全身的抗感染处理外，局部要及时冲洗处理直至愈合。术中要特别注意保护黏骨膜或软组织血供蒂；

移动骨块不可分切过小，以免影响术后血运，发生骨块坏死脱落。

（李自力）

第三节　上颌后部牙骨段截骨术

上颌后部牙骨段截骨术（posterior maxillary segmental osteotomies，PMSO），又称上颌后部根尖上截骨术。

一、适应证

1．由于上颌后部横向过宽或过窄造成的牙殆畸形，如后牙列的反殆或正反锁殆畸形等。

2．由于上颌后部牙槽突过高形成的前牙开殆畸形，如长面综合征的上颌后部垂直向过长。目前由于LeFort Ⅰ型截骨折断下降可快速安全的完成，为上颌骨上移提供了清晰的视野和操作空间，从鼻腔面可将上颌骨分段截开，进行不同方向的移动以矫正开殆，因此本术式对于上述畸形已不再常用。

3．由于下颌后牙长久缺失，上颌后牙过长，造成下颌牙列修复困难，可采用PMSO上移上颌后牙使义齿修复得到所需要的间隙。术后的固定去除后，要立即进行下颌义齿修复以防上颌骨段再次下垂。

4．使上颌后部牙槽骨向远中移位，产生间隙以容纳阻生的单尖牙或双尖牙的萌出，或向近中移动后，消除第一双尖牙缺失后的间隙。

5．较少的情况下可用于关闭后牙开殆畸形。

二、操作步骤

（一）麻醉

由于PMSO有可能引起严重出血，故应在经鼻腔气管插管全麻下进行。

（二）手术操作

1．颊侧入路术式

1）切口与剥离：在上颌后部前庭沟相当于第二磨牙至单尖牙处做水平黏骨膜切口，向上剥离暴露上颌窦前壁及外壁。如果牙槽嵴垂直骨切口较宽也可以从此切口前端向下做垂直切口达骨切口前面一个牙的牙颈部。潜行剥离切口后方的黏骨膜以暴露上颌骨后壁及上颌结节，达翼上颌连接。

2）截骨：①后牙根尖上约5mm部位用矢状锯或裂钻水平截开。如需上移牙骨段，需做两条水平骨切口，两条切口之间的距离则为预计后牙骨段需要上移的距离。前部垂直截骨部位一般在单尖牙与第一双尖牙之间，或两颗双尖牙之间。②在需要做垂直骨切口的牙根间将黏骨膜分离至牙槽嵴顶，尽可能保持黏骨膜的完整性，并与移动的牙骨段相附着；用细裂钻或矢状锯进行截骨，最后用薄骨凿凿断牙槽嵴顶的连接。在做此切口时需用一食指放在腭侧黏膜上，以感觉器械进入的深度，避免损伤腭侧黏骨膜而影响血运。后部垂直切口大多数病例可如整体截骨一样，只简单的离断翼上颌连接，少数病例可在上颌结节或牙间截骨。翼腭管正位于上颌结节内侧，垂直截开上颌结节易损伤位于翼腭管内的腭降动脉，影响移动牙骨段的血运，应予注意。上颌结节截骨常用于后移幅度较大的病例。③用弯骨凿沿水平截骨线向上颌窦内插入至其抵住腭侧骨板，凿断后部牙骨段腭侧骨板。如果是去骨的病例，水平骨切口较宽，器械容易进入，此时如腭穹隆弯曲度足够大，那么腭部骨切口更易完成。但是如果腭穹隆太平或者不去骨，外侧水平骨切口间隙太窄，器械难以进入。此时可用手指压迫需移动的牙骨段使腭板弯曲，扩大颊侧骨切口的距离，以便于器械进入上颌窦内截断腭侧骨板。在做此切口时要注意术者可用一手食指放在腭侧黏骨膜上，以感觉器械是否穿透腭侧骨板，防止损伤腭部黏骨膜而影响牙骨段的血供。

3）牙骨段就位与固定：截骨完成后，加压使骨段折断下降，小心的剥离松动牙骨段内侧的腭部黏骨膜松动该牙骨段，反复用力以使腭部黏骨膜充分伸展，去除可能的骨干扰，使牙骨段顺利就位于𬌗板内，结扎唇弓，以微型钛板行坚固内固定。如骨段向外移动太大，需植骨关闭腭部间隙。偶尔情况下腭大动脉可能损伤，一般不会影响血供，出血可小心压迫或电灼止住。

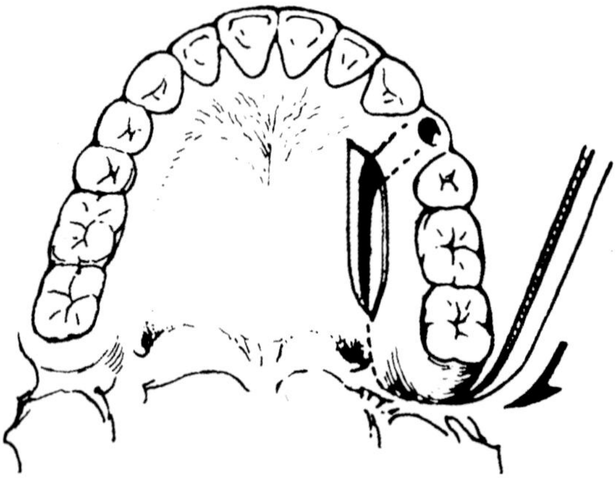

图 12-3-1　上颌后部截骨术颊腭侧入路切口示意图

2．颊腭侧入路术式　Perko（1972）、Bell（1975）介绍的方法为在腭部增加“拐棒”样切口，先在腭部中线做纵行切口向前达切牙乳突后向外拐做横切口，前方横切口应位于将要完成的截骨部位的前方。当行双侧手术时前端横切口呈“Y”形。颊侧黏骨膜切口同 Kufner 切口。为了保证牙骨段的血运，有人对软组织切口做了进一步改进，在单尖牙的远中及第一磨牙的颊侧各做一垂直切口，切口自牙龈缘开始到前庭沟处，在近中与远中垂直切口之间及远中垂直切口以后做潜行剥离，提供完成截骨的空间。而在腭侧做两个 5 ～ 7mm 的小切口，位于腭大动脉外侧并与之平行，通过此切口用小而薄的骨凿凿开腭侧骨板（图 12-3-1）。上述的其他截骨操作基本同颊侧入路。

三、手术并发症及处置

（一）复发

复发的主要原因可能与牙骨段移动的方向和距离的大小有关。防止复发的首要条件是要充分离断松动需移位的牙骨段，充分伸张腭侧黏骨膜蒂，使移动的牙骨段较容易地进入𬌗板。Bell 等认为此手术复发的主要原因是神经肌肉系统改变未完全适应及骨折线愈合不良。因此为防止复发术后应固定充分，时间 11 ～ 12 周以上，使骨折处有坚固的骨痂形成，并使神经肌肉充分调整到新的功能位置上。

（二）出血

截断翼上颌连接时易损伤颌内动脉及其重要分支如腭降动脉而致严重出血。而在上颌结节处截骨，易引起腭降动脉损伤出血而致骨段血供受损。其预防方法同 LeFort Ⅰ型截骨术。

（三）牙骨段坏死

牙骨段的血供是保障其成活的关键，为防止此并发症，应注意切口的设计。手术操作时动作要轻柔，保持软组织蒂与移动骨段的充分连接，防止不当的撕裂或剥离过多。

（四）牙根、牙髓、牙周组织的损伤

大多因手术时直接损伤或术后血供降低而引起。水平切口在根尖上 5mm 可避免损伤牙髓、牙周组织的血供，使其健康的愈合。牙根的直接损伤易发生在垂直切口的两侧邻牙，牙列拥挤、截骨线两侧牙根之间缺乏足够的间隙又未拔牙的情况下更易损伤。这时应注意截骨线两侧牙根的走行，并应该选择薄凿或细裂钻截骨。

（李自力）

第四节　口内入路的下颌升支矢状劈开截骨术

口内入路正颌外科手术的主要优点是避免了暴露于颜面皮肤表面的瘢痕。尽管如此，使用口内入路的正颌外科手术矫正牙颌面畸形的历史并非很久。随着抗生素的广泛应用以及微型电动、气动手术器械的开发研制成功，使口内进路的手术变得安全。如今口内入路的手术已成为矫正下颌前突、后缩等各类牙颌面畸形的标准术式，也为大多数正颌外科医生所首选（图 12-4-1）。

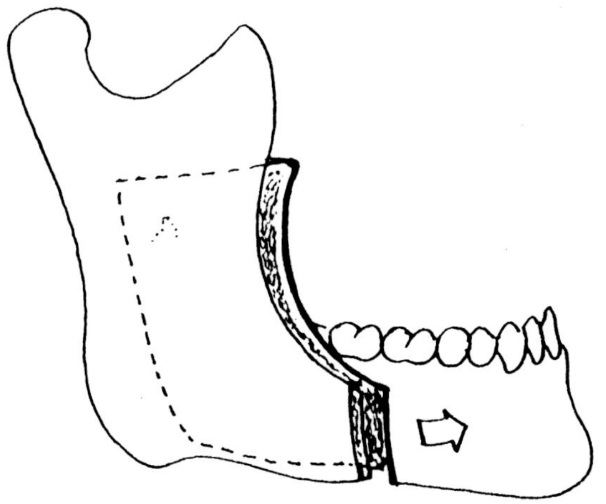

图 12-4-1　口内入路的下颌升支矢状劈开截骨术示意图

正颌外科发展历史上具有重要意义的进展是 Trauner 和 Obwegeser 分别于 1955 年以德文、1957 年以英文发表的口内入路的下颌升支矢状劈开截骨术（intraoral sagittal split ramus osteotomy，SSRO）。它为长期以来下颌后缩畸形（mandibular retrognathism）以及小下颌畸形（micrognathia）的临床矫正难题提供了解决之道。同时这一手术又可用来矫正下颌前突等各类下颌畸形，在这一手术的发展初期，由于并发症多，常常使外科医生望而生畏，后来 Obwegeser 的同事 Dal-Pont 以及 Hunsuck，Epker 等人又相继对这一手术方法提出改进，我国学者王兴、张震康等也在 20 世纪 80 年代初针对各类并发症的产生提出了自己的改进意见。从而使这一手术的并发症大为减少，且手术操作趋于简便；20 世纪 90 年代以来，颌骨坚固内固定技术得到普及应用，使得下颌升支矢状劈开截骨术优于其他类型的下颌升支截骨术，成为现代正颌外科三个经典术式之一，广泛应用于正颌外科临床。

一、适应证

1．下颌前突畸形　如前所述，目前矫治各种下颌前突畸形首选 SSRO。对于严重的下颌前突畸形，下颌需后退超过 10mm 以上者，即使采用 Hunsuck 改进术式，终因颌后区的间隙有限而不宜采用SSRO，否则易造成术后患者的张口受限以及颌后区软组织受压。

2．小下颌畸形及下颌后缩畸形　SSRO手术形成的具有大面积接触的近心骨段（proximal segment）以及远心骨段（distal segment），成为矫治小下颌畸形及下颌后缩畸形提供了最佳术式。有报告认为即使远心骨段前徙超过2cm，两骨段间都会有良好的骨接触，骨愈合不存在问题，事实上超过2cm前徙的情况并不多见。不同于早期小颌畸形及下颌后缩畸形矫正手术方法的是，采用SSRO手术避免了因延长颌骨而需要的骨移植。使手术简便，减少了患者的痛苦。

3．下颌偏斜畸形　下颌偏斜畸形中最常见的是一侧髁颈过长引起的偏突颌畸形，以及一侧髁突发育过小引起的下颌不对称畸形。两类情况矫治中常一侧需后退下颌骨，另一侧需前徙或转动，也就是说下颌需行一定程度的旋转移位。SSRO手术在这类畸形矫治中灵活应用具有独特优点。

4．长面综合征　长面综合征的矫正需较大幅度上移上颌骨，这样在多数情况下需行下颌升支矢状劈开截骨术，同时使下颌上移前徙。如上颌前部上移不超过5mm，也可考虑下颌的自动旋转移位（autorotation）。但如超过5mm，则颞下颌关节难以适应，会因之而出现颞下颌关节紊乱病，因此应选择下颌的升支部位的截骨术。而常用的升支截骨术中以SSRO为首选。

5．短面综合征　短面综合征的矫治过程中上颌骨，特别是上颌后部常需向下移位。上颌的向下移位必然要求下颌骨相应地向下移位。一般在这种情况下可选择的术式有两种，一为下颌升支矢状劈开截骨术，二为倒“L”形的升支垂直截骨术。因为这两种术式保留喙突于近心骨段之上，仅下降远心骨段，会降低因颞肌的牵引可能导致的复发因素。

6．开𬌗畸形　引起开𬌗畸形的原因多种多样。因升支发育短小、髁颈部外伤骨折错位愈合、颞下颌关节骨质破坏等引起的开𬌗畸形常选用升支矢状劈开截骨术，向前上方旋转下颌骨以关闭开𬌗。

二、禁忌证

除了不适合进行全身麻醉下的正颌外科手术者以外，符合上述畸形诊断者均可接受SSRO。以前曾有报道，下颌升支过薄者劈开存在一定困难，但依照作者经验，严格遵守操作要领，仔细操作，均可顺利完成SSRO手术操作。

三、手术步骤

（一）麻醉

口内入路的升支矢状劈开截骨术，应在经鼻气管插管全身麻醉下进行。

（二）切口

于对侧颌间置一钳式开口器或专用开口塑胶垫（bite block），沿手术侧下颌外斜线以及下牙槽神经孔以上的升支内侧面，行含1/10万肾上腺素低浓度麻醉药局部浸润麻醉。然后自翼下颌韧带中上1/3交界水平到第一磨牙远中的龈颊沟稍偏颊侧黏膜处，沿外斜线切开黏骨膜，切口长约为3cm，这样的切口走向可防止术后因局部瘢痕在龈沟处形成食物盲袋，不利于口腔清洁；若同时还需要行水平截骨颏成形术者，切口可适当延长，便于手术操作。另外如上界切口超过𬌗平面以上时，常因切断横跨升支前缘走行的颊动静脉而出血，影响术野及以后的手术操作，如遇此血管断裂应仔细检查，结扎活跃出血点或电凝止血。切口的位置不宜过分偏向颊侧或舌侧，若过于偏向颊侧，会因颊颞筋膜的损伤而造成颊脂体从颊侧溢出，充盈于切口之中，影响术野及手术操作。同样过于偏向舌侧，向上剥离时，穿破骨膜亦会因咽旁间隙的脂肪外溢而影响术野暴露和操作。

（三）剥离、暴露与截骨

SSRO 由三个相连接的骨切口组成，自上而下依次为位于升支内侧面的水平骨切口、沿着升支前缘的矢状骨切口和位于磨牙颊侧的垂直骨切口。剥离骨膜、暴露术野的范围以能顺利完成这三个骨切口为宜。

1．上半部的剥离、暴露与截骨　由于切口较小，加之黏骨膜切口易于牵拉，因此作者主张剥离、暴露和截骨可分上半部、下半部两个阶段进行。即所谓“两步操作”。上半部首先使用一喙突牵开器将切口向喙突根部牵拉，适当剥离喙突根部的颞肌附着，然后用一弯形 Kocher 钳夹住喙突以暴露上半部术野。然后使用一具有一定弧度的骨膜剥离器于下颌小舌和升支乙状切迹之间行骨膜下剥离，以暴露升支内侧面准备做升支内侧水平骨切口的部位，剥离范围以能完成水平骨切口为度，一般宽约 1cm 向后达升支后缘前方的舌侧沟。有人主张剥离达升支后缘并插入 Obwegeser 牵开器使完成水平骨切口的术野暴露更加充分，便利操作。但作者认为此处过大范围的剥离易因创伤而引起术后较重的水肿反应，不利于术后保持呼吸道的通畅。需要强调的是此处的剥离一定要在骨膜下进行，这样出血很少且术野清晰，同时可有效地保护下牙槽神经血管束在剥离、截骨操作时不受损伤。完成上述剥离暴露后，可置入专用的下颌升支内侧拉钩，保护软组织，便于下面的截骨操作。

首先可使用大头圆钻或打磨钻（又称 watermelon-shaped bur）在前缘内外斜线融合处的较厚的骨嵴处去除部分骨质，以使水平骨切口术野更加清楚。然后可用长裂钻（long Lindermnn）在乙状切迹与下颌小舌之间完成水平骨切口，骨切口勿太深，以避免截断双侧骨皮质而形成水平截骨。水平骨切口的前部因恰好处于内外斜线的融合处骨质较厚，切口亦较深，而当后部接近舌侧沟时骨质较薄，甚至双侧骨皮质间几乎没有多少骨松质，应特别仔细操作。骨切口自前缘止于舌侧沟与 平面平行，没有必要直达升支后缘，这也是 Hunsuck 对这一手术的主要改进，这一改良的优点是一方面减少了手术损伤下颌后区重要血管神经（上颌动脉、面神经总干）的危险性，同时有利于远心骨段较大幅度向后移位。

完成升支内侧的水平骨切口后，可用一纱条填塞止血，然后沿升支前缘稍靠内侧面于骨膜下仔细剥离暴露升支前缘的骨面，使用裂钻或往复锯完成长约 1 ~ 2cm 的矢状骨切口上份。矢状骨切口之上端与水平骨切口前缘之连接处应无骨皮质相连，此处应仔细检查，充分截开骨皮质以避免劈裂时因有皮质骨桥的存在而造成近心骨段的意外骨折。至此即完成了上半部的剥离暴露与截骨。

2．下半部的剥离、暴露与截骨　完成上半部截骨后，松开 Kocher 钳，将黏骨膜切口向前下端牵拉，并行升支前缘以及第一、二磨牙颊侧的骨膜下剥离，直达下颌体部下缘。

使用裂钻或往复锯自矢状骨切口上半段继续沿升支前缘并逐渐将骨切口移向外侧，止于第一、二磨牙部位颊侧骨板处完成矢状骨切口之下半段的截骨。当为矫正下颌前突畸形时，因近远心骨段间总会保持有充分的骨断面间的接触，垂直骨切口可做在第二磨牙的颊侧，这样矢状骨切口较短，便于劈裂近远心骨段。如为矫正下颌后缩或小颌畸形，则应尽可能延长矢状骨切口，以便为远心骨段前徙后两骨段间仍能有较大面积的骨接触提供条件。此时垂直骨切口可做在第一磨牙近中的颊侧骨板上。

完成垂直骨切口时，应注意以下两点：①所谓垂直骨切口是指骨切口垂直于下颌下缘及殆平面。在患者仰头位以及被动张口情况下，截骨线的方向应予仔细判断。②因此处下颌体外侧骨面有一定弧度，截骨末端应达下颌下缘，操作时应适应此弧度而充分截开外侧骨皮质，并保证下缘外侧骨板充分截开。否则劈裂时便很难保证近心骨段沿下颌体下缘裂开。若遗留部分外侧骨皮质于远心骨段或部分内侧骨皮质于近心骨段，都将会在远心骨段移位时造成障碍并在两骨段间形成较大间隙。

当矫治长面综合征或开殆畸形时，远心骨段或需向上移位或需向前上方旋转移位。在此情况下水平骨切口特别是该切口前部骨嵴较厚处常需做两条骨切口，去除一定量的骨质。否则会造成远心骨段就位障碍。

为避免在截骨后劈裂时造成近心骨段骨折，两条截骨线的连接处应特别注意充分截开骨皮质而不遗留皮质骨桥。

矫正下颌前突畸形或开河畸形时，亦应有两条垂直骨切口。因远心骨段需后退一定距离，此处则去除相应宽度的外侧骨皮质。前上向旋转移位远心骨段时，垂直骨切口上部应去除呈楔形的相应的骨皮质。

矫正下颌后缩或小颌畸形时，近心骨段前缘应磨除一定量的骨组织，以避免远心骨段前徙就位后，患者会出现颊部可能摸及的骨板，并在咀嚼时感到局部不适。

（四）劈裂近远心骨段

应用解剖学研究结果表明，在近远心骨段间骨皮质的厚度以及骨皮质与下牙槽神经血管束之间骨松质的厚度存在差异。磨牙颊侧处的骨皮质最厚，上端达 3.5mm 左右，近下缘处达 2.5mm 左右。有人将这一解剖区域划分为三个区，即角前区、角区及角上区。在角前区即磨牙侧方的骨皮质与下牙槽神经血管束之间存在着厚度约等于骨皮质厚度的骨松质。而角部两者之间或仅有极薄的骨松质或几乎没有骨松质存在。角上区位于下牙槽神经血管之上方。根据这一研究结果也就是说劈裂近远心骨段时最易损伤下牙槽神经血管束的部位是在角区，而较安全的部位是在角前区。加之这一部位的骨皮质较厚也是劈裂时应重点予以劈裂开的部位。

作者在劈裂时，首先使用宽约 5 ～ 7mm 的微弯形骨凿，凿刃插入角前区的矢状骨切口，凿柄向舌侧倾斜约 15°，使凿刃紧贴外侧骨皮质的内侧走行。先行凿开角前区的骨皮质直达下颌体部下缘，使这一部位两骨段间的皮质骨连接充分离断，然后逐渐由下而上凿劈。保持凿刃始终紧贴外侧骨板之内侧面行进。凿子深度 10 ～ 20mm。这一深度一般不会触及下牙槽神经血管束，是很安全的。然后先使用一窄刃骨刀插入角前区的骨切口内，轻轻转动骨刀，感觉骨阻力大小，如阻力过大勿使用暴力，仔细检查有无骨连接，若存在某一部位的骨连接，应首先离断之。然后继续用骨刀撬动。此时骨切口间隙增大，外侧骨皮质之内侧面以及深方的下牙槽神经血管束管壁常可清楚暴露于术野。即使有部分松质骨连接，阻力也较小，或插入骨凿稍向深方凿劈，或改用较宽的骨刀，转动撬劈。便可使近远骨段充分裂开。切忌在角区及角上区凿劈过猛，凿子进入骨切口过深，甚至穿越升支后缘，伤及下颌后区的重要血管神经。

近远心骨段裂开后，可用 Kocher 钳固定近心骨段，前后方向移动远心骨段，若近心骨段不随着远心骨段的移动而移动，说明两骨段间的分离是充分的。相反，则应进一步使两骨段分离。

多数情况下，可见到质地坚硬，色泽呈白色的下牙槽神经血管壁留置于远心骨段上。有时也可见管壁裂开，神经血管束暴露于骨切口内。此时应仔细检查近心骨段内侧面是否有尖锐的骨断面，以避免其继发损伤下牙槽神经血管束。

有人主张完成上述劈裂后，应分离近远心骨段上的翼内肌附着以及附着于近心骨段上的颞肌韧带。但作者认为这一操作意义不大。同样方法完成对侧的切口、剥离暴露、截骨和劈开。

然后，去除置于咽部的棉纱条（throat pack），冲洗，吸引干净后咽部血液及分泌物，将下颌就位于已固定在上颌牙列的殆板之中，并行颌间结扎固定（maxillo-mandibular fixation，MMF）。

（五）近远心骨段间的骨内固定

首先复位确定髁突位于颞下颌关节凹内，并处于自然位置，使用拉钩予以固定，然后行两骨段间的骨内坚固内固定。

选择合适长度的 mini 钛板（厚度 1.0mm，钉孔直径 2.0mm），调整使其与下颌磨牙颊侧骨质良好贴合，先固定近心骨段上的两枚钛钉，再固定远心骨段上的两枚钛钉。两侧固定完成后，打开 MMF，检查髁突位置是否合适，能够自然进入殆板。

坚固内固定的优点保证了骨段间位置的稳定，可大大减少或解除患者长时间需行颌间结扎固定的痛苦，有利于骨愈合，有利于患者术后的康复。但近心骨段无法在术后自行调整位置，这就要求固定时应仔细判断髁突是否准确处于关节窝的恰当位置。否则会因髁突位置的原因造成颞下颌关节紊乱病。

（六）冲洗缝合伤口

完成骨内固定后，用无菌生理盐水冲洗创口，然后采用连续缝合或采用褥式及间断缝合关闭切口。

有人主张切口内放置引流条以减少术后血肿的发生。作者认为如术中止血充分，可不放置引流条。因为放置引流条有以下缺点：①切口与口内相通必然增加感染机会，使切口愈合延迟。②术后口内含有血液的渗出物常常因其异味，刺激口腔分泌物增多，会给患者及家属造成心理紧张。多年的实践表明，术中如无重要血管损伤，止血充分，术后血肿形成并不严重。

四、手术并发症及处置

（一）术中出血

文献报告中，尽管 SSRO 术中出血的情况，特别是危及生命的大出血的发生率，大大低于上颌截骨术。但 38% 的外科医生认为它确是一个严重并发症，其中半数觉得出血是一个严重并发症。有报道说，一例术中因大出血而不得不中断手术，两例不得不在术中紧急结扎颈外动脉，有的因损伤上颌动脉，颈外动脉结扎仍无济于事，不得不行口外切开压迫止血。

大出血的主要原因是上颌动脉、颈外动脉、下牙槽神经血管以及面后静脉的损伤所引起。这些重要知名血管的损伤主要是由于手术操作过程中使用钻、骨凿及牵开器不当而引起。特别是粗暴而缺乏对重要血管有效保护措施的手术操作会导致上述结果。遇到这类严重出血，采取的措施除了结扎知名血管外，可用有效的局部填塞压迫止血。作者所在的正颌外科中心所完成超过 2000 例的 SSRO 手术尚未遇到上述大出血的情况。一般的出血来自横跨黏骨膜切口的颊动静脉被切断，以及劈裂时损伤下牙槽血管。前者位置表浅，仔细检查容易发现和止血。后者在劈裂时严格按照规范操作要求进行，一般亦可避免。作者曾遇到两例解剖明显变异的情况，下牙槽神经管包裹于外侧骨皮质之中，劈裂时血管损伤，此时尽快裂开近远心骨段便可使术野清楚暴露，出血部位不难判断，分离血管与神经将撕裂的血管予以结扎即可止血，不致发生严重出血。

面后静脉位于下颌后缘紧贴骨膜后外方，上颌动脉在乙状切迹水平靠近髁突颈部自颈外动脉分出，发生这两个血管损伤的情况，一方面是由于凿劈时，力量失控，凿劈过猛，凿刃越过升支后缘、直接损伤面后静脉；另一方面，完成升支内侧面水平骨切口时，剥离器过于向后方剥离，以及牵开器插入不当，裂钻越过升支后缘等许多原因均可造成上颌动脉损伤。因此这类不当操作在术中应坚决避免，特别是初学者切忌粗暴操作。后部骨裂开线最好从升支后缘前方的舌沟处裂开，这样便可避免上述重要血管的损伤。

（二）神经损伤

神经损伤可见下牙槽神经、舌神经以及面神经损伤。后二者虽有报告但极为罕见。常见的神经损伤为下牙槽神经损伤。有人称这是 SSRO 手术的三大常见并发症之一。

该神经的损伤可因过分牵引、挤压、术后肿胀导致的局部压迫所引起，有人统计术中断裂损伤约为 1.5% ~ 5.5%。该神经损伤引起的局部感觉迟钝以至麻木可因损伤的程度不同而不同。大多数为一时性、数天、数周或数月后逐渐恢复，有的则表现为持久性麻木或感觉异常。Broadbent 1977 年的 26 例报告中，21 例术后有感觉异常。其中 2 例为持久性异常而且在 40 岁年龄组术后一年感觉异常的程度加重。Bell 等认为下牙槽神经损伤的发生率很难由外科技术的改进而减少，但损伤的程度可以有所减轻。事实上术中远心骨段移动特别是前徙时下牙槽神经被牵拉是必然的，术后水肿反应造成的局部压迫也难以避免，但轻柔操作、术后适当使用激素类药物减轻水肿总是有益的。这里特别强调的是术中截骨，劈裂时应避免直接损伤甚至使该神经血管束离断。

在完成近远心骨段的劈裂时，先选择最为安全的角前区充分离断；然后逐次上移骨凿；骨凿刃紧贴外侧骨皮质的内侧面行进，在角区进凿不宜过深等，都可有效地防止该神经的损伤。

（三）意外骨折

意外骨折可以发生在近远心骨段的多个部位，文献报告中发生率由 0% ~ 20%。常见有 9 种类型的骨折：①近心骨段前上角部骨折；②升支水平截骨线处骨折；③近心骨段中心部骨折；④下颌下缘遗留于近心骨段；⑤远心骨段磨牙区后方的垂直骨折；⑥下颌下缘遗留于远心骨段；⑦劈裂后下牙槽神经血管束部分嵌在近心骨段骨壁内；⑧近心骨段自乙状切迹止颊侧垂直截骨线处纵向骨折；⑨近心骨段自矢状骨切口上端止下颌下缘的垂直骨折。

引起近心骨段中部骨折最常见的原因为：①三条截骨线连接处截骨不充分有皮质骨桥存在。②此处外侧骨皮质相对较薄。③下颌下缘劈开不充分，又用暴力强行裂开。

遗留下颌下缘于近心或远心骨段上一方面与垂直骨切口是否充分截至下颌下缘有关，同时凿劈、凿子安置方向欠当，亦会造成这类骨折。

远心骨段垂直骨折的情况极少见，重要原因是第三磨牙埋伏阻生造成病理性骨折好发区。因此正颌外科患者，特别是准备行矢状劈开截骨术的患者，术前 3 个月拔除埋伏阻生的第三磨牙是必要的。发生以上骨折后必然会对骨愈合及颌骨的稳定性产生影响。因此一方面骨折处应用钢丝或钛板予以固定，而且适当延长颌间结扎固定时间是必要的。

（四）颞下颌关节紊乱病

大量的研究表明，在行 SSRO 的过程中，精确控制近心骨段以及髁突的位置，对术后下颌骨的稳定性、减少对颞下颌关节的不利影响，以及充分发挥咀嚼功能十分必要。

最常见近心骨段的移位是由于颞肌、翼外肌的牵引而使其逆时针旋转移位。最近的文献报告表明这种移位的发生率低者仍占 10% 而高者可达 75%。也有人报告因这种移位造成了明显的颜面继发畸形。也有人认为这种近心骨段的移位在 57 例的 3/4 患者中引起下颌角变钝，从而影响了颜面侧方形态的美观。

近年来，我们采用四孔钛板螺钉单侧骨皮质坚固内固定技术，在此之前必须首先准确使髁突在关节窝内就位。为了避免术后可能出现的关节问题，作者采用如后退远心骨段，应防止近心骨段被动后移或顺时针旋转，确定近心骨段位置时轻轻前拉并移动近心骨段，确保在无任何张力而近心骨段充分活动的情况下再行固定。相反当前徙远心骨段时，应防止近心骨段在另一不同方向上的被动移位和旋转。后推近心骨段，轻轻逆时针旋转，确信无张力时再行固定。到目前为止作者近 1500 例的坚固内固定病例中尚未见到因髁突移位而累及颞下颌关节者。

（伊彪）

第五节　口内入路的下颌升支垂直截骨术

口内进路的下颌升支垂直截骨术（intraoral vertical ramus osteotomy，IVRO）的出现及其广泛应用于正颌外科临床，为下颌前突畸形的矫正提供了安全、方便的矫治手段。成为许多正颌外科医生在矫治下颌前突畸形时的首选术式（图 12-5-1）。

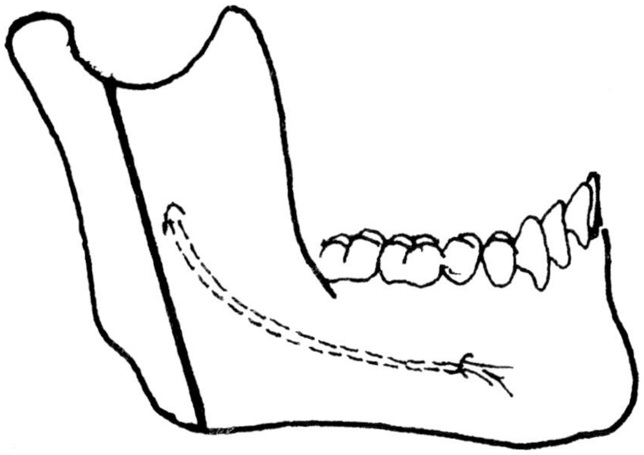

图 12-5-1　下颌升支垂直截骨术截骨示意图

最早的口内入路升支垂直截骨术是由美国口腔颌面外科医生 Winstanly1968 年首次报告。他使用普通的牙科电钻完成了这一手术，命名为口内入路的髁突下垂直截骨术（intraoral vertical subcondylar osteotomy，IVSO）。1970 年 Herbert、Kent 以及 Hinds 对这一手术作出了重要改进，使用了由美国 Stryker 公司生产的直角（实际上锯片与锯柄的成角约为 110°）摆动锯。此后许多学者又进一步改进有关手术器械，积累了更多有关 IVRO 手术的经验。20 多年过后，这一手术已完全发展成熟，成为外科医生广泛采用的正颌外科术式。

一、适应证

IVRO 手术适应于矫正骨性下颌前突畸形。当整体后退下颌后良好的侧貌轮廓与形态、适当的咬合关系可以达到时，常选用 IVRO 手术。即便是咬合关系不甚理想，也可结合下颌中线部位的截骨，上颌整体或牙骨段的截骨以及下颌前部的截骨来使用 IVRO 手术。

在大多情况下，口内入路的手术方法优于口外入路法。与 SSRO 手术相比，IVRO 手术最大优点就在于这一手术不易损伤下牙槽神经血管束。因而术后下唇颏部麻木等异常感觉的发生率较低。而且仅作单一截骨线，手术操作相对简单、容易、速度快。在矫正下颌不对称畸形时，在下颌骨不对称的后退过程中，它较少引起近心骨段的转动移位。

二、禁忌证

除了不适合进行全身麻醉下的正颌外科手术者以外，下颌前突畸形或伴下颌前突的不对称畸形者均可接受 IVRO。下颌后缩或小下颌畸形患者不适宜行 IVRO 手术。

三、操作步骤

（一）麻醉

IVRO 手术需在经鼻气管插管全身麻醉下进行。

（二）切口

长约 3 ～ 3.5cm 的黏骨膜切口位于下颌升支外斜线的表面靠近黏膜牙龈交界处。自磨牙后区止第一磨牙远中，切口一般不做在龈颊沟底，因而形成的瘢痕不在龈颊沟内，不会形成易于存留食物残渣的盲袋。有利于患者口腔清洁且愈合后收缩较小。切口的上端不超过殆平面，这可减少切断颊神经、颊动静脉以及暴露颊脂垫的可能性。

（三）剥离与暴露

1．剥离暴露喙突根部放置下颌升支前缘牵开器于切口内，向上牵拉软组织，暴露剥离喙突根部之部分颞肌附着。以便利升支外侧面上部直至乙状切迹的剥离与暴露。

2．剥离暴露升支外侧面沿骨膜下向后、向上、向下分别剥离暴露升支外侧面，向后达下颌升支后缘，向上至乙状切迹，向下达下颌下缘、角前切迹。

（四）截骨

截骨操作时一个重要的条件是给予良好的术野暴露。

西方学者设计了上下对应的 Bauer 牵开器，分别将其侧翼插入角前切迹与乙状切迹，既暴露术野，又保护了周围血管神经在截骨时不至于受到损害。但作者曾试用这类牵开器于中国患者，患者的口角部张力太大，有造成口角撕裂的危险。因此多年来作者仅使用插入升支后缘的“W”形牵开器（Shea 牵开器），并在截骨分别达到角前切迹及乙状切迹时，用一骨膜剥离子分别辅助牵开周围软组织而加以完成。使用 Shea 牵开器的另一好处是这一牵开器头部有深约 7 ～ 10mm 的沟槽样结构，正好卡抱在升支后缘，可作为截骨线走行保持 7 ～ 10mm 至升支后缘距离的可靠参考。我们采用这一方法完成 600 余例 IVRO 手术，尚未遇到损伤下牙槽神经血管束的情况，并且近心骨段的宽度比较满意。

位于下颌孔后方的截骨线应为呈轻度弧形曲线。在下颌孔后方的升支中份，截骨线距升支后缘约 5 ～ 7mm，有学者主张 7 ～ 10mm，上至乙状切迹时稍向前弯曲达乙状切迹中部，下至角前切迹时，近心骨段的宽度可保持在 10mm 左右。截骨使用 Stryker 摆动锯进行，选用的锯片是一长柄且锯片与其柄成角约 110。其锯口呈半圆形，锯片长度约 6 ～ 7mm。

截骨首先从升支中份相当于下颌孔的后方处靠贴 Shea 牵开器的肩台部开始。全层截开下颌升支内外侧骨板，然后向前下轻轻转动锯片，锯口对着骨皮质，在牵开保护角前切迹的条件下直达角前切迹，完成截骨线的下半部。此后移动锯片至中份骨切口处，向上向前旋转锯片，进行截骨至乙状切迹中部，完成截骨线之上半部。至此截骨全部完成，可见到近心骨段会向内侧移位。若未完全截开应首先检查角前切迹处的下颌骨下缘以及乙状切迹处的截骨是否完全充分。因为这两个部位常常会遗留部分未截开的骨质，使近心骨段难以游离。作者也遇到过极个别的患者升支厚度异常，需更换更长的锯片，补充截开升支内侧面的骨板而使近心骨段游离。

（五）后退远心骨段

同法完成双侧升支部位的截骨后，由于近心骨段内侧面翼内肌的牵引，近心骨段会发生向内侧面的移位。此时助手应用力牵拉远心骨段向前，术者在近远心骨段间插入一弯形骨膜剥离子或弯形骨凿，将近心骨段向外侧撬动，并用一 Kocher 钳固定近心骨段。然后使用骨膜剥离子将近心骨段内侧面的骨膜以及肌肉附着推向其后缘，这时即可见近心骨段充分游离，不再向内侧移位。

若发现近心骨段覆盖于远心骨段外侧面时，近心骨段末端撬起，不能贴合于远心骨段外侧，提示近心骨段中上部的内侧面有骨隆起干扰，应加以修整。

然后后退远心骨段，使牙列就位于殆板中。再次检查近心骨段覆盖在远心骨段外侧面的情况。

（六）固定

我们使用自行设计的近心骨段悬吊固定方法，能有效防止近心骨段术后移位情况的发生。近心骨段悬吊固定是在近心骨段末端的内外侧骨板之间，沿升支矢状面穿过后缘骨皮质备一骨孔，然后穿入不锈钢丝，钢丝由后缘穿出后，沿近心骨段内侧面拉出，结扎于同侧下颌磨牙部位的唇弓上，悬吊的张力可根据反复检查近心骨段在远心骨段外侧的覆盖情况而确定。术后 2 周即可拆除悬吊钢丝。作者尚未见到因悬吊钢丝引起感染或影响软组织切口愈合的情况。

（七）冲洗缝合切口

生理盐水冲洗创面，常规缝合软组织切口。

四、手术并发症及处置

IVRO 手术的并发症相对较少，是一个安全可靠的手术。其并发症主要有：髁突移位、骨折、近心骨段末端缺血性骨坏死以及出血等。

（一）髁突移位

髁突移位的情况有两种：一种是由于髁突所连带的近心骨段被手术移位于远心骨段的外侧面后，必然使髁突与关节盘关节窝的关系发生某种微小的改变。加之术后一段时间内（一般 3 个月左右）由于翼外肌的张力，在 X 线片上会表现出髁突的向前向下移位，然后逐渐发生适应与改建。这种移位一般不会对关节造成病理性损害。相反近年来 Bell 等一些学者利用这一改变及其随之发生的适应与改建，治疗颞下颌关节紊乱病取得良好效果，被认为是一个不造成关节结构破坏而治疗某些关节疾患的极具潜力的手术方法。另一种髁突的移位则是由于截骨线自乙状切迹向下斜向后方，使近心骨段上不带或基本不带有翼内肌附着，而近心骨段完全受翼外肌牵引，发生了较大幅度的前上方向的旋转移位。临床上甚至可以看到近心骨段横卧于远心骨段外侧面。髁突或位于关节结节下方，或发生关节脱位。因为翼内肌是附着于近心骨段之上，其作用力可以对抗翼外肌张力使髁突保持其相对稳定位置的力量，这类斜形截骨使近心骨段难以保留翼内肌附着。故极易发生这样的近心骨段移位。如果在垂直截骨的情况下，过多地剥离翼内肌附着也会造成上述后果。而且髁突移位的程度会随着翼内肌附着剥离范围的增加而加重。

（二）意外骨折

意外骨折并发症的发生并不多见。在初学者可能会遇到。其原因有以下两种：一是截骨不充分，在未完全截开全层骨板的情况下，强行劈裂近远心骨段易造成骨折。二是在使近心骨段就位于远心骨段外侧面时，未充分剥离近心骨段内侧面的翼内肌附着，而强力撬动，被迫就位近心骨段亦可造成骨折。

避免骨折的情况，初学者当遇到近心骨段未充分断离时，切不可盲目靠凿劈强力使近心骨段离断。而是首先仔细检查何处尚有骨连接未予充分截开，然后补充截骨。剩余骨连接常见于靠近乙状切迹和角前切迹的截骨线的两端。另外在初学者进行截骨的过程中一要稳稳把握住自己手中的摆动锯。二要在截骨过程中多检查几次截骨线与升支后缘、乙状切迹、角前切迹这些明确解剖标志之间的位置关系，逐步积累经验。其中握持 Shea 牵开器的一只手要牢牢使牵开器卡抱在升支后缘，有助于避免截骨线过分偏离设计的方向。术中切不可盲目追求手术速度，手术进度的快速应该永远建立在准确的基础之上。

（三）近心骨段末端的缺血性骨坏死

近心骨段末端的缺血性骨坏死近年来已十分罕见。这是由于基础研究及临床手术不断进行了改进的结果。

Bell 的实验研究结果表明，当垂直截骨后近心骨段仅保留关节囊和翼外肌作为软组织蒂时，近心骨段的血流明显减少，特别是在其末端，更为显著。临床上也有关于近心骨段末端发生缺血性骨坏死的报告。

Walker 对 IVRO 手术提出了重要的改进意见，那就是保留部分翼内肌附着于近心骨段。这一改进明显地增加了近心骨段特别是其末端骨的血流量，从而减少了这一部位缺血性骨坏死的发生。

（四）出血

IVRO 手术引起严重出血的情况极为罕见。一些明显出血多发生于剥离操作不当，截骨线失准而损伤面后静脉以及下牙槽血管的情况下。

剥离至升支后缘时，应小心暴露升支后缘，切忌使用锐利的剥离子向深方过多剥离，以避免损伤面后静脉。

判断截骨线的位置的方法本章已多次提到，这里不再赘述。

（伊彪）

第六节　下颌前部根尖下截骨术

自 1959 年 Kole 发表文章介绍了下颌前根尖下截骨术（anterior mandibular subapical osteotomy，AMSO）后（图 12-6-1），它已被广泛地应用于正颌外科临床。但是因为移动的牙骨段较小，牙骨段附着的软组织蒂也较小，特别是在只移动切牙牙骨段时，尤其如此，易于发生牙骨段的血液供应障碍。很多学者担心术后由于软组织营养蒂供血不足，会使骨愈合及牙髓恢复受到影响，甚至发生牙骨段的缺血性坏死。但经过大量的研究，Bell 于 1970 年和 1980 年分别设计了 AMSO 的垂直软组织切口和水平软组织切口，使移动的下颌前部根尖下截骨的牙骨段在其唇、舌侧均有软组织营养蒂附着，从而使牙骨段可获得来自唇、舌双侧的血液供应，保证了 AMSO 截开之牙骨段术后有充足的血液供应。如果术中操作得当，不损伤牙骨段唇、舌侧附着的软组织营养蒂，术后牙骨段可获得充分的血液供应，使截骨处获得良好的骨愈合，牙骨段所含牙的牙髓亦可恢复良好，不发生退行性改变。

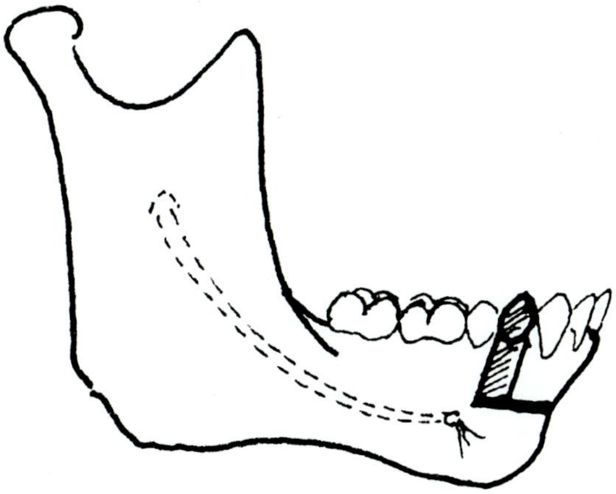

图 12-6-1　下颌骨前部根尖下截骨术截骨示意图

一、适应证

1．轻度下颌前突畸形　轻度下颌前突、前牙反𬌗畸形，可选用拔除双侧下颌第一或第二前磨牙，AMSO 后退前部牙骨段加以矫正。当前牙反覆盖小于 5mm 时，利用双尖牙部位拔牙截骨的间隙，后退下颌前部牙骨段，常可收到良好的矫正效果，且手术规模小，对患者的创伤小。手术甚至可在局部麻醉下进行。

2．上颌前突或双颌前突畸形　对于上颌前突畸形的矫治，上颌骨无论是采用前部截骨术式还是 LeFort Ⅰ型截骨术，AMSO 都是其常选的组合术式之一。如果患者同时伴有深覆𬌗、深覆盖，AMSO 常常需要该前部牙骨段下降并后退。

对于磨牙关系良好的双颌前突畸形的矫正，常选用上颌前部截骨术加 AMSO 同时后退上、下颌前部牙骨段予以矫正。

引起开𬌗畸形的原因很多，矫治设计也常因病因不同、畸形表现不同而不同，但某些局部因素引起的前牙开𬌗畸形，则可选用 AMSO 加上颌前部截骨术予以矫正。

3．下颌后缩畸形　某些下颌后缩畸形患者，表现为下颌的 Spee 曲线常过陡，即前牙呈现为深覆𬌗与深覆盖，整体前徙下颌时常因下前牙垂直方向的异常而受到干扰。因此，在行整体前徙下颌骨的手术时，常需同时辅以 AMSO 下降下颌前部牙骨段。

二、操作步骤

（一）麻醉

单纯进行的 ASMO 可选择双侧翼下颌传导阻滞麻醉 + 术区局部浸润麻醉完成手术。当需要同时进行其他的正颌外科手术时，则应选择经鼻气管插管全身麻醉完成手术。因后者麻醉效果较好，且在术中可控制血压，减少术中出血。目前 AMSO 多在全身麻醉下完成。

（二）切开、剥离、显露

根据术前设计，如果需要拔牙，一般为双侧的第一前磨牙，则应在行软组织切口前，将该两颗牙拔除，拔牙时务必保持其颊舌侧牙龈不受损伤，拔牙窝内填塞明胶海绵止血。然后在双侧前磨之间的唇、颊侧附着龈下 5 ～ 8mm 处做水平黏骨膜切口，切开黏膜及黏膜下组织后，用电刀斜向下颌骨前部骨面切断颏唇肌，使根尖下牙骨段上保留部分颏唇肌，有利于增加牙骨段的血液供应及切口关闭时的颏唇肌对位缝合，避免术后下唇外翻和下前牙暴露过多，影响外观。切开骨膜后用骨膜剥离器于骨膜下剥离、暴露，其范围以能完成设计的双侧垂直骨切口以及位于尖牙根尖下 5mm 的水平骨切口为宜。在剥离过程中如需显露颏孔，应适当解剖游离颏神经，减轻术中牵拉对颏神经的损伤。剥离过程中应谨慎操作，切不可将牙骨段区域内的附着龈黏骨膜瓣切断，否则将影响根尖下牙骨段术后的血液供应。

（三）截骨

在牙槽突应做垂直截骨的部位，用骨膜剥离器将唇颊侧附着龈黏骨膜轻轻挑起，显露该部位的牙槽骨及邻牙牙根，用裂钻在下颌骨颊侧骨皮质表面，根据术前设计做垂直截骨标记线，垂直截骨线应与邻牙，尤其是与尖牙的牙轴平行，截骨应在牙根间骨质中进行，避开邻牙的牙根。截骨线应达下颌单尖牙根尖下 5mm 位置。如果设计中需拔牙去骨，则应在此处标记两条截骨线，其间为应去除的骨质。应去除骨块的大小和形状应严格根据术前模型外科的设计确定。如果去骨过多，术后骨块间存留较大的骨间隙需要植骨，否则术后易发生骨愈合障碍，而且去骨量过多会增加损伤邻牙牙根的机会。而去骨过少，则会阻碍下颌前部牙骨段移动至设计位置。截骨线标记完成后，用裂钻或矢状锯沿标记的截骨线进行截骨。裂钻或矢状锯应与截骨处颊侧骨面垂直，截透颊侧骨皮质后，在截开舌侧骨皮质时，术者应将一手指置于截骨部位下颌骨舌侧的相应部位，以感觉截骨深度，当截透舌侧骨皮质时，手指可立即感觉到，此时应立即停止截骨，避免损伤舌侧牙龈和口底软组织。

AMSO 完成后，下颌前部牙骨段的血液供应主要来自其舌侧软组织营养蒂，术中应尽量减轻损伤，保持其完整性。一旦舌侧软组织营养蒂受损或从根尖下牙骨段上完全剥脱，则可能发生该牙骨段的缺血性坏死。在进行垂直截骨操作时还应注意保持截骨线两侧邻牙牙周骨质的完整，避免牙根暴露或损伤邻牙牙根。同时在进行垂直截骨操作时不仅要保护其舌侧软组织蒂免受损伤，对其颊侧的附着龈黏骨膜瓣亦需妥善保护，使根尖下牙骨段自颊侧软组织蒂中亦可获得部分血供。

完成两侧的垂直骨切口后，行根尖下水平截骨。为保证牙骨段上的牙髓有良好的血液供应，避免术后牙髓发生退行性变，水平截骨线应位于根尖下 5mm 以下。在下颌前牙中双侧单尖牙根尖的位置最低，因此下颌前部根尖下截骨的水平截骨线的位置应在双侧单尖牙根尖下约 5mm。先用裂钻在唇侧骨皮质上做水平截骨标记线。如下颌前部牙骨段需要下降，则应根据术前模型外科设计确定的下降的高度，在第一条水平截骨线的下方再用裂钻标记出另一条水平截骨线，两条截骨线间的距离即为下颌前部牙骨段应下降的高度。将水平截骨线与两侧的垂直截骨线连接起来，以裂钻或矢状锯或摆动锯沿标记出的水平截骨线进行截骨。同样在截开舌侧骨板时，需将一手指置于截骨块的舌侧以感觉截骨深度，保护舌侧软组织免受损伤。完成上述截骨后，检查水平截骨线与垂直截骨线间是否存有骨性连接，若有骨性连接，应充分离断。然后，用骨凿沿截骨线轻轻敲击，将根尖下牙骨段离断松动，并将应去除的骨块取出。在取出骨块时应小心剥离其舌侧软组织附着，并使之不受损伤。尽可能保持软组织（尤其是舌侧软组织）在牙骨段上的附着。

根据术前设计，需调整下颌的牙弓形态使之与上颌牙弓形态相适应时，可将根尖下牙骨段再进行分块。一般分块截骨线设计在下颌中切牙之间。下颌前部根尖下截骨段不宜分块过多（不超过2块），分块过多可造成每一牙骨段上软组织蒂过小，容易发生术后供血不足，造成牙骨段的缺血性坏死。在进行分块操作时需对截骨部唇、舌侧软组织蒂进行妥善的保护。

（四）就位、固定、缝合

将下颌前部牙骨段充分离断、松动，使牙骨段按术前设计移动，就位于术前预制的咬合导板中。如果𬌗板不能完全就位，应检查截骨部位并去除骨性干扰，使𬌗板完全就位。在去除截骨线处骨干扰时应注意对软组织的保护，尤其是在去除舌侧骨板的骨干扰时，应将一骨膜剥离器置于舌侧骨皮质与骨膜之间，以保护舌侧软组织免受损伤。牙骨段就位于𬌗板后，结扎下颌唇弓，再将𬌗板用钢丝固定在下颌唇弓上。截骨线处如果有较大的骨间隙存在，应在骨间隙处植骨以利于术后骨愈合。牙骨段可用微型钛板（micro plate）固定于下颌骨体，这样，唇弓加上微型钛板固定可使移动后的牙骨段稳定于设计的位置顺利愈合，术后可早期去除𬌗板，便于患者早期进食恢复咀嚼功能。如果没有条件进行坚固内固定者，亦可采用唇弓及𬌗板固定6～8周，保证骨愈合。

单纯行AMSO者，术后无需行上、下颌间结扎固定，但是当配合其他正颌外科手术时，特别是上、下颌双颌外科手术时，应将𬌗板最终固定于上颌牙列，术后行适当颌间固定。术中固定完成后，严密止血，以生理盐水冲洗手术区，将切口处颏唇肌复位并用丝线间断缝合，恢复颏唇部肌肉的连续性。再以丝线间断缝合黏骨膜切口，口外以纱布压迫包扎。

AMSO除采用上述的下颌前部前庭沟黏骨膜水平切口外，亦可采用下颌唇颊侧黏骨膜垂直切口来完成手术。黏骨膜垂直切口一般位于双侧第一前磨牙区需行牙槽突垂直骨切口处，在下颌中切牙部位附加下颌正中黏骨膜垂直切口，并在根尖下水平于骨膜下剥离，形成骨膜下隧道，完成AMSO。

上述两种黏骨膜切口在根尖下截骨段术后血液供应、牙髓恢复等方面没有显著差异。但黏骨膜水平切口保持了龈缘的完整性和连续性及牙周附着的完整，而且手术野暴露清楚，手术可在直视下完成，不需要特殊的手术器械，牙科电机亦可完成手术。同一手术切口亦可同时行颏成形手术。而黏骨膜垂直切口手术操作需在骨膜下隧道内进行，手术野暴露困难，手术操作需要特殊的手术器械才能完成，手术操作难度较大，同时无法行颏成形术。因此越来越多的学者采用黏膜水平切口来完成下颌前部根尖下截骨术。

三、手术并发症及处置

（一）缺血性骨坏死及骨愈合障碍

AMSO完成后，牙骨段的血供仅靠其唇、舌侧细弱的软组织营养蒂来提供。如果手术中操作不慎，造成软组织严重损伤，甚至完全撕裂或者软组织营养蒂与牙骨段剥脱分离，使根尖下牙骨段血供发生严重障碍，则易导致牙骨段的骨愈合障碍及牙骨段的缺血性坏死。特别是在仅含有下颌切牙的根尖下牙骨段，软组织营养蒂附着面积更小，软组织营养蒂更加细弱，更易受损伤，其舌侧软组织蒂中不含有肌组织，更容易与牙骨段分离，因此牙骨段更容易发生血供障碍，造成缺血性坏死。因此，为防止牙骨段发生血液供应障碍，术中要尽可能减轻对软组织营养蒂的损伤，操作要轻柔、准确而细巧，严禁动作粗暴。截骨操作时，持截骨器械的手应有稳固的支点，防止发生器械滑脱。显露术野剥离时，剥离范围不宜过大，尽量保持软组织在牙骨段上的附着；进行垂直截骨时，应用骨膜剥离器将截骨部位颊侧的附着龈黏膜瓣轻轻挑起，避开截骨器械对它的损伤。在截开舌侧骨皮质时，需将一手指置于舌侧牙龈处，感觉截骨深度，保护舌侧软组织蒂。牙骨段离断、松动后，在移动过程中，动作要轻柔，防止软组织附着的剥脱。在钛板就位的过程中，如需要去除骨性干扰，操作时亦需要采取相应的措施保护唇、舌侧的软组织蒂。术后良好而坚固的固定亦可保证牙骨段的血供及骨愈合。

避免牙骨段术后血运障碍的另一个重要措施是尽可能采用术前正畸方法调整牙弓形态，避免术中对牙骨段再行分块。分块愈小，发生血运障碍的可能性愈大。

（二）牙髓坏死或退行性变

AMSO 完成后，牙骨段的血液供应下降，相应的牙髓组织供血不足，可发生牙髓组织的缺血性坏死或退行性改变。为防止发生牙骨段上的牙髓组织的缺血性坏死或退行性改变，首先应采取措施保持整个牙骨段的血液供应，在此基础上根尖下水平骨切口与根尖之间应保持至少约 5mm 的距离，避免对牙根尖的损伤，使牙髓组织能获得足够的血液供应。但有文献报道，根尖下水平截骨线与牙根尖的距离为 2mm 时，牙骨段上牙齿的牙髓组织亦可获得足够的血液供应，不致发生缺血性坏死或退行性改变。此点在颏部骨高度不足，需同时进行水平截骨颏成形术时有较重要的意义。上述两种术式同时进行时，根尖下水平截骨线与颏成形水平截骨线之间，至少要保留有 5mm 厚的骨桥，以保持下颌骨的完整性，避免意外骨折，此时可将根尖下截骨的水平截骨线适当上移保证骨桥有足够的厚度。一旦术后发生牙骨段上牙齿牙髓组织的缺血性坏死，应对患牙进行根管治疗。

（三）牙周组织萎缩

AMSO 完成后，发生牙周组织萎缩多为术中牙间骨质去除过多，造成牙周支持骨组织的破坏及牙周附着的丧失所引起。因此在术中需行牙间去骨时，在不影响矫治效果的前提下应尽量保留牙间骨质。在进行去骨操作时应避免损伤邻牙，保证邻牙牙周骨质的完整。黏骨膜切口应尽量选择水平切口，保证牙龈缘的连续性、完整性和牙周附着不被破坏。

（四）术后复发

根据动物实验和临床研究，AMSO 术后有不同程度的骨性复发。延长固定时间，应用舌侧夹板固定或采用骨间微型钛板坚固内固定技术，有助于控制骨性复发，截骨线处骨间隙内植骨增加骨接触面积，消除骨间隙，促进骨愈合，亦有助于控制术后的骨性复发。

（伊彪）

第七节　水平截骨颏成形术

口内入路的水平截骨颏成形术是正颌外科的基本术式之一。既可独立用于矫治各类颏部畸形，也可与正颌外科其他术式联合应用以提高复杂牙颌面畸形的矫治效果。通过对不同颏部畸形的特点的研究，在水平截骨颏成形术的基础上又形成了多种颏成形的改良术式（图

12-7-1a ~ e)，使颏成形术的矫治效果得到进一步提高。

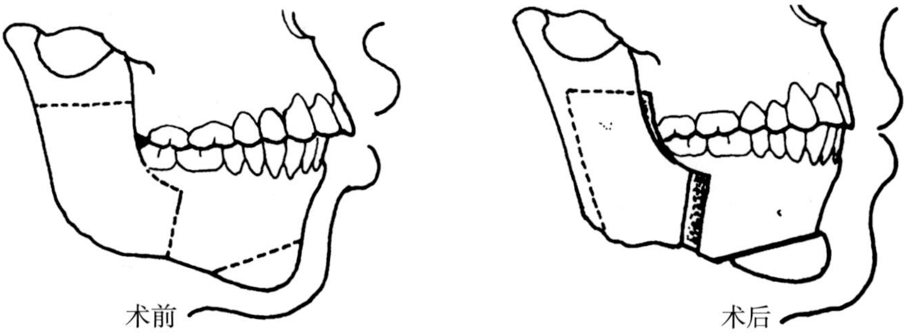

图 12-7-1a　颏部水平前徙术

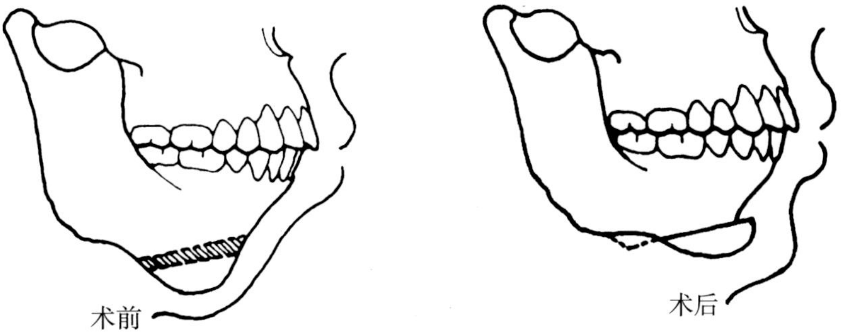

图 12-7-1b　颏部缩短前徙术

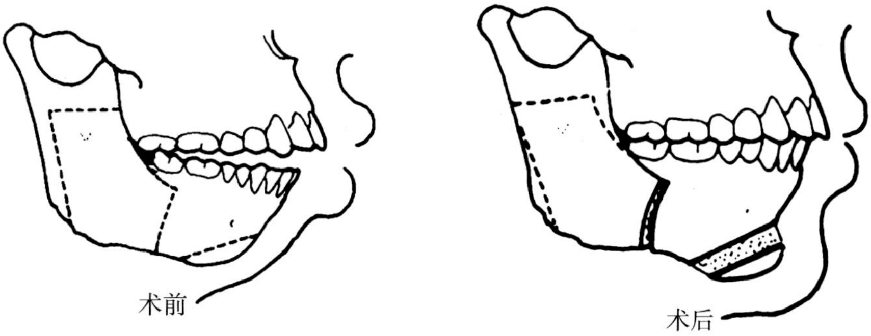

图 12-7-1c　颏部加长前徙术

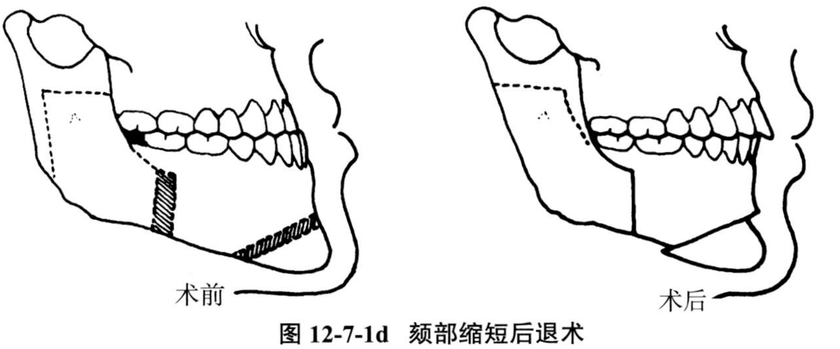

图 12-7-1d　颏部缩短后退术

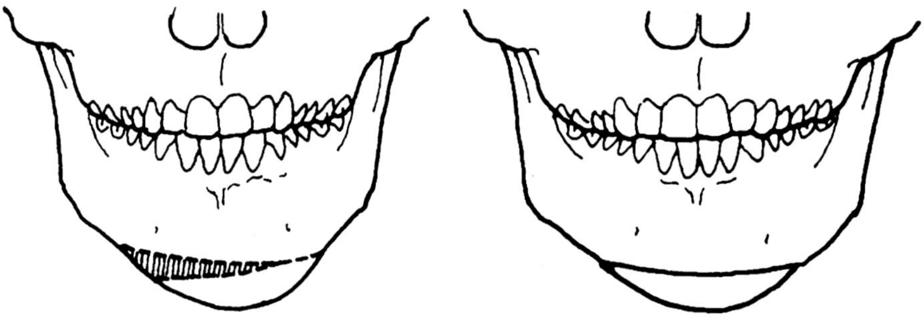

图 12-7-1e 颏部三角形去骨术

一、手术适应证

口内入路的水平截骨颏成形术适用于各类颏部畸形的矫正。这些畸形包括颏部在前后方向上、垂直方向上的不协调以及三维方向上的不对称。

1. 颏后缩畸形　颏后缩畸形是东方人群中最常见的颜面畸形之一。表现为颏部突度较面部其他部位发育不足。增加颏突度的水平截骨颏成形术在临床应用非常广泛。

2. 颏前突畸形　单纯的颏前突畸形在东方人群中不多见。部分骨性下颌前突畸形患者可伴有不同程度的颏前突，需在矫正下颌前突畸形的同时予以矫正。

3. 颏过长畸形　表现为颏在垂直方向上发育过度。如长面综合征患者的面下 1/3 中的下唇颏高明显超出正常比例，使面中份与面下份的比例关系失调。这种情况在长面综合征患者中普遍存在，同时在某些下颌前突畸形的患者中也可见到。

4. 颏过短畸形　表现为颏部垂直方向上发育不足。此畸形常见于短面综合征患者，此类患者的下唇颏高明显过小，造成面中份与面下份的比例关系失调。

5. 颏部不对称畸形　颏部不对称畸形可表现为颏在三维方向上的各种不对称。如颏偏斜畸形、两侧颏下缘高度不一致、两侧颏结节突度不一致等。

二、手术切口选择

手术为口内入路，软组织切口多选择在下颌第一双尖牙的口前庭靠唇侧黏膜处，必要时切口可向后延伸到下颌第二双尖牙或第一恒磨牙。

三、手术要点及注意事项

1. 切开　切口与前庭沟的距离约 5mm。切开黏膜后，刀片向颏下缘方向稍倾斜，以保留部分颏肌于下颌前牙根部的外侧骨板上（图 12-7-2）。此方法有利于关闭切口时颏肌的对位缝合。在下颌前牙根尖下（多以下颌尖牙牙根为标志）约 5mm 处切开骨膜，向下方剥离暴露骨面，一般不剥离颏部下缘的软组织，尽可能保留截骨线下方的软组织附着。如需对颏结节或颏下缘进行修整时，可剥离局部软组织附着，剥离暴露范围以能完成手术操作为宜。

2. 标志线制备　标定对位标志线：首先以细裂钻在中线处及双侧单尖牙根方做与颏下

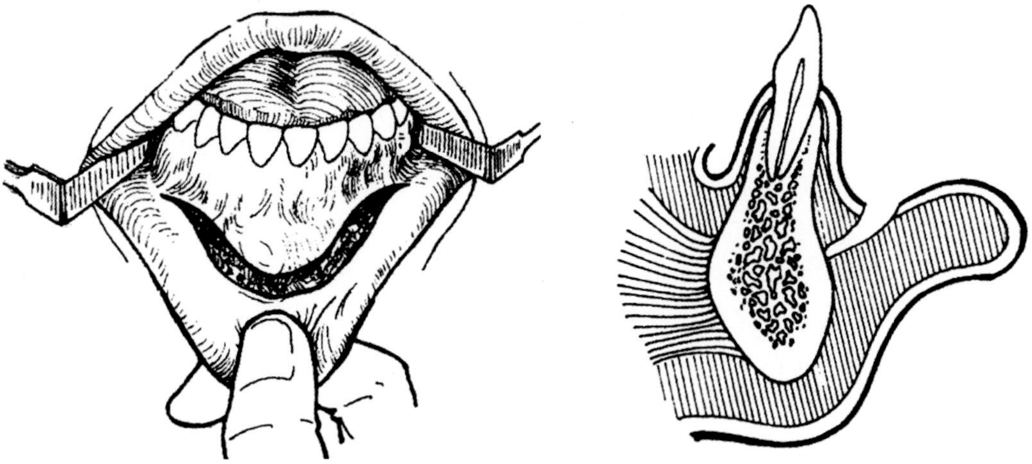

图 12-7-2　口内入路水平截骨颏成形术手术切口

a. 颏部前庭沟切口　b. 手术切口矢状剖面

缘相垂直的对位标志线，以使截骨后颏部骨段移动后对位准确。

制备截骨标志线：截骨标志线应与咬合平面及颏下缘平行，位于双侧颏孔下方约5 ~ 7mm，距下颌下缘不应小于10mm。如需截短颏部，则制备两条平行的截骨线，两截骨线之间的距离等于颏部需要截短的高度。截骨线以细裂钻完成。对位标志线应跨越截骨标志线。

当两侧颏下缘高度不一致时，截骨线应与颏下缘平行。如需截短颏部，上部截骨线与咬合平面平行，下部截骨线与颏下缘平行。位于中线处的两截骨线的距离为颏部需要截短的高度；位于双侧尖牙处的两截骨线的距离之差等于两侧颏下缘高度之差。

3．截骨　完成上述两种标志线后，可使用矢状锯或来复锯沿截骨标志线截骨（图 12-7-3）。截骨先从一侧的下颌下缘开始，全层截开颊、舌侧骨板至中线处。然后完成另一侧的截骨，两侧截骨线在中线处汇合。截骨过程中尽可能保证左右两侧截骨平面的倾斜角度一致。截骨完成后如仍有少量残余的骨连接，可用薄骨凿轻轻将之凿开，使颏部骨段与下颌骨分离。

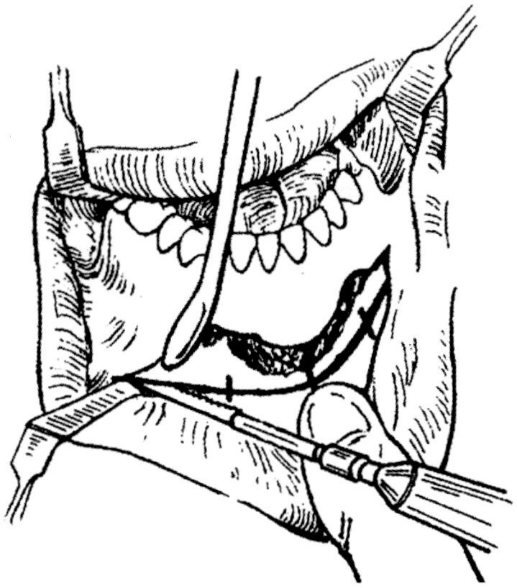

图 12-7-3　颏部水平截骨

在截开舌侧骨板时操作要轻柔准确，以免损伤舌侧软组织，导致术后口底血肿及组织水肿。严重的口底血肿及水肿易将舌体推向后方，影响术后呼吸道的畅通，严重者可危及患者生命。为避免舌侧软组织的过度损伤，可在截骨过程中用手指抵在颏部的舌侧，当骨锯即将截透舌侧骨板时，手指可感觉到锯片的振动，此时停止向舌侧深方的截骨即可避免损伤舌侧软组织。

当需要截短颏部时，应先截开下部截骨线然后再完成上部截骨操作。

4．止血　截骨完成后，检查截骨断端及舌侧软组织有无活跃出血。下颌侧的截骨断端出血以骨蜡压迫止血；舌侧软组织出血可使用电凝止血或结扎止血。

5．修整骨断端　将颏部按术前设计移动到新的位置并以钢丝或手暂时固定，观察移动后效果及下颌下缘的连续性。如果下颌下缘存在明显的台阶（此现象常发生在颏部缩短的患者，影响美观并且无法通过术后的骨组织改建而完全消除），可在颏部固定前加以修整。

6．对位固定　根据术前设计并结合术中观察，将颏部骨段移动至适当位置，然后以颏成形钛板或两枚微型钛板进行坚固固定（图 12-7-4）。对于颏前徙幅度较大或需要植骨加长颏部的患者可使用小型钛板进行固定以增加术后稳定性。钛板固定的优点是固定效果更加稳固，有利于术后骨愈合；骨愈合后可通过手术方法将钛板取出，便于保护患者隐私。

传统的钢丝结扎固定法对于常规的颏成形的固定效果是稳定的。但对于颏前徙幅度较大或需要大量植骨加长颏部的患者其固定效果远不如钛板。骨愈合后固定的钢丝无法再取出，影像学检查时可观察到钢丝的影像。

7．缝合　颏成形术后颏部的骨膜因张力过大常无法缝合。因此术后常规只进行两层缝合即颏肌的对位缝合及黏膜的对位缝合（图 12-7-5）。其中颏肌的对位缝合为三点式对位缝合，即在中线及双侧单尖牙部位缝合颏肌。因肌肉纤维脆弱，可先将三根缝线在上述部位分别穿好后再统一打结。黏膜缝合时应仔细确定唇中线，准确对位缝合。进针深度要充分，注意防止黏膜内卷，影响伤口愈合。下颌尖牙前部的黏膜切口以可吸收缝线进行间断缝合，此缝合方法对位准确，可有效避免术后的下唇不对称。尖牙后部的切口可采用连续缝合。正确的缝合是保证术后组织正常愈合、维持良好下唇形态、防止术后下唇外翻的重要步骤，不容忽视。

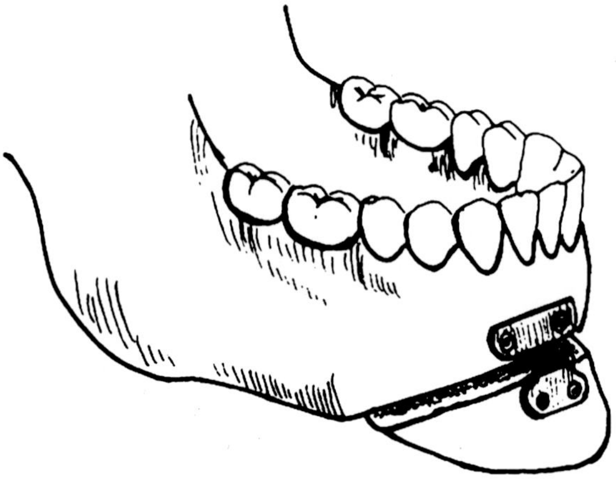

图 12-7-4　应用颏成形钛板坚固固定

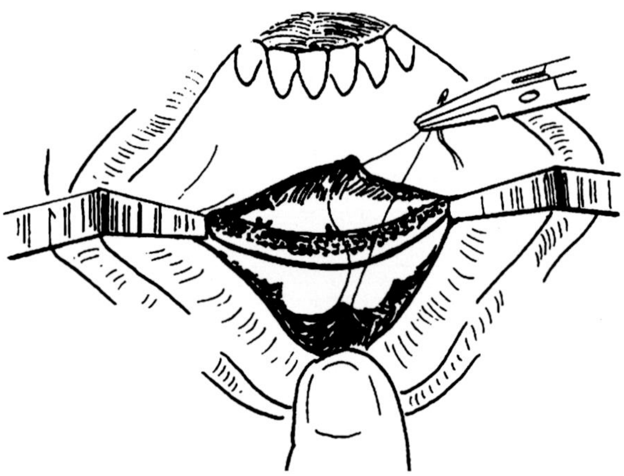

图 12-7-5　缝合颏肌及黏膜

8．加压包扎　术后于颏下缘和颏唇沟处以 10cm × 2cm 的条状纱布敷料进行加压包扎。此加压包扎方法可有效地防止术后组织血肿并有利于术后软组织塑形。术后三天去除加压包扎，颏唇沟处的敷料更换为 5cm × 1.5cm 的纱布继续适当加压。此敷料于术后 10 ~ 14 天去除。此种加压方法有利于术后组织贴合和颏唇沟的塑形，并可有效预防术后下唇外翻。

四、手术并发症及处置

1．出血　常规的水平截骨颏成形术一般不会出现明显的出血，即使是较复杂的水平截骨颏成形术的出血量也很少超过100ml。但在矫治因颏部软组织血管畸形或骨纤维异常增殖症造成的颏部畸形时可能会遇到明显的出血。此时减少出血的方法有：手术过程中采取控制性降压技术；及时结扎活跃的软组织出血；用骨蜡压迫、填塞骨创面的活跃出血点；缩短截骨时间以及尽可能减轻舌侧、口底软组织的损伤。

对于颏部存在软组织血管畸形或血管瘤的患者术前应进行详细检查，必要时应进行血管造影，了解颌骨内有无血管畸形以及软组织的血液供应情况。如果存在明确的动静脉畸形应先进行栓塞治疗后再行颏成形术。

2．颏神经损伤　常规的水平截骨颏成形术对颏神经仅会造成轻微损伤，术后患者多不会发生下唇颏部麻木或仅有短时间的轻微麻木。但是对于某些较为复杂的颏部截骨术式，颏神经的损伤成为其主要并发症。此外不适当的牵拉暴露以及截骨线位置设计过高，均可造成颏神经的损伤而导致术后较长时间甚至永久的下唇颏部麻木。

为了避免截骨造成颏神经的损伤，术前应在曲面断层片（全景片）上仔细观察下牙槽神经的解剖走行，用以指导手术中截骨线位置的设计。颏部过长的患者其下牙槽神经的位置也常较低，术中截短颏部时损伤神经的可能性较大，必要时可先将颏孔下方的神经解剖出来后再完成颏部截骨。

术中应尽可能减轻牵拉对颏神经的损伤，手术操作应轻柔，减少不必要的牵拉和显露。如果需要对颏孔附近的颏部骨组织进行修整，可先对颏神经进行松解，减少神经张力和显露操作区域。一般情况下不必过多解剖颏神经，以避免解剖过程中的损伤和解剖后颏神经暴露后的牵拉损伤。

如果术中发生了颏神经的离断，应在完成颏部手术操作后进行神经吻合。发生在颏孔部位的离断需去除颏孔部位的骨外板，显露骨内神经断端后再行神经吻合。术后使用激素和神经营养药物促进神经功能恢复。牵拉造成的神经损伤即使不使用神经营养药物其功能亦能逐渐恢复，恢复过程大约需要3～6个月。如果术中颏神经牵拉损伤较严重，某些患者的下唇感觉功能不能完全恢复，术后会遗留下唇颏部皮肤的感觉较面部其他部位皮肤的感觉迟钝。多数患者需要经过一年以上的时间才能逐渐适应这种不适的感觉。

3．意外骨折　在未充分截开颏部骨段之前，使用暴力撬动或骨凿劈凿，均可造成颏部骨段两侧的截骨线末端的骨折，特别是下颌下缘的斜向后上方的骨折。另一个可能出现意外骨折的部位是颏部正中的舌侧骨板。发生的原因亦是正中的舌侧骨板截骨不充分或两侧的截骨线高度不一致。此两类骨折均可影响颏部骨段的移动及准确对位，造成双侧下颌侧方形态和颏下缘高度的不对称。

临床上水平截骨颏成形术的截骨线向后可达双侧第一磨牙相对应的下颌下缘。截骨线长，加之下颌下缘处和颏部正中的骨皮质密度高，截骨时如骨锯的锯片不锋利或截骨线的角度不一致，完全截开下颌下缘和颏部正中的难度较大。来复锯的锯片工作端较长，适用于颏成形术的截骨，特别是可以比较容易地截开两侧下颌下缘处的骨皮质。截骨线完成后如果颏部没有离断，可以骨凿轻轻撬动颏部骨段，此时只需要很小的力量即可使之离断。如果阻力较大应仔细检查截骨不充分的部位并将之截开。忌用暴力撬动或骨凿劈凿。如此操作可避免意外骨折的发生。

如果术中发生了意外骨折，对于小的影响颏部骨段移动和对位的骨折片可用打磨钻将之磨除。对于下颌下缘处较大的可能会影响术后外观的骨折片，可以裂钻将之从颏部骨段上截开，复位后以钛板或双皮质钛钉固定。

4．舌侧软组织损伤　在完成颏成形截骨过程中如果锯片超出舌侧骨板过多会造成舌侧的骨膜、颏舌肌甚至舌下腺的损伤。严格控制截骨深度是预防舌侧软组织损伤的关键。舌侧软组织损伤如果没有明显出血可不用特殊处理。如果肌肉断端渗血明显可电凝止血或缝扎止血。对于活跃的动脉性出血应予以结扎。

5．术后伤口感染或伤口愈合不良　颏成形术后伤口感染较为少见。术后颏部伤口进行间断缝合（针距 6mm 左右）可使组织渗出物得到及时引流；缝合时对位准确，保证创缘组织有足够的接触面；术后局部加压包扎；术后每日进行两次口腔冲洗并使用漱口液漱口。以上方法均可起到预防术后伤口感染或伤口愈合不良的作用。关于电刀的使用，只要选择合适的功率，即使直接切开黏膜也不会造成伤口愈合不良。如果术区需要植骨或进行复杂截骨方式，黏骨膜切口最好不使用电刀。

感染或伤口愈合不良发生后可根据情况配合使用抗生素治疗，但局部处理更为重要。每日应使用抗生素生理盐水冲洗伤口 2 ～ 3 次，表面覆盖碘仿纱条。待局部有新鲜肉芽组织生长，上皮重新覆盖后，伤口会逐渐愈合。

6．术后口底血肿　产生的主要原因是操作时损伤口底软组织后止血不彻底。术中软组织活跃出血应结扎止血。对于广泛的渗血可使用电凝止血或明胶海绵填塞压迫并做适当观察，当渗血不多时再行关闭切口。术后全身应配合使用止血药物、局部冷敷或加压包扎，减轻术后局部进一步的渗血。口底血肿发生后，如果没有影响到患者的呼吸，可对局部进行冷敷并严密观察，必要时可置放口咽通气道或鼻咽通气道预防窒息发生。如果口底血肿严重，导致呼吸障碍，应打开伤口清除血肿、重新止血并置放鼻咽通气道。

7．术后下唇颏部麻木及不适感　除颏神经离断损伤可造成永久性下唇麻木外，某些患者的颏神经仅存在牵拉损伤也会发生持续性下唇麻木。目前对于此种并发症尚无好的解决办法。只能通过减轻术中损伤来预防。部分患者术后下唇感觉虽逐渐恢复正常，但仍感觉局部发紧不适。此现象多为术后瘢痕挛缩所致。随着瘢痕组织的软化此种不适会逐渐减轻或消失。但某些患者的不适感无法完全消失。术后伤口愈合后对颏部进行适度按摩可减轻此种不适症状。

（梁成）

第八节　颌骨牵引成骨技术

一、概述

（一）发展简史

早在 1905 年，意大利学者 Codivilla 就曾成功地进行过肢体长骨（股骨）的牵引延长。20 世纪 50 年代，俄罗斯学者 Ilizarov 进行了大量的实验和临床研究，奠定了牵引成骨的理论基础，并提出了一系列临床应用的基本原则和技术细节，迄今为止仍广泛为世界各国学者所遵循。由于颌骨解剖结构的复杂性及其对容貌的重要性，直到 1992 年美国学者 McCarthy 才首次报道了应用口外牵引装置完成的 4 个儿童颌骨牵引成骨病例。虽然手术效果很好，但是口外牵引器所造成的明显的面部皮肤瘢痕及损伤面神经下颌缘支的高风险性使这一技术的推广受到局限(图 12-8-1)。1995 年内置式颌骨牵引器的出现，开启了颌骨牵引成骨的新阶段，迅速成为国际口腔颌面外科界以及整形外科界的研究热点。牵引成骨技术不仅可以延长和增宽严重萎缩的骨骼畸形，避免了植骨手术，还可同期延长骨骼周围的各类软组织（肌肉、血管、神经、皮肤等），大大降低了术后复发率。与常规手术比较其手术创伤较小，并发症较少，术后稳定性较高，为诸多复杂牙颌面畸形的矫治开辟了新的治疗思路，越来越受到广大口腔颌面外科医生与患者的欢迎。

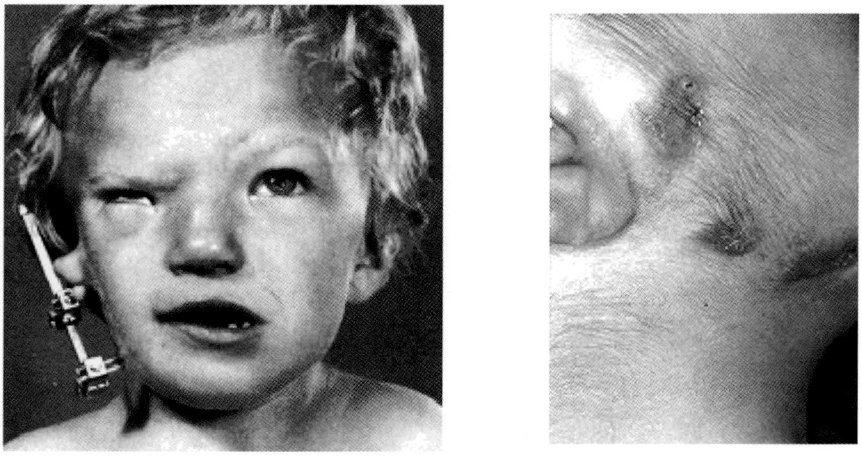

图 12-8-1 McCarthy 下颌骨口外牵引成骨病例

左：下颌骨牵引成骨过程中患者面像，右：拆除牵引器后颜面局部瘢痕情况。

（二）牵引成骨的基本原理

牵引成骨是指应用牵引器在截开的骨段间施以适度的持续缓慢的作用力，使其产生张力，骨及骨周软组织在这种张力的刺激下，其再生潜力被激活，处于高代谢活性的、以增生和细胞生物合成功能被激活为特征的状态，从而在牵开的骨段间隙内不断形成新骨，使骨骼得以延长或增宽，同时骨周围软组织也得以同步延长。Ilizarov 将之称为张力拉力法则，临床上利用这一原理，不仅可以矫正骨骼畸形，还可同步矫正伴发的软组织畸形，有利于减少复发，提高各类畸形的矫治效果。

牵引力的稳定性是保证骨牵引间隙内新骨生成的先决条件，骨段间轻微动度的存在将导致牵引区内生成大量纤维结缔组织和少量软骨组织，影响新骨的生成。适宜的牵引速度和频率是保证牵引区新骨生成的另一重要因素，大量的临床和实验研究证实，颌骨牵引成骨的最佳牵引速度为 1mm/ 天，可分 2 ～ 4 次牵引。在固定的牵引速度下，牵引频率越高，牵引区新骨生成速度越快。如果牵引速度过快，会导致纤维愈合和骨不连接，牵引速度过慢则可能导致骨段间过早愈合，不能继续牵引延长，常需行再次截骨。

（三）颌骨牵引成骨的临床分期

从截骨、安放牵引器到完成牵引成骨、拆除牵引器，颌骨牵引成骨有三个临床分期：间歇期，牵引期，稳定期。

1．间歇期　是指从安放牵引器到开始牵引的时间。一般为 5 ～ 7 天。儿童患者特别是年龄较小者（6 岁以下），间歇期可适当缩短为 3 ～ 5 天。

2．牵引期　是指每天按照一定速度和频率进行牵引达到设计牵引幅度所需要的时间。临床上常用的牵引速度为每天 1mm，可分两到四次进行，在同样的牵引速度下，牵引的频率越高，成骨的效果越好。牵引期的长短由术前设计的牵引幅度及牵引速度而定，如计划牵引 25mm，牵引速度为每天 1mm，牵引期则为 25 天。

3．稳定期　是指从完成牵引后到拆除牵引器所需要的时间。其目的是利用牵引器的固定作用，使牵引区新形成的骨基质进一步钙化、成熟，并在生物力学作用下发生改建。国际上普遍认可的上颌骨牵引成骨稳定期为 3 ～ 4 个月，下颌骨为 2 ～ 3 个月。但是具体到每个患者，应根据其年龄、性别、畸形程度、牵引部位和牵引距离等因素综合判断，并于牵引结束后每隔四周拍摄 X 线片观察牵引区新骨钙化情况，以决定拆除牵引器的时间。

（四）颌骨牵引器

1．牵引器的基本组成　所有的颌骨牵引器基本上都是由固定装置和牵引装置两部分组成。固定装置必须确保截骨线两端骨段间具有良好的稳定性，可分为牙齿支持式和骨支持式。牙齿支持式是通过粘接带环、唇弓、舌杆等装置将牵开装置固定于牙齿之上，这一方式在牵引成骨过程中常出现牙齿松动、倾斜移位，以及骨移动量小于牙移动量等缺点，且稳定性较差，易复发，临床应用较少。骨支持式即通过固定针、螺钉或种植体将牵引装置固定于颌骨，这种方式稳定性好、容易获得预期的牵引成骨效果，临床应用最为广泛。以种植体作为固定装置用于颌骨或牙槽骨的牵引成骨具有独特的优势，植入的种植体日后可为种植修复所利用，这对某些特定的患者具有很好的治疗效果，但应注意适应证的选择。

牵引器的牵引装置一般由螺杆和螺旋轨道组成。如按照特定的速度和频率旋转螺杆，牵引装置连同固定于其上的骨段便会沿螺旋轨道移动，在截开骨段间产生张力，刺激骨组织的生长。同时骨周围软组织包括皮肤、肌肉、血管、神经同时被牵引延长，达到软硬组织同步延长的目的。不同种类的牵引器，固定和牵引装置的设计均不同，医生应根据患者的具体情况选择适宜的牵引器。

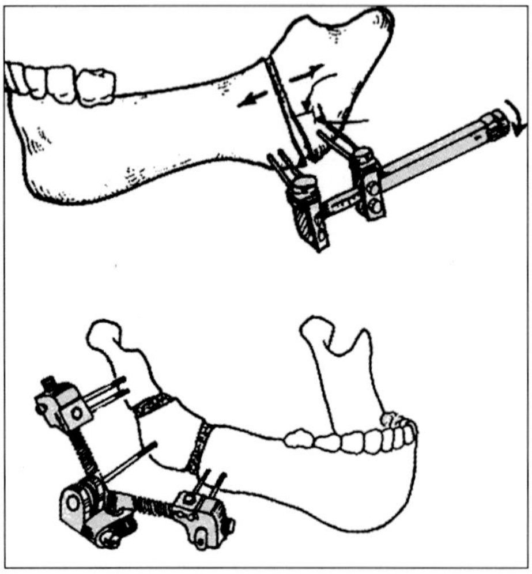

图 12-8-2　口外牵引器

左：下颌骨口外牵引器

右：下颌骨多向口外牵引器

2．口外牵引器　最早的口外牵引器是依靠四根穿过皮肤的固定针将牵引装置固定于颌骨之上，在牵引成骨过程中固定针的移动不可避免会形成明显的皮肤瘢痕，影响美观，而且颌下切口有伤及面神经的风险（图 12-8-2）。因此学者们积极研制开发了内置式牵引装置，目前临床应用的大多数牵引装置为内置式牵引装置。1997 年 Polley 设计了固定于颅骨外侧的颅外固定牵引器（RED）用于矫治上颌骨发育不全畸形，其以颅骨作为支抗，可将上颌骨甚至整个面中部和前颅骨骨骼充分前移，解决了患者尤其是儿童患者骨骼体积过小，无法安放内置式牵引器的缺点，在临床上亦有较广泛的应用（图 12-8-3）。

3．内置式牵引器　内置式牵引器是将牵引器的固定装置及牵引装置的大部分放置于骨膜下，仅将加力螺杆穿过皮肤或黏膜暴露在皮肤外或口腔内。它体积较小，位置隐蔽，对患者的日常生活影响很小，感染的几率也较口外牵引器小，因此一出现就引起了临床医生的极大兴趣，并迅速得以推广应用。较早推出内置式牵引器的是德国 Medicon 公司，分别为适用于下颌骨体部水平向延长和升支垂直向延长的牵引器，但是其分为左右侧、垂直水平向的专用牵引器，临床应用不太方便（图 12-8-4，12-8-5）。后来 Leibinger 公司推出了类似的适用于左右侧下颌骨体及两侧升支部延长的下颌骨牵引器，其优点是体积小，缺点是固定孔间距离太小，对医生截骨的准确性要求很高。后来德国 Martin 公司吸取了上述牵引器的设计优点并加以改进，推出了既可用于下颌骨水平向延长，又可用于升支部位的垂直向延长，既可用于左侧，又可用于右侧的内置式颌骨牵引器（图 12-8-6）。其他的医疗器械厂家也随后推出了自己设计制作的不同类型的内置式颌骨牵引器，适用于不同年龄患者的不同部位的颌骨畸形，如 Synthes 公司推出的颌骨内置式牵引器其固定装置有四种厚度，可根据患者年龄及颌骨大小进行选择，而且其加力杆可多向转动，可从口内黏膜穿出进行加力，不会遗留皮肤瘢痕，并且加力杆在牵引完成后可方便地进行拆卸，大大减少了感染的几率。近年国内一些厂家如慈北及中邦公司也推出了价格相对低廉质量上乘的国产内置式颌骨牵引器以及颅外固定牵引器，为这一技术在国内的推广应用提供了方便（图 12-8-7）。

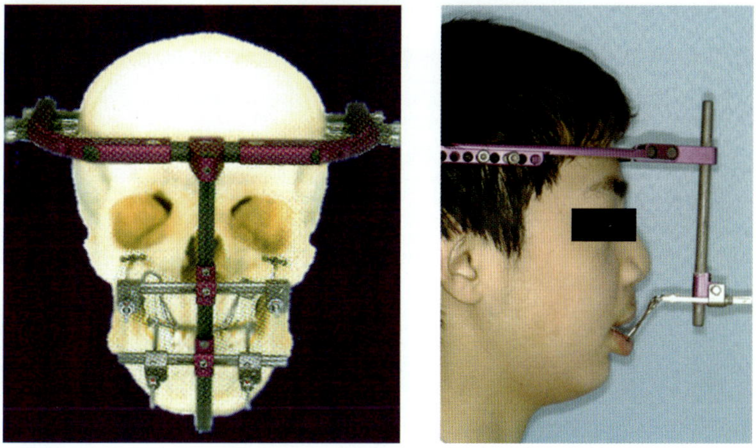

图 12-8-3 颅外固定牵引器。

左：颅外固定的上颌牵引器在颅骨上固定的情况

右：颅外固定牵引器牵引上颌骨的临床病例

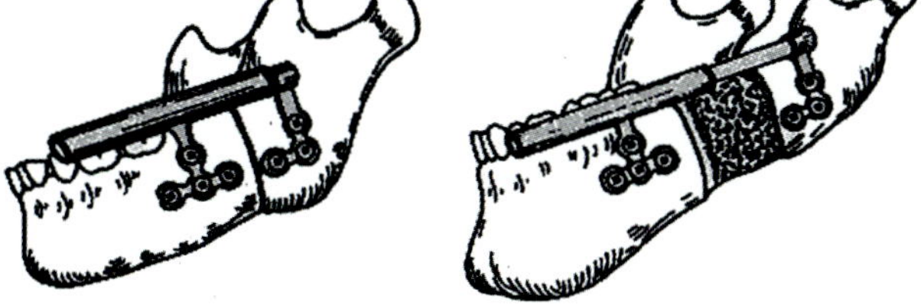

图 12-8-4 Wangerin 设计 Medicon 公司生产的内置式下颌骨体牵引器安放及牵引成骨示意图

左：牵引器安放固定 右：牵引成骨完成后情况

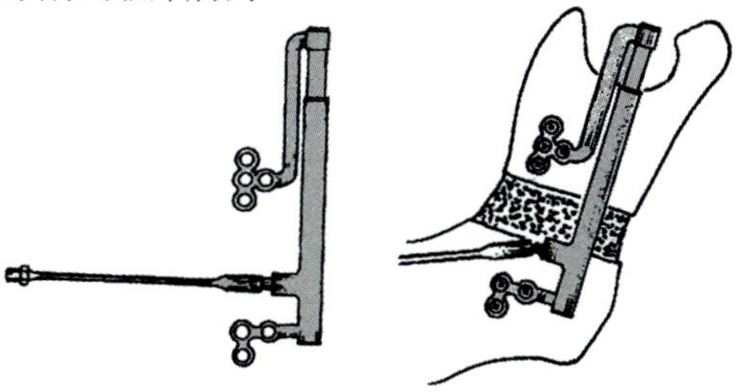

图 12-8-5 Wangerin 设计 Medicon 公司生产的内置式下颌骨升支牵引器及牵引成骨示意图

左：牵引器

右：牵引器安放固定及牵引成骨完成后情况

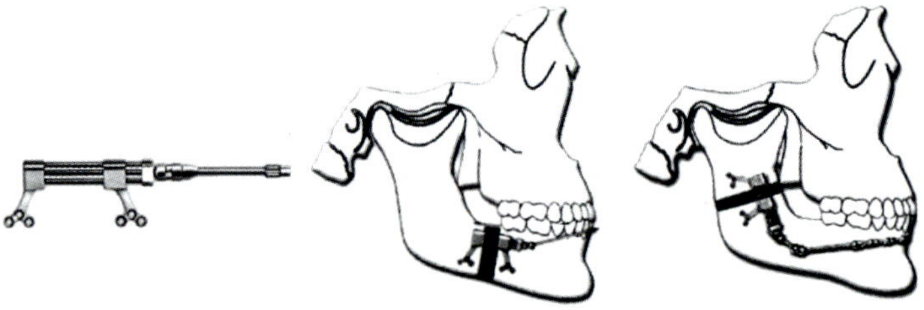

图 12-8-6 Martin 公司 1996 年设计生产的内置式下颌骨体牵引器

左：牵引器。中：牵引器在下颌骨体安放固定情况。右：牵引器在升支安放固定情况。

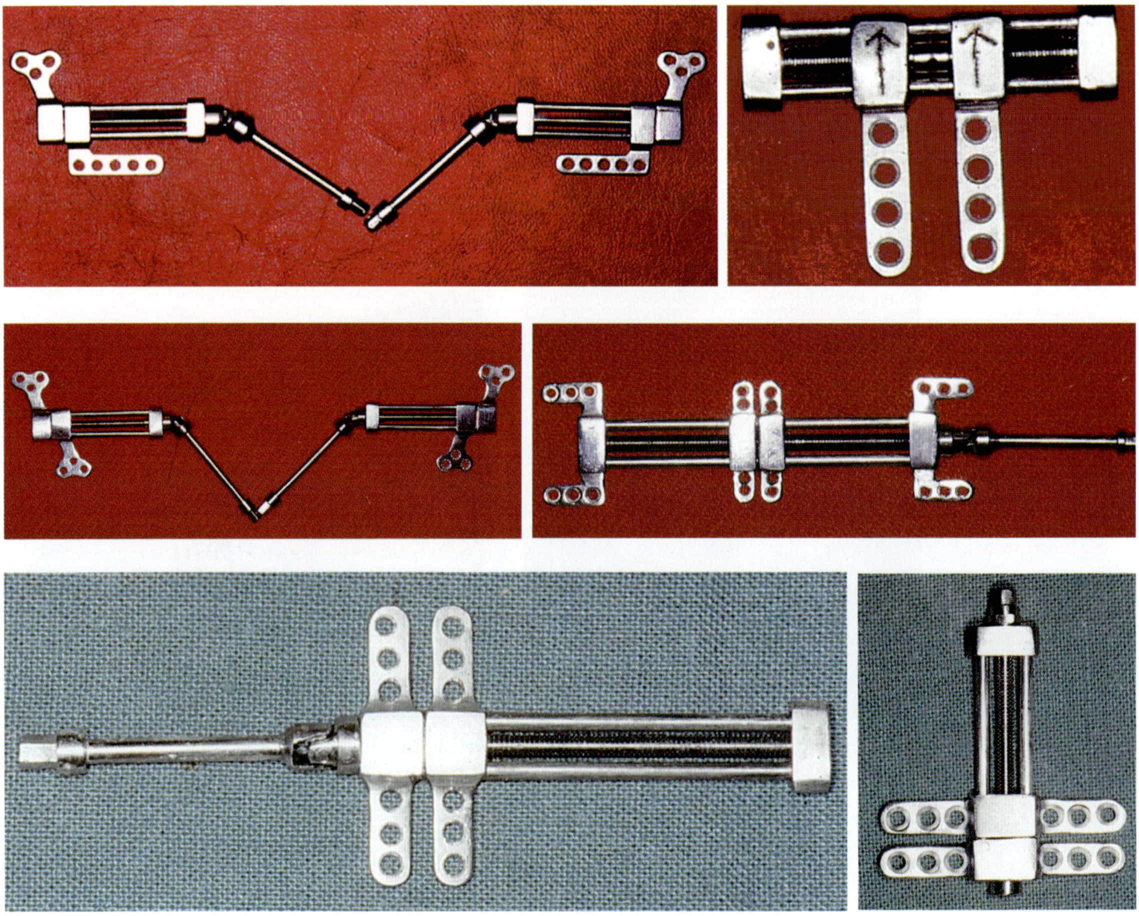

图 12-8-7 国产内置式颌骨牵引器

4．牵引器的选择　目前，国内外多个医疗器械公司均推出了自己的系列颌骨牵引器，根据放置部位不同分为内置式和外置式牵引器，根据固定方式不同分为骨支持式、牙支持式和颅骨支持式牵引器，根据体积大小分为婴幼儿用、儿童用和成人用牵引器。在临床上具体到每个患者时，如何选择合适的牵引器是每个临床医生面临的实际问题。根据我们的经验，在选择牵引器时，应根据患者的年龄、畸形的部位和程度、颌骨体积大小、咬合关系、牙齿发育情况、患者及家属的依从性和家庭经济情况、术者的经验等因素，综合考虑做出选择。如条件允许，最好术前拍摄三维CT片并制作三维头模，在三维头模上模拟手术截骨，并修改、安装、调试牵引器。这可以大大提高手术的精确性，并有效缩短手术时间。

二、颌骨牵引成骨的临床应用

随着各类颌骨牵引器的出现，牵引成骨技术在口腔颌面部的应用也越来越广泛，涉及上下颌骨不同类型的先天发育畸形，如小下颌畸形、半侧颜面发育不全综合征，Nager，Crouzen，Robin，Treacher Collins综合征等；以及各种原因导致的骨缺损、缺失畸形和各类继发畸形如唇腭裂继发上颌发育不全畸形、颞下颌关节强直畸形等。

（一）颌骨牵引成骨的适应证

1．上颌骨发育不全的牵引成骨治疗　上颌骨发育不全是许多颅颌面发育不全综合征的主要临床症状，也是唇腭裂患者常见的继发畸形。应用常规正颌外科技术矫治此类畸形常常受到颌骨移动幅度的限制，且大幅度前移上颌骨后需要大量的游离植骨，因此其矫治效果不佳且复发率较高，对腭咽闭合功能也有不良影响。如采用牵引成骨技术，可使上颌骨前徙最多达30mm，不仅不需要植骨，而且因周围软组织被同步牵引延长，既大大降低了复发率，又减小了对腭咽闭合功能的影响。目前临床上常用的上颌骨牵引器有两大类，内置式牵引器和颅外固定牵引器（RED）。内置式牵引器因体积小，切口隐蔽而更易为患者所接受，但其具有前徙距离有限，牵引方向无法调整，需要二次手术取出牵引器的弊端。颅外固定牵引器牵引幅度较少受到限制，拆除牵引器方便，无需二次手术，在牵引过程中可三维调节牵引的方向，但因其体积较大且暴露在外，大大影响了患者的社会活动，成人患者不易接受，目前在儿童患者中应用较多（图12-8-3）。

2．小下颌畸形　各类先天或后天因素导致的重度小下颌畸形是牵引成骨技术的最佳适应证，它可使下颌骨延长达到20mm以上，不仅能有效矫治患者严重的牙颌面畸形，而且对其伴发的阻塞性呼吸睡眠暂停综合征也具有非常好的治疗效果（图12-8-8）。随着牵引器的逐渐微型化，目前已制造出婴儿或儿童专用的内置及外置式牵引器，可在早期对患儿的畸形进行治疗，显著改善患儿的容貌并大大减轻OSAS对生长发育的不良影响。但早期的治疗并不能改变其颌骨发育能力不足的趋势，因此在后期畸形多会复发，常常需要进行第二次或第三次常规手术或牵引成骨治疗。

3．半侧颜面发育不全综合征　半侧颜面发育不全综合征，又称第一、二鳃弓综合征，是临床矫治的一大难题，其畸形既包括骨骼三维方向的发育不足，又包括骨骼周围软组织的发育不全，这大大增加了手术难度，并且增加了术后复发率。受当时手术技术的限制，以往对此类畸形患者的矫治一般都需待发育停止后方可进行，这既增加了后期手术的难度，又对患者的心理发育造成了不良影响。对具有严重畸形影响正常呼吸的患者，常常只能采用气管切开以维持患者生命。近年来越来越多的学者对具有严重畸形影响正常呼吸的患者在其儿童期甚至婴儿期即开始应用下颌骨牵引成骨技术以延长和前徙下颌骨，增大后气道间隙，解除呼吸抑制，从而使患者不再依赖气管切开，这不仅有利于患者的心理发育，也可减轻后期畸形矫治的难度。对不存在呼吸问题的患者，虽然也可在早期应用牵引成骨技术延长下颌骨以减轻畸形，但应明确，由于患侧颌骨生长发育潜能低于健侧，即使术中给予过矫正，患者成年后仍会出现不同程度的下颌骨发育不足畸形，需要进行二次手术。（图12-8-9）

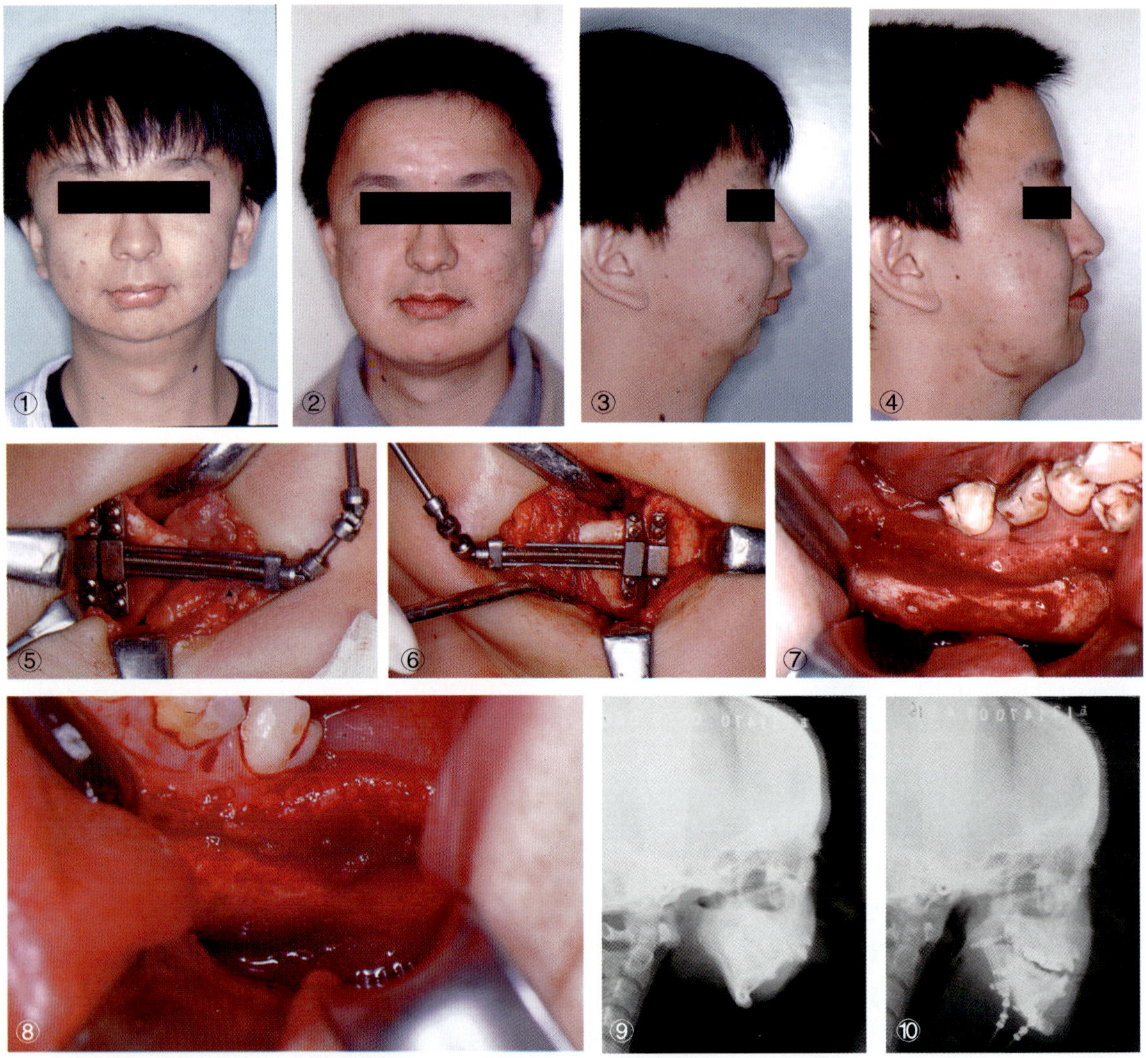

图 12-8-8　小下颌畸形患者下颌骨体牵引成骨矫治

①②牵引成骨前后正面像；③④牵引成骨前后侧面像；⑤⑥下颌骨体左右两侧牵引器安放固定情况⑦⑧两侧牵引区新骨生成情况；⑨⑩牵引成骨矫治前、矫治后头颅侧位 X 线片（注意观察牵引成骨后后气道间隙的改变）。

4．颌骨缺损、缺失的牵引成骨重建　利用 Ilizarov 的“双焦点”和“三焦点”牵引成骨原理，可治疗因肿瘤切除或外伤导致的颌骨部分缺失、缺损。所谓“双焦点”原理是指在一侧骨断端截开具有一定宽度的骨段（一般为 1.5cm 宽）作为可被牵引移动的传送盘，通过牵引器的作用将此骨段向缺失间隙的另一侧移动，最终与远心骨断端接触并在压力下愈合，而传送盘后方为牵引成骨。“三焦点”原理是在骨断端两侧各形成一个传送盘，在两个牵引器的作用下逐渐向缺损中央靠近，最终两个传送盘紧密接触并在压力下愈合，其后方为两个牵引成骨区。目前市场上已有专门设计的双焦点或三焦点牵引器，可满足不同宽度颌骨缺损的矫治，部分牵引器为弧形设计，可形成弧形的下颌骨。这一技术的出现使不需植骨而重建颌骨缺失的目标得以实现。

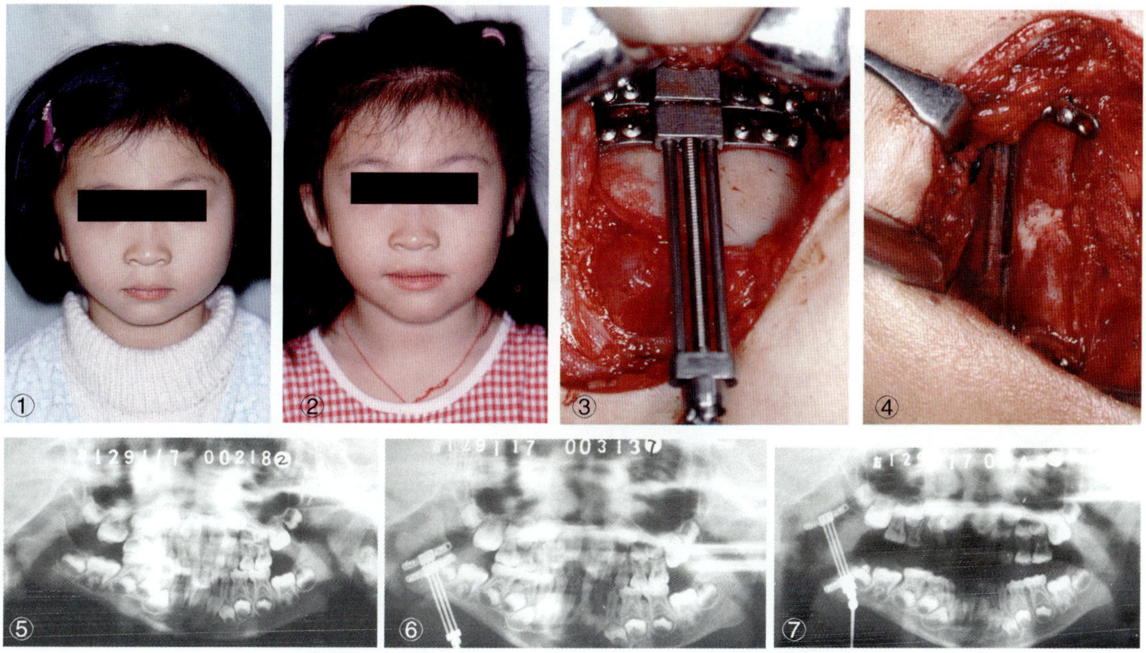

图 12-8-9　半侧颜面发育不全畸形的牵引成骨矫治。

①②牵引成骨矫治前后的正位面像；③牵引器安放固定情况；④牵引区新骨生成情况；⑤牵引成骨矫治前曲面体层 X 线片（右侧为患侧升支）；⑥牵引器安放固定后曲面体层 X 线片；⑦牵引成骨矫治后曲面体层 X 线片。

5．颞下颌关节强直牵引成骨重建　颞下颌关节强直是口腔颌面外科临床的一大难题。患者常有严重的小下颌畸形和咬合关系紊乱，并伴不同程度的阻塞性睡眠呼吸暂停综合征。以往的治疗手段大多以解除关节强直、恢复患者的开口功能为目的，常采用肋骨或髂骨移植、筋膜移植、人工关节等，但复发率较高且并发症较多。1997 年 McCormic 报告了采用口外牵引装置治疗颞下颌关节强直取得成功，其优点是：①可有效恢复患侧升支的高度，利于患者颜面畸形的矫治；②不需植骨，减少了并发症的发生；③可在术后 2 ~ 3 天即可开始进行开口训练，大大降低了复发率。④手术时间明显缩短。临床上可根据患侧升支高度缺失的程度选择专用下颌升支牵引器，重建下颌骨升支的高度，恢复颞下颌关节功能。手术切口通常选用颌下切口，牵引加力杆可放置在口外或口内。（图 12-8-10）对于颞下颌关节强直伴有小颌畸形的患者，根据我们的经验，最佳治疗方案为先进行下颌骨体部延长，解除小颌畸形对呼吸的抑制，同时一定程度地改善患者的外形。经四个月左右稳定期后第二次手术取下颌骨体部牵引器时，同期进行下颌升支牵引延长和颞下颌关节重建，解决患者的开口困难。然后进行正畸治疗，将牙齿排列整齐并去除牙齿的代偿性倾斜。如患者仍存在一定程度的咬合和面部畸形，可考虑采用常规正颌技术进行第三次手术，使患者的咬合和容貌均得到满意矫正。对下颌体部和升支具有足够体积、可以同时容纳两个牵引器的成人患者，也可考虑同期进行下颌体部牵引延长和升支牵引延长及颞下颌关节重建，这可以大大加快治疗进程，降低患者的总体治疗费用。

6．牙槽骨垂直牵引成骨　重度牙槽骨吸收萎缩常常需要依靠植骨重建正常的牙槽骨高度和宽度，以便为采用常规修复技术或种植技术修复牙列缺失创造条件。但由于牙龈的不足，

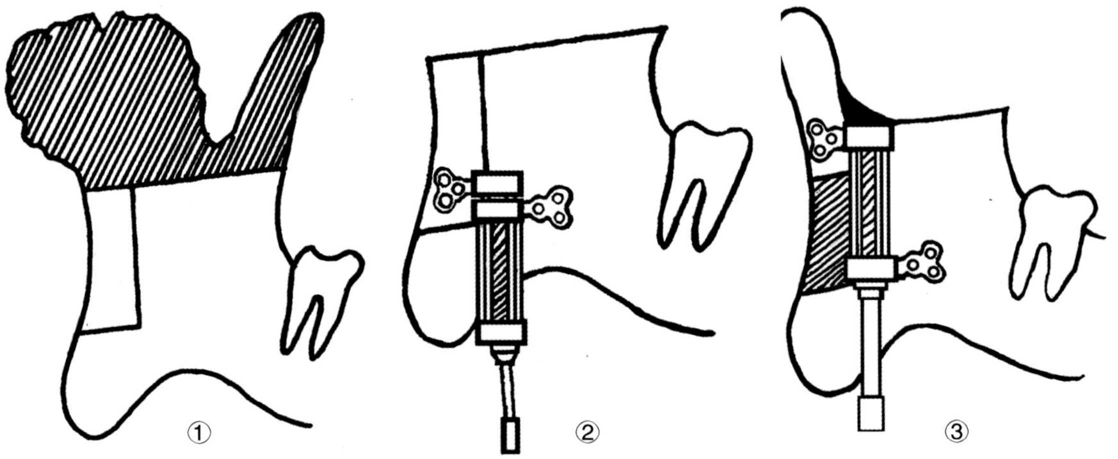

图 12-8-10 颞下颌关节牵引成骨重建示意图

①牵引前骨球去除及传送盘制备；②牵引器安放及固定（图中牵引器为专门用于颞下颌关节重建的内置式牵引器；③牵引完成后情况。

常需在植骨的同时进行牙龈移植，远期移植的骨块及牙龈会出现较明显的萎缩和吸收，造成不同程度的复发。垂直牵引成骨技术的出现为这一难题的解决提供了简便易行而有效的新手段，它不仅可有效增加牙槽骨的高度和宽度，而且可以使周围牙龈同步延长增生，从而避免了牙龈的移植，减少了复发（图 12-8-11）。垂直牵引成骨不仅可成功用于治疗重度萎缩的牙槽骨，而且可在血管化移植的腓骨瓣上实施，从而满足了各类牙槽骨高度和宽度不足的患者种植修复的需要。

7．上下颌牙弓重度狭窄的牵引扩弓　上下颌骨牙弓的重度狭窄常常导致牙列的重度拥挤不齐，呈现出牙量、骨量的重度不协调。以往矫治此类畸形主要依靠正畸的牙弓扩展技术和减数拔牙以达到排齐牙列的目的，这容易出现牙齿的代偿性倾斜移动，并伴有较高的复发率。应用牵引成骨技术扩展牙弓，可有效增加颌骨骨量和牙弓长度，为不拔牙矫治重度牙列拥挤不齐提供了可能。目前已有多家公司推出了专门用于上颌骨和下颌骨牙弓扩展的内置式牵引器，牙弓的扩展可达 15mm 以上（图 12-8-12）。

（二）患者的选择

1．患者年龄　虽然婴幼儿具有较强的组织生长潜力，成骨速度快，牵引成骨矫治效果较好，但其颌骨往往发育过小且密度较低，牵引器很难牢固地安放固定，致使牵引失败。因此，大多数学者认为 4 岁以后是一个较为适当的年龄，对小于此年龄段的患者，仅在患者具有严重的发育畸形，如小颌畸形伴有严重的 OSAS，以致危及患儿的生命安全时，才建议尽早行牵引成骨手术前移下颌骨，打开气道，解除呼吸窘迫。但婴幼儿患者因其颌骨体积很小，常需使用特制的牵引器。早期手术的优点是能尽早解除局部畸形对周围组织器官生长发育的限制性影响，也有利于患儿心理的健康发育，但因患侧颌骨生长潜力明显低于正常，成年后常出现畸形复发，需进行二次手术矫治。成人患者无论何种年龄都可采用这一技术。

2．手术方法的选择　对某一特定畸形患者是选择颌骨牵引成骨还是常规正颌外科治疗？这也是近年来口腔颌面外科界存在争议的一个问题。颌骨牵引成骨固然具有许多优势，但是其本身也存在一些缺点，如治疗周期较长、患者经济负担较重、内置式牵引器需要行二次手

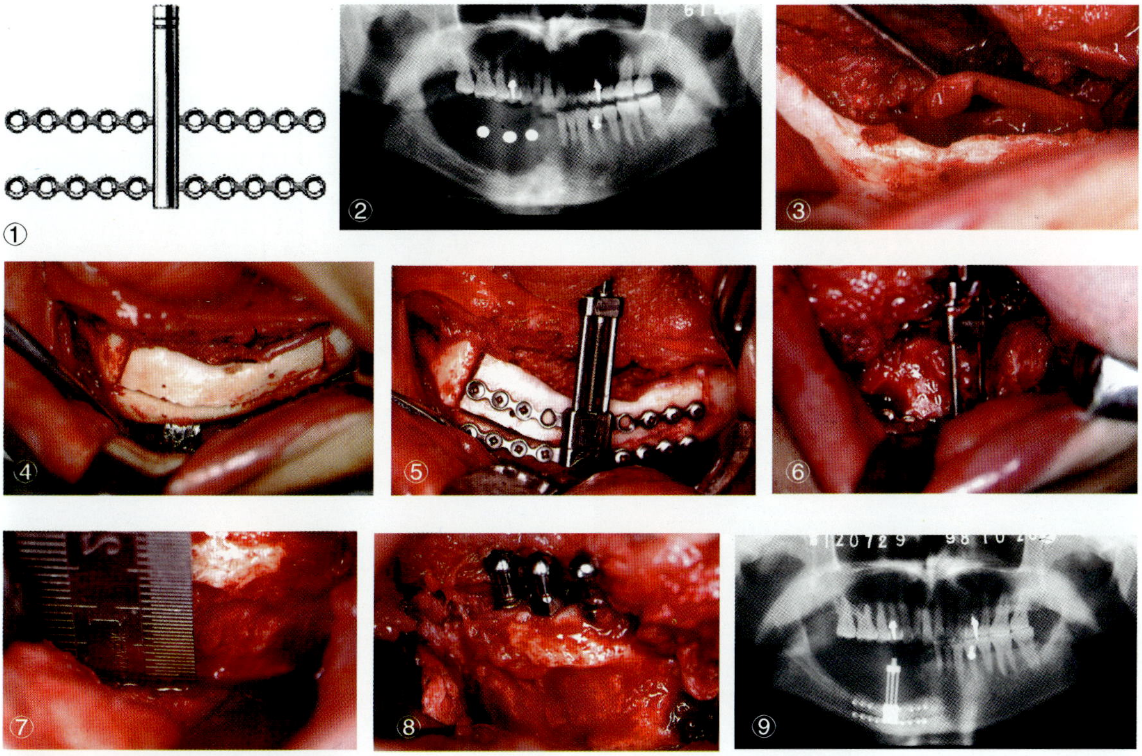

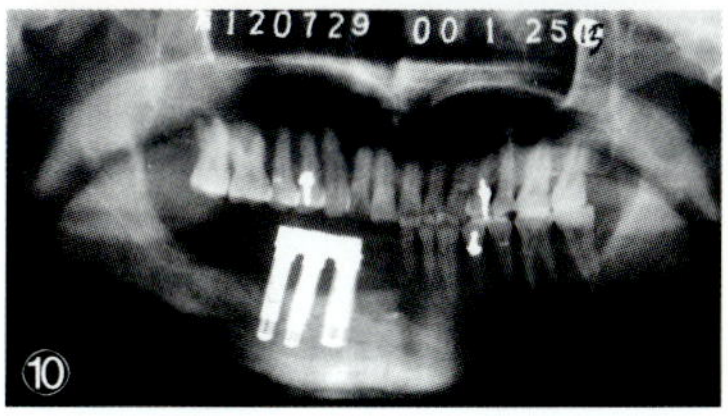

图 12-8-11　垂直牵引成骨

①垂直牵引器；②因肿瘤切除而导致牙槽骨缺失患者牵引成骨前 X 线片；③游离位于剩余下颌骨表面的下牙槽神经；④截骨形成一个可供垂直牵引成骨的长方形可移动骨段（传送盘）；⑤安放固定牵引器；⑥牵引区新骨生成情况；⑦牵引区形成 15mm 高的新骨；⑧在牵引成骨形成的新骨上植入种植体；⑨安放固定牵引器后的 X 线片；⑩植入种植体后的 X 线片。

术拆除牵引器、外置式牵引器较笨重影响患者的社交生活等等。因此我们认为，凡是一次正颌外科手术可以满意矫治的颌骨畸形，即使手术复杂一些，还是应该选择常规正颌外科方法，对常规正颌外科方法确实难以矫治或矫治效果不好的疑难复杂牙颌面畸形则考虑选择颌骨牵引成骨技术进行矫治。

（三）操作程序及方法

1．术前设计　术前应根据术前临床检查、X 线片、三维 CT 或三维头模仔细设计截骨的部位和截骨线的方向以及牵引器的安放位置，以尽量避免损伤牙齿或牙胚，并使截开的骨段按设计的方向移动。同时，术前应根据患者的不同情况及畸形矫治的需要选择合适的牵引器。另外术前应与正畸医生会诊，充分考虑到颌骨牵引对患者咬合关系的影响，以决定是否需要术前或术中进行正畸治疗的干预。

2．切口　应根据患者年龄、颌骨大小、牵引器类型及安放部位等选择不同的手术切口。一般情况下上颌骨牵引、增高牙槽骨高度的垂直牵引、上下牙弓扩展及成人下颌骨体部牵引多采用口内黏骨膜切口；婴幼儿或儿童下颌骨体部牵引、颞下颌关节强直的假关节成形下颌

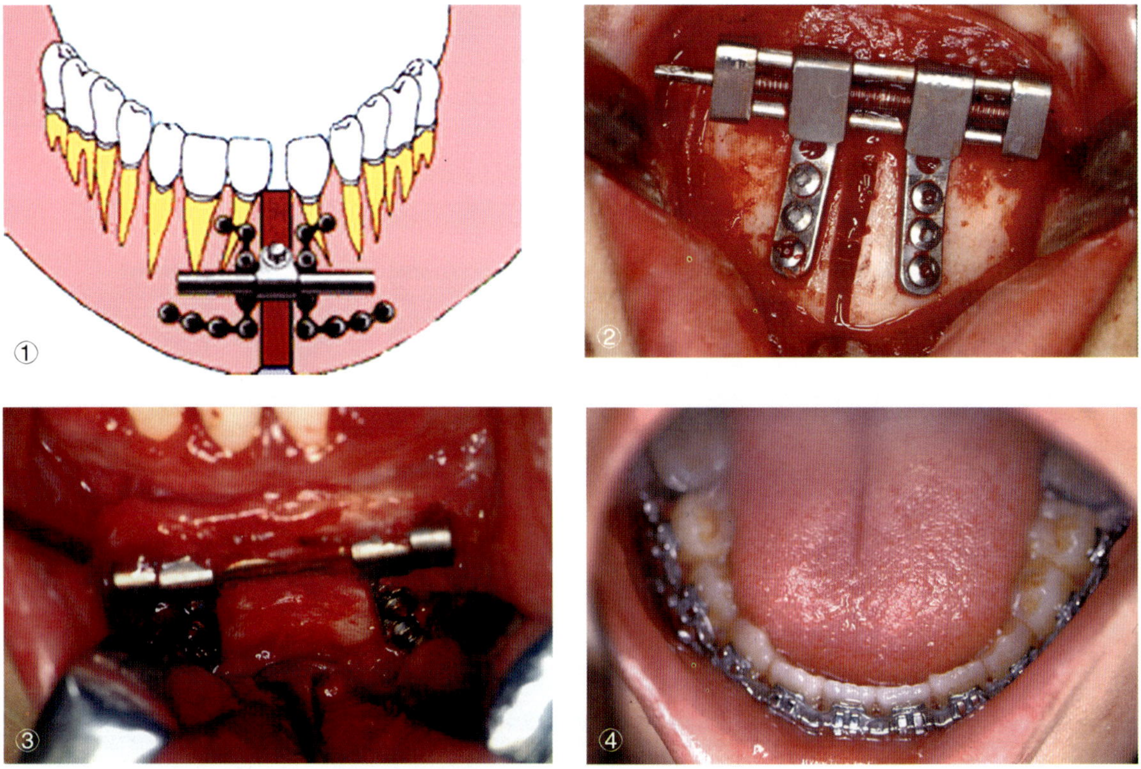

图 12-8-12　牙弓重度狭窄的牵引成骨扩弓治疗。

①下颌骨扩弓牵引器，②下颌骨扩弓临床病例，该图为牵引器安放固定情况，③完成牵引成骨扩弓后新骨生成情况④扩弓后不拔牙排齐下颌牙列情况。

升支部牵引常采用口外下颌下皮肤切口。牙间截骨时，可采用口内外联合切口。

3．截骨　上颌骨截骨多采用 LeFort Ⅰ型截骨，或 LeFort Ⅰ型不全截骨。下颌骨截骨无论是在升支部位还是下颌骨体部，除下颌管所在部位仅做颊侧骨皮质截开外，其余部位均做全层骨皮质截开，下颌管所在部位的舌侧骨皮质则依靠轻柔的撬动使其裂开，以保证下牙槽血管神经束不被破坏。14 岁以下儿童患者也可仅作颊侧骨皮质切开。截骨前应就牵引器安放位置及方向做出精确准备。首先按术前设计摆放好牵引器，修改牵引器固定臂，使之完全贴合于颌骨的表面形态，然后在骨面上做好截骨线的标记，在截骨线两侧共备好至少 3 个固定螺孔后，将牵引器取出，按设计的截骨线进行截骨。

4．牵引器安放　以截骨前打好的 3 个固定螺孔为标记，将牵引器按照术前设计位置安放固定。一般截骨线的两侧应保证各有至少三颗固位螺钉。通常单皮质螺钉即可满足牵引器固位需求，如估计牵引的阻力较大或患者的骨质较菲薄、密度较低，也可使用双皮质螺钉，以保证螺钉能为牵引器的移动提供足够的支抗力而不会在骨内移动。

5．试牵引　固定好牵引器后转动加力杆进行试牵引，如发现张力过大或截骨不充分时应进行补充截骨，以保证牵引器能顺利前移。然后将牵引器复位。

6．冲洗缝合切口　分层严密缝合切口，将加力杆根据情况放置在口内黏膜外或皮肤外。

7．间歇期　一般儿童患者为 3 ～ 5 天，成人患者为 5 ～ 7 天。

8．牵引期　临床常用的牵引速度为每天 1mm，可分 2 ～ 4 次进行，每次延长距离为

0. 25 ～ 0. 5mm。根据患者不同情况，可适当调整牵引速度和频率，儿童患者可适当加快牵引速度，但不应超过每天 1.5mm。当患者出现牵引加力时疼痛明显且较长时间不能缓解，或者下唇麻木等症状时，可适当减慢牵引速度，减少牵引频率。待患者症状减轻后再恢复正常牵引速度。牵引期的长短由术前设计的牵引距离及牵引速度决定，并可根据临床观察进行调整。

9．稳定期　牵引完成后牵引器需在原位稳定一段时间以利于新骨形成、钙化和改建。一般上颌骨稳定期为 3 ～ 4 个月，下颌骨稳定期为 2 ～ 3 个月。

10．拆除牵引器　稳定期后根据 X 线片或 CT 片观察到牵引区有足够量钙化的新骨生成后，可以拆除牵引器。如患者仍存在一定的牙颌面畸形需要进一步矫治时，也可在拆除牵引器同期进行其他的正颌外科手术，如颏成形术等，以达到更加满意的治疗效果。

11．注意事项

①要注意选择设计合理、质量可靠、适合于患者畸形特点的牵引器。

②术前应准确设计截骨线和牵引器的安放位置及方向，术中应严格按照术前设计进行截骨和安放牵引器。

③下颌骨牵引延长进行截骨时应尽可能保护下牙槽神经血管束不被截断。

三、常见并发症及对周围组织的影响

1．皮肤瘢痕　采用口外入路的颌骨牵引延长技术不可避免会遗留皮肤瘢痕，影响外观。尤其是外置式颌骨牵引器，因其在颌骨牵引延长过程中是在软组织中滑行，会造成明显的瘢痕疙瘩，常需再次手术切除治疗。

2．感染　无论内置式还是外置式牵引器，其牵引加力杆必须暴露在外，以便于旋转加力，移动牵引骨段，这就造成截骨牵引区与外界存在一个相连的通道，增加了感染的机会。而且因为稳定期的需要，在牵引加力完成后，牵引器仍需保留 3 个月左右，与外界通道的持续存在，无疑大大增加了感染的风险。为克服此缺点，一是需要研究促进牵引区新骨生成速度的方法，缩短牵引期和稳定期，另外是采用可灵活拆卸的加力杆，在牵引加力完成后可方便地去除，封闭牵引成骨区与外界相连的通道。当感染发生后，可采用每日局部清洗、换药，必要时全身应用抗生素。如感染持续存在，可考虑早期拆除牵引器，去净感染的肉芽组织，采用坚固内固定技术稳定牵引区，保持间隙，保证新骨顺利生成。

3．疼痛　在牵引期，由于持续张力的存在，对周围组织如神经、肌肉等会产生过度的牵拉而产生明显的疼痛，尤其是在牵引延长 5mm 以上后，某些患者的主观疼痛症状会比较明显。对于这种情况，可给予患者常规剂量的镇痛剂减轻痛苦，如不能缓解，可考虑适当减慢牵引速度。

4．神经损伤　神经损伤常见于下颌骨体部牵引病例。其原因一是在截骨过程中操作不当，直接损伤了下牙槽神经，二是牵引速度过快，对神经的牵拉超出了其生理承受范围，神经出现了不可逆的退行性变。另外，采用下颌下切口时，如手术中操作不慎会损伤面神经下颌缘支，造成口角歪斜。

5．牵引区成骨不良或纤维性愈合　大量临床和实验研究证实，牵引区的稳定是保证新骨生成的重要条件。牵引区的微动会使牵引成骨方式由膜内成骨转变为软骨内成骨，延长骨钙化时间。若动度继续增加会使牵引区平行排列的胶原纤维出现扭曲、断裂等，干扰新骨的生成，从而导致牵引区成骨不良，甚至出现纤维性愈合和假关节形成。另外，如牵引区存在持续感染，也会破坏局部新骨形成的微环境，导致成骨不良。

6．咬合错乱　上下颌骨的整体或部分移动必然会导致位于其上的牙齿位置发生变化，改变原有的咬合关系，出现咬合错乱。因此，在术前设计治疗方案时必须考虑到颌骨牵引可能造成的咬合关系的变化，并与正畸医生会诊，根据每个患者的病情决定术前术后正畸治疗方案。这对于稳定咬合关系，完善治疗效果，减少复发具有重要的意义。

7．牵引器故障　在牵引加力过程中，由于局部阻力过大、牵引器本身设计缺陷、材料的应力疲劳、加力人员操作不当等原因，可能会造成牵引器固定装置出现折断，牵引区回缩，或者加力螺杆折断，不能继续加力，若出现以上这些情况应立即更换牵引器，继续加力至术前设计的位置。

8．下颌骨牵引成骨对下牙槽神经的影响　下颌骨牵引有可能对下牙槽神经产生不同程度的影响。牵引区的下牙槽神经有一过性的可逆的脱髓鞘变，并有少量轴突细胞发生变性。我们采用恒河猴所进行的实验研究表明：牵引完成时牵引区下牙槽神经出现退行性变，神经纤维粗细不匀，单位面积轴突计数锐减，髓鞘厚度明显增加。但牵引后 6 周肿胀及退行性变明显消失，轴突连续性恢复，施万细胞大量增生，脱髓鞘变的神经纤维重新髓鞘化。至牵引 12 周基本恢复正常。但是在下颌骨牵引过程中应严格控制牵引的速度与频率，以避免对下牙槽神经产生不可逆性的损伤。在牵引过程中一旦出现下唇颏部麻木应立即减慢牵引速度。

9．下颌骨牵引成骨对颞下颌关节的影响　下颌骨牵引成骨对颞下颌关节的影响是轻微的，可逆的。牵引侧的髁状突后斜面变平，髁状突软骨层变薄并有新骨沉积，微小骨折及退行性改变。继续固定 10 周后，髁状突出现修复性改变。临床和实验研究均未见髁状突有缺血性骨坏死的情况发生。单侧延长下颌骨时，延长侧髁状突的体积变大，位置更直立，垂直轴向接近正常，而未延长侧未见有明显异常改变。双侧延长的病例，髁状突体积均增大，形态更趋于对称和直立，从而更接近正常。

（王兴）

第九节　下颌角咬肌良性肥大畸形矫治术

一、概述

下颌角位于面部下外侧，由下颌升支与下颌骨体部的连接部组成。其外侧为咬肌粗隆，有咬肌附着，其内侧为翼肌粗隆，有翼内肌附着。左右两侧的下颌角与中下部的颏部及两侧的颧部构成面部的基本轮廓，并与面中份鼻唇等组织器官构成面部形态的基本特点，是面部容貌特征的重要解剖标志之一。

下颌角咬肌良性肥大畸形（prominent mandibular angles and masseter muscle hypertrophy）是东方人群中常见的颜面畸形，患者求治的主要目的是改善容貌。其确切的病因目前尚不清楚，但有关发病因素有：咀嚼习惯的异常，牙齿丧失，偏侧咀嚼，安氏Ⅱ类错𬌗，颞下颌关节疾患以及某些心理障碍。因此也有人认为该病属于功能性肥大。

20世纪中期Adams曾描述过口外入路的方法完成下颌角部截骨及部分咬肌切除术。Converse等描述了口内入路的矫治方法。我国学者张熙恩在1992报道了口内入路矫治咬肌良性肥大的经验；王兴等也报道了口内入路下颌角改良矢状劈开截骨术矫正中、轻度下颌角咬肌良性肥大畸形。我国的一些整形美容外科医生也应用口外入路手术矫正此类畸形，但目前已较少单独应用，通常与口内切口联合，仅做一很小的皮肤切口。

（一）应用解剖

下颌角咬肌良性肥大畸形及其手术矫治所涉及的局部解剖结构主要有咬肌、面神经、腮腺导管及下颌升支。

1．咬肌（masseter muscle）：通常由三层组成，表层起自上颌骨的颧突及颧弓前2/3的下缘，向后下走行止于下颌角部的咬肌粗隆以及下颌升支外侧面的下部。中层起自颧弓前2/3的深面以及后1/3的下缘，止于下颌升支外侧面中部。深层起自颧弓的内侧面，垂直向下止于喙突外侧面以及下颌升支外侧面的上部。但术中难以将咬肌清楚地分为三层，去除的咬肌厚度在术中通过分离咬肌的解剖层次是难以确定的。因此，一些解剖学家认为咬肌大体上可分为两层：表层起自颧弓止于下颌角，深层起自整个颧弓直到颞下颌关节结节的前端而止于下颌骨升支外侧面的上部及喙突根部。

2．面神经（facial nerve）：所有分支走行并穿过腮腺。在咬肌附着的颧弓外侧面，面神经颧支向上向前跨过颧弓；而颊支横跨咬肌；下颌缘支向前下走行平行于下颌骨下缘。由于这些解剖关系，口外下颌下切口以及表层切除咬肌可能损伤面神经分支。

3．腮腺导管（parotid duct）：其体表投影及走行大约是在颧弓下缘下方1cm穿出腮腺前缘向前，然后在咬肌前缘穿过颊肌及颊黏膜开口于口腔。因此暴露或切除前上部咬肌都有可能损伤腮腺导管。

4．下颌升支（mandibular ramus）：包括髁突、喙突、乙状切迹、下颌角、下颌角前切迹及升支前后缘等解剖部位。其间有下牙槽神经血管束自升支内侧面的下牙槽神经孔穿入并走行其中。切除下颌角部骨组织或矢状劈开截骨如截骨线设计不当、操作失误等，都可能损伤下牙槽神经血管束或造成骨折。

（二）临床特征

下颌角咬肌良性肥大畸形患者常呈“风”或“用”字形面形，面下1/3明显宽大，致使患者下颌角向后向下突出，有的伴有面下1/3短小。患者咬合时可见或触及明显肥厚隆起的咬肌条索。大多为双侧发病，少数为单侧。双侧者亦常见左右不对称，而单侧者不对称非常明显。多数患者无明显不适，少数患者主诉咀嚼时局部疼痛或伴有不同程度的开口受限。病史中有的患者伴有夜磨牙、紧咬牙习惯，有的患者情绪易波动伴有肌肉痉挛等。

临床检查可见下颌角上方咬肌部位光滑、非结节状、柔软，然而固定于下颌骨之上的软组织明显肥厚。其覆盖皮肤色泽正常、可移动。当患者紧咬牙关时可触及皮下坚硬而不移动的肌肉团块。触诊时亦可触及下颌角部位的骨性外突，患者病史可长达几年或十几年。血液学检查常无异常，病理检查为正常肌肉组织。临床常可由口内外触诊得出诊断。

多数患者伴有颏的短小和偏斜，因此在矫治下颌角咬肌良性肥大畸形时，应辅以水平截骨颏加高术或颏偏斜矫正术以取得满意的美学效果。

部分患者虽有下颌角咬肌良性肥大的症状，且患者可能以此为主要求治目的，但同时伴有明显的错𬌗畸形，如短面综合征，对此类患者医生应仔细检查并给予正确诊断，应采用正颌外科与正畸联合治疗才能取得满意效果，而下颌角咬肌良性肥大的矫治只能作为辅助手术加以应用。

（三）影像学检查

常用影像学检查包括曲面体层片、定位头颅正位片或CT检查。曲面体层片不仅可显示双侧升支及下颌角部形态，而且可显示下牙槽神经血管的走行，为手术设计提供有益参考。定位头颅正位片可显示双侧下颌角部的外突程度及对称性。CT检查可更精确地显示咬肌的厚度、两侧的差异、有无其他病变以及下颌骨本身的异常。

（四）鉴别诊断

下颌角咬肌良性肥大畸形需与一些容易累及此部位的病变相鉴别：如腮腺肿瘤或结石、腮腺炎、血管瘤、淋巴管瘤、潴留囊肿、旋毛虫病、放线菌病、嗜伊红肉芽肿等。

二、口外入路的下颌角咬肌良性肥大畸形矫正术

（一）手术适应证

非瘢痕体质且可接受遗留较小皮肤瘢痕的下颌角咬肌良性肥大畸形患者。

（二）手术禁忌证

瘢痕体质或不能接受遗留皮肤瘢痕的患者。

（三）手术步骤

1．切口　平行下颌下缘并在其下方1.5cm处做一长约3cm的皮肤切口，逐层切开皮下组织、颈阔肌直达颈深筋膜浅层。剥离暴露面动脉及面前静脉并分别予以结扎。

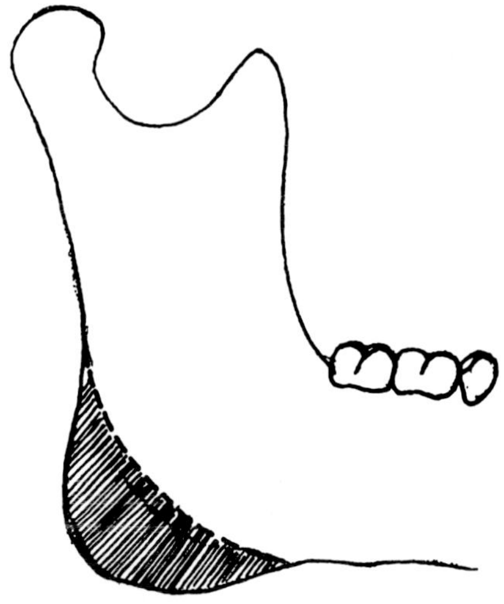

图12-9-1　三角形骨块切除式下颌角良性肥大矫正术

2．暴露咬肌并切断咬肌附着　结扎血管后继续向上分离，以暴露咬肌筋膜，此时可见其下方的咬肌并可触摸到下颌角的轮廓。切开咬肌筋膜，于下颌角后下缘上方约5mm处切断咬肌附着，显露整个截骨部位，即可暴露下颌角。

3．切除部分下颌角：按术前设计好的截骨位置及切除骨块大小用圆钻做好截骨标记线，然后可用裂钻沿标记线全层去除约呈三角形的骨块，修整截骨边缘，完成截骨（图12-9-1）。

4．切除部分咬肌　完成截骨后，在咬肌内侧面用组织剪将咬肌深层均匀分离，根据术前设计的切除咬肌范围以及预计的去除肌的厚度，去除紧贴升支外侧面的部分咬肌。去除的肌肉上界一般不超过升支高度的一半。

5．冲洗缝合创面及加压包扎　完成咬肌成形后，彻底止血，并用无菌生理盐水冲洗创面，对位缝合肌肉及其他各层软组织，关闭皮肤切口，并行加压包扎。

（四）手术难点、对策及术中注意事项

切除肌肉是此手术的关键步骤，常因切断咬肌的营养血管导致出血，影响手术的进一步操作。如切除部位过高(靠近升支乙状切迹)，可能损伤咬肌动脉而引起明显出血，应予避免。如处理不当，切除了全层咬肌，易损伤面神经、腮腺导管等，应注意切除的肌肉不宜过多，位置不宜过高。另外术中切除肌肉应尽量均匀，以避免造成局部凹凸不平。

三、口内入路三角形或弧形去骨术

此方法优点为无皮肤瘢痕，不易损伤面神经下颌缘支，切除咬肌的手术操作较口外法简单。缺点是口内去骨视野差，截骨线准确定位不易掌握；需使用特殊的直角摆动锯；三角形骨块去除后形成了较呈直线形的下颌侧方轮廓，容貌美学效果略差。

（一）手术适应证

中、重度下颌角咬肌良性肥大畸形患者，特别是瘢痕体质或反对遗留皮肤瘢痕患者。

（二）手术禁忌证

中轻度下颌角咬肌良性肥大畸形患者，不希望改变下颌侧方轮廓者。

（三）手术步骤

1．切口　在下颌升支前缘稍靠前外侧处与升支外斜线走行方向一致，做一长约3～4cm的黏骨膜切口，其上端不超过上颌磨牙水平，于骨膜下剥离暴露升支外侧面，范围依拟切除骨块大小及咬肌切除的范围而定（图12-9-3）。

2．截骨　将Shea拉钩（图12-9-3）置于下颌角处，向外侧方牵拉软组织，用直角摆动锯先做一截骨标志线，一般自角前切迹到升支后缘下份，然后沿标志线全层截开骨板。离断骨块后，剥离骨块内侧的翼内肌附着，即可将此骨段游离取出。

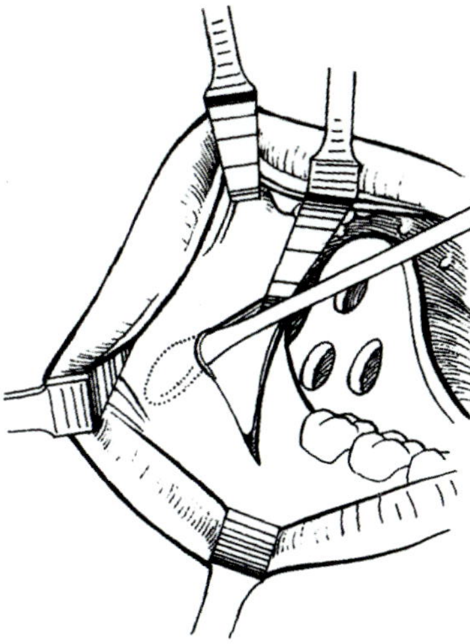

图12-9-2　口内黏膜切口及骨膜下剥离暴露喙突根部及升支外侧面

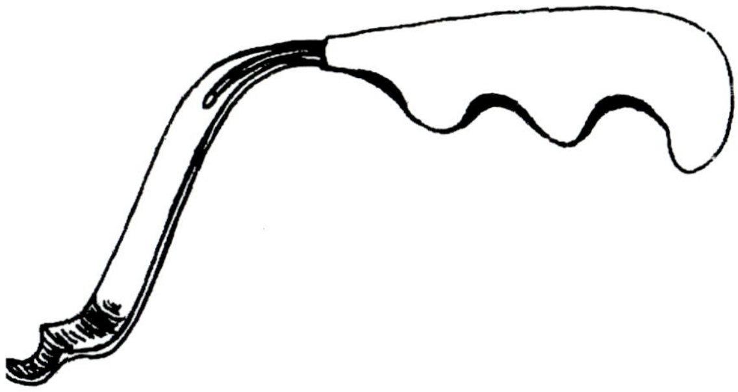

图12-9-3　Shea牵开器

3．切除部分咬肌　完成去骨后，改换直角拉钩，暴露咬肌前缘，依设计部位和范围，分离紧贴升支外侧面的咬肌，然后切除。

4．冲洗缝合创面及加压包扎　完成上述操作后，彻底止血，并用无菌生理盐水冲洗切口，然后缝合黏骨膜并行口外加压包扎。

（四）手术难点、对策及术中注意事项

因手术在口内进行，应采用气管插管全身麻醉，并注意保持呼吸道通畅。应尽量采用有一定弧度的截骨线设计，以避免术后形成直线形的下颌侧方轮廓。升支后缘截骨线的位置不宜过高，以免伤及颞下颌关节囊，甚至髁突。直角摆动锯应尽量沿截骨线截开全层骨板，在没有完全离断骨块时，切勿用暴力凿开，以免造成意外骨折。切除咬肌时应均匀一致，避免部分切除过多造成凹凸不平。

四、口内入路改良矢状劈开去骨术

此方法优点为无皮肤瘢痕，不易损伤面神经下颌缘支，同时操作相对安全、简单，不需使用特殊直角摆动锯，仅用骨钻即可完成；而且可保留原有的下颌侧方轮廓，仅减少侧方突度。

（一）手术适应证

中轻度下颌角咬肌良性肥大畸形患者，不希望改变下颌侧方轮廓者。

（二）手术禁忌证

重度下颌角肥大畸形患者仅采用此方法不足以达到满意的矫治效果，需结合三角形去骨术，以同时改善侧方轮廓和侧方突度。

（三）手术步骤

1．切口　同三角形去骨术。

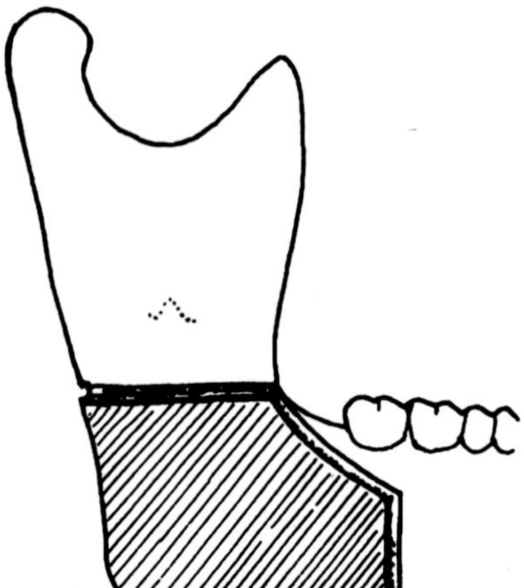

图 12-9-4　改良矢状劈开去骨术矫正中轻度下颌角良性肥大畸形手术

2．剥离与暴露　于骨膜下剥离咬肌附着，角前切迹稍前方的下颌下缘以及不超过升支高度 2/3 的升支外侧骨板，以及相应的下颌后缘下份。

3．截骨标志线　与传统升支矢状劈开截骨术不同之处在于把原来位于升支内侧面乙状切迹与下颌小舌之间的水平骨切口置于升支外侧骨板且位置下移，一般不超过升支高度的 1/2。然后沿外斜线向前下方走行做矢状骨切口标记，再于角前切迹前方做垂直骨切口标志线（图 12-9-4）。

4．截骨及劈开去骨　用裂钻沿截骨线截开外侧骨皮质及升支前缘外斜线处骨皮质。用薄刃稍弯曲的骨凿从矢状骨切口进入，凿刃紧贴外侧骨皮质的内侧面凿劈，即可使下颌角部位的升支外侧骨板离断。

5．切除部分咬肌，冲洗缝合创面及加压包扎：同三角形去骨术。

（四）手术难点、对策及术中注意事项

在截开水平骨切口处骨皮质时，因其深部有下牙槽血管神经束通过，为避免其损伤，应仅做一深度相当于骨皮质厚度 2/3 以上的骨槽即可，这样在劈开升支外侧骨板时会沿此骨槽而折断，而矢状及垂直骨切口则应完全截开骨皮质。

五、手术并发症及处置

（一）术中出血及术后血肿

咬肌本身血运丰富，加之在肥大增生的情况下血运增加，其营养血管亦较正常粗大。手术切除部分咬肌时，极易损伤这些营养血管而造成术中出血，影响视野及操作。因此术中切忌盲目粗糙的操作，应边分离边止血。活跃的动脉出血可随即予以结扎，慢性渗血可电凝止血。如术中止血不彻底，易造成术后血肿。术中充分止血及术后完善的加压包扎可有效预防术后血肿。

（二）腮腺导管及面神经的损伤

口外切口常伴有损伤面神经下颌缘支的危险，口内或口外切口切除部分咬肌时，若分离咬肌过于表浅亦可损伤面神经颊支及下颌缘支，分离过高则易损伤其颧面支及腮腺导管。为避免此类并发症，分离切除部分咬肌时应主要在咬肌内层进行，而不要累及其表层；切除肌肉的范围不宜过高，不超过升支高度的1/2。

（三）感染

术后血肿形成是继发感染的重要原因。防止血肿形成是关键的预防措施，同时尽可能保持术中的无菌操作及术后的口腔清洁。术后可给予鼻饲流食，口腔冲洗3-5天，并预防性使用抗生素。

（四）术后颜面左右两侧不对称

口内入路的三角形去骨术因术野隐蔽，操作难度大，软硬组织的去除量很难完全按设计要求完成，易造成术后两侧的不对称。另外，多数患者术前即存在不同程度的不对称，易被患者和医生忽视，因此术前仔细地检查与设计十分重要。同时，术前应向患者明确交代各种手术的利弊及局限性。

（王晓霞）

参考文献

1. 张震康，张熙恩，傅民魁 主编。正颌外科学．第一版，北京：人民卫生出版社 1994，211-223
2. 王兴，张震康，张熙恩 主编．正颌外科手术学．第一版，济南：山东科学技术出版社，1999，307-320
3. 王兴，林野，伊彪，等．颌骨牵引成骨在矫治半侧颜面发育不全中的应用 中华医学杂志 2001，81：1-5.
4. 王兴，林野，周彦恒，等．口内入路的颌骨牵引成骨技术 中华口腔医学杂志 1999，35：170-173.
5. 王兴，伊彪，梁成，等．内置式颌骨牵引器的研制及临床研究中华口腔医学杂志 2002，37(2)：145-149.
6. 王兴，林野，伊彪，等．内置式颌骨牵引成骨的系列临床和实验研究 北京大学学报（医学版）2002，34(5)：590-593.
7. 王晓霞，王兴，李自力，等．下颌骨牵引成骨对下牙槽神经功能影响的实验研究 中华口腔医学杂志 2002, 37(1)：50-53.
8. 王晓霞，王兴，李自力．下颌骨牵引成骨术对下牙槽神经对影响 中华病理学杂志 2002，31(1)：62-63.

9．王晓霞，王兴，李自力，等．单侧下颌骨牵引成骨术对颞下颌关节的影响 北京大学学报（医学版）2003，6：649-653.
10．梁成，王兴，伊彪．应用牵引成骨技术治疗颞下颌关节强直 中华医学杂志 2002，82(12):807-809.
11．范海东，王兴，林野，等．牵引成骨技术在矫治唇腭裂继发重度上颌发育不全畸形中的应用 中华医学杂志 2002，82(10)：699-702.
12．林野，王兴，李健慧，等．牙槽骨垂直牵引成骨种植术的临床研究 中华口腔医学杂志 2002，37(4)：253-256.
13．张熙恩，张震康，吴江等．口内入路矫治下颌角咬肌肥大畸形。中华口腔医学杂志，1992,27：131
14．范海东，王兴，张熙恩等。改良下颌角矢状劈开去骨术在矫治中轻度下颌角咬肌良性肥大畸形中的应用．现代口腔医学杂志，2001，15（1）:18-20
15．李自力，王兴，张熙恩等．下颌角咬肌肥大畸形的口内入路手术矫治。中华医学美学美容杂志 2005；11（1）：65-68.
16．林卫，李世荣，毋巨龙等．口内外联合小切口下颌角肥大整形术。中国美容医学，2006，15(1):50-51
17．黄绿萍，归来，张智勇等 下颌角肥大矫治术及其常见并发症的处理。中华整形外科杂志，2003；19（5）：364-366
18．Mcdonnell JP, McNeill RW, West RA. Advanceement genioplasty: a retrospective cephalometric analysis of osseous and soft tissue changes. J Oral Surg 1977;35:640
19．Scheideman GB, Legan HL, Bell WH. Soft tissue changes with combined mandibular setback and advancement genioplasty. J Oral Surg 1981;39:505
20．Nishioka GJ, Mason M, Van Sickels JE. Neurosensory disturbance associated with the anterior mandibular horizontal osteotomy. J Oral Maxillofac Surg 1998;46:107
21．Talebzadeh N, Pogrel MA. Long-term hard and soft tissue relapse rate after genioplasty. Oral Surg Oral Med Oral Pathol Oral Radiol Endod 2001;91:153
22．Ilizarov GA. The tension-stress effect on the genesis and growth of tissues. Part I. The influence of stability of fixation and soft tissue preservation. Clin Orthop, 1989,238:249-281.
23．Ilizarov GA. The tension-stress effect on the genesis and growth of tissues. Part II. The influence effect of the rate and frequency of distraction. Clin Orthop, 1989，239:263-285.
24．McCarthy JG，Schreiber J，Karp N，et al. Lengthening the human mandible by gradual distraction. Plast Reconstr Surg, 1992,89:1-8.
25．Wangerin K, Gropp N. Intraoral distraction osteogenesis for lengthening of the horizotal mandibular ramus. International Congress on cranial and facial bone distraction processes. Paris, France 1997，36.
26．McCarthy JG, Staffenberg DA, Wood RJ, et al. Introduction of an intraoral bone-lengthening device. Plast Reconstr Surg, 1995, 96:978-981.
27．Polley JW, Figueroa AA. Management of severe maxillary deficiency in childhood and adolescence through distraction osteogenesis with an external, adjustable, rigid distraction device, J Craniofac Surg,1977,8:181-185.
28．Wang X, Lin Y, Yi B et al. Distraction osteogenesis in functional reconstruction of mandible. CJDR 2000, 3:16-25.
29．Xing Wang，Xiao-xia Wang，Chen Liang，et al.Distraction osteogenesis in correction of micrognathia accompying obstructive sleep apnea syndrome. Plast Reconstr Surg，2003,112:1549-1557.

30．Wang Xing，Lin Ye，Yi Biao et al.Mandibular functional reconstruction using distraction osteogenesis. Chinese Medical Journal 2002,115(12):1863-1867.

31．Xiao-Xia Wang，Xing Wang，Zi-Li Li. Effect of mandibular distraction osteogenesis on the inferior alveolar nerve: an experimental study in monkeys. Plast Reconstr Surg 2002, 109(7):2373-2383.

32．Adams. Bilateral hypertrophy of the massester muscle: An operation for correction-A case report. Br J Plast Surg, 1949, 2:78

33．Converse, Shapiro. Treatment of developmental malformations of jaws. Plast Reconstr Surg, 1952,10:473

第13章

颜面美容外科

颜面是口腔颌面部的一部分，颜面美容也就成为口腔颌面外科的一部分工作。本章将最常用的颜面美容手术作一介绍。

第一节 重睑术

由于眼球在深面的支撑作用，上睑表面呈凸形；而睑裂与眼球部分（睁眼状态）则相对凹陷呈阴影，因此大部分单睑者反射光线时，上睑皮肤形成强光点，而睑裂与眼球部分成为暗光部分，眼睑皮肤与睑裂和眼球部分的对比度过强，给人以眼睑大、眼睛小的错觉。重睑术可以改变上睑形态，增加上睑的层次感，弱化上睑皮肤的强反光，使上睑与睑裂和眼球的对比度减弱，从而让眼睛显得大而有神。

一、手术指征和禁忌证

（一）手术指征

1）重睑术的适应范围非常宽泛，除了禁忌证外都可以手术。但是从效果来讲，还是有一定选择的。

2）睑裂较长的单睑者，术后效果较好。

3）一侧单睑一侧双睑者，为了使双侧一致，可以重睑手术。

4）原有重睑不明显者，呈内双，若有要求也可以手术。

5）上睑皮肤有一定程度松弛者，可以通过手术去除部分皮肤同时重睑成形。

6）一些特殊类型的眼型，如“眯缝眼”、“三角眼”、“八字眼”等可以通过重睑术改变眼部形态。

7）重睑术一般在16岁以后做比较合适。

（二）绝对禁忌证

1）重要脏器存在严重疾病。

2）甲状腺功能亢进。

3）有严重的出血性疾病者。

4）面瘫患者。

5）青光眼患者。

6）精神不正常或心理障碍患者。

（三）相对禁忌证

1）上睑下垂者，不可以只做重睑术来矫正。上睑下垂需要同时矫正。

2）眼部的急性炎症期不宜手术，待炎症痊愈后方可手术。

3）疤痕体质、过敏体质者最好不做。

4）上睑垂直宽度过窄者。部分单睑者眼外形呈圆形，俗称的“杏仁眼”，其眼裂的垂直径较宽，上睑皮肤相对较窄，此类眼形如果重睑，会有“怒目圆睁”的感觉。

5）眼裂横径短、两眼间距过宽者不适合重睑术。

6）上睑眶膈脂肪少、眶上凹明显者，重睑形成困难，最好不做。

7）眼球突出者。

二、术前准备

（1）术前对患者的观察

观察的内容包括面型，睑裂的横径和垂直径，上睑厚度和垂直高度，内眦饱满度和内眦赘皮，眉毛的长短和方向，鼻梁形态。

（2）重睑形态的确定

重睑的形态可以大致分为平行形、广尾形和新月形；按照重睑线的宽度可以分为较宽的重睑线（> 7mm）、适中的重睑线（7mm 左右）和较窄的重睑线（5mm 左右）。适中宽度的平行形、广尾形的重睑形态适合大部分人；过宽的重睑线比较适合演艺人员。

重睑线在不同位置宽度是不相同的，一般中间部位最宽，外侧比较窄。为了便于确定重睑线在不同位置的宽窄，通常参考三条垂直线：中央线、内侧线、外侧线。

中央线：指通过瞳孔中央的垂线。

内侧线：指距中央线 10 毫米的内侧垂线。

外侧线：指距中央线 10 毫米的外侧垂线。

中央线略宽，多在6～10毫米；外侧线次之，多在5～8毫米；内侧线较窄，多在4～6毫米。

（3）试验法确定重睑线：让患者闭眼后，将曲别针一端抵在重睑线位置，嘱患者慢慢睁眼，形成重睑后滑动撤掉曲别针，观察重睑效果。改变不同重睑线位置反复试验，确定是否重睑以及重睑形态和宽度。

三、上睑的应用解剖

皮肤层：眼睑的皮肤是人体中最薄的皮肤之一，其厚度约为 0. 6 毫米，细腻而富于弹性，容易形成皱褶。睑缘部皮肤稍厚些，真皮层内含有丰富的神经、血管、淋巴管和特别丰富的弹性纤维，这也是眼睑皮肤富于弹性的原因。

皮下组织：特别疏松而缺乏脂肪组织，借纤维组织束与深层的肌肉组织相联系。此层由疏松的蜂窝结缔组织构成，故可使眼睑皮肤在肌肉表面上自由滑动。

眼轮匝肌层：是眼睑的括约肌，位于皮下组织深面，为环状走行扁平肌束。肌纤维的走行方向是以眼裂为中心，环绕上、下眼睑及眶缘走行，形似一个扁环。肌肉收缩和松弛时滑动于睑板之前。眼轮匝肌可分为睑部与眶部两个部分。眶部轮匝肌纤维大部分起于内眦韧带，环绕一周终止于原韧带处。一部分纤维附着于颞部、颊部皮肤；还有一部分纤维进入眉部皮下、额肌的前方、与额肌交织在一起。睑部轮匝肌的肌纤维也起于内眦韧带及其邻近骨壁，分别沿上下睑绕行，共同终止于外眦韧带。眶部轮匝肌受面神经支配，为随意肌，收缩时力量较强大，此部肌纤维是为加强睑部肌纤维的闭眼作用。睑部轮匝肌受双重神经支配，除随意运动外，还有反射性的闭眼运动，其收缩仅可使睑裂轻度闭合。

上睑提肌：属横纹肌，起自眶尖部总腱环，沿眶上壁和上直肌之间呈水平位前行，在眶隔后形成腱膜，之后呈垂直位扇形散开、分布于上睑。在眶缘内上睑提肌形成腱膜以前，即在肌部和腱部交界处，肌肉表面的筋膜增厚，形成束状横行条带，向内止于滑车及其附近骨壁，向外止于泪腺和外侧眶缘，形成节制韧带。

上睑板：由致密结缔组织、弹力纤维和睑板腺构成。上睑板较大，前凸后凹，呈半月形。睑板可分为前后两面、游离缘和附着缘及内外两端。睑板的前面稍凸，与眼轮匝肌之间有疏松的蜂窝组织，便于肌肉在睑板上收缩滑动。上睑板前面有上睑提肌，部分肌纤维附着在睑板前中、下 1/3 处，一部分纤维则向前穿过轮匝肌附着在睑皮肤。睑板的后面呈凹形，有睑结膜紧密附着。睑板的游离下缘增厚形成睑缘主体。上睑板上缘有平滑肌（Müller 肌）附着。睑板的内外两端有睑内、外侧韧带附着于眶骨缘。

睑结膜：眼睑内面一层结构，可分为睑缘部、睑板部和眶部。睑缘部为皮肤和结膜之间移行的部分，向后连续于睑板部。睑板部是一层薄而透明、富于血管的部分，附在睑板的内侧面，与睑板紧密附着而难以分离。眶部睑结膜位于睑板上缘和穹窿部结膜之间，与其下面的 Mü1ler 平滑肌疏松相连。

四、切开法重睑成形术

（一）手术步骤

设计重睑线。在试验法取得的重睑线处用美蓝画线作出标记（图 13-1-1）。

局部浸润麻醉，可以用 1% 利多卡因。注射麻药时尽可能少，沿重睑线位置注射，深度到皮下，注意不要注射到眼轮匝肌内。

切开眼睑皮肤。沿预先所画重睑线切开皮肤，内侧到内眦，外侧到外眦角稍偏外。在切开皮肤时可以用 11 号尖刀切开，也可以先用尖刀在外眦部位切开一个小口，然后用眼科弯剪刀沿重睑线切开皮肤。用尖刀切开时要求手法熟练，切的过程眼睑皮肤会有不同程度变形，再加上刀片对切口的掩盖，手法不是很熟练的术者容易偏离要求。根据上睑皮肤松弛程度可以适当去除部分上睑皮肤（图 13-1-2）。

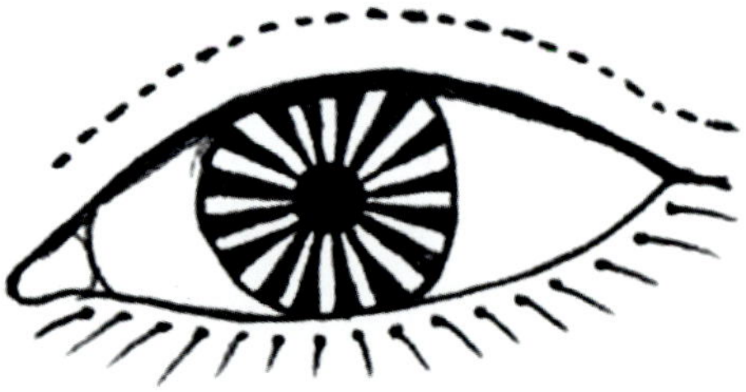

图 13-1-1　按照实验法得到的皱褶线位置进行标记

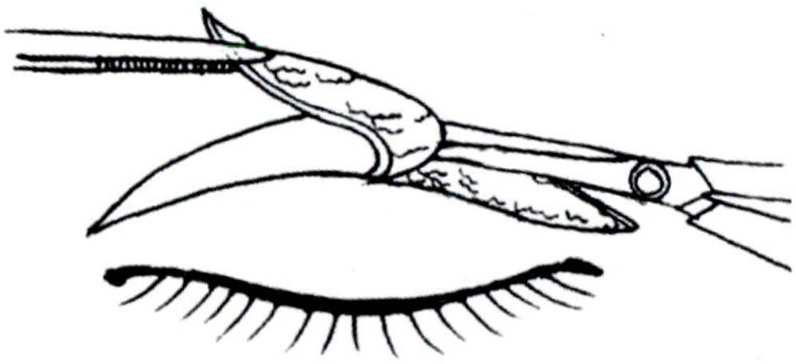

图 13-1-2　沿画线位置切开皮肤并适量去除部分皮肤

外眦部位切口尾端应该适当上翘。外侧上翘的重睑给人以开朗的表现，相反下垂的则有忧郁的感觉。

分离眼睑皮肤：沿重睑线于皮下向睑缘方向分离皮肤，达睑缘时注意不要伤及睫毛毛囊。(图 13-1-3)。

去除部分眼轮匝肌：将睑板浅层轮匝肌去除，双侧眼轮匝肌去除体积应该相等。有人主张睑板浅层眼轮匝肌全部去掉，有利于形成较好的重睑形态；但是也有人不主张这样做，而是部分去除，过多去除眼轮匝肌有可能影响闭眼功能。本人认为应该适当保留部分眼轮匝肌。

内眦部眼轮匝肌的处理：内眦部位的眼轮匝肌需要去除一部分，否则影响内眦部的重睑形成（图 13-1-4）。

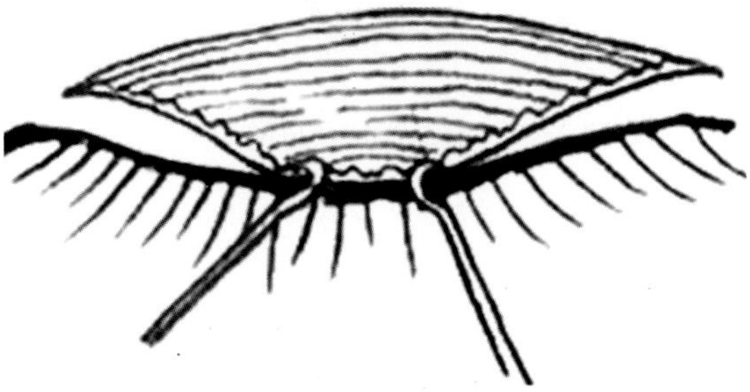

图 13-1-3　锐性分离睑缘皮肤，暴露眼轮匝肌

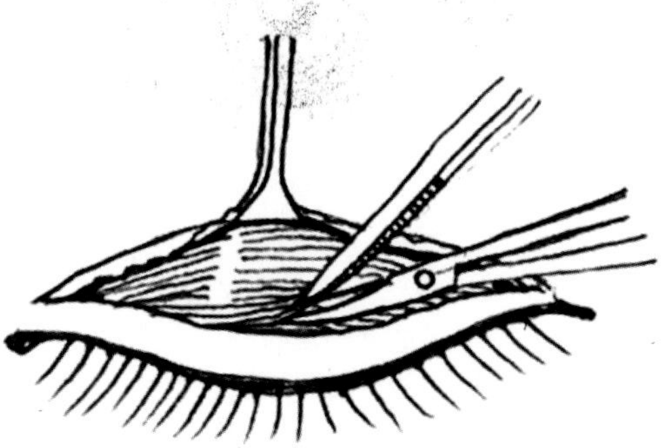

图 13-1-4　去除部分眼轮匝肌

眶膈脂肪的处理：对于“肿眼泡”者需要去除部分上睑眶膈脂肪。用眼科剪刀钝性分离上睑眼轮匝肌深面，眶膈脂肪会“自动弹出”（图 13-1-5），适当去除部分脂肪，用电凝烧灼脂肪切端（图 13-1-6，图 13-1-7）。注意分离口不可过大，双侧上睑眶膈脂肪去除量要相等。

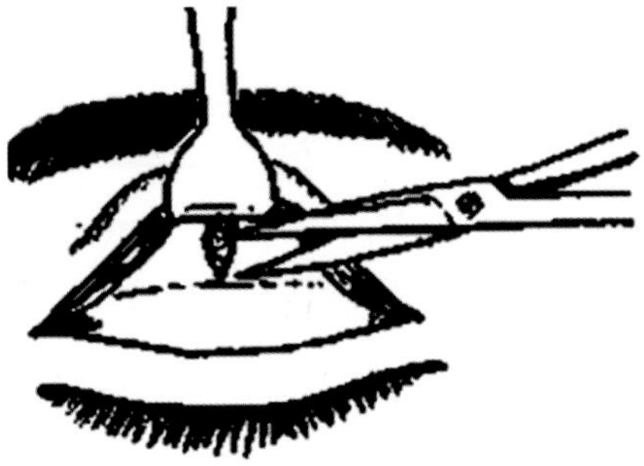

图 13-1-5　向上至眉方向钝性分离眼轮匝肌，暴露眶隔脂肪

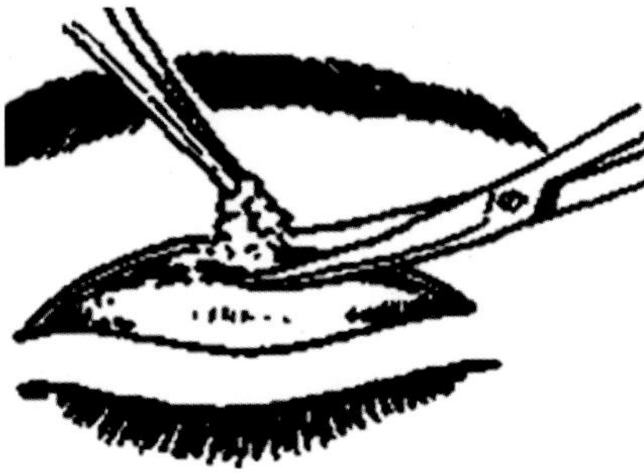

图 13-1-6　分离眶隔脂肪

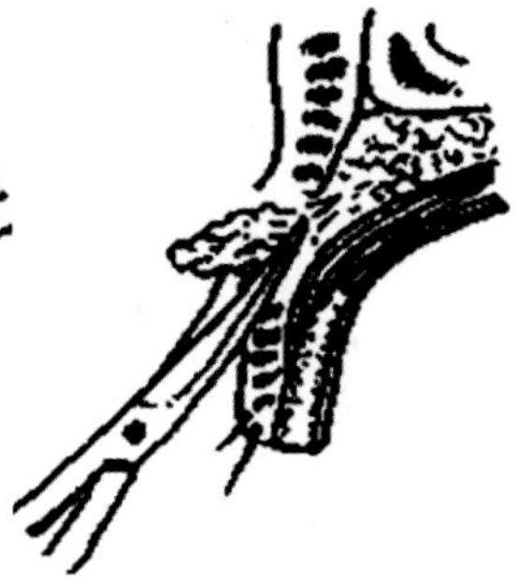

图 13-1-7　适量去除眶隔脂肪

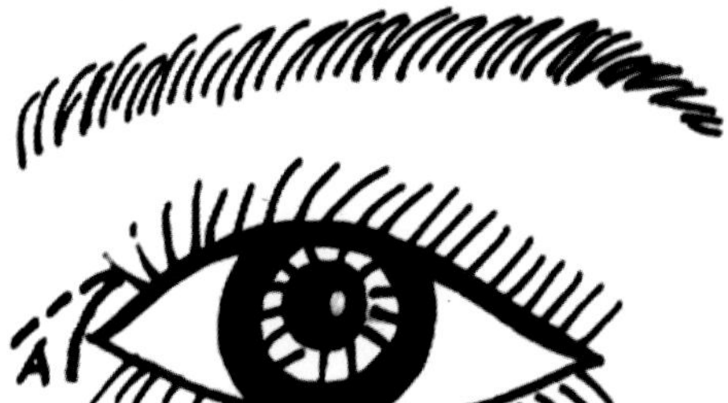

图 13-1-8　在内眦处拟形成重睑线的位置画出内眦三角瓣标记线

内眦赘皮的处理：不明显的内眦赘皮可以不作处理，或者沿内眦赘皮边缘切除部分皮肤直接缝合。明显的内眦赘皮则需要进行矫正。通常矫正内眦赘皮采用五瓣法，实际在重睑术过程中可以只用一个简单的“Z”改型加上适当的皮肤切除也可以达到比较好的效果 (图 13-1-8 ～图 13-1-12)。

具体做法：沿重睑线向内眦赘皮方向切开皮肤，切口在内眦赘皮的皱褶线上，切口达正常内眦水平线下方。在内眦侧赘皮做切口，形成尖端向眉侧的三角瓣。切口距离上睑缘的距离为拟形成的重睑线的宽度。

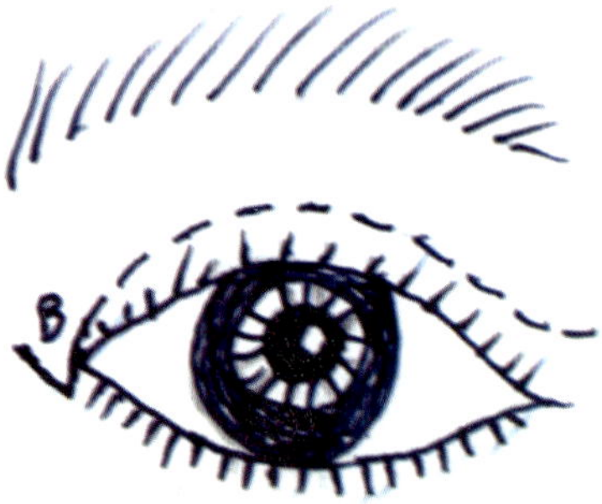

图 13-1-9　画出鼻侧三角瓣切口线

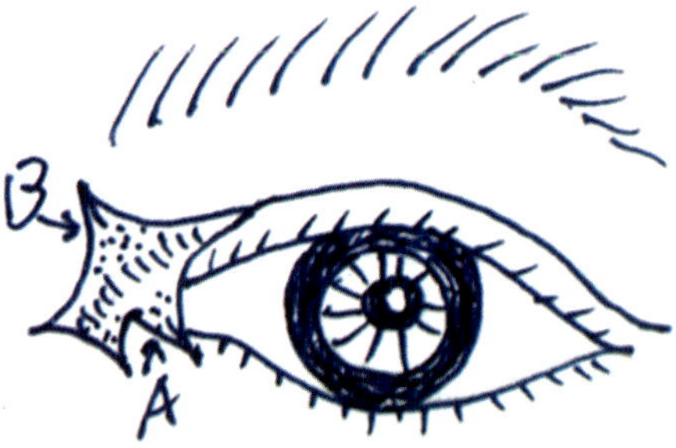

图 13-1-10　沿画线切开皮肤

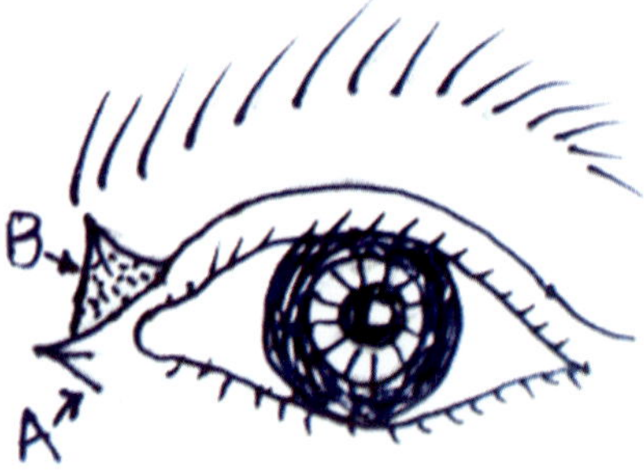

图 13-1-11　分离皮肤后形成 A、B 两个三角瓣

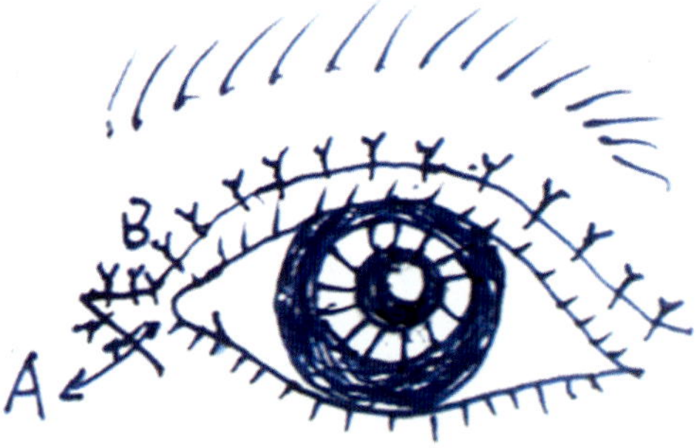

图 13-1-12　缝合三角瓣切口

在鼻侧赘皮处做切口，切口线的位置大概经过内眦点。

分别旋转鼻侧和内眦侧的赘皮形成交叉，适当修剪两个三角瓣，缝合切口，完成内眦赘皮的修整。

悬吊睑缘皮肤：首先在中线偏内侧、内侧线和外侧线处悬吊睑缘皮肤，嘱患者睁眼、闭眼，观察重睑效果。悬吊时缝线要穿过上睑提肌腱膜或睑板，保证睑缘皮肤与上睑提肌或睑板的粘连，这样才能保证重睑线的形成。此外，双侧要对比看，重睑的宽度、形态要一致（图 13-1-13）。

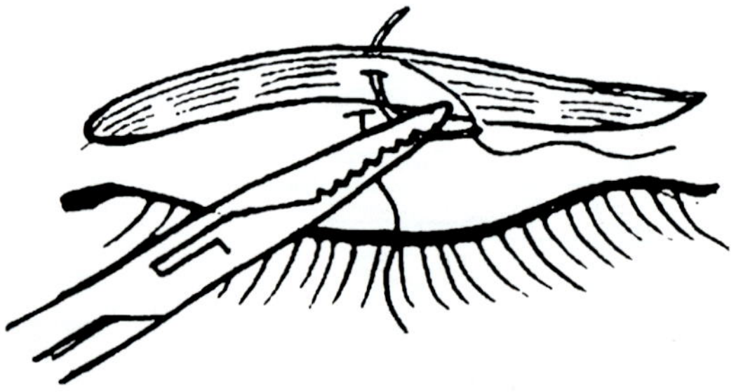

图 13-1-13　在中线偏内侧位置悬吊睑缘皮肤

缝合：悬吊三针观察重睑形态满意后，就可以缝合切口（图 13-1-14，图 13-1-15）。缝合时张力不要过大，只要皮缘对合良好就可以了。

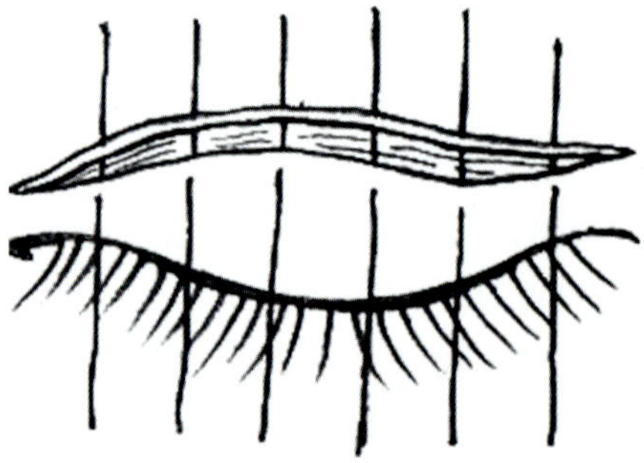

图 13-1-14　分别于其他位置悬吊睑缘皮肤

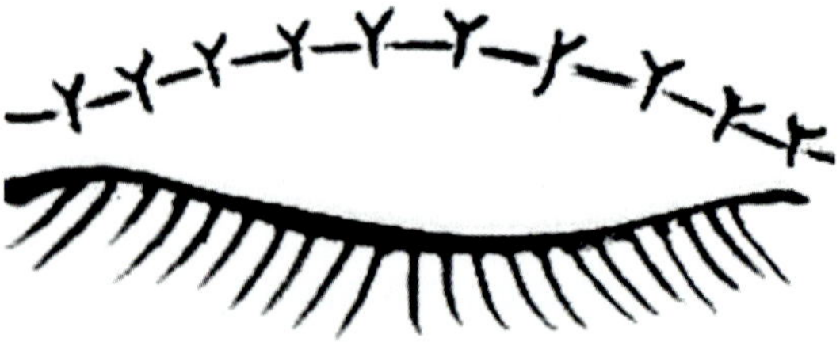

图 13-1-15　缝合切口

（二）手术意外的处理

1．血肿　睑缘处冠状动脉损伤。预防措施：手术过程备电凝，针对一些小出血点及时止血，止血要彻底。

2．感染　大多是由于没有按照无菌操作规范所致。预防措施：手术过程严格按照无菌操作要求完成，术后适当应用抗生素。

3．重睑皱褶不均匀　手术过程去除皮肤、肌肉时宽窄不均匀、缝合时组织对位不好、悬吊缝合张力不一致是其主要原因。预防措施：手术过程中双侧组织去除量应该相称。初次手术者可以采用画线的方法，准确测量双侧去除的宽度、长度。悬吊时张力应该一致，使组织恰好对合就可以，以便重睑线自然形成。

4．“三眼皮”　比一般重睑多一至两个皱褶。这是由于切开眶膈、剪去眶膈脂肪以后，将切口上缘皮肤与上睑提肌腱膜缝合、操作层次紊乱所致。术后三个月进行矫正，将粘连部位松解，严格按照正常层次缝合。

5．“三角眼”　手术前设计重睑线时，将内眦段设计过宽，术后睁眼时此段不能与睑缘一同提起；或者是中央线悬吊过高所致。术中预防措施：内外侧去除皮肤要匀称，宁少勿多；悬吊时形成的弧线要柔和。术后矫正：术后早期经常下压内侧上睑，争取内侧上睑皮肤松弛；三个月后仍然比较明显采用手术方法矫正。

6．“怒目圆睁”　手术时将皮肤切除过多，眉弓与重睑皱褶之间距离太短。术中预防措施：手术过程去除皮肤时要相对保守，留有余地，一定程度的皮肤松弛可以很容易矫正，但是，去除过多皮肤造成的后果很难矫正。

7．睁眼乏力　手术中将上睑提肌腱膜切断所引起。在手术过程中观察重睑效果时，同时注意是否有睁眼乏力表现。如果发现睁眼乏力，及时修补切断的上睑提肌腱膜，采用褥式缝合。由于修补过程可能缩短上睑提肌长度，因此，要与对侧比较，观察双侧睁眼程度是否有明显差异。如果存在明显差异，对侧应该做上睑提肌缩短，力求双侧对称。

8．上睑提肌断裂　在切口上缘眼轮匝肌深面用眼科剪刀分离，暴露上睑提肌，用止血钳挟持提肌断端，分离出上睑提肌，用丝线采用褥式缝合方法将上睑提肌与睑板缝合，一般三针褥式缝合固定就可以了。固定缝合过程要注意睑缘弧度柔和、自然，这主要与固定后上睑提肌内外侧的长度有关。

上睑提肌缩短的手术方法与上睑提肌断裂的修复方法基本一样。

（三）术后处理

伤口涂抹抗生素眼药膏；

局部用纱布条加压包扎 24 小时；

避免长时间低头，尽可能仰卧休息两天；

术后 6 整天拆线；

拆线之后多练睁眼、闭眼动作，促进重睑的形成。

（四）临床经验

重睑术是一个精细手术，临床效果差之于毫米之间，因此在切口设计、皮肤切开的位置、皮肤切除的多少等方面一定要准确。画线要细而清晰，器械尖端部分要锐利。切开皮肤时用刀片切开要求术者相对熟练，初学者可以从外眦部位用 11 号尖剪刀片先切开一个小口，然后用弯剪刀沿画线慢慢剪开皮肤。

术后让患者做睁眼、闭眼动作，观察双侧是否对称，是否有上睑提肌的损伤，发现问题及时矫正。

五、埋线法重睑成形术

（一）手术指征

埋线法适合年轻、上睑皮肤张力适中、眶上凹处脂肪没有明显堆积者。

（二）手术步骤

定点画线：首先画出重睑线，方法与切开法画线方法相同。

确定埋线部位。一般在内、中、外三条垂直线上确定三个固定部位。中央线的固定位置稍微偏内侧一些，因为重睑最宽部位是在中央线偏内侧一些。每一个固定部位有两个缝线的穿出点，从内眦向外眦依次分别是：内侧固定部位 c、d 点，中央线固定部位 a、b 点，外侧线固定部位 e、f 点。每组两点间距 3 毫米左右（图 13-1-16）。

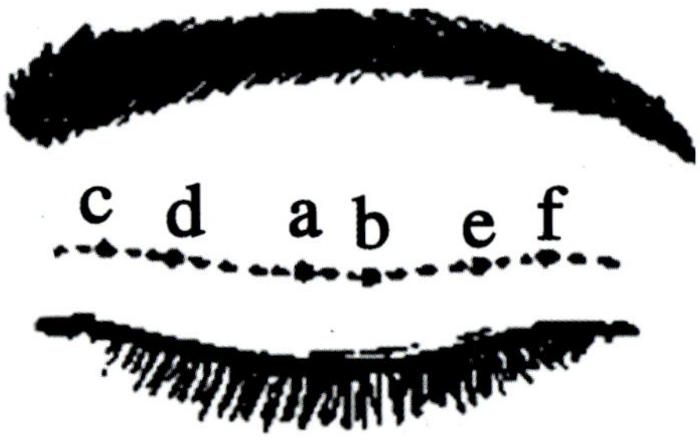

图 13-1-16　按照实验法标记重睑线后，画出埋线位置

麻醉：在结膜囊三个固定点部位局部注射麻药。翻转上睑在睑板上缘上方注入少量麻药。麻药注入量要少，一般为 0.5ml 就可以了。如果麻药注入量过多，影响术中对形成的重睑形态观察。

缝线：首先从中央线固定点开始穿针固定。用白色 5/0 或 6/0 美容尼龙线自中央线附近睑板上缘上方隆起的结膜面 b · 点刺入结膜，横向行于结膜下，约 3 毫米至结膜面 a · 点（图 13-1-17，图 13-1-19）。

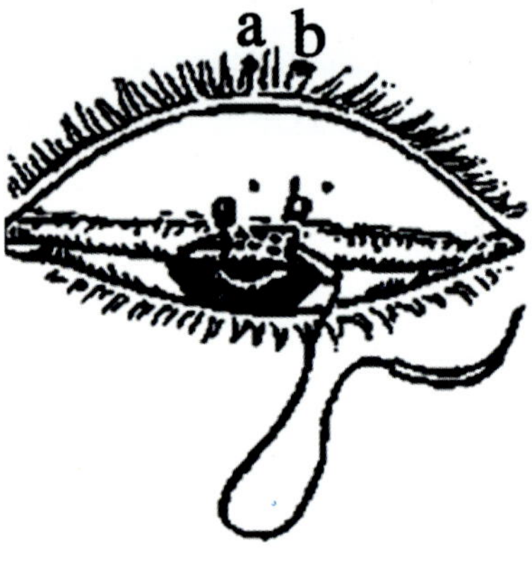

图 13-1-17　从结膜面 b · 点垂直穿过睑全层至皮面 b 点

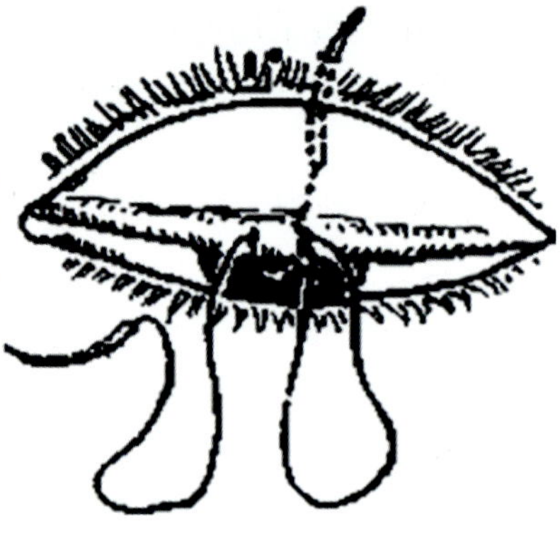

图 13-1-18　从结膜 a · 点垂直穿过睑全层至皮面 a 点

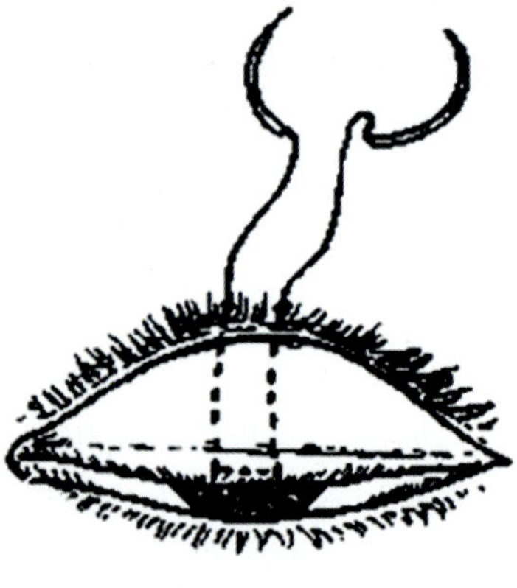

图 13-1-19　从皮面 b 点原针孔处潜行于皮肤真皮层从 a 点针孔处穿出

结扎、埋藏线结：完成内、中、外三组缝线穿针后，分别在 c、a、e 缝线穿出处用尖刀在皮肤针孔处向旁边切开长约 2 毫米小切口，直达睑板，以便缝线埋没于切口深部。

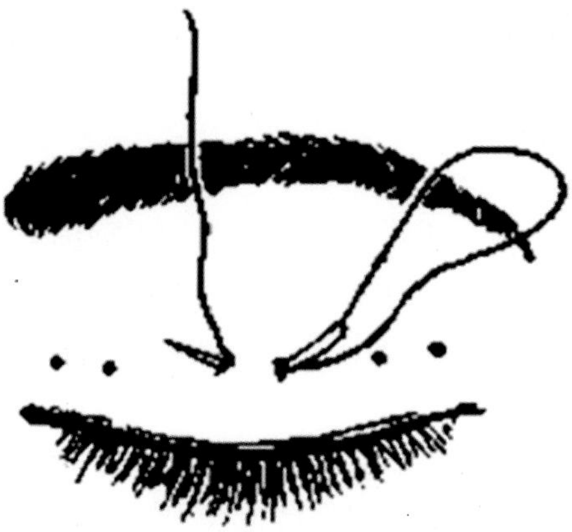

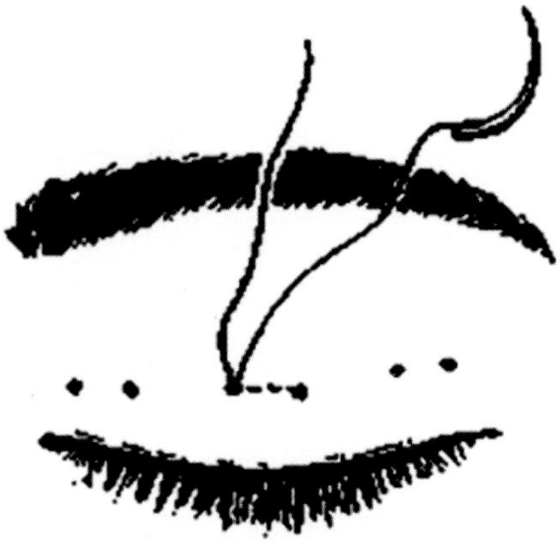

图 13-1-20，21　用相同方法完成内侧（c—d）、外侧（e—f）两组缝线固定。

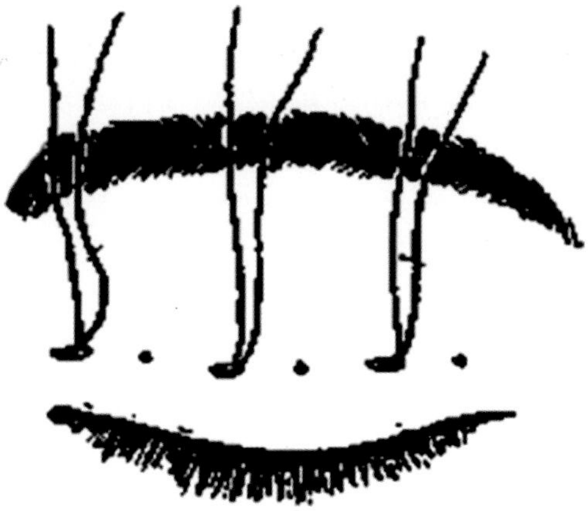

图 13-1-22　完成三组缝线固定、暂不结扎

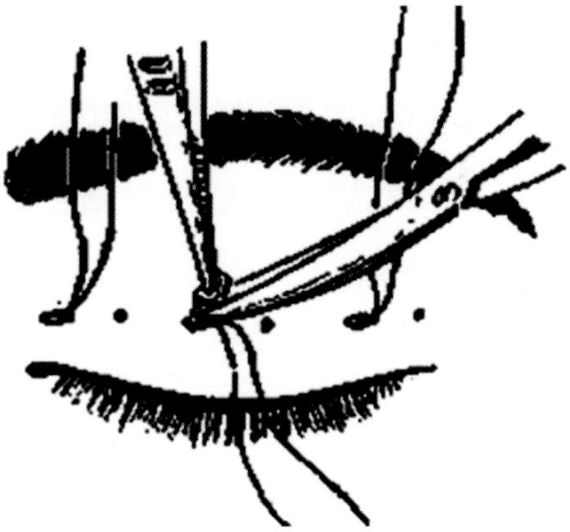

图 13-1-23　结扎中间固定缝线观察固定效果，并适当调整

最后将三处缝线两端各自在皮肤小切口内连续打三个结。皮肤小切口创缘对整齐，不需缝合（图 13-1-20 ～图 13-1-24）。

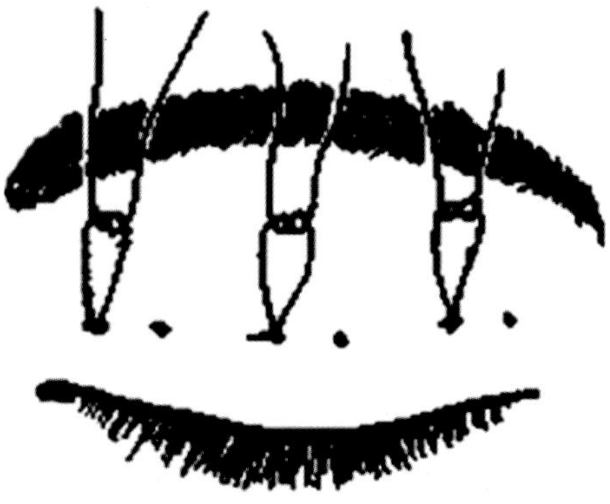

图 13-1-24　在观察效果满意情况下结扎所有缝线

（三）临床经验

1．麻药尽量少用，以便术中观察重睑效果。

2．术中随时观察重睑形态，以便调整穿线固定位置。结扎时松紧适度，避免缝线切割组织、造成松脱，或过紧影响重睑形态。

3．在缝针边缘做切口时深度达眼轮匝肌，避免过浅造成线结暴露。

4．三组固定缝线的位置适当。内侧组固定线与重睑内侧弧度关系密切，缝线位置和打结松紧直接影响弧度形态；中央组决定重睑的高度，其位置应该在中央线稍微偏内侧一些；外侧组除了与重睑弧度有关，而且与重睑皱褶形成的长度有关。

5．使用5/0或6/0美容尼龙线，可以避免因缝线而引起的硬结和缝线颜色外露。

第二节　眼袋修复术

中年之后下睑部位会出现不同程度的松弛，形成眼袋。造成眼袋的原因与下列因素有关：皮肤弹性减弱、松弛下垂；眼轮匝肌退行性改变，弹性减弱，松弛萎缩；眶隔膜变性松弛，支持力减弱；眶脂肪变性移位，或眶脂肪增生过多。眼袋的出现一般多为两种或两种以上因素所造成。

部分年轻人也会发生下睑眼袋，多与遗传因素有关。此外，在某些人，特别是年轻人在下睑睑缘前方有一条横形隆起，微笑时更明显，使下睑表现出隆起臃肿。这种现象多是由于眼轮匝肌局部肥厚或松弛所致，并无皮肤松弛和眶脂肪膨隆移位，属于假性下睑眼袋。

在进行眼袋修复时术前要对患者的具体情况进行分析，是哪种原因造成的眼袋，针对病因设计手术方案。眼袋的修复分为两种手术入路方法：经皮肤切口和睑结膜切口。

一、经皮肤切口眼袋修复法

（一）手术指征

1．中老年人下睑眼袋，尤其是中、重度眼袋者。

2．皮肤松弛、眶脂肪轻度膨出的年轻下睑眼袋者。

3．单纯皮肤松弛型或单纯眼轮匝肌肥厚型。

（二）禁忌证

1．患有眼部急性炎症者，控制炎症之后方可手术。

2．重要脏器患有严重病变者。

3．有严重的出血倾向者。

4．精神病患者或精神状态异常者。

5．疤痕体质者最好不做。

6．面瘫伴有睑裂闭合不全者。

（三）手术步骤

1．皮肤切口线设计

仰卧位，双眼向额区方向注视，使下睑皮肤处于紧张状态。距下睑缘最下排睫毛1mm处、平行于最下一排睑睫毛，自内眦泪点附近开始，向外达外眦角部，然后转向外眦角外下方，顺鱼尾纹方向延伸切口5～8mm（图13-2-1）。

2．麻醉：用含有适量肾上腺素的2%利多卡因行眶下神经及下睑局部浸润麻醉。

3．切开：沿下睑缘画线用尖刀切开皮肤全层达眼轮匝肌表面，或先在外眦部将皮肤切一小口，再用眼科剪刀伸入切口，在眼轮匝肌表面进行分离，沿画线剪开皮肤（图13-2-2）。

4．分离皮肤：自皮肤切口向下，沿眼轮匝肌表面向下分离，达眶下缘下1cm左右，使皮肤与眼轮匝肌分离（图13-2-3）。

5．分离眼轮匝肌：向下翻转下睑皮瓣，暴露眼轮匝肌。于眶下缘稍上方、顺眼轮匝肌

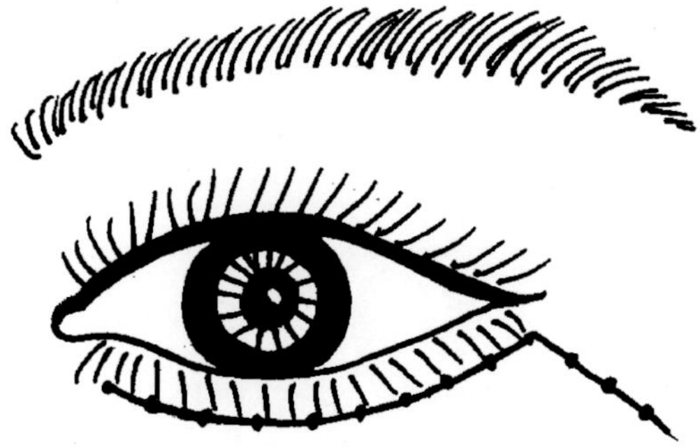

图 13-2-1　沿最下一排睫毛画线并向外眦延长 5 ～ 8mm

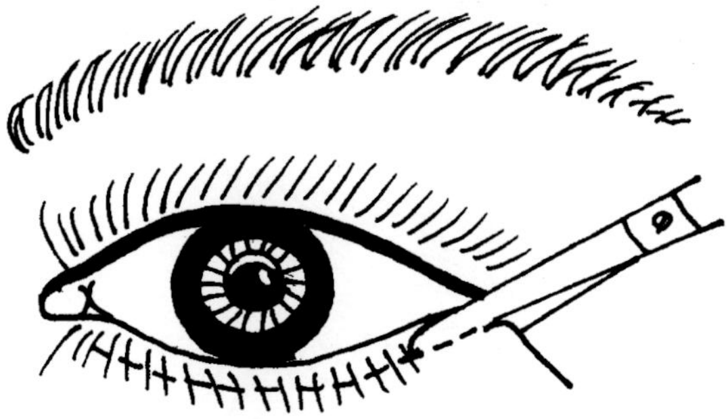

图 13-2-2　沿标记线切开皮肤，分离皮肤

纤维方向，水平方向钝性分离眼轮匝肌，暴露下睑眶隔膜，轻压眼球会有眶膈脂肪推拥眶隔膜向前膨出。

6．暴露眶隔脂肪：横行剪开眶隔膜，即可见眶脂肪自行膨出。用眼科剪刀仔细分离脂肪，然后用止血钳挟持住脂肪基部，切除脂肪，用电凝烧灼脂肪切断止血，松开脂肪还纳于眶隔膜内（图 13-2-4）。

一般先切除中央脂肪团，再酌情切除部分眶内、外侧脂肪团。

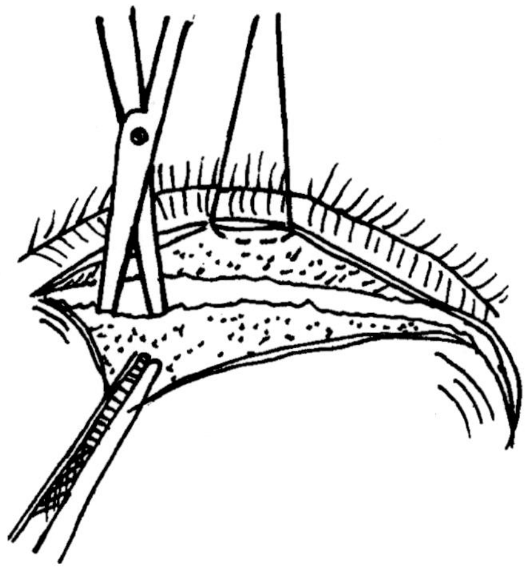

图 13-2-3　用剪刀锐性分离皮肤，暴露眼轮匝肌

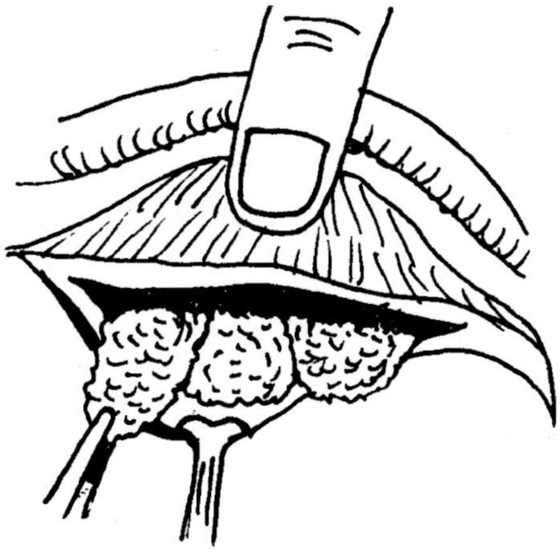

图 13-2-4　钝性分离眼轮匝肌、剪开眶隔筋膜、暴露眶隔脂肪

7．观察脂肪去除量：嘱患者眼球向额部方向转，观察下睑脂肪突出程度；或轻压眼球，观察脂肪突出程度。

8．缝合眼轮匝肌：一般缝合 2 ～ 3 针即可。

9．睑缘眼轮匝肌的修复：于外眦部眼轮匝肌附着处剪开韧带，轻拉睑缘眼轮匝肌，用丝线将肌腱缝合固定于眼轮匝肌附着处，对睑缘轮匝肌进行悬吊。

10．去除部分下睑皮肤：嘱患者张嘴、眼向额部方向转，轻拉下睑皮瓣，沿睫毛缘皮肤切口、在下睑皮瓣上画线，使切除皮肤后的皮瓣恰好与睑缘皮肤切口吻合（图 13-2-5）。

11．缝合切口（图 13-2-6）。

12．用同样方法完成另一只眼袋的修复。

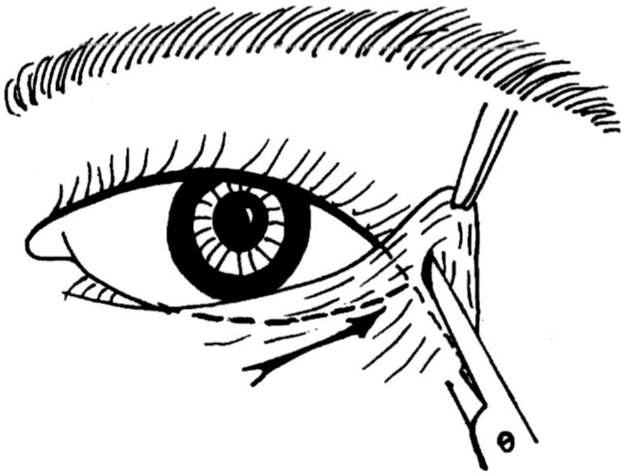

图 13-2-5 在外眦处向外上方向牵拉眼睑皮肤，去除多余皮肤

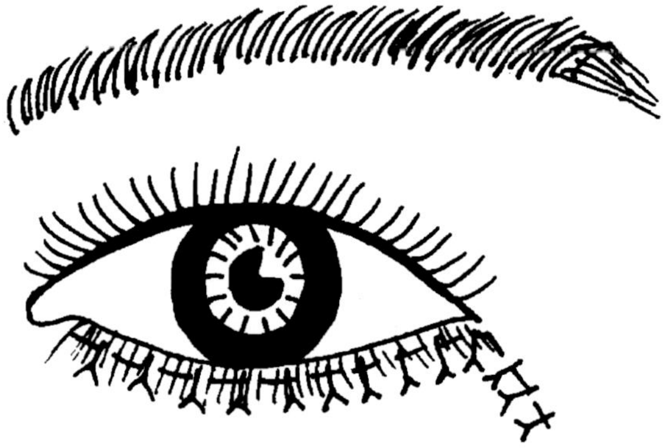

图 13-2-6 间断缝合切口

（四）术后处理

术毕，双侧结膜囊内及切口处涂抗生素药膏；

敷料覆盖，加压包扎 24 小时；

口服抗生素 3 ～ 4 天；

术后 5 天拆线。

（五）手术意外的处理

1. 感染　术前眼部炎症没有控制，或者是手术操作不规范所致。

2. 血肿及皮下淤血　手术过程止血不彻底，手术创伤大，或者术后没有进行压迫术区。预防措施：术前备用电凝，对于术中的小出血点给予彻底电凝止血。术后术区纱垫压迫 24 小时。已经形成的小血肿和轻度淤血不用处理，待其自然吸收。较大的血肿需要切开、止血。

3. 睑外翻　术后睑外翻大部分是由于皮肤切除过多所引起，部分是由于分离的皮肤术后愈合过程挛缩所引起的短时间轻度外翻。早期出现睑外翻嘱患者耐心等待，经常做向上方向的按摩，以促进愈合过程中形成的挛缩；夜间睡眠时向结膜面涂抹眼药膏。3 个月之后仍然不能恢复者，根据具体情况处理，可以考虑手术矫正。沿原手术切口切开皮肤，外眦部位延长口（鱼尾纹处）适当加长，做更大范围眶下区皮下分离，特别是颧突部位的颧弓韧带要做分离；将鱼尾纹处皮肤尽量向外上方向牵拉，固定缝合一针；修剪鱼尾纹处多余皮肤，缝合睑缘切口；鱼尾纹处用 1 号线做皮下缝合固定，固定于韧带上，细丝线缝合皮肤切口。术后最好用全颜面面罩对眶下部位进行向上方向的加压。

4. 下睑凹陷　术中眶膈脂肪去除过多。预防措施：术中经常观察眶隔脂肪的去除量。用手指轻压眶上区，或嘱患者眼球向头顶方向转动，针对有明显隆起的眶下区去除部分脂肪。如果术后发现去除脂肪过多，需要局部做自体脂肪充填。

5. 眼袋部分存留　眶膈脂肪量去除不足。同上述预防措施一样，术中需要经常观察去除脂肪的多少。如果术后发现去除脂肪不足，三个月后再次手术去除多余脂肪。

6. 切口疤痕　一般由于切口线过低，或近外眦部位切口没有沿鱼尾纹方向切开，或疤痕体质。

7. 睫毛脱失　切口过于靠近睫毛，损伤睫毛毛囊。

（六）临床经验

1．切口　睑缘处皮肤切口距离最下列睫毛越近，切口疤痕越不明显。但是，距离睫毛越近，损伤睫毛毛囊的概率就越大。因此，我们一般距离最下列睫毛约 1mm。

2．眶膈脂肪去除量　去除眶膈脂肪时，没有把握时要保守一些，以免术后下睑处出现凹陷。随着年龄增大，这种凹陷会更明显。

3．眼轮匝肌的处理　对于因为睑缘处轮匝肌肥厚或松弛形成的假眼袋，可以少量去除眼轮匝肌。同时去除少量皮肤，术后效果一般都能达到要求。对于由于眼轮匝肌松弛、萎缩者而形成的眼袋，不要去除眼轮匝肌，而是对睑缘处眼轮匝肌进行悬吊。

4．皮肤切除量　在决定切除皮肤组织量时，一定嘱患者张口、眼向上看，这样可以有效避免皮肤切除过多。在不能把握切除量时，宁愿少去皮肤量。因为，一旦皮肤去除过多，这种畸形很难矫正。

5．是否进行下睑皮瓣分离　部分医生采用全层切开皮肤与眼轮匝肌，直达睑板层，然后进行眶膈脂肪去除。这种方法适用于皮肤松弛不严重、伴有眼轮匝肌松弛患者。其缺点是不能对睑缘眼轮匝肌进行悬吊修复；另外，对于眼轮匝肌萎缩者，可能去除过多眼轮匝肌，从而更降低下睑前壁的支持力。此外，对于严重皮肤松弛者可能皮肤提紧程度不够。

二、经结膜入路眼袋修复法

（一）手术指征

1．主要适用于单纯眶脂肪移位膨出过多、而无皮肤松弛的年轻下睑眼袋者。

2．伴有皮肤轻度松弛，但皮肤弹性良好，本人主观要求不遗留切口瘢痕、不愿行皮肤入路的轻度眼袋者。

（二）手术方法

用 0. 5% ～ 1% 丁卡因行结膜表面麻醉，用 2% 利多卡因加少许肾上腺素在下睑结膜穹隆部结膜下注入 1 ～ 2ml 行局部浸润麻醉。

用眼睑拉勾牵拉翻转的下睑，暴露下睑穹隆部结膜，嘱患者双眼向额部注视。

于下睑睑板下缘结膜处横行切开结膜。沿眶膈浅面向眶下缘方向钝性分离，暴露眶隔膜，轻压眼球可见其下面的中央部眶脂肪团。有时为充分暴露内外侧脂肪团，可适当将结膜切口向两侧扩大。

剪开眶隔膜暴露眶膈脂肪，分离包膜，眶脂肪球即自动脱出，继而提起并剪除。用电凝法处理脂肪基部，于同一切口内侧剪除内侧脂肪团。外侧脂肪团如果没有膨出，不必掏剪。如果有膨出一并处理。

剪除的眶脂肪量需适度。如果过多，术后形成下睑塌陷畸形；相反，量不足则效果欠佳。切除之眶脂肪量，以轻压眼球时残余眶脂肪团与眶下缘平齐程度即可。

用 5/0 或 6/0 可吸收缝合线做结膜下缝合，结膜切口可不予缝合。术后向结膜囊内涂抗生素药膏，加压包扎 24 小时。

（三）术后处理

酌情应用抗生素。

术后第二天解除加压包扎。

用氯霉素眼药水清洁结膜囊，1 次／晚。

第三节　隆鼻术

鼻子位于面中分正中位置，其形态对于整个面部外观影响非常重要。低矮的鼻子给人以面部凹陷、缺乏线条的感觉。对于此类患者给以隆鼻术可以明显改变面部外形轮廓。

（一）手术指征

鼻梁低矮者：一般鼻根部的鼻梁高度低于 9 毫米，男性鼻面角（即前额至切牙线与前额至鼻背线间的夹角）＜ 30°、女性＜ 25° 为低鼻。

无鼻支架及鼻内损伤的鞍鼻者：构成鼻支架的鼻骨和中隔的被破坏所致。

鼻骨骨折所致的鼻梁塌陷者。

（二）手术禁忌证：

1．急性鼻炎未愈者

2．鼻背部有贴骨性瘢痕者

3．精神异常和心理障碍者

4．患者家属不同意手术

（三）术前准备

X 线头颅侧位片：拍摄头颅侧位片时，要显示出鼻部软组织形态。

X 线投影测量：绘出头颅侧位投影图，观察鼻梁形态，同时绘出预测鼻梁高度。原有鼻背软组织线条与预测线条之间就是需要注入假体的厚度。

一般认为：鼻面角应为 25°～ 30°，鼻背、鼻小柱夹角为 85°～ 95°，鼻唇角为 90° ～ 105°；侧位观察：下唇缘在鼻尖至颏顶点的连线上，上唇前缘位于连线之后，即 Rickeffs 美学平面。

假体选择：隆鼻植入体可以选择自体骨组织和人工假体两类。自体骨组织取材时会造成身体其他部位损伤，骨组织植入后鼻部手感差、质地较硬；此外，骨组织塑形困难。因此，现在大部分都采用人工假体。人工假体主要为硅胶制品和膨体（TPFE）。

（四）应用解剖

鼻部的皮肤：鼻部各部位皮肤不尽相同。鼻上部和中部皮肤较薄，皮下组织和脂肪较少，与其深面侧鼻软骨和鼻骨连接疏松，有活动性。鼻下部的皮肤较厚，皮下组织发达且富含皮脂腺，与鼻翼软骨连接紧密，不易分离。

肌肉和筋膜：鼻部的肌肉较纤细且不发达。在正常情况下鼻部肌肉动作较少，主要维持鼻翼张力以保持鼻孔的通气。在鼻背肌肉下方与骨膜之间有一层致密纤维筋膜，尤其在黄金点处（眉间和内眦间连线的中点）较厚，向下一直延伸到鼻尖部。在鼻软骨部分筋膜变薄，与软骨膜紧密附着。

外鼻的骨性部分：由一对鼻骨组成，在面中线相互连结。其上端与额骨鼻突连接；外侧缘与同侧的上颌骨额突相接，共同构成鼻的骨性支架。鼻骨呈四边形，上部厚而窄，下部薄而宽。

外鼻的软骨性结构：包括成对的侧鼻软骨、鼻翼软骨、种子软骨和一个中隔软骨。侧鼻软骨上方附着于鼻突和上颌骨额突，中间与中隔软骨相连。侧鼻软骨的下 1/3 部分与中隔软骨分离。鼻翼软骨由内侧脚和外侧脚构成，它们在鼻尖的最高点相连，形成鼻翼软骨穹窿部。左右内侧角均向内弯曲，构成鼻小柱的支架。鼻翼软骨上缘覆盖在侧鼻软骨下缘，由腱膜样组织相连。

鼻中隔是两个鼻腔之间的结构。中隔支架由骨和软骨两个部分构成。骨性部分由筛骨垂直板、梨骨、上颌骨鼻嵴和腭骨鼻嵴构成。中隔软骨向后延伸与筛骨垂直板相接，向下后方与梨骨相连。中隔软骨是一块四方形的软骨板，构成鼻中隔下部的绝大部分。

（五）手术步骤

画线：标记出手术分离范围。于鼻根点和眉间点之间标记出鼻根部分离点。根据鼻背原有宽度标记出需要分离的范围。

在采用鼻前庭内侧切口时，注意切口对侧鼻翼和鼻小柱的分离范围，双侧要对称。

麻醉：用2%利多卡因做双侧眶下神经阻滞麻醉，鼻背、鼻小柱处用1%利多卡因行浸润麻醉。注意：注入麻药量尽可能少，以免影响观察效果。

切口：可以选择鼻前庭内侧切口，或鼻小柱“W”形切口。一般来讲，不同时做鼻尖部修整手术时，采用鼻前庭内侧切口。这个切口相对隐蔽，不留痕迹。如果由于鼻尖形态不理想而需要同期做鼻尖修整时，则需要做鼻小柱“W”形切口（图13-3-1~图13-3-3）。

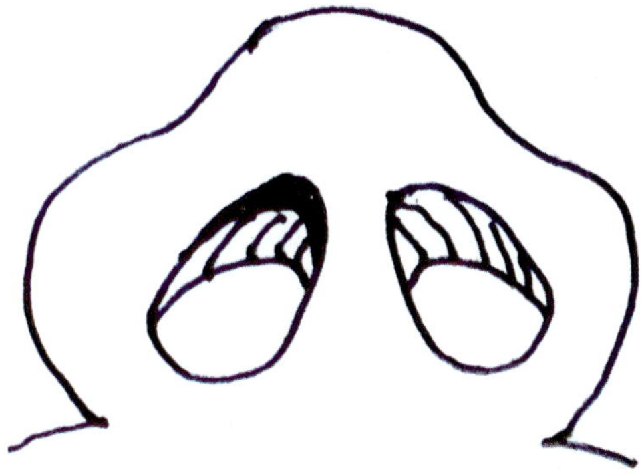
图13-3-1　鼻前庭切口

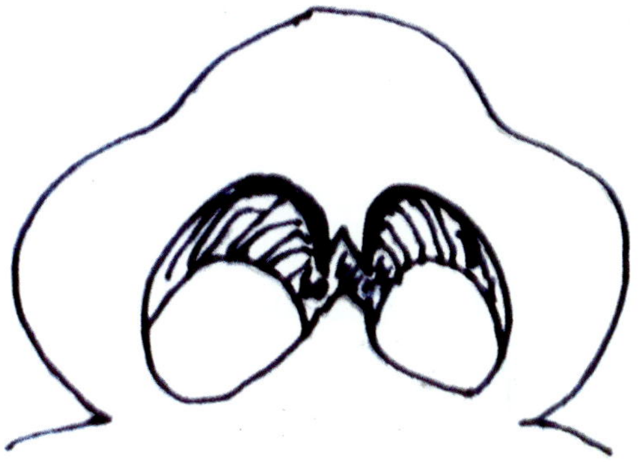
图13-3-2　鼻小柱“W”形切口

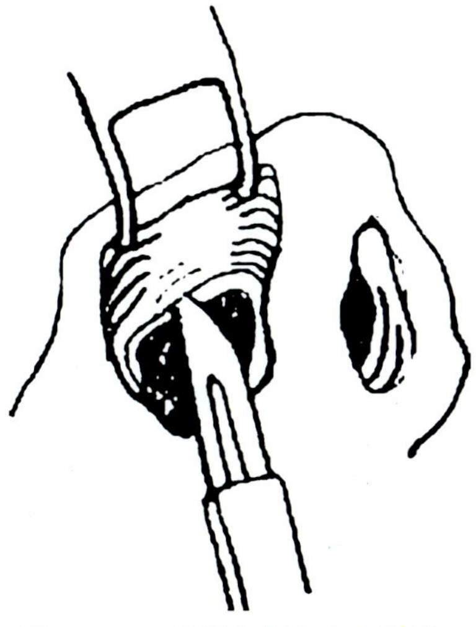
图13-3-3　于鼻前庭内上方弧形切开皮肤

分离：用弯的小剪刀于鼻前庭内侧切口进入鼻尖部，分离鼻尖部；沿鼻背部向鼻根部方向继续分离，达鼻中隔软骨与鼻骨交界处向鼻骨面方向剪开骨膜，用骨膜剥离子分离骨膜，直达鼻根“黄金点”。鼻背部分离范围应该适当大于假体体积，一般是假体宽度的一倍。用直的小剪刀于鼻小柱处向鼻基底方向分离，形成“L”形假体鼻小柱部分需要的腔隙（图13-3-4~图13-3-7）。

假体塑形：根据设计，修剪假体的长度、宽度和厚度。鼻根部假体边缘和鼻背处假体边缘一定修薄，以免假体植入后在鼻根部、鼻背部与骨面衔接处形成凹陷边缘。鼻小柱处假体要修窄、修薄。

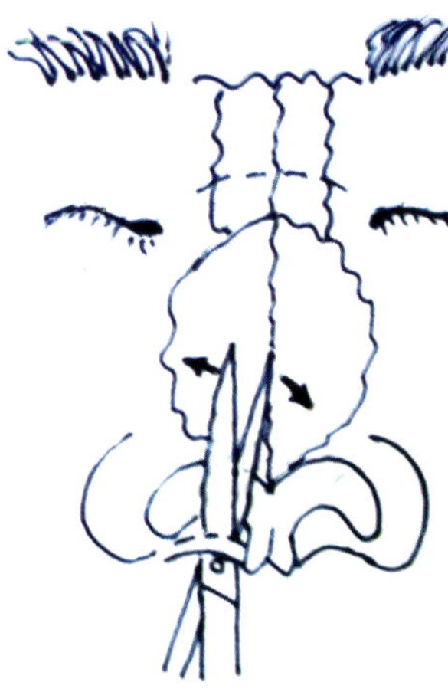

图 13-3-4　用小剪刀分离鼻尖部分鼻翼，向上至鼻骨与鼻软骨交界处

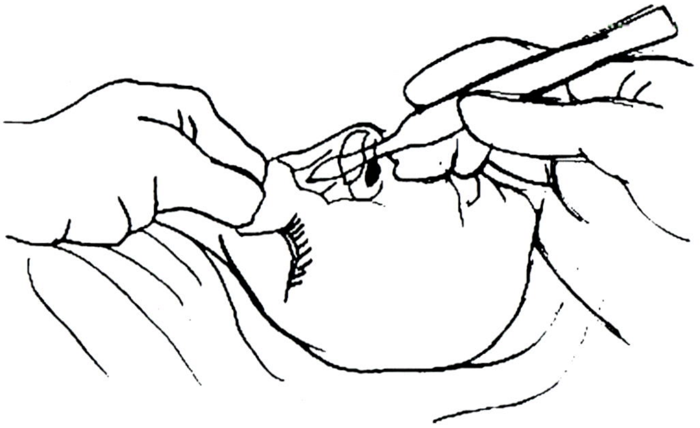

图 13-3-5　于鼻骨与鼻软骨交界处用骨膜剥离子分离骨膜

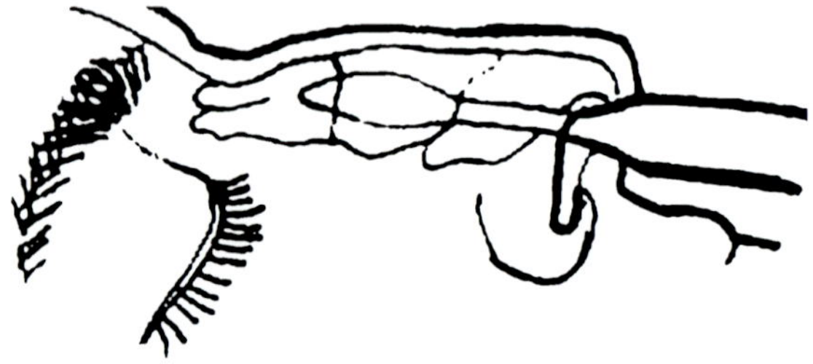

图 13-3-6　向上至鼻根部“黄金点”

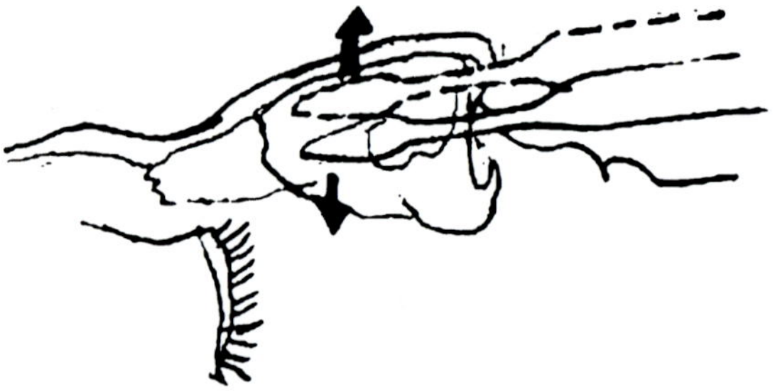

图 13-3-7　将鼻骨表面骨膜剥离

假体植入：用中号弯钳，挟持假体沿切口向鼻背部方向、分离腔隙放入假体。将假体鼻小柱部分放入鼻小柱分离腔隙。调整假体位置，直至满意(图 13-3-8、图 13-3-9)。

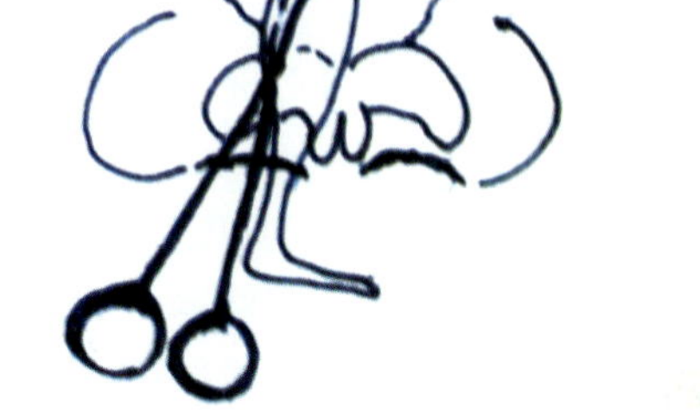

图 13-3-8　用止血钳夹持假体置入分离间隙

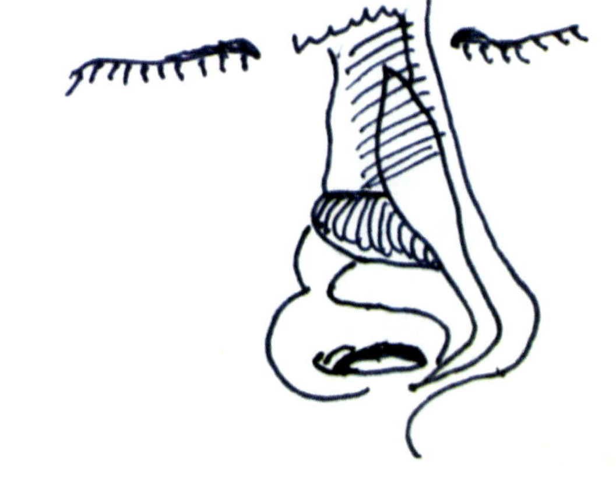

图 13-3-9　调整假体位置

观察效果：分别从正面和侧面观察假体植入后的效果。如果有不理想的部位可以取出假体重新修整，再植入。观察内容包括鼻子高度、鼻背长度和宽度、鼻小柱形态、假体是否偏斜等。

缝合切口：用 5/0 丝线缝合切口。

印模膏塑形：备 60 ～ 70℃温水，将印模膏置入温水中，浸烫 2 分钟，取出后放置在鼻部，轻按压，直至印模膏冷却成形，修剪印模膏边缘。取 4 层纱布修剪成鼻部形状，放在鼻背，再将塑形后印模膏放在鼻背，胶布固定。

（六）术后处理

1．术后适当应用抗生素，预防感染。

2．外固定使用 7 ～ 10 天。

3．术后前 3 天避免剧烈活动、情绪过度激动。

（七）手术意外及其处理

血肿的形成与术中损伤血管（如内眦动脉、面动脉的鼻翼支）、术后没有加压包扎、术后有剧烈活动或情绪过于激动等有关。少量的血肿可以不作特殊处理，加压包扎即可；形成明显的血肿要打开切口，挤出血凝块，然后加压包扎，适当延长抗生素的使用时间。

感染　主要与手术过程的无菌操作是否规范有关；此外，术前对患者的检查是否细致也很重要，如鼻部是否存在炎性疾病、糖尿病等有关。术前检查要细致、术中严格按照无菌操作规范进行可以有效避免感染的出现。

皮肤破溃、假体外露　术中皮下分离时过薄、皮肤张力过大、对假体产生排异反应是造成皮肤破溃、假体外露的主要原因。皮下分离时要保证组织的厚度；皮下腔隙与假体体积要合适，假体植入后如果皮肤张力过大要取出假体，扩大腔隙或根据鼻外形修剪假体，使二者适合。

鼻根部假体晃动　分离层次不正确，在鼻中隔骨与鼻骨交界处没有进入骨膜下分离，假体位于皮下层、而没有进入骨膜下。术中分离至鼻中隔软骨与鼻骨交界处应剪开骨膜，用骨膜剥离子进行骨膜下分离。

鼻歪斜　隆鼻后鼻歪斜主要与下列原因有关：①原有歪鼻畸形，如鼻中隔偏斜，此时应该先矫正原有歪鼻畸形、再隆鼻。②假体放置位置偏斜，术者观察术后效果时其观察位置不一定位于患者面部正中位置，观察患者时视角与患者形成偏离，影响判断。在观察效果时应该多角度观察，如头顶正中位置、左右两侧都要观察，还可以要助手协助观察。此外，在作皮下分离时双侧不对称也容易造成假体位置偏斜。③假体雕塑偏斜：假体在进行削薄时双侧不对称，假体植入后也会造成偏斜现象。

鼻外形不美　鼻外形不理想容易在下列方面出现问题：①鼻根部弧度，鼻根部假体高度要与额头、颧突高度相协调。额头低平、颧突低者，鼻根部假体高度也要低。宽度也要适当，东方人鼻子相对偏小，因此不可过宽。②鼻根与鼻尖宽度不协调：鼻根部的高度和宽度要与鼻尖的高度、宽度协调。③鼻尖向前下突：这是由于假体鼻背部分过长造成，适当去除一部分长度就可以了。④鼻尖高度不够：一是鼻小柱部分假体高度不够，或修剪过多、支撑力不足；另一个原因是原来鼻尖高度低，没有对鼻翼软骨进行修整。为了增加鼻尖高度，要保留足够鼻小柱部分假体。部分患者由于先天鼻翼宽，可以作鼻小柱“W”形切口，暴露鼻翼软骨、进行分离，用丝线向中间拉拢缝合，增加鼻尖原有高度，再通过假体的支撑就可以达到比较理想高度。

（八）临床经验

1．鼻根部假体高度、宽度要与患者面部整体协调。

2．假体边缘要修薄，以利于假体与骨面形成自然过渡，避免衔接部位出现凹陷。

3．分离间隙适当大些，以免假体植入后形成皮肤的过度牵拉。

4．假体植入后注意皮肤张力是否大。如果皮肤张力大需要修薄假体或扩大分离腔隙，否则皮肤张力过大，容易出现皮肤破溃、假体外露。

5．植入假体时要注意不能把滑石粉、纱布纤维等带入，否则会增加发生异物反应的几率。

第四节　除皱术

面部皱纹的出现与多方面因素有关，大致可以分为以下几种类型。动力性皱纹：是由于面部表情肌的收缩而引起，皱纹方向与肌收缩方向垂直，与年龄无明显关系，年轻者出现的皱纹大部分是由于此项原因，而且主要表现在额部。体位性皱纹：这类皱纹主要出现在颈部，由于体位的改变而出现。重力性皱纹：随着年龄增大，皮肤真皮层变薄、肌肉张力下降和肌膜松弛，面部软组织下垂造成皱纹。有时皱纹的出现是上述几种因素的集中体现。

一、概述

（一）手术指征

一般年龄 40 岁以上者可以考虑施行除皱术；低于 40 岁者，如果皱纹比较明显也可以施行除皱术。

（二）禁忌证

1．重要脏器存在严重疾病。

2．有凝血功能障碍者。

3．心理异常和精神障碍者。

（三）手术设计

面部除皱术可视患者情况与要求分区进行，也可以全面部一次施行。额纹较明显的可单行额部除皱术。若上、下睑皱纹较重的可行切开法重睑术加眼袋整复。鱼尾纹明显的可单独做颞部上提术。额纹及鱼尾纹均较明显者可行额颞部皮肤提紧术。下面部皱纹较明显者可行下面部除皱术（包括面颊及颈部）。对于全面部皮肤松弛的病例可行全颜面除皱术。

（四）术前准备

1．术前三天开始洗头，每天两次，用肥皂洗净后再用清水冲洗。

2．术前晚根据需要剃除切口区头发，宽约 3cm。

3．术前晨将术区前方的头发编成小辫用橡皮筋扎住。

（五）除皱手术的安全分离平面

根据对面部解剖层次和面神经解剖结构的研究，面部除皱的层次可以分为以下几类：①皮下脂肪层除皱术。② SMAS 筋膜与帽状腱膜下层分离技术。③骨膜下分离技术。

二、额部除皱术

用于治疗前额皱纹、眉间皱纹、鼻根横纹以及眉和上睑的皮肤松弛。

1．切口选择　发际后切口：前额发际低者（6cm 以下）。切口沿额发际后 5cm 左右进行切开。该切口能使前额增高，切口隐蔽。额部除皱术能消除或改善前额、眉间、鼻根皱纹和外眦以外的鱼尾纹（图 13-4-1，图 13-4-2）。

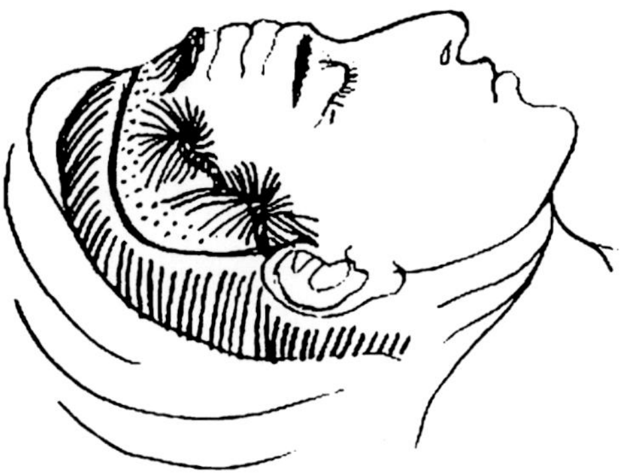

图 13-4-1　发际后切口侧面观

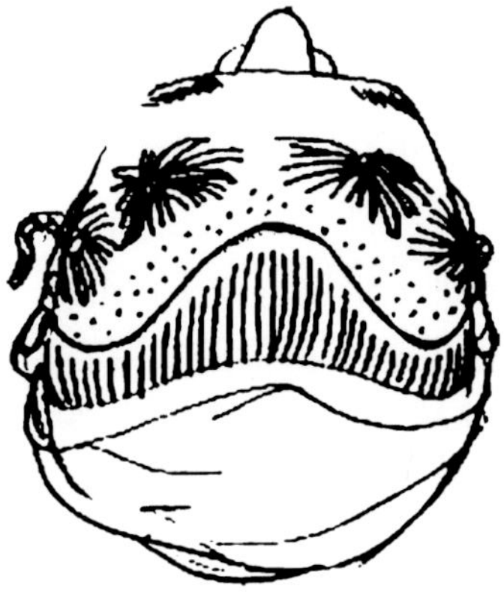

图 13-4-2　发际后切口颅顶观

发际切口：前额发际高者（6cm 以上）可采用此切口，沿额发际或发际内 1 ~ 2mm，在额颞发际交界处进入发际内(颞发际内切口)。该切口可以减低前额，并且分离范围相对减少。切口显露是其缺点（图 13-4-3、13-4-4）。

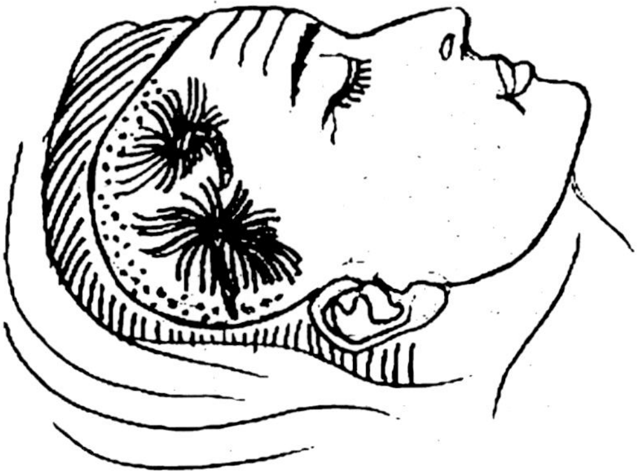

图 13-4-3　发际切口侧面观

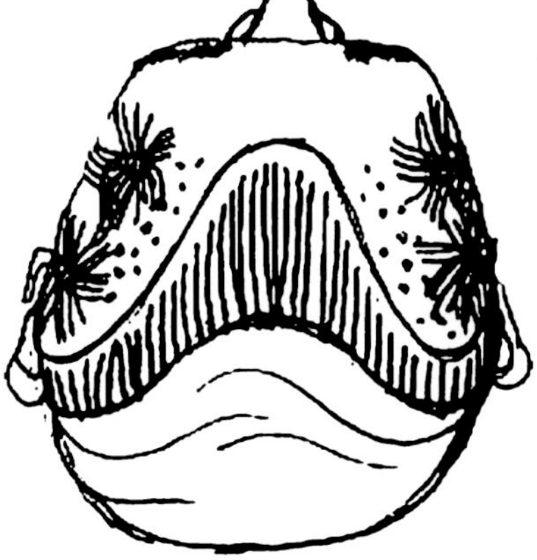

图 13-4-4　发际切口颅顶观

2．头皮瓣分离　按照设计切口线，切开头皮至帽状腱膜下疏松组织层，边切开边用止血钳或头皮夹止血。额区在帽状腱膜下锐性或钝性分离；颞部在颞深筋膜浅层表面施行锐性分离，直达眶缘、眉间（图 13-4-5）。

如果采用骨膜下除皱，至眶上缘 2cm 时切开骨膜，以骨膜剥离子在骨膜下分离，到达眶缘、眉间、鼻骨、颧骨。

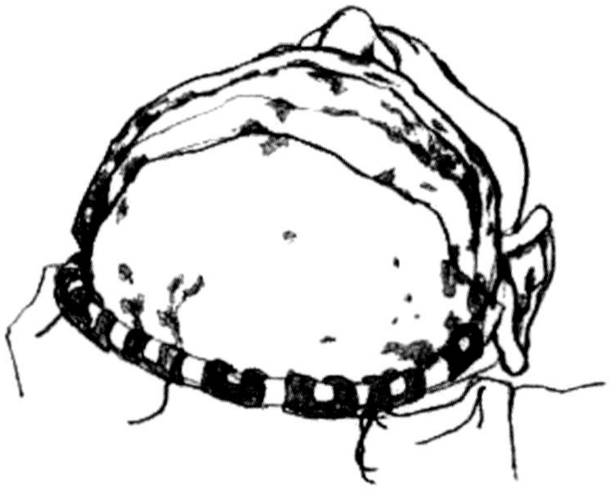

图 13-4-5　沿冠状切口切开头皮至颅骨层面，分离额瓣至骨弓

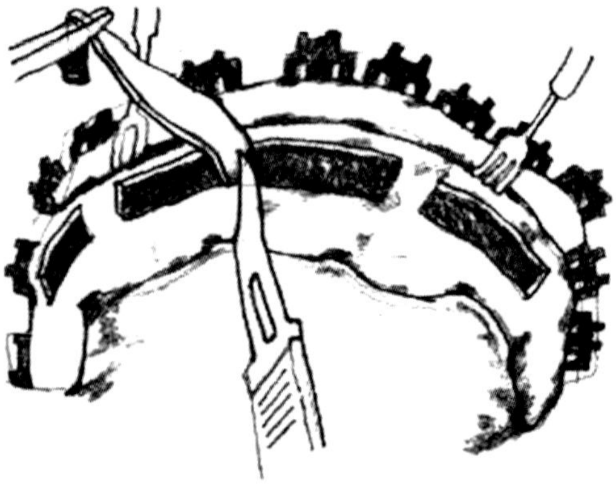

图 13-4-6　切除部分额肌，降眉肌和皱眉肌

3．处理表情肌　将头皮瓣向下翻转，充分显露眉间鼻根部。在中线切开帽状筋膜和腱膜，显露皱眉肌和降眉肌，细心将它们切断或部分切除。切除时应注意两点：①不可过分切除，以免造成缺损，导致鼻根部凹陷畸形。②切断外侧的皱眉肌时注意保护眶上血管神经束。在眶上缘以上额肌明显处纵横切断帽状腱膜和额肌，注意避开眶上血管神经束。如额纹过深，可以切除部分额肌，或切断横形额肌。额肌切除者的术后效果优于单纯额肌切断者。需注意切除额肌时层次准确，两侧额肌应部分保留、以防止额肌功能丧失（图 13-4-6）。

4．切除松弛头皮瓣，拉紧、缝合切口。首先定点缝合固定：第一点在中央，眉间点垂直上方；第二点在双侧眉梢垂直上方，此点张力最大；第三点在双侧眉梢水平外侧（耳轮脚附近）；第四点位于眉中点垂直上方。在缝合固定时注意调整眉的高度，双侧要对称。决定固定点后对其余部位进行准确缝合，分层进行，即帽状腱膜层和皮下组织层，再缝皮肤（图 13-4-7，13-4-8）。

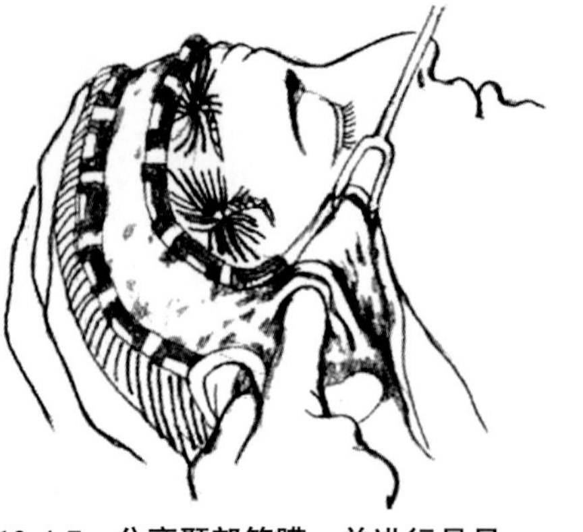

图 13-4-7　分离颞部筋膜，并进行悬吊

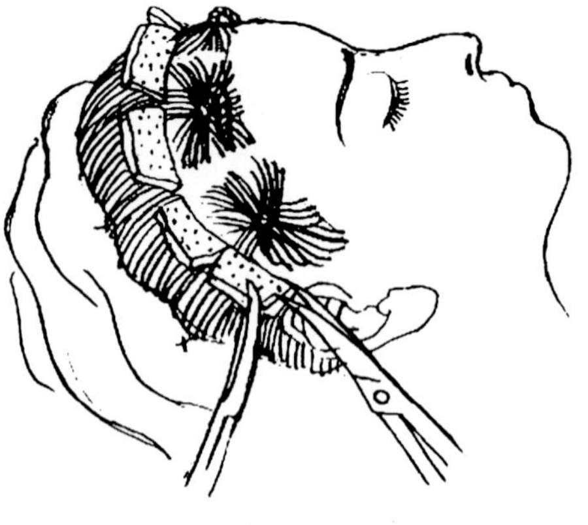

图 13-4-8　定点缝合后，去除多余皮肤

三、颞部除皱术

用于面中 1/3 皮肤松弛

1. 切口选择　发际切口：适于眉梢与鬓角之间距离较大者。沿颞发际或发际内 1 ～ 2mm 切口，术后鬓角与眉梢之间距离明显变小，但是该切口较显露，术前须向患者讲明。发际内

切口：此切口适于各类患者，而鬓角与眉梢距离较小者只能选此切口。沿颞发际内 4 ～ 7cm 凸向后的弧形切口。该切口隐蔽，但是术后鬓角缩窄或消失，分离范围较大（图 13-4-9）。

2．颞部除皱危险区的确定　颞部除皱主要风险在于面神经颞支的损伤。手术操作过程中于皮下分离或 SMAS 筋膜下分离是安全的。面神经颞支的体表投影是：耳屏前 1.5cm，外眦水平外侧 5cm，眉梢水平外侧 3.5cm。连接上述三点，弧线内侧、近中线侧为危险区，而外侧为安全区。

3．分离　按照术前画线切开头皮，达颞浅筋膜浅面，进行分离。至外眦部位时，仔细分离部分眼轮匝肌眶部，当看到颞浅静脉细小分支时不可再继续向前分离，容易损伤到面神经颞支。这个部位的分离主要用于消除鱼尾纹。根据鱼尾纹的程度一般分离范围在 0.5 ～ 1.0cm 左右。分离后将筋膜固定。一般来讲筋膜固定方向稍微偏上外，以矫正松弛下垂的皮肤（图 13-4-10）。

4．皮瓣缝合　外眦上提定位。首先将外眦部位固定一针，这一针决定除皱后外眦的部位（图 13-4-11、13-4-12、13-4-13、13-4-16）。

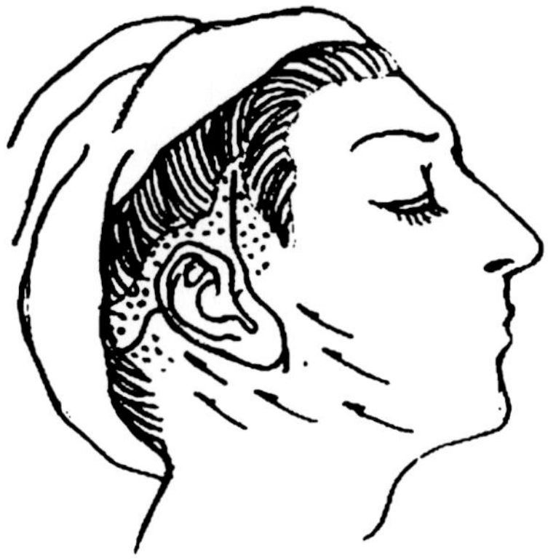

图 13-4-9　画线、标记切口线位置

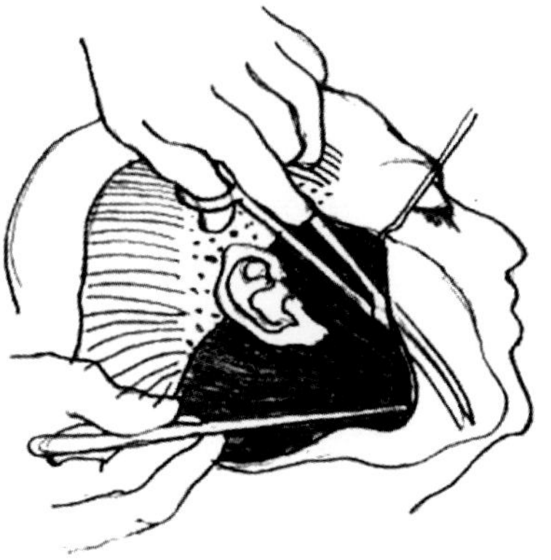

图 13-4-10　颞部除皱术的分离范围

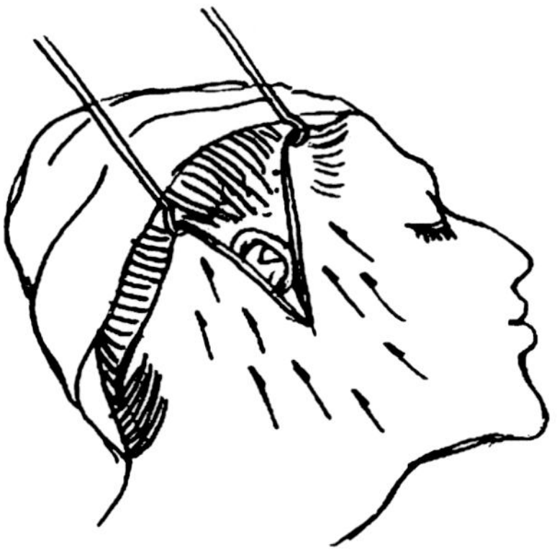

图 13-4-11　完成皮肤分离后，向后上方牵拉皮肤

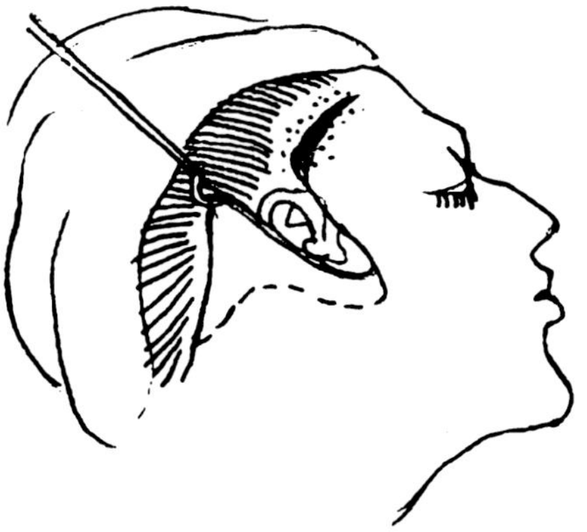

图 13-4-12　切除多余皮肤

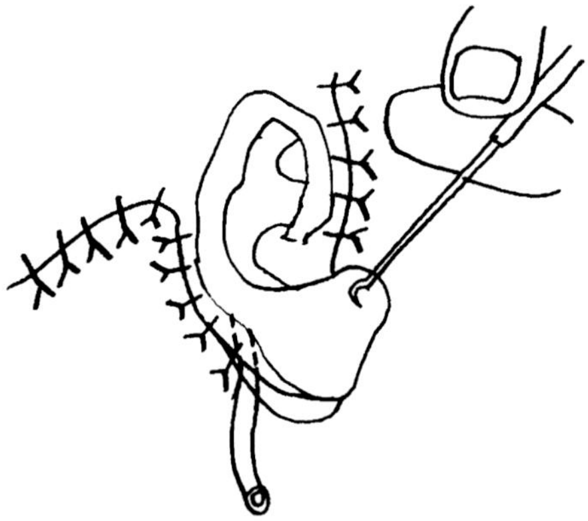

图 13-4-13　于耳廓后下方放置负压引流管

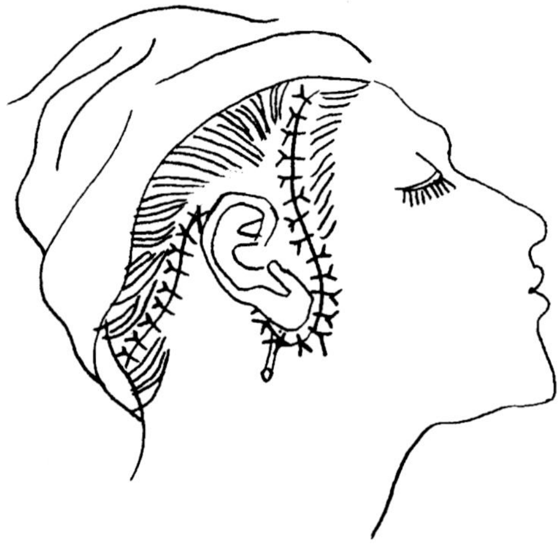

图 13-4-14　缝合切口，固定引流管

四、面颈部除皱术

主要用于颧部、颊部、下眼睑、颈部等部位皮肤松弛和鱼尾纹的矫治。

1．手术安全区与危险区的确定　面颊部的手术危险主要在于面神经的损伤。面神经位于腮腺内的位置为安全区，面神经被腮腺覆盖，因此相对比较安全；而面神经穿出腮腺、进入皮下脂肪层后，手术分离过程容易被损伤，这一区域为危险区。腮腺浅叶位于颧弓下方、咬肌的后 1/3 浅面，这一部位为安全区。

2．皮下潜行分离　沿耳前区、耳后区切开皮肤，在颞颧颊区行皮下分离。

分离范围：向面中线方向分离，自上而下分别达到眼轮匝肌外缘、颧大肌外缘（耳屏前 5cm 左右）、鼻唇沟外侧缘。如果鼻唇沟很深，可以超过鼻唇沟，离断表情肌与真皮深层的附着。一般来讲面颊部的分离范围多在多脂肪区域内进行。面颊部多脂肪区域上至下睑眼轮匝肌，内至鼻唇沟、上唇，外至颧肌，这个范围内皮下脂肪较多。颞区、耳下区和乳突下区域是少脂肪区，这三个区域往往是手术入路区域，在分离时需要锐性分离。

口轮匝肌和眼轮匝肌表面很少有脂肪。由于缺少脂肪，轮匝肌与真皮直接相连，容易产生细小皱纹。眼睑部位可以通过睑部皮肤修整去除皱纹，而唇部一般通过激光治疗或肉毒素 A 注射来矫治。

3．分离过程中韧带的处理。颧弓韧带为 2 ～ 3 束致密的结缔组织束带，位于耳屏前方 4.3cm 处，起始于颧弓前端下缘，穿过各层软组织抵止到真皮。在颧弓韧带下方有面神经颧支和面横动脉通过，分离过程注意不要损伤。除皱术中一定要切断颧弓韧带，这样面颊部皮肤拉紧效果才好。下颌骨韧带位于下颌体前 1/3 的条状区域，距下颌角前 5cm 左右、下颌骨下缘上 0.6cm。起始于下颌体骨面，穿过肌层和皮下脂肪止于真皮。要矫治颌下颈阔肌松弛需要切断这一韧带。

颈部皮下分离时注意皮肤和皮下脂肪层有一定厚度，避免术后皮肤坏死。分离完毕注意止血。最常见的出血部位是颧弓韧带处（面横动脉）、鼻唇沟附近（上唇动脉分支）和下颌角后区胸锁乳突肌表面（颈外静脉分支）。为了避免术中过多出血，部分医生采用皮下注射含有肾上腺素的生理盐水，从而有效减少了术中出血。

4．SMAS 筋膜—颈阔肌筋膜瓣的形成、提紧与固定　沿耳前皮肤切口、颧弓下缘下1cm 切开 SMAS 筋膜，形成三角形 SMAS 筋膜瓣。在腮腺筋膜表面锐性分离，尽可能不要损伤腮腺筋膜，以免造成腮腺瘘。到达腮腺前缘后，有面神经分支穿出腮腺，此时继续分离SMAS 筋膜容易损伤面神经，应该采取钝、锐结合方法在咬肌筋膜表面分离。一般分离到此为止。SMAS—颈阔肌辩的分离范围，向前至颧大肌外缘，向下至颌下颈区。不可分离至颧肌下平面，这样定会损伤面神经颧肌支。在耳垂下前 0.5cm 处，行 SMAS—颈阔肌后下切口，于胸锁乳突肌后缘处，切断颈阔肌—耳韧带，行锐性分离，注意避免损伤耳大神经。向前下超过胸锁乳突肌后钝性分离。

SMAS—颈阔肌的提紧固定：于颧弓根骨膜处，以 4—0 涤纶线向后上将 SMAS 瓣固定于此。也可以将 SMAS 瓣固定于颞浅筋膜，但是这个位置的固定时间久了容易再松垂。耳垂下方 SMAS—颈阔肌筋膜瓣的固定：向后上牵拉筋膜瓣，将筋膜瓣固定于耳后区乳突附近结缔组织上。最后剪除 SMAS—颈阔肌瓣的多余部分，修剪熨帖后，缝合（图 13-4-15）。

5．皮肤瓣的提紧与切口缝合　将皮肤瓣向后上方以中等张力提紧，行三点剪开固定：外眦水平相对处的固定。此点决定外眦的上斜高度（这主要根据患者的要求而定）。耳后乳突区的固定。此点的张力最大，要充分展平颈部、耳垂等处的多余皮肤。耳垂部位的固定。此点的适当处理决定了术后新形成的耳垂形态。切除多余皮肤，分层细致缝合切口(图13-4-16)。

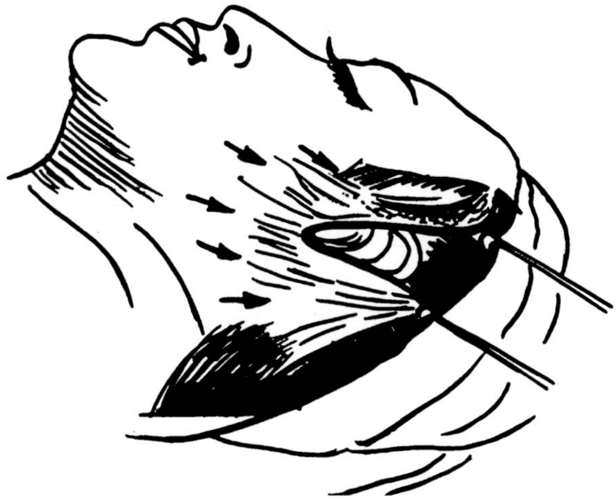

图 13-4-15　皮肤向后上方以中等张力牵拉，避免过度牵拉

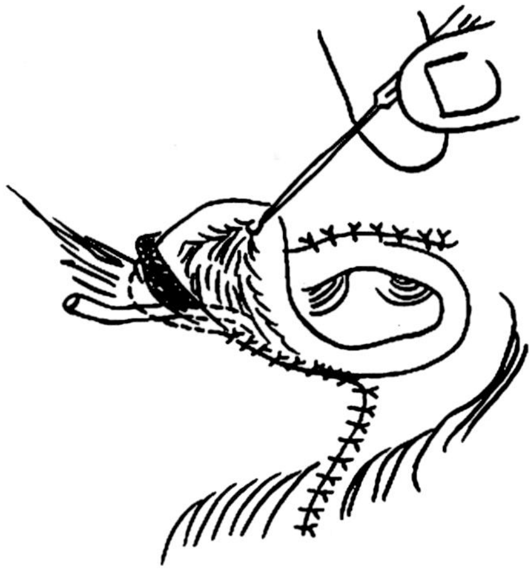

图 13-4-16　放置负压引流管位置

五、手术意外及其处理

1．血肿　针对不同原因预防和处理：①术中止血不彻底。除皱术中有几个部位是比较容易损伤血管的，额部主要是额肌中的小血管，处理颧弓韧带时容易损伤面横动脉，近下颌角处容易损伤颈外静脉的小分支。手术完毕应该仔细检查这些重要部位是否有出血，如果有出血应该仔细止血。②术后包扎不妥。由于除皱术组织分离范围大，除了放置引流外，应该加压包扎。当然也应该避免压力过大，以免造成皮瓣坏死。③术前使用了一些特殊药物，影响凝血功能。如阿司匹林、糖皮质激素等。如果术前使用了这类药物，应于停药两周后再复查凝血功能，若指标正常再安排手术。④血压升高。术中、术后应控制好血压。术中可以考虑控制性降压，使用含有肾上腺素盐水皮下注射，减少术中出血。术后尽可能消除疼痛等引起的烦躁不安，避免血压因此升高。

2．神经损伤　神经损伤中最大的问题是面神经损伤，一旦损伤恢复治疗很难，而且会出现新的面部畸形。因此一定要熟悉面神经的解剖。一般来讲，面神经干以及走行于腮腺组织内部分是安全手术区；穿出腮腺后，越向神经末端越是安全，因为面神经末梢可以有神经的交叉支配。即便有小的末支损伤，时间久了会有代偿恢复。除皱术中最常见的是前额肌支的损伤，患者额纹消失、抬眉困难。

可以将术中面神经损伤分为三个类型：麻醉药造成的面神经麻痹，一般数小时后恢复；细小末支损伤，患者有感觉乏力而无临床表现，这一般经过数月后可以恢复；永久性面瘫，这主要是损伤了面神经主要分支，也是最棘手的问题。术中一旦发现需要及时行神经吻合。术后发现，也应该及时探查手术，尽早修复。

此外，除皱术还可能损伤耳大神经、眶上神经、眶下神经，造成相应区域麻木、感觉迟钝。

3．皮肤坏死　除皱术并发较大面积全层皮肤坏死少见，小面积、表浅的局部坏死则时有发生。这主要与下列因素有关：局部血肿、感染，造成局部皮肤坏死；皮肤分离过薄，造成局部血运障碍，引起皮肤坏死；多余皮肤去除过多，造成皮肤张力过大引起坏死；使用电刀不慎、烧伤皮肤，也可以引起局部坏死。

4．秃发　分离头皮瓣时损伤毛囊是其主要原因。手术中切取头皮瓣过薄，或不当使用电刀都会造成毛囊的损伤。

5．增生性瘢痕　造成增生性疤痕有两个原因：患者自身体质，疤痕体质容易出现瘢痕；其次，切口张力过大，去除多余皮肤时要考虑到切口部位的张力。

6．色素沉着　色素沉着发生于血肿、淤斑部位，多数情况经过一段时间后消失。

7．明显的疼痛　主要发生于术后短时间内，应该及时检查是否包扎过紧。如果有压迫，应该及时解除，以免造成皮肤坏死。

8．感觉异常　主要是由于感觉神经的损伤。术中如果发现应该及时神经吻合。术后发现，可以观察。

（骆泉丰）

参考文献

1．王炜《整形外科学（上、下）》浙江科学技术出版社 1999 年 9 月 第一版
2．宋儒耀《美容整形外科学》北京出版社 1990 年 第一版
3．董昌林 方彰林《美容整形外科彩色图谱》北京出版社 1992 年 第一版
4．Park JI. Z-epicanthoplasty in Asian eyelids. Plast Reconstr Surg. 1996 Sep;98(4):602-9.
5．Lin SD. Correction of the epicanthal fold using the VM-plasty. Br J Plast Surg. 2000 Mar;53(2):95-9.
6．Yoon KC, Park S. Systematic approach and selective tissue removal in blepharoplasty for young Asians. Plast Reconstr Surg. 1998 Aug;102(2):502-8.
7．van Heerbeek N, Ingels KJ, et al. Three dimensional measurement of rhinoplasty results. Rhinology. 2009 Jun;47(2):121-5.

8. Jang YJ, Song HM, Yoon YJ, Sykes JM. Combined use of crushed cartilage and processed fascia lata for dorsal augmentation in rhinoplasty for Asians. Laryngoscope. 2009 Jun;119(6):1088-92.
9. Jang TY, Choi JY, Jung DH, Park HJ, Lim SC. Histologic study of Gore-Tex removed after rhinoplasty. Laryngoscope. 2009 Apr;119(4):620-7.
10. Lipham WJ. The evolution of surgical approaches in oculoplastic and orbital surgery. Curr Opin Ophthalmol. 2009 Sep;20(5):387-8.
11. McCollough EG, Scurry WC Jr, Shirazi MA. The "midface-lift" as a misnomer for correctly identifying procedures designed to lift and rejuvenate the cheeks and malar regions of the face. Arch Facial Plast Surg. 2009 Jul-Aug;11(4):257-62.
12. Firmin FO, Marchac AC, Lotz NC. Use of the harmonic blade in face lifting: a report based on 420 operations. Plast Reconstr Surg. 2009 Jul;124(1):245-55.
13. Lewis CD, Perry JD. A paradigm shift: volume augmentation or 'inflation' to obtain optimal cosmetic results. Curr Opin Ophthalmol. 2009 Sep;20(5):389-94.
14. Abraham RF, DeFatta RJ. Thread-lift for facial rejuvenation: assessment of long-term results. Arch Facial Plast Surg. 2009 May-Jun;11(3):178-83.